CHIRURGIE

ORTHOPÉDIQUE

THÉRAPEUTIQUE DES DIFFORMITÉS CONGÉNITALES OU ACQUISES

CHIRURGIE

ORTHOPÉDIQUE

THÉRAPEUTIQUE

DES DIFFORMITÉS CONGÉNITALES OU ACQUISES

LEÇONS CLINIQUES PROFESSÉES A L'HOPITAL DES ENFANTS MALADES

PAR

LE Dʳ L.-A. DE SAINT-GERMAIN

Chirurgien de l'hôpital des Enfants-Malades

RECUEILLIES ET PUBLIÉES

PAR

LE Docteur PIERRE J. MERCIER

Médecin-consultant à Bourbonne-les-Bains

———

Avec figures intercalées dans le texte

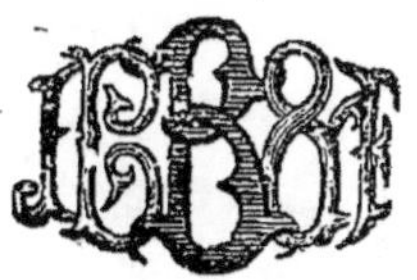

PARIS

J.-B. BAILLIÈRE et FILS

19, rue Hautefeuille, près le boulevard Saint-Germain

LONDRES, BAILLIÈRE, TINDALL AND COX | MADRID. — CARLOS BAILLY-BAILLIÈRE

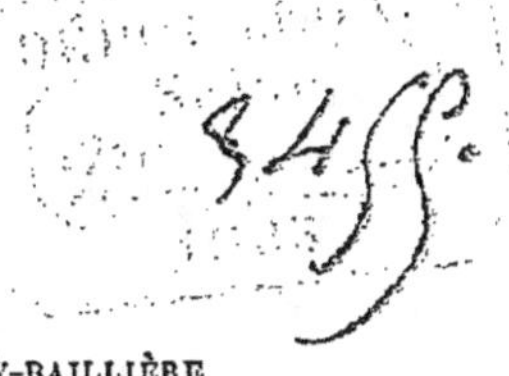

1883

Tous droits réservés.

AVERTISSEMENT

Les leçons que l'on va trouver ici réunies ont été faites à la suite de la visite de mon service à l'Hôpital des Enfants. Elles ont été occasionnées, à divers moments, par des faits cliniques; elles sont nées de la pratique; elles ont été faites en famille, pour ainsi dire, et portent la trace de cette origine.

Le groupe d'amis, qu'un homme sortant momentanément de son obscurité ne manque jamais d'incriminer de la violence faite à sa modestie, a opéré ici son œuvre et, par une exception rare, fort heureusement pour moi, ce groupe d'amis n'est pas une fiction.

Les amis en question, parmi lesquels je me plais à compter mes élèves, et je m'honore de trouver des confrères, ont bien voulu me faire remarquer que ces leçons, tout intimes, répondent mieux aux besoins du public médical que beaucoup des livres spéciaux que l'on possède sur l'Orthopédie et dont un des nombreux inconvénients est d'être d'une lecture difficile.

Oserai-je exprimer, dans leur concision hardie, les considérations qui m'ont été fournies sur ce sujet. Pourquoi non, puisque ces lignes sont écrites et doivent être lues dans un esprit sincèrement confraternel?

Quel est l'état général de l'esprit médical par rapport à l'Orthopédie? L'indifférence et par conséquent l'ignorance.

Quelle est la conséquence de cette indifférence et de cette ignorance? Le triomphe des empiriques.

A quoi tient ce dédain singulier pour une branche importante de l'art de guérir? A la difficulté de s'instruire pratiquement en Orthopédie en dehors des grands centres et au caractère peu pratique des ouvrages didactiques de la matière.

Or, le groupe d'amis, déjà mentionné, a donné à ces leçons de chirurgie orthopédique un éloge dont la dixième partie, si elle était méritée, me rendrait extrêmement fier : c'est que, quand on les entend ou même quand on les lit, on se sent capable de faire de l'Orthopédie et en quelque sorte entraîné à en faire. On trouve la chose possible, facile.

Modestie à part, je dois reconnaître que dans tous les sujets j'ai eu constamment sous les yeux ces questions si embarrassantes, si pressantes dans la bouche des parents de nos petits malades : « Que faut-il craindre? Que faut-il espérer? Que faut-il faire? » Répondre catégoriquement à ces questions a été mon objectif.

Les réponses, je les ai données en bonne foi, d'après les résultats d'une expérience déjà longue et sur les points précisément que cette même expérience m'a fait connaître comme étant les plus embarrassants. L'anatomie, la physiologie pathologique, la symptomatologie, l'étiologie ont été étudiées mais pas pour elles-mêmes; j'ai cherché avant tout à dégager les conclusions thérapeutiques réclamées énergiquement par les besoins de la pratique.

Comment expliquer après cela l'origine de considérations d'une certaine portée qu'on trouvera au cours de ces leçons? Comment ces leçons sont-elles arrivées à se créer à elles-mêmes une espèce de cadre? Comment les questions relatives à la définition, à la circonscription de l'Orthopédie se sont-elles introduites dans un enseignement si pratique? C'est là encore le résultat de l'influence du groupe amical, déjà cité. Satisfaits en détail, mais insatiables de clarté, mes élèves et amis m'ont demandé un jour si, après avoir éclairci plusieurs points d'Orthopédie, je ne pourrais pas leur dire aussi ce que c'est que l'Orthopédie et quel est son objet parce qu'ils l'ignoraient entièrement.

Ceux qui liront ce livre verront que l'Orthopédie est une branche de la chirurgie et qu'elle embrasse toutes les déviations du type humain dans son intégrité; toutes les malformations lesquelles sont congénitales; toutes les déformations lesquelles sont postérieures à la naissance; en un mot, toutes les difformités. Programme immense qu'il est plus facile de tracer que de remplir mais qui pourra peut-être rallier les dédaigneux pour lesquels l'Orthopédie n'est qu'un art mécanique, confinant à l'empirisme.

Un dernier mot pour remercier publiquement mon ami, le Dr Mercier, interprète fidèle de ma pensée et soutien de ma constance par sa conviction profonde de l'utilité de mes leçons, qu'il a su me faire partager dans une certaine mesure.

J'ai aussi des remerciements à adresser aux élèves de mon service dont les notes prises avec soin ont fourni des documents utiles, en particulier à mes internes, MM. Barette, Launois, de Larabrie.

Paris, 25 février 1883.

CHIRURGIE
ORTHOPÉDIQUE

THÉRAPEUTIQUE DES DIFFORMITÉS CONGÉNITALES OU ACQUISES

LEÇONS CLINIQUES PROFESSÉES A L'HÔPITAL DES ENFANTS MALADES

PREMIÈRE LEÇON

CHIRURGIENS DE L'HÔPITAL DES ENFANTS MALADES DEPUIS SA CRÉATION.
MÉDECINS ORTHOPÉDISTES.

Petitbeau. — Baffos. — Guersant. — Giraldès. — J. Guérin. — V. Duval. — Bouvier.

MESSIEURS,

Au début de ces conférences sur la chirurgie orthopédique, il est naturel que nous jetions un coup d'œil rétrospectif sur la pratique et l'enseignement de cette partie de l'art de guérir à l'hôpital des Enfants. Il est naturel encore que nous portions d'abord nos regards vers le service de chirurgie. Aucun élément d'intérêt ne manquera à ce retour en arrière, pas même celui de l'imprévu. Quoi de plus imprévu, en effet, que de voir la chirurgie orthopédique délaissée par les chirurgiens et, je ne dirai pas usurpée, mais assumée par les médecins ? Néanmoins, la chirurgie ayant un droit incontestable (au moins entre chirurgiens) aux premiers honneurs, nous commencerons par nos prédécesseurs dans ce service.

Nous n'aurons pas besoin de remonter au déluge, il nous suffira de nous reporter à la fondation de notre hôpital, créé en

1802, dans la communauté des Dames hospitalières de Saint-Thomas de Villeneuve, sous le nom d'hôpital de l'Enfant-Jésus, pour rencontrer des faits légendaires, à peine croyables de nos jours où les situations sont la récompense du travail et du mérite, autant qu'il est permis de l'espérer dans un monde imparfait; et je le dis sans arrière-pensée, car pour moi le concours est l'idéal même de la justice. A cette époque, il semblait que le titre de chirurgien fût un don de la grâce et que la chirurgie dût s'affirmer par la foi plutôt que par les œuvres.

Le service chirurgical fut confié à Petitbeau, puis à Baffos qui resta investi de ces fonctions durant près de 30 ans. Baffos appartenait à ce groupe d'hommes d'excellentes manières et faisant partie du monde distingué, qui, sans grands efforts, s'étaient trouvés portés par la faveur des grands aux postes les plus enviables, et qui, nommés sans concours, cherchaient à faire oublier par une extrême bienveillance et une paternelle bonté ce qui pouvait, ce qui devait leur manquer au point de vue de l'étude et de l'expérience.

On dit qu'après les désastres de 1814, notre marine fut pourvue d'officiers qui avaient autant de titres au commandement d'un vaisseau qu'une fidélité sans tache peut en fournir. La chirurgie obtint une part de ce recrutement idéal et, ce qui est à peine croyable, c'est que les puissants d'alors préféraient se confier à ces loyales mains plutôt qu'à des mains habiles. Louis XVIII avait Saint-Blaise, chirurgien de l'hôpital des Enfants-Trouvés, pour panser ses ulcères variqueux, et il le connaissait, non pas comme s'il l'avait fait, mais parce qu'il l'avait fait. Un jour, le spirituel monarque, obligé de céder à des sollicitations incessantes en faveur d'un personnage qu'il n'aimait pas, signa son brevet de chevalier de Saint-Louis en disant : « Je le décore, mais en même temps que Saint-Blaise. »

Il y avait de cela dans Baffos, mais avec une attitude à se le faire pardonner. Jamais règne ne fut plus clément, plus doux, plus ennemi de la violence que son long règne à l'hôpital des Enfants. Il aurait pu prendre pour devise *abhorret a sanguine* et aurait été digne d'être le père de la chirurgie conservatrice, si cette dernière n'était encore trop chirurgicale. Des contemporains m'ont raconté que, le matin, on voyait arriver à l'hôpital un beau vieillard au crâne d'ivoire, aux longs favoris de neige, à la tenue irréprochable. Il s'informait avec soin de la santé de chacun, faisait quelques prescriptions; mais si, par hasard, un interne plus osé ou plus aventureux mettait en avant la possibilité de telle ou telle opération, le beau front du chef se plissait et une moue caractéristique indiquait le peu de succès qu'avait auprès de lui une semblable motion.

Bref, dans ce service, les malades guérissaient ou mouraient médicalement, mais n'étaient jamais opérés. Quant aux opérations d'urgence, il est probable qu'elles étaient discrètement exécutées par l'interne de garde.

Malheureusement, le chirurgien de l'Enfant-Jésus prenait deux bons mois de vacances. Un jeune chirurgien était envoyé pour le remplacer, et je vous laisse à penser si le nouveau venu pouvait se donner carrière dans ce service vierge d'opérations, dans ce conservatoire de nécroses et de tumeurs blanches. Le carnage durait deux mois. A son retour, Baffos pansait les blessés, et le calme renaissait jusqu'à l'année suivante.

Le service chirurgical de notre hôpital échut ensuite à Guersant. Fils d'une grande illustration médicale, allié à Blache, ami de Trousseau, il se trouva bientôt dans les plus belles conditions pour organiser un service chirurgical des plus actifs et pour fonder un enseignement qui, depuis, n'a plus eu d'interruption.

Opérateur habile, Guersant affectionnait surtout certaines opérations et s'attachait à les faire rapidement. Un aide était toujours chargé de la surveillance du chronomètre, et c'était avec une joie expansive que Guersant constatait qu'une opération de taille avait duré quelques secondes de moins que la précédente.

Vous souriez, Messieurs. Quand un grand progrès s'est accompli, il faut faire un certain effort d'esprit dont beaucoup de gens (nous nous en exceptons tous) sont incapables, pour se représenter les conditions dans lesquelles les choses se passaient auparavant. N'oubliez pas que, dans cette ancienne devise du chirurgien, *Cito, tuto* et *jucundè*, dans laquelle j'ai toujours considéré *jucunde*, comme une amère et coupable ironie, le *jucunde* relatif ne pouvait être obtenu que par un *cito* intense, à une époque où il n'y avait pas de chloroforme. Dans cette course au clocher, les secondes gagnées étaient des secondes gagnées sur la douleur.

Voilà comment l'idéal professionnel varie d'une époque à une autre : peut-être que le chirurgien de notre temps, savant, patient, soigneux, méticuleux, paraîtrait un peu lourd à ces chirurgiens du passé, comme ces derniers nous paraîtraient un peu trop... artistes : je crois rendre la note exacte en disant que dans l'amygdalotomie, qui était son opération de prédilection, Guersant escamotait les tonsilles.

D'une grande bienveillance pour les malades et pour les élèves, Guersant avait su attirer à l'hôpital un groupe assez nombreux d'étudiants, et je me souviens de l'avoir vu faire en 1854, dans l'amphithéâtre qui est aujourd'hui occupé par une des salles de mon ami Labric, une leçon qui ne laissa pas que de me frapper beaucoup, au sujet du parallèle de la taille et de la lithotritie. J'étais entré à l'hôpital en amateur. Le lendemain je sollicitais l'honneur de porter un tablier, et j'étais incorporé comme bénévole dans le service de Guersant.

D'une persévérance rare, il perdit, je crois, les 17 premiers malades qu'il trachéotomisa à l'instigation de Trousseau. Le dix-huitième guérit, et l'opération fut conservée, grâce à une ténacité que n'auraient pas eue beaucoup de chirurgiens.

Quoique cette conférence ne soit pas destinée à des oreilles étrangères à l'art, que pourrait choquer l'éloge de la ténacité du chirurgien, au prix de 17 existences de malades, j'ai besoin de m'expliquer avec vous sur la valeur réelle de ces 17 premiers insuccès. En écartant même l'idée des mauvaises séries qui sont logiquement possibles à tout moment, il est bien probable qu'aux débuts de la trachéotomie, bien des cas *in extremis* étaient présentés au chirurgien, et que d'ailleurs, si aucune opération n'avait été faite, les 17 enfants auraient succombé.

Guersant, dont la pratique chirurgicale était considérable, avait l'idée de colliger ses leçons et de les publier. Cette idée eut du reste un commencement d'exécution, et nous avons entre les mains un trop court recueil de ces leçons dont les qualités maîtresses sont la simplicité et la clarté.

Guersant céda la place en 1862 à Giraldès, et Giraldès la garda jusqu'en 1873, époque à laquelle j'ai eu l'honneur de lui succéder.

Je me souviendrai toute ma vie de l'impression que me produisit Giraldès la première fois que je le vis. J'attendais M. Roger dans l'avenue des Tilleuls de l'hôpital; j'entendis la cloche annoncer l'arrivée d'un chef de service et, peu de temps après, je vis s'avancer lentement, en traînant la jambe, un petit homme d'une maigreur invraisemblable, d'une pâleur de cire. Il jeta sur moi en passant un regard terne et passa comme une apparition. C'était Giraldès. Ses imperfections physiques semblaient devoir lui interdire l'exercice de son art, et l'on peut dire que c'est à force de qualités morales et spirituelles, que c'est par le cœur et l'esprit que Giraldès a su vaincre durant dix ans les obstacles que lui suscitaient à chaque instant son extrême débilité musculaire et sa demi-cécité.

Il y avait du héros chez ce maître d'une énergie indomptable, d'un courage à toute épreuve. Giraldès, comme Sylla, aimait bien ses amis et le leur prouvait en toutes circonstances, mais haïssait mortellement ses ennemis. Ardent à la lutte, à la Société de chirurgie, à l'Académie, dans les journaux, il les traquait, les poursuivait à outrance et, pour leur faire crier merci, les eut volontiers appelés sur tous les terrains.

Causeur charmant, toujours un peu caustique, il savait donner un relief tout particulier, une saveur toute spéciale à tout ce qu'il racontait. Érudit de premier ordre, il avait dans la tête une immense bibliothèque dont les casiers s'ouvraient à sa volonté avec une précision désespérante pour ses adversaires.

Adoré de ses malades et de ses élèves qui, sous des dehors un peu sauvages, un peu sceptiques, avaient bientôt découvert des trésors de sensibilité, de dévouement, il faisait des leçons très suivies. Ces leçons, qui ont été recueillies par ses internes, sont surtout remarquables par le tour scientifique qu'il a su leur donner. Tout au plus peut-on leur reprocher un peu de désordre dans le classement, et un assez profond dédain du côté manuel et pratique.

Giraldès, après une carrière noblement remplie, après une vie absolument consacrée à la science, quitta l'hôpital des Enfants quand ses 63 ans sonnés lui imposèrent la retraite. Plus désemparé que le maréchal de Rantzau, dont les restes vivants se tenaient encore à cheval, Giraldès, presque complètement aveugle, affaibli par la maladie plus encore que par l'âge, méconnu de la plupart, délaissé par la clientèle, ne vivait plus que par sa flamme intérieure qui s'éteignit brusquement à la Faculté, en 1872.

Par suite de quelles circonstances pouvons-nous expliquer ce fait qu'aucun des hommes distingués dont je viens de vous parler n'ait dirigé spécialement ses travaux vers l'orthopédie? Cela n'est pas facile à dire en peu de mots. Toujours est-il que cette branche considérable de la thérapeutique infantile semble leur être restée à peu près étrangère.

Vous m'entendrez souvent, au cours de ces conférences, regretter la négligence déplorable avec laquelle le corps médical savant et régulier a laissé pendant longtemps l'orthopédie aux mains des charlatans, des empiriques ou tout au moins des fabricants d'appareils, si utiles d'ailleurs quand ils conservent leur place. Il faut, pour vaincre l'inertie professionnelle à l'égard de l'orthopédie, que des découvertes nouvelles, l'engouement public et l'influence de la mode que le corps médical devrait régler, au lieu d'en subir les influences, viennent créer de temps en temps ce que nos voisins d'Amérique appellent dans les choses religieuses un *revival*. Et encore, il est à remarquer, dans ces circonstances, que c'est l'opinion publique qui commande et l'opinion médicale qui résiste. Aussi le progrès, au lieu de se réaliser organiquement, normalement par ses ministres naturels, les membres du corps enseignant et ceux du corps des hôpitaux, ne s'installe que précairement, subrepticement en quelque sorte, à côté d'eux, par des capacités sans mandat, jusqu'au jour où le progrès définitivement accepté devient un domaine régulier duquel on expulse soigneusement les ouvriers de la première heure, à moins qu'ils ne fassent la sourde oreille, comme Duval, qui trouva moyen de mourir à son poste.

Or, il est difficile de se faire une idée de l'enthousiasme qu'ont excité dans leur temps les lits orthopédiques pour le traitement des déviations de la taille. Il n'y avait pas, dit Jules Rochard[1], d'institution de jeunes filles et même de jeunes gens qui crût pouvoir se passer de cet appareil. D'autre part, les brillants succès de la ténotomie excitèrent dans le monde savant une légitime attention, et c'est ainsi que, portée par la faveur publique, soutenue par l'opinion éclairée, l'orthopédie réussit non pas à forcer, mais à entrebâiller la porte de l'hô-

1. Jules Rochard, *Histoire de la chirurgie française*, Paris 1875.

pital des Enfants. Un service extraordinaire orthopédique de douze lits fut créé et confié à Jules Guérin.

L'impulsion qu'il sut communiquer à ce service fut énorme. Il déploya sur ce théâtre cette infatigable énergie que l'âge n'a pas épuisée et qui, sollicitant pérpétuellement l'attention, réussit encore souvent à la détenir. Jules Guérin vulgarisa les procédés de ténotomie, modifia les lits orthopédiques en créant les lits à extension sigmoïde dans lesquels on peut faire varier à volonté sur un même plan l'inclinaison réciproque de chaque plateau, de façon corriger les inclinaisons latérales. En un mot, il fonda avec le plus grand éclat l'École orthopédique de l'hôpital des Enfants malades : on le récompensa de ses services en le congédiant en 1848.

A Dieu ne plaise que nous réveillions la mémoire des luttes homériques qui ont précédé cet événement. Nous ne voulons pourtant pas prendre congé d'un homme de la valeur de M. J. Guérin sans citer textuellement les derniers mots du « Rapport au délégué du Gouvernement provisoire » par une commission composée de MM. Blandin, P. Dubois, Jobert, Louis, Rayer et Serres, sous la présidence d'Orfila.

« En raison des progrès qu'il a imprimés à la science des difformités et à l'art de les traiter, en raison des sacrifices qu'il a faits, en raison de la persévérance avec laquelle il a poursuivi de longues et pénibles recherches, la Commission est heureuse de le déclarer, M. J. Guérin a bien mérité de la science et de l'humanité. » Ce magnifique éloge fut couronné par la sanction que j'ai déjà mentionnée.

Vers la même époque, on voyait souvent à l'hôpital des Enfants un homme dont la fortune chirurgicale avait débuté par un coup de tonnerre. Vincent Duval avait, en 1835, fait le premier en France la section sous-cutanée du tendon d'Achille. Depuis, son goût pour la chirurgie orthopédique, d'une part; son alliance avec Jalade Lafond, d'autre part, l'avaient de plus en plus lancé dans la même voie ; ses travaux s'étaient multipliés, et comme, jusque-là, il lui manquait un service, il venait souvent à l'hôpital des Enfants recueillir des observations ou contrôler des procédés. C'était une figure des plus originales. D'une taille des plus élevées, il possédait une force physique exceptionnelle, et quand sa large et puissante main venait serrer la vôtre, on se rendait aussitôt compte de la vigueur avec laquelle il donnait ce qu'il appelait le *coup du malin* en redressant le pied après la ténotomie.

La tête était puissante, couronnée par une véritable crinière ; les yeux gris enfoncés et protégés par d'énormes sourcils pétillaient de malice et de gaîté ; la bouche largement fendue était ornée d'épaisses moustaches, et quand le rire franc et sonore qui lui était familier faisait trembler les vitres, on se plaisait à retrouver en lui un véritable descendant des vaillants et robustes fils de la Gaule, ou même encore des compagnons de Guillaume de Normandie. Il était du reste normand et s'en vantait à juste titre.

Ce n'était pas à l'hôpital des Enfants que se trouvait le service de Vincent Duval. En récompense de ses travaux et des services qu'il avait rendus à la science, l'administration lui avait confié la direction des traitements orthopédiques des hôpitaux ; c'est-à-dire une consultation hebdomadaire au Parvis Notre-Dame, où venaient affluer de toutes parts les différents cas de difformités.

Vincent Duval les examinait, et, pour peu qu'ils fussent munis d'un certificat de mairie constatant leur position précaire, leur faisait délivrer les appareils nécessaires.

Sa consultation, exercée d'abord sans contrôle, fut plus tard *appuyée* d'une commission composée d'un médecin et de deux chirurgiens des hôpitaux chargés de constater l'exactitude des diagnostics et l'authenticité des résultats obtenus.

Une surveillance aussi désobligeante pour Vincent Duval le

laissa en apparence assez indifférent, et ce fut avec la plus grande assiduité et le plus grand zèle qu'il continua son service jusqu'à sa mort. La consultation orthopédique du Parvis, aujourd'hui des plus nombreuses, a donc été essentiellement créée par lui, et l'on peut ajouter ce service considérable à ceux qu'il a rendus à la science pendant sa longue carrière.

Avec Vincent Duval se termine la période que j'appellerai celle des chirurgiens au titre étranger; l'orthopédie faisait en même temps une étape dans un service de Médecine, avant d'arriver à son domicile légal, qui est le service de Chirurgie.

Je suis loin de méconnaître tout ce que l'orthopédie a gagné dans sa cohabitation avec un maître comme Bouvier. Il l'a fondée sur l'anatomie pathologique, sans laquelle il n'y a plus aujourd'hui d'enseignement *ex professo* possible des sciences médicales, il l'a nourrie de son érudition, enrichie d'un riche bagage de toute sorte, embellie de son style correct, châtié, élégant. Il en a fait une science. Elle ne peut plus, après lui, retomber dans l'empirisme pur. Tout au plus peut-elle, au contact du chirurgien, devenir plus alerte, plus expéditive, plus efficace, mais elle restera au fond ce que Bouvier l'a faite. Aussi c'est pour moi un devoir autant qu'un plaisir que d'insister avec détail sur la vie de cet homme remarquable.

Né à Paris, en 1799, il débuta dans la carrière par de rares succès scolaires et fut bientôt nommé préparateur d'anatomie, puis répétiteur au cours du célèbre Béclard, qui lui avait voué une estime toute particulière, et qui l'associa plus tard à ses travaux.

Lauréat de l'École pratique à 19 ans, il était l'année suivante nommé interne des hôpitaux, et deux ans après aide d'anatomie.

Bientôt il ouvrait des cours publics d'anatomie et de physiologie.

En 1824, Bouvier fut nommé agrégé à la Faculté. A peine

était-il entré en fonction qu'une cruelle ophtalmie le força de suspendre son enseignement.

Un malheur irréparable vint le frapper au même moment. Il perdit Béclard, son ami, son protecteur, son second père.

- Profondément découragé, il ne savait quelle voie suivre lorsqu'on lui conseilla de s'occuper d'orthopédie. Malgré les travaux importants de Mellet et de Divernois, cette branche de la chirurgie se trouvait alors livrée à quelques spécialistes sans valeur. On fit comprendre à Bouvier la situation que lui vaudraient ses travaux antérieurs. Il résolut de consacrer tout son temps au progrès de l'étude des difformités.

Sentant le besoin d'avoir une maison où il pût réunir les malades atteints des affections qu'il avait à cœur de soigner, il fit l'acquisition de la maison de santé qu'il dirigea longtemps. Cet établissement était précisément celui dans lequel avaient été importés d'Allemagne, quelques années auparavant, par des personnes complétement étrangères à la médecine, les lits mécaniques destinés à combattre les courbures de la colonne vertébrale.

. Bouvier eut ainsi l'occasion d'expérimenter la méthode de l'extension et repoussa à plusieurs reprises les attaques dont ces lits furent l'objet. Lorsque le D\ Lachaise publia, en 1827, son *Précis physiologique sur les courbures de l'épine*, dans lequel il cherchait à démontrer que l'extension était irrationnelle, Bouvier le traita d'utopiste, presque de visionnaire; il n'en profita pas moins des avis qu'on lui donnait, puisqu'il enleva à l'extension ce qu'elle avait de trop exclusif et qu'il annexa à la thérapeutique orthopédique une gymnastique médicale sagement appliquée. Nous verrons, du reste, dans plusieurs périodes de la vie de Bouvier, ses préventions primitives contre la gymnastique s'effacer, au point de la proposer dans des affections étrangères aux malformations. C'est ainsi que, dans un mémoire remarquable lu à l'Académie en 1855, après un très brillant historique de la chorée, où il établit la distinction entre la chorée *sancti viti* antérieure à Sydenham et la danse de Saint-Guy, de Sydenham, qui répond à notre chorée vulgaire, il proposa avec juste raison la gymnastique médicale comme moyen thérapeutique, en affirmant que, dans la plupart des cas, la gymnastique ne le cède en efficacité à aucun des autres modes de traitement et qu'elle n'a point les inconvénients attachés à plusieurs d'entre eux [1].

Loin de faire de son établissement orthopédique une spéculation, comme l'en ont accusé, avec une certaine aigreur, quelques-uns de ses détracteurs, il ne s'occupa que du côté scientifique, et l'on peut dire que, pendant toute la durée de cette institution, la situation de fortune de Bouvier ne fit pas de véritables progrès; elle fût même restée très probablement plus que modeste, si une expropriation ne lui eût assuré une position indépendante.

Il manquait à Bouvier, qui était avant tout un homme de science et non un homme d'argent, l'élément indispensable au succès de semblables entreprises. Le côté administratif, commercial, si vous me permettez l'expression, était absolument délaissé; l'ordre le plus parfait régnait dans la maison, mais l'on ne songeait pas à en tirer profit; et madame Bouvier, dont la haute intelligence secondait son mari dans l'exercice de sa profession, lui était encore d'un plus grand secours dans les conseils qu'elle lui donnait pour la préparation de ses discours à l'Académie que pour certains détails de ménage et de comptabilité.

Bouvier aimait en effet, quand le soir était venu, à préparer, à ciseler les communications qu'il devait faire aux Sociétés savantes, en compagnie de sa femme et d'un de ses élèves favoris. Il leur lisait ses discours, leur demandait leur avis sur telle ou

1. Bouvier, *Bull. de l'Acad. de méd.*, t. XX, p. 833.

telle période, préparait ses effets, soignait ses intonations, et acceptait d'assez bonne grâce leurs critiques et leurs conseils.

En 1835, un concours avait été ouvert à l'Académie des sciences, sur les difformités du système osseux : le travail de Bouvier fut jugé digne du prix de 6,000 fr.

Promu en 1831, à la suite d'un concours public, médecin du Bureau central, Bouvier fut, en 1827, attaché à l'hospice de La Rochefoucault;

En 1840, à l'hospice de la Salpêtrière;

En 1844, à la Pitié.

Il fut, en outre, chargé des traitements orthopédiques des Enfants trouvés.

Agrégé de la Faculté depuis 1824, Bouvier fut nommé, en 1839, membre de l'Académie de médecine.

Après ses nombreuses migrations dans les hôpitaux, c'est à l'hôpital des Enfants qu'il vint terminer sa carrière. Nous parlerons plus tard des magnifiques leçons qu'il fit à cet hôpital, et de l'ouvrage qui en fut le couronnement. Mais j'ai hâte de faire passer sous vos yeux les nombreux titres scientifiques qui recommandent Bouvier à l'admiration de ses contemporains et des générations futures.

Bien que dans sa longue carrière il ait touché beaucoup de questions, c'est à l'orthopédie qu'il a consacré la plus grande partie de son temps.

Son mémoire, en 1838, sur le pied bot, et son traitement par la section du tendon d'Achille est encore aujourd'hui plein d'actualité, et n'a pas vieilli d'un jour[1].

Rapportant à Lorenz, chirurgien de Francfort, en 1784, puis à Michaelis, en 1811, l'honneur d'avoir, les premiers, pratiqué la section du tendon d'Achille, il relate le fait de Delpech qui, en 1816, fit le premier la section sous-cutanée. Il fait

1. *Mémoires de l'Académie de médecine*, Paris, 1838, t. VII, p. 411 avec une planche.

ressortir la cause du demi-succès obtenu par l'illustre chirurgien de Montpellier qui, au lieu de porter aussitôt le pied dans la flexion, le maintient longtemps dans l'extension afin d'affronter les deux bouts du tendon, et constate qu'il eût eu peu d'imitateurs sans l'initiative de Stromeyer qui, en 1833 et 1834, publia six nouveaux cas de ténotomie du tendon d'Achille par la méthode de Delpech [1].

C'est à la fin de 1835, précisément à l'époque où, comme je vous le disais tout à l'heure, Vincent Duval la fit pour la première fois, que Bouvier pratiqua à son tour la section du tendon d'Achille. Perfectionnant le procédé de Stromeyer, il supprima une des deux ouvertures que conseillait ce dernier, et, contrairement à Delpech et à Stromeyer, il porta le pied dans la flexion aussitôt après la division du tendon.

Étudiant enfin le mécanisme de la réunion, il en exposa les lois d'une manière précise, et fit faire un grande pas à la ténotomie sous-cutanée.

En 1838, à propos d'un fœtus de sept mois, présentant diverses rétractions musculaires, Bouvier examine la question de savoir si ces rétractions sont primitives et liées à une affection de la moelle ou consécutives à une pression des parties du fœtus les unes sur les autres, déterminée par sa situation dans l'utérus et peut-être aussi par la disposition du cordon ombilical. Il fait valoir, en faveur de la seconde hypothèse, la variété de ces déviations qu'explique parfaitement l'attitude de chaque membre dans le sein de la mère. La même année, l'autopsie remarquable d'un tailleur mort phtisique à l'Hôtel-Dieu, et affecté depuis l'âge de cinq ans d'une retraction du membre inférieur droit consécutive à des convulsions générales, permet à Bouvier de montrer la flexion permanente et forcée de la cuisse sur le bassin, et de la jambe sur la cuisse,

1. Stromeyer, *Rust's Magazin*, t. XXXIX, et *Archives générales de médecine*, janvier et juin 1834.

le pied en équinisme, les muscles pâles et amincis; enfin
l'arrêt de développement des os, puisque les fémurs et les
tibias du côté atrophié mesuraient deux pouces de moins que
ceux du côté sain. Bouvier tire de cette remarquable observation la nécessité de faire la ténotomie de bonne heure, de
façon à éviter l'atrophie. En 1839, dans une discussion relative
à la ténotomie appliquée aux déviations du rachis [1], Bouvier
établit d'une manière péremptoire : que le plus grand nombre
des déviations latérales de l'épine sont constituées primitivement et essentiellement par une déformation particulière
des vertèbres et des ligaments inter-vertébraux; qu'il n'existe
pas dans le plus grand nombre des déviations latérales de
l'épine de contraction des muscles du dos, comparable à la
contracture des pieds bots; que d'après les données de l'anatomie pathologique, la ténotomie n'est pas applicable à cette
ordre de difformités. A l'appui de ces propositions, il montre le
rachis d'un homme de 35 ans, atteint d'une courbure latérale
droite de la région dorsale. A l'aide d'un grand effort de redressement, il fait voir que les muscles du côté concave ne sont
pour rien dans l'incurvation et ne forment pas de corde
tendue; aussi leur section jusqu'à l'os ne redresse-t-elle rien.
La même expérience, faite sur de jeunes sujets, donne lieu
à des résultats aussi négatifs.

Plus tard, à l'Académie des sciences, en 1841, dans un
mémoire remarquable sur l'appréciation de la myotomie appliquée au traitement des déviations, il revient sur le même
sujet. La myotomie, dit-il, n'est profitable que s'il y a raccourcissement et contracture.

Or, dans le cas présent, il y a un affaissement latéral des
vertèbres, non un glissement consécutif à des tractions muscu-

1. Bouvier, *Mémoire sur l'état anatomique des muscles du dos dans les
deviations latérales du rachis. (Bulletin de l'Académie de médecine,* séance du
20 août 1839, t. IV, p. 59.)

laires, et cet affaissement est dû à l'inégalité de développement des deux moitiés latérales de la vertèbre. Il condamne
sans appel la myotomie, se fondant sur les expériences très
curieuses de non-contracture dans la position horizontale et de
durcissement des muscles spinaux dans la station.

Cette aversion pour la myotomie lui était du reste inspirée
par un certain nombre de faits anatomo-pathologiques, entre
autres, par l'examen fait, en 1839, du squelette d'un enfant
rachitique, qui présentait entre autres lésions une très forte
courbure de la colonne vertébrale dans la région dorsale. La
déviation s'effaçait par un grand effort pendant lequel les
muscles du côté concave n'étaient nullement tendus, et l'on
pouvait, en divisant en partie les ligaments, produire une
courbure en sens contraire sans rencontrer de la part de ces
muscles la moindre résistance.

En 1853, dans une remarquable communication à l'Académie de médecine sur la paralysie musculaire atrophique [1], il
en tire des conclusions intéressantes au point de vue des déviations de la colonne vertébrale. L'état graisseux des muscles,
dans les parties affectées de difformités, se voit, dit-il, dans
deux circonstances principales, savoir :

Lorsque ces organes sont soumis, par suite des dérange-
ments du squelette, à un défaut d'action trop longtemps prolongé ; quand ils sont affectés de paralysie ancienne, de contracture paralytique ou même de contracture simple. Comme
exemple du premier cas, on peut citer la transformation des
muscles du côté concave des courbures latérales de l'épine
dans la vieillesse. Dans le second cas, qui comprend les
pieds bots simples et paralytiques, le torticolis par contracture et toutes les autres flexions et inclinaisons articulaires,

---

1. *Bulletin de l'Académie de médecine*, séance du 5 avril 1853, t. XVIII,
p. 597.

quand elles dépendent de la même cause, l'atrophie, par défaut
d'innervation, joue le principal rôle dans l'étiologie de la
transformation. Cette transformation est le plus souvent consécutive à la difformité, mais elle peut aussi en être la cause.

A côté de ces travaux, nous trouvons avec plaisir et délas-
sement un mémoire de Bouvier à l'Académie de médecine, en
1852, intitulé modestement : *Recherches sur l'usage des
corsets*[1].

Au début de ce petit chef-d'œuvre historique et humo-
ristique, Bouvier déclare avec une certaine hardiesse qui
m'étonne, d'autant plus qu'elle est absolument contraire à sa
manière habituelle, qu'il est décidé à envisager d'en haut
la question corsets. Réfutant l'opinion erronée de Rousseau,
lorsque celui-ci disait : « Que de toutes ces entraves gothiques,
de ces multitudes de ligatures qui tiennent de toutes parts nos
membres en presse, les anciens n'en avaient pas une seule »,
Bouvier s'appuie sur des faits, et retrouve chez les dames ro-
maines les bandes mamillaires destinées à relever les seins
et le busc qui soutenait les bandes. Passant en revue les cos-
tumes du moyen âge, il n'y trouve pas de corset, et bien que
les estampes et les tableaux du temps nous montrent des
tailles d'une rigidité et d'une rectitude imposantes, cet effet
aurait, paraîtrait-il, été obtenu à l'aide d'un justaucorps appelé surcot, ajusté avec le plus grand soin, fait d'une étoffe très
résistante, mais ne recélant aucune baleine, aucun tuteur. C'est
à Catherine de Médicis qu'il faut arriver pour trouver l'usage
du corset en France. Encore, ce corset, auquel on donnait le
nom de corps, était-il fait pour amplifier les formes bien plus
que pour les modeler, et avait-il plutôt pour effet d'exagérer
les hanches que de soutenir les seins. Quoi qu'il en soit, l'in-

1. *Bulletin de l'Académie de médecine*, séance du 5 janvier 1853, t. XVIII,
p. 355.

dustrie des corsetiers ne fit guère de progrès jusqu'au règne de Louis XIV; elle menaçait même de tomber dans le marasme, quand une véritable renaissance s'opéra sous le souffle puissant et inventif de Reisser, tailleur obscur de Lyon, et bientôt corsetier en vogue sous la Régence. On ne peut dire jusqu'où eussent été les progrès dans cette voie, si la Révolution française n'avait emporté du même coup les corps à baleine avec les paniers, l'habit à la Française, la poudre et les perruques.

Nous avons pris notre revanche; et l'on peut affirmer que depuis 1793 les corsetiers n'ont pas absolument perdu leur temps. Bouvier leur tend, du reste, une main secourable, et prenant à partie Rousseau, qui dit avec raison : « La femme est faite spécialement pour plaire à l'homme : elle doit vouloir lui plaire, comme elle le veut, en effet », mais qui a tort de dire plus loin : « Un sein qui tombe, un ventre qui grossit, cela déplait fort, j'en conviens, dans une personne de vingt ans; mais cela ne choque plus à trente. » Bouvier proteste de toutes ses forces contre cette limite d'âge et ne s'étonne plus que Rousseau n'ait converti personne.

Aussi conclut-il de la sorte. Non seulement des motifs déduits de l'esthétique et de la destination totale de la femme doivent engager le médecin à permettre l'usage des corsets, mais en outre, il est diverses circonstances, telles que le volume des seins, le relâchement ou la distension de la paroi musculaire de l'abdomen, la voussure habituelle du tronc, la déviation latérale du rachis, qui indiquent formellement l'emploi de cette sorte de bandage, soit comme moyen hygiénique, soit même pour aider à la guérison de certaines lésions.

Dans un très beau discours, fait à l'Académie en 1857, à propos de la ténotomie sous-cutanée[1], il s'occupe de définir

1. *Bulletin de l'Académie de médecine*, séance du 7 avril 1857, t. XXII, p. 577.

exactement l'expression de méthode sous-cutanée et de rechercher la valeur de tout ce qui se rattache à ce genre d'opération. Reprenant plus tard cette étude, en 1866, sur le même théâtre[1], il réhabilite Stromeyer, comme le véritable inventeur de la méthode et foudroie son adversaire dans un véritable réquisitoire.

Son but, dit-il, en parlant de son contradicteur, n'a pas été de faire l'histoire de cette découverte, mais de saper les fondements de cette histoire, d'en effacer tous ceux qui avaient le droit d'y figurer, ou de ne laisser que leur ombre et de dresser sur ses ruines sa propre personnalité.

Plus tard, en 1858, nous le voyons dans une discussion mémorable de la Société de chirurgie, sur le mal de Pott, réfuter l'opinion que l'on formulait ainsi : La maladie décrite par Pott n'est pas la même que celle qui produit les abcès par congestion. Ce qui fait la gloire de Pott, dit Bouvier, ce n'est pas le traitement par les cautères, traitement d'une efficacité douteuse, mais l'étude plus approfondie qu'il a faite du mal vertébral ; c'est la description tracée de main de maître qu'il nous en a laissée ; et après une analyse minutieuse de cent observations de mal vertébral ; Bouvier conclut à l'impossibilité de scinder le mal de Pott en tuberculeux et en non-tuberculeux.

Le torticolis fut, pendant une période de la vie de Bouvier, le sujet de ses études favorites. Après la relation d'une de ces rares autopsies que l'on a l'occasion de faire quand le sujet succombe à une affection intercurrente, et dans laquelle il décrit minutieusement les altérations tendineuses et musculaires, il insiste sur ce fait que les altérations osseuses sont exceptionnelles, et que malgré une attitude vicieuse, datant de vingt-cinq ans, on trouvait pour toute lésion un léger amincissement

---

1. *Bulletin de l'Académie de médecine*, séance du 4 septembre 1866, t. XXXI, p. 1077.

latéral de l'axis. Cette opinion, contraire à l'opinion moderne qui voudrait que l'affection osseuse ou articulaire eût presque toujours précédé la rétraction musculaire, eût dû rendre Bouvier partisan acharné de la ténotomie, appliquée au torticolis. Nous trouvons au contraire chez lui une certaine froideur pour cette opération. La devons-nous au souvenir de cette erreur de diagnostic qu'il relate avec une si grande loyauté et qui est relative à un malade dont la ténotomie était décidée, qui succomba fortuitement avant l'opération, et dont l'autopsie révéla une carie d'une des masses latérales de l'atlas? Je l'ignore; mais toujours est-il qu'il s'indigne contre la ténotomie du sterno-mastoïdien pratiquée sans mesure. Ils ne respecteraient même pas, dit-il, en parlant des ténotomistes quand même, le cou d'Alexandre le Grand.

Il est du reste absolument vrai que deux sterno-mastoïdiens de haute lignée ne durent leur intégrité qu'à l'intervention pacifique de Bouvier.

Le sens critique de Bouvier se manifeste au plus haut point dans un mémoire qu'il lut à l'Académie de médecine sur la réduction des luxations congénitales du fémur. Avec cette logique serrée qu'il apporte dans toutes ses argumentations, il démontre que la prétendue réduction des luxations congénitales, préconisée par Pravaz, n'est qu'une illusion; et, d'après les faits qu'il a observés, il se croit fondé à conclure qu'il n'existe point jusqu'ici d'exemple de réduction de ces luxations. « J'ajouterai, dit-il, que les conditions anatomiques rendent cette réduction impossible, moins à cause de la résistance des muscles et du resserrement de la cavité cotyloïde dont on s'est uniquement préoccupé qu'en raison de l'état physique de la capsule trop rétrécie pour livrer passage à la tête fémorale, trop inextensible pour lui permettre de redescendre dans sa cavité. » Il fallait, du reste, que la cause qu'il défendait lui parût excellente; car, à la suite d'une sorte de défi porté par Pravaz, il s'engagea à verser mille francs entre les mains du trésorier de l'Académie, et à les perdre si on lui montrait guéri un seul des malades atteints de luxation congénitale qu'eût choisis Pravaz après les avoir fait contrôler par une commission dont Bouvier se réservait naturellement de faire partie.

Enfin, Messieurs, pour en terminer, non pas avec l'énumération complète des travaux de Bouvier relatifs à l'orthopédie, le détail en serait beaucoup trop long; mais seulement avec la citation de ses œuvres principales, je finirai par la plus importante, par ses *Leçons sur les affections de l'appareil locomoteur*[1], œuvre magistrale que vous connaissez tous, aussi remarquable par l'étendue des recherches, par la philosophie des idées que par la pureté du style, et qui restera un modèle du genre.

Le personnage de Bouvier avait une originalité marquée. Toutefois ses actes, même lorsqu'ils paraissaient empreints d'une certaine étrangeté étaient inspirés par la logique la plus rigoureuse. Ainsi, jaloux de conserver à sa voix son timbre dans toute sa netteté et craignant qu'à la veille des grandes luttes oratoires qu'il prévoyait à la Société de chirurgie ou à l'Académie de médecine son larynx ne lui fît défaut, il se condamnait souvent pendant quinze jours à un mutisme complet et ne correspondait que par gestes avec son interne et avec ses malades. Il était alors merveilleux de voir jusqu'à quel point il faisait comprendre avec netteté les choses les plus difficiles. Son masque, si calme d'habitude, prenait une animation extraordinaire; son geste, tour à tour froid, saccadé, fiévreux, insinuant, lui permettait de faire administrer les remèdes les plus intimes avec autant de sécurité que s'il eût employé la parole.

Les élèves attachés à son service étaient habitués à cette visite mimée, et c'était un étrange spectacle que celui de Bouvier

---

1. Paris, J.-B. Baillière, 1 vol. in-8°, 1858.

suivant son interne, approuvant, rectifiant ses prescriptions, les annulant parfois et les discutant avec une science que n'eussent pas toujours égalée nos acteurs les plus célèbres. On était tout étonné, après quelquefois trois semaines de ce repos, d'entendre Bouvier lire à l'Académie de médecine un de ses discours châtiés, d'une voix nette, bien timbrée, qui forçait l'attention et se faisait entendre jusque dans les coins les plus reculés de la salle des séances. — Parfois même il n'attendait pas cette occasion solennelle : ne pouvant résister au désir de discuter un diagnostic difficile avec ses élèves ou ses collègues, qui venaient souvent assister à sa visite, il éclatait tout à coup et à la stupéfaction générale, faisait au lit du malade une de ces petites conférences d'autant plus précieuses qu'elles étaient impromptues. Une fois, il s'agissait à l'Académie de la trachéotomie, on prétendait que cette opération était parfois faite avec une certaine légèreté à l'hopital des Enfants, et les internes étaient, par cela même, quelque peu mis en cause. Bouvier bondit à la tribune, et dans un mouvement oratoire vraiment français : Messieurs, dit-il, Fabrice d'Aquapendente a dit que le chirurgien est l'égal du dieu Esculape, quand par la trachéotomie il rend soudainement à la vie des malades qui avaient déjà un pied dans la tombe. C'est une des gloires de la médecine française que d'avoir ajouté aux merveilles qu'admirait déjà Fabrice, les succès modernes de la trachéotomie dans le croup. L'hôpital des Enfants est fier d'avoir été le principal théâtre de ces succès. Quant à ces jeunes gens que l'on a failli calomnier, je voudrais leur dire à tous que nous garderons éternellement la mémoire de leur zèle et de leur labeur; mais ils se reconnaîtront du moins et vous les reconnaîtrez quand ils vous diront : Et moi aussi j'en étais de cette grande lutte contre un des plus redoutables ennemis des générations naissantes; et moi aussi j'ai eu une part de ces victoires qui l'ont plus d'une fois fois terrassé.

La chirurgie des enfants le préoccupa du reste souvent, même en dehors de l'orthopédie, et nous devons à Bouvier un mémoire sur la mort par le chloroforme chez les enfants. On a peut-être trop souvent répété que les enfants ne meurent point par le chloroforme; et cette idée a pu engager les chirurgiens à se départir des précautions indispensables dans l'administration de cet anesthésique. Bouvier, se fondant sur 5 observations de Hueter et de Friedberg (de Berlin), d'Aschendorf (de Hanovre), de Crockett de Wytheville et de Delore (de Lyon), démontre que l'innocuité du chloroforme chez les enfants n'est pas absolue, et que les précautions à employer chez eux pour obtenir l'anesthésie, doivent être d'autant plus exquises que la facilité avec laquelle ils s'endorment est plus grande. Il est du reste remarquable, pour le dire en passant, que dans toutes les observations de mort par le chloroforme citées par Bouvier, on ait perdu un temps considérable à employer des moyens extrêmes, tels que la faradisation, l'électropuncture du cœur, avant de se servir du procédé immédiat qui nous a toujours réussi, à savoir la respiration artificielle par le massage cadencé des côtes.

Bouvier, à l'hôpital des Enfants, était encore une personnalité d'une origine saisissante. Dans son service de médecine, — car c'est par une sorte de transformation progressive, et vue souvent d'un œil inquiet sinon jaloux par le chirurgien son collègue, qu'il en avait fait un service mixte de médecine et d'orthopédie, il semblait avoir au point de vue chirurgical une horreur profonde du sang; le thrombus l'épouvantait et il tenait à honneur de faire toujours la ténotomie à sec.

En médecine, sa théorie favorite était l'expectation presque absolue. Sa thérapeutique se réduisait presque à des laxatifs, et les purgatifs les plus légers lui inspiraient une certaine appréhension.

Il prétendait que, dans la plupart des affections intestinales, la diète guérit mieux que les moyens énergiques. Le succès lui donnait d'ailleurs raison ; car il est de notoriété, à l'hôpital des Enfants, que Bouvier, qui prit le service des mains d'un de nos maîtres les plus illustres en thérapeutique, avait une mortalité beaucoup moins considérable que son prédécesseur. Le travail remarquable qu'il publia sur l'expectation dans le traitement de la pneumonie des enfants, prouve surabondamment ce que j'avance[1].

Primum non nocere était sa maxime favorite, et je dois dire que son scepticisme thérapeutique s'appliquait volontiers, peut-être d'une manière exagérée à l'orthopédie. Ennemi par nature des moyens héroïques, vantés par les spécialistes qui préconisent pour toutes les déviations un système unique, comme il le disait, véritable selle à tous chevaux, il voyait avec défiance les moyens nouveaux, les expérimentait avec crainte et se renfermait bientôt dans son système. Pour lui la ténotomie et les machines constituaient tout le traitement orthopédique, et jamais, je crois, à cause du temps qui eût ainsi été enlevé au travail du cabinet, il n'a voulu s'occuper du traitement si efficace de Divernois et de Mellet, par les manipulations et le massage dans les déviations de la taille et dans le pied-bot.

L'hôpital était nécessaire à Bouvier. Aussi l'heure de la retraite fut-elle pour lui des plus douloureuses. Il ne se résigna que très difficilement à ne plus voir ses élèves, ses petits malades et surtout à ne plus faire sa consultation.

Aussi essaya-t-il de continuer, sinon officiellement, au moins officieusement ses fonctions de médecin à l'hôpital des Enfants. S'appuyant sur l'affection pleine de déférence que lui montraient ses collègues plus jeunes, il pénétrait dans son ancien service sous prétexte de revoir les malades qu'il y avait laissés, et assistait dans le même but à la consultation. Quelle que fût la bienveillance dont on l'entourait, cet état de choses ne pouvait durer, et certains conflits d'autorité firent comprendre à

Bouvier qu'il devait céder la place. On le vit alors longtemps errer dans les environs de l'hôpital. Ne pouvant se faire à l'idée d'abdiquer, il tenait ses assises chez un bandagiste de la rue de Sèvres, poussant la cruauté jusqu'à faire lever le ménage avant l'aube afin que le lit pût servir à examiner les malades, et il put ainsi quelque temps continuer une sorte de consultation rivale de celle de l'hôpital.

La nécessité d'avoir un service était pour lui si impérieuse, qu'il eut un moment l'idée de fonder un nouvel institut orthopédique dont il eût été le directeur. Mais des difficultés pratiques l'ayant empêché de mener à bien ce projet, il fit avec une maison d'éducation religieuse d'Auteuil une sorte de convention qui lui permettait d'y recevoir des malades atteints de difformités, de les soigner et de les traiter à sa façon. Il continua jusqu'à sa mort ce service, et put ainsi satisfaire sa passion favorite, passion bien noble chez un médecin : soigner des malades et les faire profiter de sa vaste expérience.

Bouvier était un professeur consciencieux, préparant son enseignement avec le plus grand soin. Ces qualités rendaient facile la tâche de la personne chargée de les recueillir ; elle n'avait pour ainsi dire qu'à reproduire mot pour mot ce qu'il disait.

Au moral, Bouvier était un homme excellent, rempli d'esprit, plein d'obligeance pour tous et d'une éducation parfaite ; jamais une pensée, une parole grossière de mauvais goût ou même un mot léger ne lui échappait. Nature sensible, impressionnable à l'excès, il était sujet à des mouvements de vivacité très impétueux, mais promptement réprimés par la bonté de son cœur et par l'empire de son excellente éducation. Ce tempérament moral le laissait pourtant parfois en butte à un agacement nerveux, dont il n'était pas toujours maître. Un de ses internes les plus affectionnés se rendit un soir chez lui dans le but de lui lire sa thèse. Cet ouvrage renfermait quelques éloges pour le maître. A la lecture de ces lignes, Bouvier vit un parti pris de flatterie qui l'exaspéra. Patient et attentif jusque-là, il devint tout à coup nerveux, agité, prétexta une occupation urgente pour interrompre la lecture, et, bref, mit son élève à la porte après l'avoir précipitamment aidé à rassembler les feuillets de son manuscrit pour le faire sortir plus tôt.

Irritable à l'excès, il avait des moments d'impatience qu'il pouvait à peine réprimer. Une fausse note le faisait bondir ainsi qu'un solécisme; le cri d'un enfant l'agaçait au plus haut degré. Je me rappellerai toujours, quand j'avais l'honneur de siéger près de lui, en qualité de membre de la Commission d'orthopédie, l'impression que produisait sur son système nerveux la cacophonie et le brouhaha résultant de cette réunion d'enfants. Il s'agitait sur la chaise, répondait à peine aux questions qu'on lui faisait, et si, par malheur, un cri plus aigu que les autres venait lui déchirer l'oreille, il se levait comme poussé par un ressort et s'écriait en s'adressant à la mère du délinquant : Mais, madame, c'est intolérable; amusez-le donc, — oubliant absolument l'impossibilité d'amuser ou seulement de faire taire des enfants réunis dans un but orthopédique.

L'originalité de sa personne était du reste frappante. Bouvier était de petite taille et d'une maigreur extrême, ses yeux s'abritaient derrière des lunettes teintées à monture noire; ses cheveux très abondants et à peine grisonnants étaient ramenés sur les tempes, et son cou était emprisonné dans une de ces longues cravates de soie chères aux hommes de 1830. Son teint rappelait la nuance de l'ivoire jauni, et ses joues toujours fraîchement rasées témoignaient du soin qu'il apportait à sa personne. Sa démarche était rapide, quelque peu saccadée, et trahissait l'activité, je dirai presque la pétulance qui était le propre de son caractère.

Cependant la vue de Bouvier s'affaiblissait avec l'âge, et l'imperfection de ses yeux, impuissante à ralentir l'impulsion de ses travaux intellectuels, devait l'exposer à l'accident qui nous l'a brusquement ravi.

C'était par une froide matinée de novembre, Bouvier s'était fait conduire au jardin des Tuileries, et avait renvoyé son domestique. Il aimait à rester seul avec ses pensées, à repasser sa vie, et la présence d'un étranger le gênait. Il regagnait lentement sa demeure, quand ses yeux affaiblis furent trompés par une sorte de mirage. Le ciel gris se reflétait sur le grand bassin et y traçait un long sillon semblable à une allée, pendant que les grands arbres se profilant à droite et à gauche augmentaient l'illusion. Il se heurta et trébucha contre la margelle de pierre. La chute fut terrible. L'eau était glacée. Bouvier était frappé à mort et succombait au bout de quelques heures à une congestion pulmonaire.

Ainsi se termina une existence consacrée entièrement à l'orthopédie et qui avait été virtuellement finie le jour où l'heure de la retraite avait arraché Bouvier au service d'hôpital dans lequel il avait accompli ses excellents travaux, qui lui survivront.

SECONDE LEÇON

ORTHOPÉDIE EN GÉNÉRAL

Ignorance de l'orthopédie. — Utilité de sa vulgarisation. — Essai d'un programme d'orthopédie. — Les illusions orthopédiques. — Circonscription et définition de l'orthopédie. — Revendication de l'orthopédie par la chirurgie.

Messieurs,

Je crois nécessaire de vous faire connaître le but que je me propose et le plan que je dois suivre.

Comme j'avais l'occasion de le dire, en retraçant devant vous la vie de notre vénéré maître Bouvier, l'orthopédie est une branche de la chirurgie négligée par la plupart, ignorée d'un plus grand nombre, qui courrait grand risque de tomber aux mains des corsetiers, des masseurs et des gymnastes, si de temps à autre son niveau n'était relevé par les travaux des hommes compétents et autorisés.

Pourquoi cette sorte de défaveur? Pourquoi cette abstention? C'est que, d'une part, les cas justiciables de l'orthopédie, bien que d'une fréquence extrême, s'agglomèrent pour ainsi dire dans les rares services où l'on s'occupe de leur traitement; et que, d'autre part, les ouvrages d'orthopédie rebutent les débutants par leurs visées transcendantes, et leur manque de conclusions pratiques. Joignez à cela la nécessité de se rompre à quelques notions très élémentaires, il est vrai, de mécanique, et de se mettre dans la tête ou plutôt dans les doigts les éléments indispensables de tout appareil : tuteurs, béquillons, barrettes, rivets, etc., vous ne serez pas surpris que beaucoup de médecins renoncent à une étude qui leur paraît ingrate et couvrent leur ignorance à cet égard en déclinant toute responsabilité. Quelle est la conséquence de cette abdication? La voici : Dès qu'une malformation se présente, le praticien parfois sceptique et convaincu que les gens qui s'occupent d'orthopédie n'y entendent guère plus que lui qui n'y entend rien du tout, conseille à son malade le mépris de toute thérapeutique (de là ces difformités monstrueuses laissées sans traitement que nous coudoyons tous les jours) ou bien, confiant dans la renommée de tel ou tel gymnaste, de telle ou telle fabrique d'instruments, y adresse aussitôt son malade avec injonction d'accepter les yeux fermés tel engin qu'on lui présentera ou tel exercice qui lui sera imposé. Comme il a soin de n'adresser ses consultants qu'à un orthopédiste connu, il espère, si les choses tournent mal, que cet orthopédiste en supportera le blâme. C'est en effet, par une étrange perversion du sens des mots, l'industriel qui a exposé dans une vitrine quelques moulages en plâtre, représentant des pieds tors et des dos plus ou moins accidentés c'est le bandagiste, le corsetier, dont je me plais d'ailleurs à reconnaître l'honorabilité, le talent, l'utilité qui prend, ou plutôt auquel l'opinion publique dévoyée impose le titre dont s'est honoré un Delpech ou un Bouvier. Cela ne serait que comique si les malades n'en souffraient pas! Mais c'est malheureusement le contraire qui arrive.

Supposez en effet que le médecin, ignorant la nature même de l'affection qui lui est présentée et confiant dans un fabricant quelconque d'appareils ou de corsets, lui adresse son malade, vous pouvez être certain que, dans telle ou telle maison, tel ou tel appareil sera invariablement appliqué. Ici, ce sera le corset moulé troué ou non; là, le corset à traverse transversale postérieure; ailleurs le corset à barrettes ou d'attitude, etc.

Ne croyez pas que j'exagère : chaque maison a pour ainsi dire sa spécialité ; elle est outillée de façon à fabriquer très correctement, très élégamment tel ou tel appareil ; si bien qu'elle le place dans tous les cas, sans s'inquiéter de ce que fait le voisin, tandis qu'au contraire, ainsi que je vous le démontrerai plus tard, le praticien éclairé doit professer en orthopédie un éclectisme absolu et s'adresser souvent, pour tel ou tel cas, telle ou telle variété du même cas à une méthode, à un appareil différent et connaître les procédés de tous les fabricants pour envoyer son malade à celui qui doit le mieux répondre à son indication spéciale.

Il en est de même pour la gymnastique. N'avons-nous pas tous vu de malheureux malades soumis à une suite banale d'exercices, souvent exécutés en commun, se déformer davantage de jour en jour et péricliter, en dépit des promesses d'une gymnastique soi-disant médicale, agrémentée ou non d'hydrothérapie.

Quel est le remède qui fera cesser cet état de choses dont les conséquences sont si funestes? La vulgarisation de l'orthopédie et, passez-moi le mot, sa décentralisation. Il faut que le médecin de province puisse faire facilement le diagnostic de la malformation qui lui sera présentée et y apporter remède avec efficacité. J'ai vu (rarement il est vrai), des appareils grossiers construits en province par des armuriers, des bourreliers, des serruriers même, sur les indications précises d'un médecin éclairé et intelligent, remplir les indications voulues avec une précision remarquable ; et, par contre, j'ai assisté souvent au spectacle lamentable de malheureux enfants atteints du mal de Pott, qui, pour n'avoir point trouvé dans leur village un médecin qui voulût ou qui pût s'occuper d'eux, ne fût-ce que pour faire réparer leur appareil, sont restés pendant des mois sans corset, au prix des risques les plus grands, tandis que le corsetier de Paris, à qui l'appareil avait été envoyé, et qui avait bien d'autres affaires en tête, le conservait précieusement, sans y toucher, dans un coin de son magasin.

Étudions donc, messieurs, les malformations et les déformations, c'est-à-dire toutes les difformités congénitales ou acquises; mais étudions les surtout au point de vue thérapeutique, car c'est ce côté de la question qui nous importe le plus. Nous ne sommes point ici dans une chaire magistrale; nous n'avons point de programme imposé et nous avons la liberté de suivre la marche qui nous conviendra; et si nous sacrifions dans un but pratique certains détails des livres classiques, un peu touffus, que quelques praticiens possèdent sans les lire, ce n'est pas vous qui vous en plaindrez. Je suis loin de songer à sacrifier la partie historique, mais, tout en lui consacrant la place qu'elle mérite, je tâcherai d'éviter l'excès de ceux qui exagèrent le respect de nos anciens par esprit de dénigrement contre les modernes et dont les recherches minutieuses dans la poussière du passé ont bien plus souvent pour but de déprécier une invention nouvelle en la rapportant à une origine ancienne, que d'ouvrir la voie à de nouveaux progrès, en marquant les étapes suivies par nos anciens maîtres.

L'anatomie pathologique de la plupart des affections qui relèvent de l'orthopédie a été traitée supérieurement par Bouvier dans cet admirable livre que je vois entre les mains de plusieurs, mais dont toutes les pages ne sont certainement pas coupées; c'est à ce livre que je renverrai les ardents, les curieux de l'anatomie pathologique[1]. Pour mon compte j'y puiserai, aussi bien que dans mes recherches personnelles, tout ce qui sera nécessaire pour vous faire comprendre la symptomatologie, la physiologie pathologique, l'origine des affections, bien plus intéressante pour nous que tout le

_____

1. Bouvier. *Leçons cliniques sur les maladies de l'appareil locomoteur.* Paris, 1858.

reste, parce qu'elle est la source de la thérapeutique raisonnée, qui est notre but propre.

Pour la symptomatologie, si importante aussi à notre point de vue, je m'efforcerai de faire passer devant vos yeux les types les mieux accusés des diverses affections qui nous occuperont tour à tour; la vue, dans ce cas, vaut mille descriptions et quand je vous aurai fait toucher du doigt les différences capitales qui existent entre telle ou telle déviation, telle ou telle courbure, vous ne vous y tromperez plus et vous ne serez pas tentés de conseiller à un mal de Pott la gymnastique, l'escrime, l'équitation ou même tout simplement la suspension cervicale ou axillaire; ce ne sera pas tout, je vous montrerai les cas douteux ou mixtes, si vous le voulez bien; je vous ferai voir comment, dans certaines circonstances, on peut prendre le change si l'on n'apporte à son examen une attention soutenue.

Vous verrez, dans un autre ordre d'idées, avec quelle réserve vous devez porter votre pronostic, quant à la durée et quant à la terminaison de l'affection qui vous sera présentée, je vous montrerai combien il est difficile mais indispensable, de se garder d'un optimisme d'abord avidement accueilli par le malade mais fécond en déceptions et par suite en défections, et d'un pessimisme de parti pris qui, s'il rehausse parfois l'éclat du résultat obtenu, nuit souvent à l'honorabilité du médecin en faisant suspecter la parfaite sincérité de son diagnostic.

Enfin, messieurs, le traitement nous occupera par dessus tout. Avec la décision que me donne une expérience basée sur une immense quantité de faits observés, soit à la consultation du bureau central au parvis, soit dans nos salles et à notre consultation de l'hôpital des enfants, soit enfin dans une clientèle de ville, j'élaguerai les traitements inutiles ou surannés, et j'irai droit au but en vous disant ce qui dans tel ou tel cas déterminé m'a le mieux réussi. Je puis vous dire, dès à présent, que vous trouverez en moi l'éclectisme le plus complet.

Ennemi de tout parti pris, de tout système exclusif, j'espère vous montrer qu'il faut en fait de thérapeutique orthopédique prendre son bien partout où il se trouve et je suis si loin de déprécier les services des auxiliaires de l'orthopédie, tout en revendiquant contre eux les droits de la science et de l'expérience magistrales, que je me propose de faire valoir dans l'occasion leurs ingénieuses inspirations. Elles ne viennent pas toujours des établissements les plus brillants, et tel appareil, qui a mérité de prendre place dans l'arsenal de l'orthopédie, a été construit par un artisan de village et révélé au praticien par le malade qui l'apportait à sa consultation.

Je vous mettrai en garde surtout, contre certaines méthodes, nationales ou étrangères, applicables à tous les cas, couronnées dans plusieurs congrès, et je vous ferai voir combien de tels procédés, appuyés sur des livres à images que dévorent les gens du monde, tiennent peu devant une expérimentation sérieuse.

Je mettrai aussi mes soins à vous prémunir contre ce que l'on a spirituellement appelé les illusions orthopédiques. Vous avez tous vu, en chirurgie, ces énormes tumeurs qui, mesurées tous les deux jours diminuaient chaque jour de 2 millimètres et qui, à la fin de l'année, avaient grossi de moitié. Il faut, en orthopédie surtout, se tenir en garde contre le sentiment très humain d'ailleurs qui veut voir une amélioration là où elle n'existe pas et qui veut convertir en réalité l'espoir que l'on fonde sur l'application de tel ou tel moyen thérapeutique. Autre source d'illusion : telle ou telle déformation se déplace et parfois très heureusement. Que de fois n'ai-je pas vu, à ma grande satisfaction, une courbure dorsale principale droite diminuer notablement sous l'influence de moyens appropriés, et en même temps, la très légère courbure de compensation lombaire augmenter d'une manière très ostensible, mais sans amener une difformité comparable à la première. Le redressement absolu n'existait pas puisque la courbure inférieure avait regagné ce que la courbure supérieure avait perdu, mais le résultat en somme était passable. Que de fois, également, n'avons-nous pas cru redresser un varus equin alors que l'avant-pied seul se relevait et que la résistance du tendon d'Achille restait la même? Je pourrais multiplier les exemples à l'infini, et le chapitre des illusions en orthopédie, qui n'est pas le moins curieux ni le moins piquant de l'encyclopédie des illusions humaines, serait loin d'être épuisé.

Il est bien entendu que je compte vous faire des démonstrations pratiques plutôt que des leçons ; mais encore quel sera l'objet de ces démonstrations? Tracer un programme d'orthopédie qui défie la critique ne serait pas une tâche facile, car la circonscription de cette partie de l'art de guérir n'est rien moins qu'établie, et sa définition restera encore à donner, même après cette leçon, car je n'ai pas l'intention d'en proposer une.

Le mot orthopédie est un mot très élastique ; vous avez pu vous en douter en remarquant avec moi que des chirurgiens et des médecins très habiles se sont honorés d'être appelés orthopédistes, et que ce titre a été en même temps usurpé, avec la complicité du public, par des industriels qui devraient se borner à se dire : *Sententiarum Facultatis fidèles executores.*

Si vous demandiez à un homme du monde ce que c'est que l'orthopédie, rappelant ses souvenirs et évoquant l'image des lits orthopédiques qui ont eu leur heure de célébrité, il vous répondrait : l'orthopédie est l'art de redresser les bossus, définition incomplète, mais qui a l'avantage d'en être une, et d'être vraie en partie. Quant à nous, nous serions bien embarrassés de dire en quelques mots clairs et précis ce que c'est que l'orthopédie. Essayons pourtant de nous entendre.

Orthopédie est un mot grec venant, dit-on généralement, de ὀρθὸς παῖς (enfant droit). Cette singulière étymologie, qui pourrait servir de devise aux lits mécaniques, n'est pas exacte : *pédie* ne vient pas directement de παῖς ; c'est la transcription française

du mot grec très bien fait παιδεία, qui veut dire éducation (voir
la *Cyropédie*). *Ortho* contient l'idée de droit, comme *pédie*
contient l'idée d'enfant, mais c'est l'idée de droit dans le sens
de rectitude. Orthopédie veut dire : éducation correcte de l'en-
-fant, éducation physique susceptible d'amener le développement du type humain dans sa beauté. C'est un mot grec si bien
fait qu'il me paraît avoir vécu à la bonne époque, et je ne serais
pas étonné un jour d'apprendre qu'il a été recueilli sur quelque papyrus authentique. Il conviendrait dans la bouche d'un
Socrate, et représenterait bien la conception la plus haute du
rôle du médecin dans une république comme celle de Platon.
Connaître les règles de la beauté, s'être assimilé dans tous
ses menus détails ce *canon* de la sculpture antique qui pourrait encore aujourd'hui servir de critérium d'orthomorphie;
connaître et faire pratiquer les maximes de sélection qui rendent les unions fécondes en produits beaux et vigoureux;
veiller sur les nouveau-nés et les enfants du premier âge, leur
assurer de bonnes conditions d'alimentation, d'habitation, de
vêtement; préparer les adolescents par la gymnastique aux
travaux de l'agriculture et de la guerre; cet idéal est au-dessus
ou au-dessous de notre pratique moderne. L'orthopédiste,
selon Platon, commencerait par supprimer de ce monde, non
seulement les monstres mais les difformes, par écarter les in-
firmes et les estropiés du mariage. Notre rôle plus bénin est
de rétablir, d'atténuer, de pallier, de rendre l'existence commune possible pour les disgraciés, mais il garde quelque chose
d'orthopédique, au sens le plus élevé. S'il ne nous est pas
donné de procéder callipédiquement, passez-moi l'expression,
en procurant la procréation de beaux sujets, nous avons encore
à remplir une mission analogue, celle de réparer les erreurs
de la nature ou les conséquences de la maladie, en nous rapprochant autant que possible de la beauté qui n'est que la plus
haute expression de la santé.

Corriger des difformités, voilà notre lot. Sans y prétendre, nous avons trouvé une définition passable de l'orthopédie. C'est le redressement, la rectification des difformités, le plus souvent chez l'enfant. Maintenant, il y a des difformités de deux espèces : des malformations qui atteignent l'embryon, le fœtus et l'enfant et dont la source est dans le germe; des déformations qui peuvent être la conséquence d'une maladie du germe mais que rien n'a annoncées dès la naissance et qui apparaissent ultérieurement, comme le racourcissement du membre qui suit une coxalgie, etc., les malformations sont congénitales, les déformations sont acquises.

Il est une classe de malformations qui échappent tout naturellement à notre prise, ce sont les *monstruosités*. Les monstruosités, d'après Isidore Geoffroy de Saint-Hilaire, sont des altérations originelles du type spécifique, depuis la plus légère jusqu'à la plus grave anomalie[1]. A ce compte, toutes les malformations seraient des monstruosités et les monstruosités rentreraient dans l'orthopédie. Ne craignez pas, pourtant, que je fasse défiler devant vos yeux le cortège grotesque des monstres simples (autosites, omphalosites et parasites) ou doubles (autositaires et parasitaires). Ce n'est pas que ce défilé soit entièrement oiseux : il a semblé l'antécédent anatomique nécessaire du sujet à mon collègue de l'hôpital des Sick Children de Londres, M. T. Holmes[2]. Il est certain qu'avec la conception moderne des monstres, considérés comme des anomalies du développement, la tératologie devrait éclairer la genèse des malformations quelles qu'elles fussent et vous savez qu'on a recours à des considérations empruntées sinon à la tératologie du moins à l'histoire du développement, pour ex-

1. Isid. Geoffroy Saint-Hilaire, *Histoire générale et particulière des anomalies de l'organisation chez l'homme et les animaux*, Paris, 1832-1836.

2. Holmes, *Thérapeutique des maladies chirurgicales des enfants*, ouvrage traduit par O. Larcher, Paris, 1870.

pliquer des malformations que l'on ne considère pas ordinairement comme des monstruosités, comme le bec de lièvre, par
exemple. Nous ne pouvons pas, pour cela, considérer les monstruosités proprement dites comme l'objet de la chirurgie orthopédique et si vous me demandez à quel signe je reconnais
cette classe de déformations, je vous répondrai qu'elles sont
très faciles à reconnaître. Ce sont celles auxquelles il n'y a rien
à faire.

Mais vous me verrez au contraire admettre très franchement dans le cadre de ces leçons de chirurgie orthopédique,
toutes celles qui sont réparables, soit par une opération, soit
par des manœuvres appropriées, soit par le port de certains
appareils et c'est en quoi, si vous me permettez cette légère
prétention, j'espère faire faire un progrès, non pas à l'art du
chirurgien orthopédiste, mais à la notion de son rôle qui est
singulièrement rétrécie et faussée par les préjugés régnants.
A ce compte, les tumeurs congénitales, les *nevi materni*, les
malformations du crâne (méningocèle et encéphalocèle, cépha-
lématome) le bec de lièvre, la fissure palatine, les difformités
de la face, les malformations de l'oreille, les cataractes congénitales, l'extroversion de la vessie, l'imperforation de l'anus et
du rectum, les malformations de l'ombilic, les malformations
des doigts, sont du domaine de l'orthopédie à titre aussi légitime que le pied bot congénital et les autres affections du même
genre. Nous ne faisons pas un manuel de pathologie et nous
ne sommes pas tenus d'épuiser cette liste, mais nous nous ré-
servons le droit de traiter ceux de ces sujets sur lesquels nous
avons à présenter des considérations d'intérêt pratique.

Vous nous verrez également enrichir le programme orthopédique d'un certain nombre de déformations qui n'y sont pas habituellement comprises, comme la coxalgie ou plutôt les suites de
la coxalgie, les suites du mal de Pott; et, ce qui est moins commun
encore, les difformités consécutives à la paralysie atrophique de

l'enfance qui est une affection relevant plutôt de la médecine que de la chirurgie des enfants. Si j'ai bien réussi à vous faire comprendre quel est à mon sens l'objet de l'orthopédie, vous ne serez pas étonnés de voir des déformations de l'origine la plus diverse rentrer dans notre domaine qui embrasse, comme vous le savez, toutes les difformités.

Un mot en passant sur cette distinction de médecine ou de chirurgie qui, nous l'espérons, ne nous sera pas opposée.

D'abord, nous croyons avoir le droit absolu de prendre notre bien partout où nous le trouvons, et d'appliquer des traitements orthopédiques aux suites de toutes les affections qui les réclament. Ce n'est pas que nous croyions les médecins incapables d'instituer eux-mêmes et de mener à bien des traitements orthopédiques. L'orthopédie a progressé par les médecins, comme par les chirurgiens. Ici je ne compte ni ne compare les titres. Bouvier a-t-il fait autant pour l'orthopédie en la dotant d'une anatomie et d'une physiologie pathologiques, à la hauteur de la science moderne, que Stromeyer en inventant la ténotomie? Je laisse le soin de décider à d'autres. Pour ma part, je pense avec Malgaigne que la pratique de l'orthopédie est œuvre de chirurgien. Elle comporte des opérations sanglantes, des manœuvres de force, le choix, l'application de nombreux appareils. Cela est si vrai que les véritables médecins orthopédistes deviennent un peu chirurgiens.

Nous voilà, j'espère, sortis de l'obscurité qui règne ordinairement sur l'étendue et les limites du domaine orthopédique. La circonscription de ce domaine est ordinairement laissée dans le vague : on y substitue une nomenclature de ce que j'appellerai les cas orthopédiques, dont la table est invariablement copiée d'un ouvrage sur l'autre.

Cette table traditionnelle comprend le torticolis, le strabisme quelquefois, toujours les déviations de la colonne vertébrale, le *genu valgum*, le pied bot. Nous traiterons de toutes ces affections et de quelques autres en nous inspirant de notre conception de l'orthopédie et en suivant l'ordre anatomique (tête, tronc et membres). Cet ordre si chirurgical et si simple ne nous ferme pas les yeux sur l'existence de certains groupes naturels qu ise détachent de l'ensemble des cas orthopédiques, et pourraient aussi servir à s'orienter au milieu de leur variété si riche. Le plus important, celui dont l'histoire est en quelque sorte liée à celle des progrès de l'orthopédie, est le groupe des affections qui comportent des retractions tendineuses ou musculaires. L'intérêt de ce groupement résulte de l'importance des résultats acquis à la pratique pour la ténotomie et aussi de celle des discussions auxquelles ces résultats ont donné lieu. C'est là, permettez-moi d'y revenir, une des choses qui impriment à l'orthopédie un cachet vraiment chirurgical. Ce sont en effet les opérations hardies et heureuses, c'est la création de nouveaux appareils qui tirent de temps en temps certaines questions orthopédiques de l'ombre des officines spécialistes pour leur donner la valeur de questions supérieures de science ou d'art. L'ostéoclasie a récemment fait revivre l'histoire un peu oubliée du *genu valgum*, et les corsets de M. Sayre, qui ne se sont pas d'abord présentés à moi sous un jour favorable, ont, je dois le reconnaître, par les expériences comparatives qu'ils ont provoquées dans le monde entier, donné un regain d'actualité aux difformités de l'axe spinal.

Les considérations générales que je viens de vous exposer tendent à répartir sur l'ensemble du champ orthopédique nettement délimité une part égale de l'intérêt qui est réservé ordinairement aux petits événements du jour et de l'année. Je n'ai pas la prétention de remplir tout ce cadre, mais je m'attacherai à donner le relief le plus vif possible aux sujets que nous traiterons pour qu'il vous en reste quelque souvenir utile et applicable dans la pratique.

TROISIÈME LEÇON

Anatomie pathologique et étiologie de l'obésité. Diagnostic. Pronostic. — Discussion des traitements proposés contre cette affection. — Observation d'un ami.

MESSIEURS,

J'ai décidé aujourd'hui de vous entretenir de l'obésité et des moyens de la combattre. Bien que ce sujet n'ait jamais été, que je sache, traité dans les ouvrages d'orthopédie, j'estime pourtant qu'il rentre dans l'étude des difformités qui sont l'objet de l'orthopédie. D'ailleurs, l'obésité est un obstacle à l'application de nombreux moyens orthopédiques; elle guérit par les moyens adjuvants de l'orthopédie, par l'hygiène et la gymnastique.

L'histoire de l'obésité, considérée comme une maladie, a été commencée par Hippocrate et continuée jusqu'à nos jours dans un grand nombre de publications et d'écrits divers. Le docteur Sedam Worthington, dans la réédition publiée en 1878, de sa thèse inaugurale de Paris (1875), a donné une bibliographie très riche de l'obésité. Son ouvrage, rempli de renseignements précieux de toute sorte, est dans sa forme résumée une véritable *bibliothèque* théorique et pratique de l'obésité. Pour ne pas sortir du cadre exclusivement clinique de mes leçons, je me bornerai à esquisser ici l'état actuel des connaissances pathologiques par rapport à l'obésité.

L'obésité est une maladie du tissu cellulo-adipeux. Elle est caractérisée par une accumulation morbide de la graisse sur les points de l'économie où elle se trouve normalement déposée. Le pannicule graisseux sous-jacent à la peau qui donne aux formes une rondeur agréable, et cet état potelé si généralement apprécié, peut, en s'hypertrophiant engendrer la difformité pachydermique de certains obèses. — Des phénomènes de compression du dehors au dedans s'accomplissent alors dans certaines régions et s'additionnent à d'autres troubles produits par la graisse intérieure pour amener des désordres graves ; c'est ainsi que la compression des pneumogastriques au cou et dans le médiastin produit à la fois l'engoûment pulmonaire, la dyspnée, les palpitations cardiaques et la dyspepsie. Au même moment, l'hypertrophie des parties adipeuses intrapéricardiques ou cardiaques amène la surcharge graisseuse du cœur et l'asystolie. Néanmoins, le champ circulatoire s'agrandit pour suffire à la nutrition du tissu adipeux en excès, il y a multiplication ou tout au moins élongation des capillaires (Charles Robin). La demande d'hématies s'accroît quand l'hématose est attaquée dans tous ses facteurs à la fois. Il y a donc hypoglobulie, anémie. Les viscères sous-diaphragmatiques sont tiraillés ou comprimés par les épiploons et le mesentère dont l'invasion par la graisse donne un appoint au *ventre* obèse. Ils se congestionnent facilement. Enfin, l'exagération des traînées normales trop peu remarquées le long de l'artère testiculaire, du canal déférent et des veines du cordon joue peut-être un rôle dans la production de la frigidité bien connue des obèses. A coup sûr, la graisse qui s'accumule sur les côtés de l'anneau ombilical a quelque chose à voir avec la genèse de la hernie ombilicale d'un pronostic si grave chez les obèses, surtout quand elle s'étrangle, comme il n'arrive que trop souvent.

On a dit et non sans raison qu'une épée de Damoclès est suspendue sur la tête de l'obèse. La liste des maux dont la vindicte médicale menace le malade imaginaire de Molière n'est pas plus effrayante que celle des terminaisons funestes de l'obésité : par l'asphyxie, la syncope, l'angine de poitrine, l'apoplexie, les hernies étranglées, sans parler de complications plus ou moins graves, quelquefois mortelles, l'érysipèle gangréneux, l'anthrax malin, le diabète, les hémorrhagies, l'épilepsie, l'hystérie, la manie. Il y a donc une anatomie pathologique de l'obésité et des autopsies célèbres relatées par Dupuytren (*Journal de Corvisart*), Russel (*Brit. med. Journ.*), Schæffer (reproduit par Raige-Delorme), Aran[1]. — Le point le plus tristement saillant de ces autopsies, le plus propre à troubler la quiétude de ceux d'entre vous qui cultivent gaiement une obésité commençante, c'est l'état du cœur.

Dans l'autopsie type d'Aran, le cœur hypertrophié était quadruplé de volume. Les cavités cardiaques dilatées étaient remplies d'une gelée noirâtre. Les orifices et les valvules étaient parfaitement sains. — Dans les 69 rapports authentiques réunis par Chambers sur des autopsies d'obèses, le cœur a été examiné 57 fois. Dans 50 autopsies, sur 57, on a trouvé des lésions cardiaques graves, hypertrophie sans dilatation, 16 fois; — hypertrophie et dilatation, 8 fois; — dilatation seule, 26 fois; — atrophie seule, 11 fois. — On a trouvé 16 fois une surchage graisseuse du cœur.

Une question domine toutes les autres dans l'étiologie de l'obésité. Est-elle héréditaire ? Sous certaines réserves que j'indiquerai, cela est infiniment probable. Elle est quelquefois congénitale et c'est une cause de dystocie. J'ai pratiqué moi-même à la Maternité de Cochin et j'ai vu pratiquer, par M. Tarnier, l'application du forceps à l'extraction d'enfants

1. Aran, *Union médicale*, 1851.

pesant 10 livres 1/4 et 11 livres. L'analogie avec les animaux est aussi en faveur de l'hérédité. Un observateur compétent de Cincinnati, ville qu'on appelle familièrement Porcopolis, de l'autre côté de l'Atlantique, a constaté l'aptitude à l'engraissement de certaines races de porcs, les *Poland China*, les *Chester White* (race blanche de Chester) les *Berkshire and Kentucky thin rinds* (couennes minces de Berkshire et de Kentucky). Les canards d'Aylesbury jouissent du même privilège. Les résultats de la statistique médicale sont bien plus concluants.

Sur les 86 cas d'obésité observés par M. le professeur Ch. Bouchard, 31 ont révélé une hérédité soit en ligne directe, soit en ligne collatérale, ascendante ou descendante[1]. — Sur les 38 cas observés par Chambers, l'obésité héréditaire a été constatée 22 fois en ligne directe et 7 fois en ligne collatérale[2]. La liaison, maintenant démontrée de l'obésité avec les diathèses, permet de multiplier les constatations d'hérédité et de prendre sur le fait, passez-moi l'expression, l'hérédité larvée. Ainsi, dans les 85 cas de Ch. Bouchard, en dehors des 31 cas d'hérédité franche ou concurremment avec cette hérédité, l'observateur a relevé 63 fois le rhumatisme, la goutte, la gravelle, l'asthme, la migraine, la scrofule des auteurs ou des collatéraux.

Chambers n'a relevé l'influence diathésique que 3 fois sur 38.

Les femmes paraissent payer un tribut plus lourd que les hommes à l'obésité. Il y a 62 femmes pour 24 hommes dans les 86 malades de M. Ch. Bouchard. — 8 femmes pour quatre hommes dans les 12 cas de M. Teissier (de Lyon). Les listes de M. Chambers et de Sedam Worthington donnent un nombre égal d'hommes et de femmes. M. Wadd compte plus d'hommes

---

1. Ch. Bouchard, exposé des titres scientifiques. Paris 1876.
2. Chambers, *On Corpulence* (*Lancet*, 1880.) — *Corpulence or Excess of fat on the human Body*. London, 1880.

que de femmes. Les femmes sont plus portées que les hommes à l'obésité par la mollesse de leurs tissus et par leur vie ordinairement sédentaire. Dans les classes ouvrières, le mari qui prend ses repas au dehors et qui est de beaucoup le mieux nourri n'est pas toujours le plus gras. Les boissons alcooliques devraient l'engraisser, mais le dur travail qu'il est obligé de faire de temps en temps rétablit l'équilibre. Quand la femme cumule, c'est-à-dire joint l'alcoolisme à l'inaction, on voit naître le bel embonpoint qui caractérise les prostituées, car il est avéré que les prostituées, quand elles ne meurent pas phthisiques, deviennent obèses.

Pour ce qui est de l'âge, on trouve des obèses dans la première enfance : à l'âge de 2 ans (Bouchard) ; de 9 ans (Teissier) ; 4 cas sur 38, de la naissance à 5 ans ; 2 cas de 5 à 10 ans ; 2 de 10 à 15 ans ; 7 de 15 à 20 ans ; 4 de 20 à 25 et 13 de 25 à 30 (Chambers). Il y a donc une obésité des jeunes qui semble avoir des rapports plus intimes avec l'hérédité et qui a souvent été considérée comme plus grave. Le docteur Philbert, qui s'occupe spécialement de la cure de l'obésité aux eaux de Brides, voudrait qu'on réservât le nom de polysarcie à l'obésité la plus grave, celle qui survient pendant l'adolescence.

Les causes efficientes de l'obésité les plus connues sont l'ingestion d'une grande quantité de nourriture, un exercice et par suite une élimination insuffisants, l'absorption en trop grande quantité de vin et d'autres liqueurs alcooliques, de la bière surtout, le sommeil trop prolongé, le mariage. Je n'accepte, pour mon compte, cette dernière cause que sous bénéfice d'inventaire. On dit que le mariage est le commencement de la vie régulière, des repas réglés et d'autres habitudes salutaires qui profitent à l'embonpoint ; il faut dire que cette influence adipogène est souvent bien compromise, je ne dirai pas toujours, par le fâcheux caractère de l'épouse. Ceux-là

même qui possèdent une aimable compagne sont préservés de
l'obésité par le surcroit de travail, par les soucis que cause
l'éducation, l'établissement des enfants. J'ai remarqué que
dans le veuvage les hommes engraissent et les femmes mai-
grissent.

Quelques autres causes sont moins universellement connues
et méritent de l'être. Ce sont : la convalescence des fièvres
graves, un flux menstruel trop prolongé, un traitement d'une
certaine durée par le mercure. Wadd considère le mercure
comme le remède héroïque de la maigreur *modus pinguefa-
ciendi*. Liégeois, chirurgien de l'hôpital du Midi, soutint la
même opinion dans la Société de chirurgie, dans le sein de
laquelle Desprès avait entamé une campagne à fond contre la
médication mercurielle. Liégeois déclarait que dans sa longue
pratique, il avait toujours vu les syphilitiques engraisser et
embellir même sous l'influence du mercure. Boerhaave a constaté un cas d'obésité qui s'est promptement, presque subitement déclaré après des saignées copieuses. Il semble qu'après
une forte spoliation ou une violente dépression de l'organisme
par les privations, le froid, la fatigue, il y ait imminence d'o-
bésité en vertu de l'élan réparateur lui-même qui, secondé par
une alimentation appropriée, peut dépasser le but. La privation
d'un membre, la castration prédisposent à l'obésité. Tout le
monde a constaté les effets de la castration sur les bœufs, les
chats et les chapons. Un pêcheur anglais, Samuel Tell, pratiqua la castration des poissons en séance de la Société royale
de Londres. L'effet engraissant de la castration sur l'homme
a été contesté par Godard, qui a trouvé les eunuques d'Égypte
efflanqués, avec des jambes et des pieds démesurément longs.

Il semble que le portrait généralement admis de l'obèse ait
été fait exclusivement par la main des maigres tant il est
peu flatté. L'art nous en offre un specimen, le Joe de Dic-
kens, *the fat, hungry sleepy boy*, le garçon joufflu, glouton,

endormi. On nous représente l'obèse comme un être lourd, flegmatique, vorace, buveur surtout, quelquefois buveur d'eau, mais toujours avec excès. L'homme est peu porté aux plaisirs de l'amour, la femme est inféconde, leur température extérieure est peu élevée. Devant cette description qui conviendrait aussi à un goîtreux ou à un crétin, on est tenté d'évoquer les morts illustres qui furent obèses, et de leur faire plaider la cause de la confrérie. C'était un obèse, cet Epaminondas que trois hommes ne pouvaient étreindre avec leurs bras. « Je laisse deux filles, Leuctres et Mantinée », disait cet homme unique en mourant victorieux. Peut-être dut-il à son obésité de n'avoir pu engendrer d'autre postérité que des victoires. Guillaume-le-Conquérant était un obèse, ce qui ne l'empêcha pas de *gaigner* un royaume avant de mourir de l'érysipèle gangréneux auquel son obésité lui donnait droit. Notre siècle a connu des obèses illustres ou distingués, le roi Louis XVIII, le romancier Balzac, les critiques Gustave Planche et Jules Janin. Il faut donc reconnaître que tous les tempéraments ne succombent pas immédiatement sous le fardeau de l'obésité, quoiqu'il soit senti par tous.

Il y a un diagnostic à faire de l'obésité. Cela ne semble pas difficile dès l'abord. Pourtant, chez les femmes, le diagnostic de la grossesse avec le ventre adipeux a donné lieu à des erreurs, mais la vraie question n'est pas là. Celle qui nous importe est celle-ci : n'y a-t-il pas au point de vue du pronostic un diagnostic à établir entre l'obésité franchement héréditaire, l'obésité congénitale, celle des nouveau-nés, des enfants et des adolescents, et l'affection analogue qui se montre avec ou sans hérédité, chez des sujets de 25 à 45 ans? Le bon sens, d'accord avec la clinique, se refuse à mettre sur la même ligne le nouveau-né monstrueux, dont la naissance coûte la vie à sa mère et qui succombe lui-même asphyxié peu de temps après, l'enfant, l'adolescent polysarciques, ceux que, dans un langage pittoresque, on a appelés les *petits gras* et l'homme ou la femme du monde qui, en mûrissant, ont pris du ventre, comme on dit vulgairement. L'épée de Damoclès est sur toutes ces têtes, mais elle ne menace pas également ceux qu'a marqués de bonne heure la fatalité de la race et ceux qui ont acquis leur obésité par un régime toujours modifiable à leur gré. L'abus des boissons alcooliques joue un rôle aussi prédominant par rapport aux derniers que les dégénérescences héréditaires par rapport aux premiers. Cet alcoolisme, contrairement à toute prévision, ne s'attaque pas de préférence aux classes ouvrières. L'ouvrier boit en excès le jour de la paye et quelques jours après. Il contracte, en raison de cet excès, une indisposition qui le purge et se remet pour un temps au travail le ventre et le gousset vides. L'homme du monde qui boit tous les jours à chaque repas sa bouteille et son petit verre d'eau-de-vie dans le café, risque bien davantage de tomber dans l'obésité, mais il est clair que toute question d'aptitude individuelle réservée, cette obésité cédera plus facilement à un traitement approprié.

Vous supposez bien, messieurs, que la thérapeutique n'est pas sans armes contre une aussi redoutable affection. Depuis Galien qui préconise les grands moyens, le persil et la cendre de vipère, jusqu'à Gubler qui a fait, en 1876, un cours sur le traitement de l'obésité, tout le monde s'est accordé à favoriser l'évacuation du produit morbide au moyen des altérants, des diurétiques, des purgatifs, mais le régime et l'exercice sont des moyens bien autrement efficaces. Je vais vous retracer l'histoire d'un cas d'obésité vaincue par l'emploi unique de ces deux moyens. Le sujet de l'observation que nous appellerons X... sera, pour vous, une fois plus intéressant quand vous saurez qu'il appartient au corps médical des hôpitaux et vous est connu presque aussi particulièrement qu'à moi-même.

Né de parents qui n'ont jamais eu d'embonpoint exagéré, plutôt lymphatique que sanguin, X... est arrivé à l'âge de 21 ans sans la moindre tendance à l'obésité. Durant ses premières années de médecine, il était de beaucoup le plus maigre, le plus long et le plus sec de ses camarades. Arrivé à l'internat, sous l'influence du changement de régime et surtout du vin pris aux repas en quantité plus grande, il engraissa beaucoup en une seule année. Ce développement une fois commencé ne fit que progresser; en 1864, à l'âge de 28 ans, il pesait 214 livres, vêtu, ce qui représente comme nous le verrons, 204 livres environ, sans vêtement. Depuis 1864 jusqu'en 1872, il augmenta toujours en poids et atteignit, en 1873, le poids de 230 livres. Résolu de s'opposer à cette invasion cellulo-adipeuse, il entreprit alors, sur les conseils d'un ami, le traitement classique, consistant en eau de Vichy, iodure de potassium, eau de Marienbad, pain de gluten, exercice, etc. Il obtint un demi-résultat en ce sens, qu'au bout de six semaines environ, il avait perdu 29 livres de son poids, mais il lui était impossible de continuer cette cure. La moindre fatigue lui donnait des sueurs profuses; il s'essoufflait en montant deux étages; il était profondément anémié. Découragé par cet insuccès il reprit son train de vie antérieur, regagna en quelques semaines son poids de 230 livres, et avec ce poids sa vigueur et son entrain habituels.

De 1873 à 1881, rien de particulier à noter. Quelques alternatives d'amaigrissement et d'engraissement coïncidant presque toujours avec l'absorption plus ou moins grande de liquide. Notre confrère engraissait l'été et maigrissait un peu l'hiver. Il se laissait aller au courant, renonçant comme la plupart des obèses, aux sacrifices nécessaires pour le remonter, quand tout à coup il lui vint une passion, une passion honnête, je me hâte de le dire, celle de l'équitation. La plupart des gros hommes ont un goût particulier pour l'équitation, parce qu'ils ont la manie de la vitesse : ne pouvant parcourir de longues traites à pied, notre ami éprouvait une grande volupté à franchir à cheval de grandes distances. Après des péripéties parfois douloureuses, après avoir essayé un certain nombre de chevaux qui ruaient, pointaient et tendaient toujours à se débarrasser de lui, X... avait fini par mettre la main sur une véritable perle, une merveille de douceur, de sociabilité, un ami véritable. Cet accord fut brutalement troublé un jour par un vieil écuyer qui prévint charitablement notre ami que son cheval ne le porterait pas longtemps. X... consterné se dirigea sur le Hammam où se trouve une excellente balance et constata qu'il pesait sans vêtements 246 livres. C'était, rappelez-vous cette date, le 4 janvier 1881. Séance tenante, il se décida à faire pour soulager son cheval ce qu'il n'avait pas fait pour lui-même et prit sérieusement le parti de maigrir.

Le traitement fut divisé en deux parties : le régime, d'une part, et l'exercice forcé, de l'autre. Une des grandes difficultés de ce traitement, c'est l'énergie qu'il demande, non pas seulement pour supporter les privations et la fatigue, mais pour résister avec opiniâtreté aux conseils des amis qui vous dissuadent de poursuivre plus longtemps une entreprise insensée, qui vous accusent d'exécuter un long suicide et vous font pressentir les plus grands dangers. Il faut être décidé à ne rien entendre au début de ce traitement et à le poursuivre sans défaillance jusqu'au bout.

Levé à cinq heures du matin, il s'astreignait à monter à cheval au petit jour; d'abord une heure, puis une heure et demie et enfin deux heures. L'allure adoptée fut le grand trot assis. Après cet exercice, il était absolument couvert de sueur. Enveloppé d'un paletot très chaud, il faisait aussitôt trois kilomètres au pas gymnastique en vingt minutes. Il rentrait chez lui, se séchait, s'habillait et se rendait à l'hôpital. Au bout de deux mois, il intervertit l'ordre des exercices, commença par la promenade de trois kilomètres au pas gymnastique, et termina par deux heures d'équitation aux grandes allures dans les allées du bois de Boulogne.

A ce propos, qu'il me soit permis de faire ici justice d'une erreur généralement accréditée, et qui consiste à croire que l'exercice du cheval fait grossir. Rien n'est plus faux et, s'il arrive parfois que des officiers de cavalerie ont un embonpoint considérable, soyez persuadés que ce sont surtout ceux qui sont le plus avancés en grade, et qui montent le moins à cheval. L'obésité ne s'observe jamais chez les soldats, chez les écuyers, chez les postillons, en un mot, chez les gens qui montent à cheval jusqu'à la fatigue. L'exercice du cheval a d'ailleurs un avantage qui le rendrait difficile à remplacer pour des sujets un peu lourds, c'est un exercice passif.

Dès qu'un amaigrissement relatif le permît, l'escrime vint compléter la série des exercices, à savoir, durant cinq mois, sans jamais y manquer : la marche de trois kilomètres en vingt minutes; deux heures de cheval aux grandes allures et vingt-cinq minutes d'escrime en trois reprises. En outre, quand la saison s'y prêta, du 15 juin au 1er août, il s'abstint rarement, de deux jours l'un, de monter et de descendre en nageant trois fois de suite le bain Deligny : le tout sans empiéter sur le service de l'hôpital et sur les soins réclamés par sa clientèle.

Arrivons maintenant au régime. Le régime a un effet puissant sur les obèses, tellement puissant qu'on pourrait être tenté de se soustraire aux fatigues de l'exercice et de se confier entièrement aux prescriptions diététiques, mais il ne faut pas oublier une chose, c'est que l'amaigrissement dû au régime seul est accompagné de faiblesse musculaire. Il faut faire de l'exercice si l'on veut fortifier le muscle en diminuant l'élément adipeux.

Le repas du matin, si généralement adopté sous forme de

soupe, de chocolat, de café au lait, fut absolument supprimé; et ce ne fut pas un mince sacrifice. En effet, on ne peut donner une idée de la fringale à laquelle X... était en proie en descendant de cheval ou en sortant de l'eau. Il réussissait quelquefois à la tromper en fumant un cigare. Le déjeuner fut ainsi constitué invariablement sans causer de dégoût, ce qui, par parenthèse, plaide contre l'opinion faussement accré- ditée qu'il faut varier son régime : deux œufs frais à la coque, une côtelette de mouton, avec salade et du fruit, une tasse de café sans sucre et sans eau-de-vie, *ni pain ni vin.*

J'insiste beaucoup sur ces deux derniers points qui consti- tuent, suivant moi, la partie la plus essentielle du régime. L'habitude du pain passe assez facilement en quinze jours. Les huit premiers sont de beaucoup les plus pénibles, surtout quand le repas est pris en commun. Aussi, conseillerai-je aux gens qui ne se sentiraient pas inébranlables de déjeuner seuls et aussi rapidement que possible. J'établis, du reste, qu'il est plus facile de se passer absolument de pain que de s'habituer à toutes ces préparations connues sous le nom d'échaudés, de pain de gluten, frais ou sec, de biscottes, etc. Ces aliments font l'effet d'un médicament désagréable.

Quant à l'abstention du vin, j'en fais un point essentiel. On dit : le vin n'engraisse pas, c'est l'eau! je suis absolument convaincu du contraire. Le vin est agréable à boire, et on se laisse généralement aller à en boire trop. Il engraisse donc, et par l'alcool qu'il contient et par la somme de liquide qu'il in- troduit dans l'économie.

L'eau est un breuvage insipide, désagréable : on en boit le moins possible. Ne vous laissez donc pas aller, gens obèses, qui voulez maigrir, sur la pente douce mais funeste de l'eau coupée de vin. Le premier jour, vous mettez deux tiers d'eau et un peu de vin; le second jour, moitié vin; le troisième jour, votre carafe restera intacte, mais votre bouteille sera vide. Or, après maint essai, mainte expérience, je puis vous l'affirmer, le vin engraisse parce que l'alcool engraisse.

Ne croyez pas qu'on arrive facilement à boire de l'eau et de l'eau pure ; chaque gorgée de ce liquide détermine d'abord un malaise tout spécial et, après une certaine lourdeur ressentie dans la région épigastrique, des nausées ne tardent pas à survenir.

Ces nausées n'étaient cependant pas suivies d'effet chez notre ami, mais elles étaient assez pénibles pour qu'il lui parût nécessaire de chercher une boisson moins désagréable. Il eut recours au thé non sucré. Les nausées disparurent ; et la répugnance que l'on peut, dès le début, éprouver à ingérer, en mangeant, une boisson chaude et non sucrée, et très vite vaincue. Il prit donc du thé pendant un mois ; il eût continué s'il ne s'était bientôt aperçu que ce breuvage influait d'une manière des plus désagréables sur son caractère. En quelques jours, il devint irritable, irascible, excitable, nerveux, en un mot, au dernier degré. Chose curieuse, ce nervosisme ne continuait pas la nuit ; il dormait d'un sommeil calme, mais il avoue que durant toute la journée il était parfaitement insupportable à ses proches, à ses amis, à ses clients.

Normand d'origine, notre confrère devait songer au cidre ; il se procura de bon cidre, du cidre paré dont la fermentation était complètement terminée, et en but sans inconvénient une demi-bouteille par repas mais, réflexion faite, il en revint à l'*aqua simplex* qui ne lui causa plus de nausées et à laquelle il resta dès ce moment fidèle.

Le café sans sucre et sans eau-de-vie pourra paraître quelque peu difficile à prendre au début ; je suis cependant convaincu qu'au bout de quelques jours cette boisson aromatique et légèrement amère aura, pour la plupart des gens, un attrait tout particulier, et qu'après un certain temps, il sera très difficile de revenir à la mauvaise habitude de dénaturer le café en y mélangeant du sucre et de l'alcool. Durant les grandes chaleurs, notre ami s'est admirablement trouvé du café froid ou tiède pris dans la journée et n'a jamais éprouvé, quelque abus qu'il en ait fait, les palpitations que quelques personnes redoutent ou l'agacement nerveux que l'usage du thé avait développé chez lui.

Entre les repas et en dehors du café, rien. Il dînait à sept heures, sans plus d'appétit que lorsque naguère il faisait un copieux déjeuner, et cela de la manière suivante : Point de potage, un plat de viande, un plat de légumes verts de la saison, un fruit, ni pain ni vin. Je dois faire observer que cette sobriété au déjeuner et au dîner a produit deux effets bien marqués. — D'abord, l'absence de ce sommeil irrésistible qu'il observait si souvent une demi-heure après le déjeûner. Ensuite, le calme parfait des nuits, qui étaient autrefois souvent interrompues par une soif qu'il fallait satisfaire à tout prix.

Arrivons maintenant à une question fort importante. Ce régime est-il affaiblissant? X... répond à cela qu'il serait plutôt fortifiant; car, à aucune époque de sa vie, X... n'aurait pu exécuter en aussi peu de temps, et, cela, aujourd'hui, presque sans transpiration, les exercices divers relatés plus haut; et s'il faut toucher une question fort délicate, mentionnons que sous l'influence de ce régime l'appétit génésique, quelque peu atténué chez lui depuis quelques années, s'est presque immédiatement réveillé.

Étudions maintenant, Messieurs, si vous le voulez bien, les résultats obtenus, chiffres en main; car, pour le dire en passant, il est nécessaire, indispensable même au malade obèse qui suit le traitement indiqué plus haut, de se peser tous les huit jours. Cette habitude, à laquelle on ne devra manquer sous aucun prétexte, sera le seul contrôle sérieux des résultats obtenus. Elle seule vous indiquera, en temps voulu, le produit de certains excès et vous remettra dans la bonne voie en vous imposant, pour la semaine qui aura suivi l'augmentation de poids, une sobriété qui rétablira l'équilibre. Il faudra se peser à l'aide d'une bonne balance, toujours la même, et il ne sera pas inutile que ce soit la même personne qui opère la pesée. Enfin, il sera indispensable que la pesée se fasse dans les mêmes conditions, avec le même costume, et l'intestin soigneusement vidé. Sans ces précautions, des écarts considérables peuvent dérouter l'observateur, et je vous donnerai la preuve de ce que j'avance quand je vous dirai que le costume d'hiver pèse environ 7 kilogrammes, que le costume d'été ne pèse que 3 kilogrammes et demi, qu'une purgation sérieuse vous allège de 3 kilogrammes et que des variations d'un kilogramme peuvent se produire suivant que la pesée se fait par un temps sec ou par un brouillard humide.

Autre remarque que je tiens à vous faire étudier : il y a deux parts à établir dans la graisse d'un obèse, un capital consolidé qui se liquide lentement et une dette flottante de 6 à 7 kilogr. qu'il est facile de perdre ou de regagner en très peu de temps, quinze jours par exemple. De là l'erreur de beaucoup de malades qui, après un traitement dit amaigrissant, se voient allégés de 14 livres et qui se figurent que cet amaigrissement va continuer dans les mêmes proportions; il n'en est rien. Au delà des 7 kilogr. dont je parlais tout à l'heure, la proportion de l'amaigrissement diminue quoi qu'on fasse; vous en aurez la preuve par le tableau que je vais vous présenter et qui sera, je l'espère du moins, des plus significatifs pour la démonstration de ce que j'avance.

Le 4 Janvier 1881, X..., vêtu, pèse..... .... 116 kilog.
Le 24 mars................................. .... 101 —

Les 15 kilos perdus représentent d'abord l'appoint évalué à 7 kilos, qui a disparu dans la première partie de janvier, puis la perte réelle de 7 kilos et demi, qui, dès ce moment, va s'accentuer progressivement.

```
Le 1er avril, pesée de...........................    99,600
Le 8 avril.......................................    98,600
Le 15 avril......................................    98,000
Le 22 avril......................................    96,300
Le 29 avril......................................    95,500
Le 6 mai.........................................    94,550
```

Jusqu'ici, l'exercice a été fait dans toute sa rigueur. Le régime a été religieusement suivi. Aussi n'avons-nous à constater qu'une diminution assez rapide et constante.

Trouvant que cette progression était peut-être un peu rapide, et craignant, d'autre part, une prompte rechute s'il revenait à ses anciennes habitudes, notre ami trouva, pour enrayer son amaigrissement, le système vraiment machiavélique des écarts. Je m'explique : au lieu de modifier chacun des repas, en y annexant soit du pain, soit une certaine quantité de vin, on continue rigoureusement le régime ; seulement deux, trois, quatre ou cinq fois la semaine, le régime est abandonné complètement à certains repas déterminés à l'avance.

```
Le 10 mai, 3 écarts se sont produits, et on obtient.   93,700
Le 17 mai, 5 écarts..............................       93,900
```

On le voit, la dose des écarts a été trop forte ; on a récupéré 200 grammes.

```
Le 24 mai, point d'écarts........................    93,400
```

Malgré le régime rigoureux, la perte n'a pas été, on le voit, très considérable.

```
Le 3 juin, la sobriété a été rigoureusement observée
   Elle est récompensée par une baisse notable à....   91,900
Le 10 juin, 4 écarts.............................       91,950
Le 17 juin, 1 écart 1/2..........................       91,250
Le 24 juin, 5 écarts, mais exercice forcé........       90,850
Le 1er juillet, exercice très modéré, 3 écarts...       91
Le 8 juillet, exercice forcé, 2 écarts...........       89
Le 15 juillet, la natation commence ; doit-on attribuer
   à cet exercice, avant la pesée, une sorte d'augmen-
   tation par imbibition? Cela est possible, car, malgré
   2 écarts seulement, on obtient....................   89,600
Savoir, une augmentation de 600 grammes.
Le 22 juillet, les chaleurs ont été excessives, la
```

transpiration des plus abondantes. Aussi, malgré
l'exercice absolument supprimé, la marche excep-
tée ; malgré une petite dose de vin prise à chaque
dîner seulement, on obtient...................... 88,050
Le 29 juillet, les chaleurs continuent. 9 écarts, dont
3 considérables avec pain à discrétion et eau-de-
vie à la fin du repas. Ascension à.............. 88,900
Le 5 août, on s'est repenti des excès cités plus haut.
2 petits écarts seulement. On obtient une baisse à   87,250
Le 12 août, semaine néfaste pour l'entraînement.
Réjouissances de famille. Invitations. Dîners en
ville. Résultat................................. 89,000
Le 19, la sobriété reparaît avec le remords, et l'on
obtient..................................... 87,150

La fin du mois d'août et le mois de septembre ne présentent
que des oscillations dont le détail plus prolongé deviendrait
fastidieux ; ce qui précède suffit pour démontrer, de la manière
la plus évidente, que l'on peut, à son gré, à l'aide du régime
seul, maintenir son poids dans des proportions déterminées.
Ce tableau démontre également l'utilité des pesées hebdoma-
daires, ne fut-ce que pour s'assurer que l'on demeure dans la
bonne voie, et que l'on ne regagne pas, par une pente douce et
insensible, le terrain perdu.

L'observation, prise dans son ensemble, vous convaincra, je
l'espère, que tout sujet atteint d'obésité peut, dans un temps
assez court, arriver à restreindre sans danger l'envahissement
du tissu cellulaire par la graisse.

Je me suis attaché à vous prouver également que s'il est facile
de maigrir, il est également aisé de se maintenir au même
niveau, c'est-à-dire d'enrayer l'émaciation comme on a enrayé
l'engraissement, et cela par le système des écarts plus ou moins
complets répétés en moyenne de deux à quatre fois la semaine,
et une seule fois par jour seulement, au dîner surtout. On
devra, en effet, conserver pour le déjeuner le régime dans toute
son intégrité, en raison des occupations diurnes qui demandent
à l'esprit toute sa lucidité, à l'intellect toute sa vigilance,
l'essai infructueux que j'ai relaté et qui remonte à 1872, vous

démontre également toute l'inanité, le danger même, des systèmes de réduction basés sur l'emploi des altérants et des purgatifs. Ce système, dont on a fait de nos jours un abus déplorable, n'agit contre l'obésité qu'en provoquant chez le sujet une véritable athrepsie et son moindre inconvénient est de ne pouvoir être continué plus d'un certain temps.

En résumé, que peut-on obtenir par le système d'amaigrissement basé sur le régime et l'exercice combinés?

En dehors de la diminution de poids, qui a bien son importance, nous observons une réduction notable du volume du sujet, et bien que cette réduction soit rendue palpable par l'état des habits qui naguère dessinaient le mieux les formes, il est indispensable, pour le volume comme pour le poids, de pratiquer des mensurations exactes, c'est-à-dire de mesurer avec soin, chaque semaine, le tour de taille. Cette mensuration ne laisse pas que de présenter quelques difficultés d'exécution. Aussi vous demanderai-je la permission de m'y arrêter un instant. Le point précis à mesurer, ou mieux la ligne de mensuration, devra d'abord être invariablement la même; elle sera représentée par une ligne horizontale qui, passant immédiatement au-dessus des deux crêtes iliaques, viendrait aboutir à l'ombilic; mais comment arriver à une constriction toujours uniforme du tronc? On se sert pour cela d'un seul lien inextensible, une bande de toile sur laquelle on a exercé au préalable des tractions très énergiques. Ce lien, placé au lieu indiqué, doit être serré avec assez de force pour qu'il soit impossible avec une vigueur ordinaire d'obtenir une constriction plus grande. Le minimum de longueur obtenu, la bande est chaque semaine étendue sur un mètre de bois et le résultat consigné avec soin. Chose assez curieuse, le résultat de la diminution de volume a suivi exactement celui de la diminution du poids. Les oscillations ont été les mêmes, et pour ne point fatiguer votre attention déjà mise à une dure épreuve, je me bornerai à vous donner le résultat terminal. Le 4 janvier, le tour de taille mesurait 118 centimètres, aujourd'hui il en mesure 73.

Il serait assez intéressant de dresser une échelle de comparaison entre la stature de l'individu et le poids qu'il doit normalement présenter. Après un certain nombre de tâtonnements, je suis arrivé à une concordance de chiffres assez curieuse. Le nombre de livres en poids représenterait au moins pour l'adulte mâle le nombre de centimètres de sa hauteur. C'est ainsi qu'un homme de 175 centimètres devrait, pour être bien équilibré, peser 175 livres; et que pour un homme de 200 centimètres ou deux mètres, le poids de 200 livres n'aurait rien d'exagéré. Cette considération n'est pas vraie quand il s'agit des enfants; il n'y a pas entre la taille de l'enfant et son poids le rapport simple que l'on aperçoit chez l'adulte. On ne peut, en conséquence, leur appliquer d'une manière équilibrée le traitement de réduction qui donne de si beaux résultats. Cela est surtout impossible quand l'obésité accompagne une paralysie infantile. Dans ce cas, le séjour à la campagne dans un lieu élevé, parfaitement sec, auprès des bois, des bains fortifiants (Denonvilliers préconisait les bains de tripes, les bains de sang), le massage médical, des bains salins excitants, les eaux de Bourbonne-les-Bains, peuvent rendre du ton à la fibre musculaire et contre-balancer l'excès du tissu adipeux.

Examinons maintenant les autres résultats : sans parler de l'effet indiscutable relatif aux fonctions sexuelles, j'insisterai sur l'agilité toute particulière qu'on acquiert par ce traitement de l'obésité. Notre ami a l'occasion de gravir deux fois la semaine, dans un des établissements dont il est le chirurgien, un escalier rapide de cent quatre marches. Avant le traitement, il montait cet escalier lentement, posément, pas à pas; il avait soin de se reposer quelques secondes à chaque étage; et lorsqu'il était parvenu au sommet, il éprouvait un essoufflement tel qu'il attendait toujours un certain temps avant de sonner. Aujourd'hui, il se fait un jeu de monter cet escalier en courant, c'est-à-dire deux marches à la fois. Sous l'influence de l'obésité, la transpiration était chez lui des plus abondantes. Le moindre effort physique, et chose curieuse, la moindre émotion morale, la plus légère surprise suffisaient pour le couvrir d'une sueur profuse et instantanée. Aujourd'hui, il ne transpire plus qu'après un des exercices violents décrits plus haut. Autre effet bien curieux sur les fonctions cutanées : Depuis plus de quinze ans, à la fin de juillet, il remarquait à la face antérieure des avant-bras et à la partie supérieure du dos une éruption sudorale des plus intenses se traduisant par une poussée des plus confluentes qui avait même, à plusieurs reprises, été considérée comme un début d'eczéma. En 1881, il n'a eu à noter rien de pareil, malgré les chaleurs torrides que nous avons traversées en juillet, malgré les sudations provoquées par les exercices quotidiens.

Nous n'aurions donc à trouver dans l'emploi de ce traitement que des avantages; il y a pourtant à signaler un petit revers de médaille, je veux parler du changement notable qui s'est produit dans la tournure d'esprit. D'une gaieté exubérante avant son traitement, notre ami a vu petit à petit cette disposition se transformer en une sérénité quelque peu flegmatique. Il en est résulté un changement qui a été remarqué par ses amis et auquel ils ont donné trop vite le titre de tristesse et de mélancolie. Il n'en est cependant rien. Il apprécie beaucoup moins qu'autrefois le genre badin et lui préfère l'étude sérieuse. Si ses amis, beaucoup trop indulgents pour sa gaieté passée, disent avoir à se plaindre; il trouve, lui, qu'il a personnellement gagné à cette métamorphose. — Si vous avez reconnu le sujet sous le voile un peu transparent dont je l'ai enveloppé, vous n'en aurez que plus de confiance dans l'exactitude des faits et dans la scrupuleuse attention de l'observateur.

QUATRIÈME LEÇON

Décadence du nez. — Des déformations du nez par rapport à la santé générale. — Thérapeutique des difformités du nez. — Malformation des oreilles. — Des oreilles surnuméraires et hypertrophiées.

Nous avons eu cette semaine occasion de voir un groupe d'enfants atteints de malformations du nez et des oreilles. Ces sortes de rencontres s'imposent au vrai clinicien; il doit en profiter et saisir au passage l'occasion qui pourrait ne pas se présenter de longtemps. J'ai donc réfléchi à ce sujet, plus important qu'il ne le paraît, par cela même qu'il n'a, à ma connaissance, été traité nulle part et je viens vous apporter sur ce point spécial, le résultat de quelques méditations jointes à une assez longue expérience.

Messieurs, l'orthopédie, prise à un point de vue élevé, pourrait être considérée comme une branche de l'esthétique; à la connaissance des lois de la beauté, elle joindrait la puissance d'un art supérieur aux beaux-arts eux-mêmes, et qu'on pourrait appeler la plastique des êtres vivants. Dans ces conditions, les merveilles qu'un Phidias ou un Raphaël ont créées seraient bien inférieures aux résultats, même incomplets, d'une restauration du type de l'espèce humaine dans sa perfection. La pratique de l'orthopédie nous éloigne ordinairement de ces vues transcendantes, mais il ne nous déplaît pas quelquefois de nous souvenir que nous avons quelque chose à dire dans toutes les questions où la beauté est en cause. Prenons acte de ce droit pour jeter un cri d'alarme par rapport à la décadence d'un organe qui a toujours été considéré comme la clef de voûte du visage humain. Il faut le dire, le proclamer hautement, quoiqu'avec regret : Le nez s'en va !

Le nez décroît, sans même que nous saisissions la loi de cette régression et concevions par là l'espoir de l'enrayer. On voit bien comment l'abandon de l'allaitement maternel a pu, par diminution fonctionnelle, amener l'atrophie du beau type de sein pyriforme dont les marbres antiques nous conservent la reproduction peut-être idéalisée ; mais quelle cause analogue pourrait-on invoquer pour expliquer l'effacement graduel du nez moderne ? Le secours de l'excitation physiologique ne manque pas plus à cet organe pour le tirer de l'état embryonnaire que du temps de nos pères, car il est impossible d'envisager comme une diminution de fonction l'abandon, par les classes dirigeantes, de l'usage du tabac à priser. Cette habitude n'est qu'un épisode dans l'évolution historique d'un appendice, dont les fastes les plus glorieux remontent au temps des Grecs et des Romains bien avant la trouvaille de Jean Nicot. Pourtant le nez diminue au détriment de la beauté, car, osons le dire, en dépit du goût public, lui-même en décadence, nous tenons pour l'ancien proverbe qui dit que : Jamais grand nez n'a gâté joli visage. Il est vrai que nous avons pour nous le suffrage de ceux qui ont encore aujourd'hui le droit de se dire *bene nati :* le contentement de soi qui éclate en eux montre bien qu'ils ne croient pas avoir à se plaindre. En outre, le nez se déforme ; comparez la tubérosité plus ou moins accidentée que la plupart d'entre nous portent au milieu du visage avec l'organe hardiment ou gracieusement modelé que nous trouvons dans les chefs-d'œuvre de la statuaire grecque (quand le temps l'a respecté, ce qui est rare), et, après, inscrivez-vous en faux si vous l'osez contre l'affirmation pessimiste par laquelle nous avons débuté : le nez s'en va. Il s'en va et c'est une grande perte, non seulement pour l'aspect général et le profil du visage mais aussi pour la physionomie. En effet, le nez, sans sortir du type régulier, a des particularités de forme et de mobilité qui réunissent les deux principaux attributs de la physionomie : le caractère et l'expression. C'est ce qu'a très bien rendu, ce me semble, un observateur des plus profonds, quand il a dit que le nez est une physionomie dans la physionomie elle-même.

Puissamment modelé, légèrement aquilin, les ailes largement dessinées, il représentera la force, l'audace, la vigueur physique, l'aptitude génésique. Rappelez-vous le nez de François Ier, de Henri IV, du Balafré. Le triple talent du « diable à quatre » était donc révélé par ce nez bourbonien qui, plus d'une fois dans l'histoire, a justifié les mêmes présages et réalisé les mêmes prouesses.

Le nez est-il effilé, mince, pointu, avec des ailes mobiles, la physionomie prend un caractère spécial de prudence, de malice, d'astuce et pour vous en donner une idée, je n'aurai qu'à évoquer devant vous les images de Voltaire, de Fouché, de Talleyrand.

Le nez est-il massif, à l'extrémité arrondie, charnu, épais à la base, aux ailes largement écartées, il révèle au point de vue psychique des aptitudes, des tendances, qui ne manquent guère. Le visage décèle des appétits sensuels de toute nature ; le goût du plaisir, la recherche des sensations voluptueuses sinon la puissance nécessaire pour se les procurer, et les caractères de Mirabeau, de Barras, de Balzac nous montrent, d'une manière péremptoire, l'influence de la forme du nez sur les tendances personnelles de l'individu. Passons-nous du sexe laid au beau sexe, nous trouvons le nez grec qui implique la dignité, la noblesse, la chasteté, mais en même temps la froideur; le nez fin, pointu, maigre de Marguerite de Valois, de Brohan, de Déjazet; le nez vigoureux, courbé comme un bec d'aigle, de Catherine de Russie et d'Élisabeth d'Angleterre, et enfin le plus joli, le plus mignon, le plus gracieux de tous les nez, le nez dit à la Roxelane, le nez retroussé de Cléopâtre, dont on s'explique l'action foudroyante sur Lépide, sur Marc-Antoine, sur Octave quand on la compare à l'influence réfrigérante qu'avaient dû exercer sur eux les lignes majestueuses mais monotones du nez romain.

Les rapports naturels de la beauté avec la santé vont nous ramener de cette excursion dans le domaine esthétique et physiognomonique, vers des sujets plus en rapport avec nos occupations habituelles. Car un nez bien fait est indispensable à l'une des fonctions les plus importantes de l'organisme, à la respiration.

Il y a bien la bouche, par laquelle on respire quelquefois, mais l'homme sain doit respirer, c'est-à-dire aspirer et expirer par le nez. Beaucoup de sujets dont les narines sont obstruées peu ou beaucoup sont constamment dans l'état auquel le rhume de cerveau nous condamne quelquefois tous, ils ne respirent que par la bouche. Or, lorsque les deux temps de la respiration s'accomplissent par la bouche, l'air arrive aux bronches incomplètement chargé de cette humidité qu'il acquiert en passant par les fosses nasales, et des granulations pharyngées, des inflammations chroniques des tonsilles sont la conséquence de cette anomalie.

Toutes les déformations du nez ont donc une signification sérieuse pour la santé générale. Il y en a qui sont de véritables affections et qui relèvent de la médecine ou de la chirurgie ordinaires. Nous ne ferons que les mentionner en passant. Ce sont celles qui sont sous la dépendance d'une diathèse comme la syphilis ou la scrofule. Le nez syphilitique est celui qui se rapproche le plus des cas qui nous occupent. Vous connaissez l'aphorisme qui attribue pour lieu d'élection à la syphilis nasale, les os propres du nez, c'est-à-dire la racine de cet organe. De là une certaine classe de nez cassés ou effondrés qu'un peu d'expérience vous permettra de reconnaître à première vue. La scrofulose, au contraire, affectionne les cartilages nasaux ; elle s'attaque au bout du nez, aux narines. Vous en verrez de beaux spécimens sur le visage de quelques servants des hôpitaux de Paris, qui sont venus s'y faire traiter et ont évité les principaux désagréments de leur position en passant leur vie au milieu des malades. Ce sont des victimes du *lupus* scrofuleux ; mais, je le répète, ces lésions considérables ne sont pas du domaine de l'orthopédie. Elles ne s'y rattachent que par les questions de prothèse qu'elles soulèvent.

Sans aller si loin, constatons que le nez moderne est rarement droit et, quand nous cherchons de quel côté il penche, nous voyons que c'est presque toujours à droite. Certes, il serait curieux de rechercher si les gauchers ont le nez dévié à gauche ; car si cela était vrai, il faudrait prendre au sérieux la théorie des gens qui attribuent la déviation qui nous occupe à l'action de se moucher de la main droite. Quelque bizarre que puisse paraître cette théorie, je la préfère encore à la fantaisie de certains auteurs qui attribuent cette déviation au contact prolongé du nez avec le sein de la nourrice du côté correspondant. Cette déviation, en général légère, peut prendre des proportions beaucoup plus grandes et tordre absolument le nez sur lui-même en changeant la direction de son axe.

C'est dans ces cas que la cloison tordue pour ainsi dire sur elle-même, se comporte comme le ferait une lame de cuivre repoussé et présente, par conséquent, une surface concave d'un côté et très convexe de l'autre.

Prenez entre le pouce et l'index la racine du nez du sujet soumis à votre examen, vous sentirez ordinairement une dépression du côté gauche, et, du côté droit, une nodosité, une tubérosité analogue à la tête d'un métacarpien. Cette présomption de déviation de la cloison vous étant fournie par l'examen externe, vous serez moins exposés à mal interpréter les apparences que vous présentera l'examen interne. En effet, la convexité du côté droit recouverte par la muqueuse pituitaire, ressemble, au moins pour un observateur superficiel, à un polype et vous trouverez souvent cette muqueuse excoriée par les tentatives qui auront été faites pour extirper ce polype imaginaire.

Vous ne commettrez pas une semblable erreur quand vous vous rappellerez que le caractère essentiel du polype est la mobilité, et que, par conséquent, en faisant souffler le malade, on communique à la masse suspecte un mouvement bilatéral plus ou moins étendu, dont la signification n'est pas douteuse. De plus, si, armé d'une sonde cannelée, on cherche à passer entre la muqueuse et le prétendu polype, on ne tarde pas à se convaincre qu'il n'existe aucun passage et que la masse fait corps avec la cloison. Complétez le diagnostic en examinant la narine opposée à celle qui présente la saillie anormale ; vous trouverez bien vite une cavité qui correspond à la tumeur ; en un mot, la cloison a été repoussée comme à l'estampe. Voyons quelles sont les autres malformations dont le nez peut être le siège ; on observe et vous avez certainement vu des nez gigantesques, qui présentent à leur partie moyenne un coude considérable, un véritable promontoire ; c'est l'exagération du nez aquilin avec lequel il ne faut pourtant pas les confondre, surtout au point de vue des déductions anatomiques mentionnées dans le second vers d'un distique apocryphe. Disons-le d'ailleurs, le poète auquel on l'attribue portait fièrement le surnom de *Naso* et se posait en *magister artis amatoriæ*. J'ai connu, pour ma part, des porteurs de ces nez dont la voix claire et l'aspect peu robuste ne promettaient pas des aptitudes en rapport avec les obligations contractées par l'ampleur de leur organe nasal.

Si certains nez pèchent par le volume, d'autres littéralement pèchent par la base. Les narines sont contractées, resserrées, rappellent celles de certains rongeurs. Ce ne sont pas simplement des nez pincés. Ils diffèrent de ces derniers par l'aspect de la bouche qui les accompagne. Au lieu que cette bouche soit fermée, elle est constamment ouverte la nuit et le jour; ce qui donne à la physionomie un air d'ébahissement perpétuel, un aspect toujours enfantin. Les orifices nasaux étant insuffisants pour l'entrée et la sortie de l'air, sont suppléés par cette bouche constamment béante. Quand ces individus parlent, leur voix se distingue par un timbre tout spécial que l'on ne trouve guère que chez les enfants atteints d'hypertrophie tonsillaire.

Rien à faire, du reste, dans les deux cas précédents. Aussi devons-nous réserver toutes nos ressources thérapeutiques pour les cas de déviation de la cloison. Certes, dans les cas modérés où la gêne de la respiration est peu accusée, le mieux est de laisser le malade tranquille; mais dans les cas où une narine est complétement bouchée, il y a lieu d'intervenir.

Dans la hiérarchie des moyens employés par l'orthopédie, les bandages occupent une place importante et même la première si l'on veut, en ce sens que c'est toujours aux bandages qu'on commence par avoir recours. J'ai donc voulu voir ce qu'on pouvait attendre de ce moyen par rapport aux déviations de la cloison. Je ne mentionnerai que pour mémoire l'appareil disgracieux et incommode auquel Boyer a donné le nom de *nez tortu*. Il vaudrait mieux, si la pusillanimité du sujet ou de son entourage vous forçait à tenter une cure par les bandages, appliquer, comme je l'ai fait, un appareil à ressort et à pelotes analogue, toutes proportions gardées, au *brayer*, contenteur des hernies. Vous voyez d'avance les difficultés inhé-

rentes à ce mode de traitement, la gêne qui en résulte pour les
fonctions du nez et les précautions qu'il faut prendre pour
éviter l'altération des tissus.

L'inefficacité de ce procédé si incommode devait provoquer
un recours à un autre moyen, qui est peut être le seul rationnel, lorsqu'il est justifié par une déviation et des troubles fonctionnels considérables : je veux parler de l'intervention chirurgicale. Dans un cas des plus curieux, cité par Dieffenbach[1],
la déviation était telle que les deux narines semblaient super-
posées; la supérieure était dilatée, l'inférieure aplatie. Dans
ce cas, l'habile chirurgien introduisit et manœuvra sous la
peau un ténotome à l'aide duquel il isola complétement le nez,
en séparant les cartilages de l'aile et du dos du nez, des os avec
lesquels ils étaient en rapport. Il ne vous échappe pas que
cette opération devait avoir plus d'efficacité pour restaurer
l'apparence extérieure, que pour rendre perméables les canaux
respiratoires.

Dans les cas où la déviation est bien nettement causée par
l'allongement de la cloison, on devra s'inspirer du procédé de
Heylen, décrit par lui-même dans la *Gazette médicale de Paris*,
en 1847. A l'aide d'une incision pratiquée sur le côté droit
de la cloison, il disséqua sur ses deux faces la muqueuse qui la
recouvre, puis divisa la partie saillante à l'aide de forts ciseaux.
La réduction se fit aisément et, bien que les sutures n'aient
pu être exécutées, en raison même de la ténuité de la muqueuse, le résultat favorisé par des sondes dilatantes qu'il
introduisit pendant quelque temps dans la narine droite, fut
excellent. La cicatrisation fut complète au bout de huit jours.

Le procédé de Chassaignac, dans un cas analogue, mérite
d'être noté. Après la dissection de la muqueuse, il mit à nu le
cartilage et, au lieu de le réséquer comme Heylen, il se contenta

---

1. Dieffenbach.

d'en couper plusieurs épaisseurs en dédolant jusqu'à ce qu'il eut obtenu un amincissement et par suite une souplesse qui lui permissent de repousser la partie saillante vers la ligne médiane. Le lambeau muqueux fut ensuite réappliqué; quant à la narine rétrécie, elle fut dilatée au moyen de l'éponge préparée. Ce procédé, inspiré évidemment par celui qui consiste à guérir l'ongle incarné en raclant patiemment à l'aide d'un morceau de verre la partie la plus saillante de l'ongle afin d'en affaisser la courbe, n'offre d'obstacle sérieux que la difficulté même de l'exérèse ainsi pratiquée. Il est beaucoup plus facile en effet de réséquer que de dédoler. Aussi, serait-on tenté, pour simplifier encore, d'imiter la conduite de Blandin qui, dans un cas de déviation double, compliquée de torsion, avec obstruction des deux conduits, rétablit l'équilibre en réséquant la partie la plus saillante de l'S formée par la cloison, au moyen d'un emporte-pièce.

Tous ces procédés, depuis celui de Heylen jusqu'à celui de Blandin, ont pour moi le grand inconvénient de constituer de véritables opérations sanglantes et, par suite, surtout dans une région où la méthode antiseptique est inapplicable, d'ouvrir une large porte à l'érysipèle, à la diphthérie, en un mot à toutes les complications graves des plaies. C'est cette considération qui m'a déterminé à adopter un *modus faciendi* dont les résultats, depuis plusieurs années déjà que je l'emploie, ont toujours été excellents.

Ayant à traiter une déviation considérable de la cloison, en 1876, j'eus l'idée de faire construire à M. Monlon un instrument composé de deux branches, l'une mâle, l'autre femelle, s'articulant comme un forceps. Chacune de ces branches s'introduit séparément par son extrémité supérieure, terminée par une forte lame d'ivoire, l'une facilement dans la narine perméable, l'autre, à frottement, plus ou moins dur, dans la narine rétrécie, fig. 1. Après leur introduction complète, ces deux lames sont ramenées au parallélisme, l'une par rapport à l'autre, articulées, puis rapprochées à l'aide d'un pas de vis. Tel est le premier temps de l'opération qui a pour effet d'aplatir notablement la convexité de la cloison; au second temps, saisissant le manche de l'instrument, je luxe pour ainsi dire la cloison, dans le sens opposé à sa déviation, comme si je voulais transformer en convexe son côté concave et en concave son côté convexe. A ce moment, un craquement se fait le plus souvent entendre; je laisse l'instrument en place quelques minutes, puis je desserre la vis et retire les deux lames ensemble ou séparément. Je constate, aussitôt après, une amélioration, en ce sens qu'une narine très rétrécie devient très dilatée après l'opération; une seule séance suffirait donc, si les tissus violemment écartés ne tendaient à se rapprocher. Il faut donc répéter cette manœuvre tous les huit jours, pendant deux ou trois mois. Ayez cette patience, plus facile à pratiquer pour le chirurgien que pour le malade, car l'opération ne laisse pas que d'être assez douloureuse, et vous pouvez être assurés d'un très bon résultat sans rien avoir à craindre au point de vue des suites d'un traumatisme si léger.

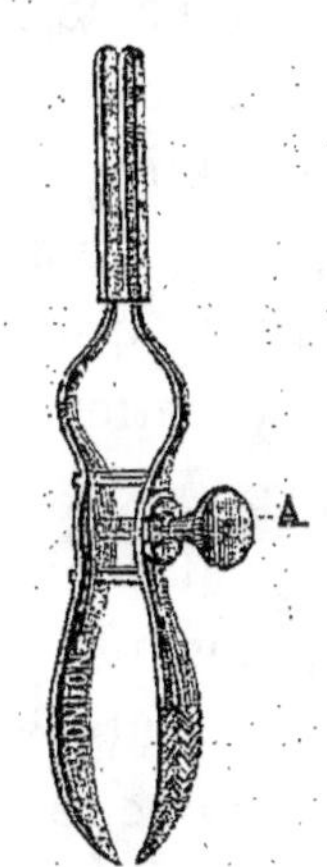

Fig. 1. — Redresseur de la cloison du nez.

Le nez peut manquer absolument à la naissance; Maisonneuve présenta à l'Académie des sciences, en 1855, une petite fille âgée de neuf mois offrant à la place de la saillie naturelle formée par le nez deux pertuis ronds d'un millimètre à peine de diamètre et situés à 3 centimètres l'un de l'autre. Outre l'aspect grotesque que lui donnait cette malformation, sa respiration en était considérablement gênée et l'action de téter absolument impossible pour elle. Aussi, M. Maisonneuve tenta-t-il un procédé spécial de rhinoplastie qui donna un résultat satisfaisant, aussi satisfaisant du moins que la plupart des opérations autoplastiques, appliquées à la restauration de l'appendice nasal. Je n'ai pour ma part jamais été très frappé de la beauté de ces résultats très brillants au point de vue chirurgical, mais inférieurs même à la prothèse, au point de vue esthétique. Il a fallu, dans la plupart des cas, toute la complaisance de l'artiste pour son œuvre et la résignation d'un malade habitué à se contenter de peu pour accorder le nom de nez à l'œuvre de la rhinoplastie.

Nous ne reviendrons pas sur les cas de volume énorme du nez. On en a cité de la grosseur d'une énorme poire. Une seule opération faite dans le but d'amoindrir cet organe aurait été pratiquée à Paris par un chirurgien étranger; mais Vidal de Cassis, qui cite le fait, reste absolument muet sur les détails de l'opération et sur le nom du chirurgien. J'ai dit plus haut, à propos des nez à bec de corbin, nez à chanfrein, nez à genou, déviations du type aquilin, par leur taille et leur brisure, qu'aucune opération n'était possible en leur faveur. Un jour, pourtant, Blandin se décida à en opérer un et l'on ne peut pas dire que ce fut une opération de complaisance, car il y fut contraint littéralement le couteau sur la gorge. Il s'agissait d'un amoureux éconduit à cause de son nez ridiculement busqué, qui menaça Blandin de mort s'il persistait à lui refuser l'opération. Contraint et forcé, l'illustre chirurgien employa l'ingénieux procédé qui suit : Il fit une longue incision à la peau depuis la racine du nez jusqu'à la base, mettant ainsi à nu le cartilage de la cloison dans toute sa longueur. Il réséqua toute la partie exubérante, et réunit ensuite les téguments à l'aide de la suture entortillée. L'opération eut un plein succès. Ai-je besoin de vous dire qu'après cela la Belle épousa la Bête, transformée en prince Charmant par l'amour et la chirurgie. Ils vécurent heureux et eurent beaucoup d'enfants, comme il était facile de le prévoir.

On cite quelques exemples de nez doubles. L'un des plus

connus est celui du charpentier mentionné par Pierre Borelli,
cité par Boyer. Nous n'avons, et c'est regrettable, aucun détail
sur ce fait bizarre ; il est à supposer que, comme dans la plupart des faits de ce genre, il ne s'agissait pas d'un véritable nez
supplémentaire, mais bien d'une tumeur hypertrophique congénitale, plus ou moins pédiculée. Passons maintenant aux
difformités des narines : ces difformités consistent principalement dans leur rétrécissement ou leur obstruction. Le rétrécissement est assez commun ; quant à l'oblitération totale, c'est
un fait absolument rare, dont pour ma part, je n'ai jamais vu
d'exemple.

M. Duplay a beaucoup insisté sur l'étroitesse congénitale
des fosses nasales, malformation de l'effet le plus déplorable,
par la gêne qu'elle apporte à l'olfaction et plus encore par
l'obstacle qu'elle met à la respiration, dont la liberté ne peut
être entravée, sans que des conséquences graves en résultent
pour l'hématose. D'après M. Duplay, le rétrécissement serait
latéral ou vertical. Dans le premier cas, les cornets aplatis,
sans déviation de la cloison, viendraient presque en contact
avec elle, mais laisseraient néanmoins libre un passage toujours
perméable ; ce rétrécissement serait donc par lui-même, et
indépendamment d'autres complications qui sont d'ailleurs la
règle, assez compatible avec un fonctionnement régulier de
l'organe nasal. Le rétrécissement vertical aurait plus de gravité. Il résulterait d'une disposition assez commune et qui
accompagne souvent aussi les déviations de la cloison : une
voussure anormale de la paroi inférieure des fosses nasales,
produite par un enfoncement correspondant de la voûte palatine. Ce défaut dans la structure de l'organe olfactif se traduit
à l'extérieur par une conformation toute spéciale. Le nez est
petit et pincé, la lèvre supérieure trop courte et n'arrivant
pas, à l'état de repos, en contact avec la lèvre inférieure, laisse
à découvert les incisives supérieures, ce qui donne à la face

un cachet tout particulier. La voix n'est pas précisément nasonnée, mais elle a un timbre spécial, très facile à reconnaître. L'insuffisance de la respiration nasale n'apparaît pas d'abord, parce que cette respiration s'opère jusqu'à un certain point; mais, si après avoir hermétiquement fermé la bouche du malade, on l'engage à respirer exclusivement par le nez, après avoir supporté l'épreuve pendant un certain temps, il donne bientôt des signes évidents de suffocation. Il est à regretter que cette description remarquable, qui se rapporte parfaitement avec le résultat de mes observations, n'ait pas conduit son auteur à suggérer un traitement; jusqu'à présent, l'étroitesse congénitale des fosses nasales, sans déviation de la cloison, n'a pas encore été traitée.

Le nez bifide a été signalé par Boyer, sans qu'aucun des chirurgiens qui lui ont succédé ait ajouté un appoint à son affirmation; il y aurait donc doute au sujet de l'authenticité de cette affection, si M. Verneuil n'avait communiqué, en 1873, une observation très curieuse de M. Thomas (de Tours) à la Société de chirurgie[1], relativement à un cas de bifidité du nez chez un enfant bien constitué et issu de parents bien portants[1]. Cette difformité, comme le fait observer très judicieusement M. Thomas, différait essentiellement de la fissure congénitale de la joue laquelle est habituellement une complication du bec de lièvre.

Vous vous êtes peut-être étonnés de l'importance que nous venons de donner aux malformations du nez, eu égard au peu de conclusions thérapeutiques qu'il nous a été donné de vous offrir comme conséquence de nos remarques. Je vous prie de noter que nous ne nous sommes point écartés, pour cela, du point de vue pratique auquel nous tendons exclusivement. La perfection des formes de l'organe nasal n'a pas seulement des

---

1. *Bulletin de la Société de chirurgie.*

conséquences immédiates par rapport à la beauté. Mais elle ne peut être entamée sans ouvrir la voie à des désordres sérieux dans la fonction de respiration et sans un déchet organique des plus importants. Ce serait errer gravement que d'attribuer à la respiration buccale le pouvoir de suppléer entièrement au défaut de la respiration nasale; la bouche a assez d'importantes fonctions pour l'occuper entièrement, et je ne craindrais pas d'affirmer que tout organisme qui est contraint d'invoquer, fût-ce momentanément et relativement, sa suppléance, pour compléter la respiration nasale, périclite dans une certaine mesure. Il périclite d'abord, en ce sens que les deux fonctions additionnées l'une à l'autre, quand la respiration nasale est incomplète, n'atteignent pas en somme le résultat obtenu naturellement par la respiration nasale toute seule, quand elle est normale, d'où résulte un rétrécissement de la cavité thoracique et des phénomènes d'asphyxie lente qui, pour être très lente, n'en produisent pas moins sur l'hématose et sur l'ensemble de la vie cérébrale et organique qui en dépendent, des amoindrissements très appréciables. Des désordres locaux attribués souvent à d'autres causes ou méconnus, en découlent directement. Qui n'a pas entendu parler de la pharyngite granuleuse? On en a fait un symptôme de l'hypocondrie, avec laquelle d'ailleurs elle coïncide toujours aussi bien que les hémorrhoïdes qui sont si visiblement liées à une insuffisance de l'hématose. Or, il est évident que la pharyngite granuleuse résulte souvent, non pas de cette fâcheuse habitude de fumer trop calomniée, parce qu'au moins elle est susceptible d'être amendée par l'hygiène, que du contact direct de l'air sur la cavité du pharynx quand il passe tout droit par la bouche au lieu de suivre le chemin anfractueux que la nature lui a tracé dans les narines, en interposant les vibrisses pour le tamiser. Supposez un pharynx ainsi atteint, et l'orifice des trompes d'Eustache obstrué par une congestion ou une inflammation chronique, vous êtes sur le chemin de la surdité, qu'il est impossible d'affranchir dans certains cas de cette étiologie, surtout quand l'oreille dure est précisément du côté qu'a obstrué une déviation de la cloison. Pharyngite granuleuse, surdité, hématose incomplète, et de là développement thoracique insuffisant hypertrophie du cœur droit, hémorrhoïdes, varices, anémie cérébrale, hypocondrie, vénosité abdominale, somnolence après les repas. Nous nous arrêtons pour ne pas inutilement assombrir le tableau.

Nous vous en avons montré assez pour vous faire voir combien une malformation, qui a pu vous faire sourire quand nous l'avons considérée seulement dans ses rapports avec la beauté, atteint la santé dans ses conditions les plus essentielles, et compromet ce résultat magnifique attribué à tort exclusivement à l'une des servantes de l'orthopédie, la gymnastique *mens sana in corpore sano.* Si vous doutez encore, essayez dans une de ces ascensions de montagnes qui rentrent dans le programme des plaisirs de la jeunesse actuelle, ce dont je la félicite, un de vos camarades dont la cloison nasale ne sera pas intacte. Vous verrez qu'à mi-chemin il défaillera et, s'il a eu la maladresse de fumer en cheminant, c'est-à-dire d'occuper sa bouche, en altérant en outre la qualité de l'air qu'il déglutit par cet organe, vous aurez le plus bel exemple de mal de montagne que vous ayez encore rencontré. Une fois bien convaincus de ces inconvénients, vous serez moins timide, pour intervenir par des procédés que je persiste à préférer dynamiques plutôt que diérétiques, quand des indications suffisantes se présenteront à vous pour les tenter et, je ne crois pas errer, en vous disant d'avance que ces indications se multiplieront au delà de ce qui a été expérimenté et prévu jusqu'ici, si vous êtes bien pénétrés des considérations que je viens de vous exposer.

Il est temps maintenant de dire quelque chose des difformités de l'oreille.

Les considérations physiognomoniques abordées par nous au commencement de cette leçon vous feraient peut-être attendre de notre part une certaine faveur pour les rapports qu'on a essayé d'établir entre le développement de l'encéphale et celui de l'oreille. Amédée Joux s'engageait à pouvoir reconnaître, d'après la forme du pavillon de cet organe, le caractère et le développement intellectuel et moral de l'individu. D'après lui, en effet, à une intelligence au-dessus de la moyenne correspondrait une oreille fine bien courbée, de forme élégante. Une oreille rouge épaisse, à gros lobule, appartiendrait toujours à un homme vulgaire, grossier et lascif. Joux va même plus loin. Il considère la forme du pavillon comme une sorte de marque de fabrique (apparemment du grand fabricateur des oreilles) et il formule comme il suit sa manière de voir : Montre moi ton oreille, je te dirai qui tu es, d'où tu viens, où tu vas.

Nous ne partageons pas la manière de voir de M. Amédée Joux, tout simplement parce qu'un grand nombre d'exceptions qui ne confirment pas la règle, à notre point de vue, sont venues contredire les conclusions qu'il a posées. Aucune corrélation ne saurait être établie par l'expérience entre les aptitudes psychiques ou animales d'un individu et la forme de son oreille. Que de fois n'ai-je pas entendu dire que les Napolitains devaient leurs dispositions extraordinaires pour la musique à la disposition toute spéciale du pavillon de leurs oreilles, qui fait toujours l'angle droit avec la base d'implantation ! Des observateurs superficiels auront été déçus par l'analogie, qui est la mère de tant d'autres erreurs. En effet, cet aspect des oreilles rappelle celui que revêt l'auditeur attentif, lorsqu'il fait la conque avec le creux de sa main, pour recueillir le moindre bruit, et je ne suis pas bien sûr que des oreilles ainsi construites n'enfournent pas plus de son que les oreilles ordinaires, mais elles ne cuisent pas tout ce qu'elles enfournent, ni ne digèrent pas tout ce qu'elles déglutissent. J'en connais qui mériteraient d'être Napolitains pour la forme de leurs oreilles et qui n'ont pas l'aptitude italienne pour discerner les beaux sons d'avec les laids. Reconnaître un air d'un autre et même une quinte d'une tierce est un tour de force au-dessus de leurs moyens.

Y-a-t-il quelque chose à faire pour ces enfants? Pour ma part, j'ai essayé de corriger le décollement anormal des oreilles au moyen de bandes en cacoutchouc. Cet appareil très simple, très facile à appliquer, ne manque pas d'efficacité ; on pourrait même craindre qu'il ne dépassât le but et n'exerçât sur l'ensemble de la boîte crânienne une influence déformante. Aussi, je me borne, le plus ordinairement, à prescrire aux parents le retour au serre-tête ou au bonnet de coton de nos pères. On a tourné injustement ce couvre-chef en ridicule; on a attribué à tort aux têtes qui s'en coiffaient une affinité élective pour les inconvénients du mariage, aussi la jeunesse est habituée à s'en passer. Autrefois, les mères avaient grand soin de maintenir les oreilles des enfants collées à leur tête, au moyen d'une bande, d'un bonnet de coton, d'un béguin et il y avait moins d'oreilles décollées que maintenant. Il est à remarquer même, qu'en Normandie, où règne le bonnet de coton, nuit et jour, et sur la tête des femmes aussi bien que sur celle des hommes, les oreilles sont remarquablement appliquées contre la région temporale. Je dois d'ailleurs vous faire part d'un résultat de mes observations ; j'ai vu plusieurs adultes, qui dans l'enfance avaient eu les oreilles décollées, et qui, sans avoir subi aucun traitement, se sont rapprochés du type ordinaire. Tout vous réussira donc dans cette cure : le traitement et l'expectation.

J'ai observé dernièrement une fente congénitale du lobule de l'oreille chez une petite fille dont, par une curieuse coïncidence, la mère elle-même avait eu ce lobule fendu par une boucle d'oreille qui, suivant l'expression vulgaire, avait *filé*.

C'était là un cas qui dépassait la compétence du bijoutier qui est consulté par les familles, en matière d'oreilles, aussi souvent que le corsetier par rapport aux déviations de la taille, et le bijoutier avait conseillé d'avoir recours à un chirurgien.

On me demanda une opération qui était une véritable opération de complaisance, mais dans la catégorie des complaisances permises, et j'y consentis. Je me bornai à aviver purement et simplement les bords de l'encoche, avec de petits ciseaux fins, après quoi j'appliquai deux points de suture et l'opération réussit parfaitement bien. A une époque où l'on ne possédait pas encore la méthode antiseptique, et où la plus légère opération sanglante appliquée à la face faisait craindre l'érysipèle et le phlegmon, on a proposé de remplacer l'avivement par les ciseaux ou le bistouri, au moyen de la pâte de Vienne ; la rétraction cicatricielle devait suffire pour rapprocher ensuite les deux portions de lobule. Je crois qu'on réussirait très bien de la sorte, mais je craindrais que le résultat ne fût moins régulier qu'avec le bistouri ou les ciseaux.

Souvent, le lobule de l'oreille, au lieu d'être absolument isolé, adhère à la joue par son bord interne. C'est surtout vers l'âge de sept ou huit ans, au moment où la crainte d'une ophtalmie imaginaire, spéciale aux petites filles, conduit les mamans chez le bijoutier pour leur faire percer les oreilles, qu'apparaît cet inconvénient. Le bijoutier qui a l'oreille de la famille renvoie l'enfant devant le chirurgien, mais ce dernier doit à son tour se déclarer incompétent. N'opérez pas dans ce cas, messieurs, c'est une opération de complaisance, la précédente aussi était une opération de complaisance, mais combien plus facile ! Vous n'avez qu'à utiliser, en la favorisant, la tendance naturelle des tissus divisés à se rapprocher, tandis que, dans l'adhérence du lobule, vous auriez à lutter contre cette tendance au moyen d'un pansement délicat, difficile, en entretenant une plaie, dans une région exposée à tant de dangers, dont le moindre serait l'érysipèle. Le mieux donc, dans ce cas, est de s'abstenir. Il en est de même de certaines opérations qui vous seront proposées relativement aux malformations que l'on observe sur l'ourlet des oreilles. Certaines oreilles n'ont point d'ourlet. Elles se terminent comme une feuille de papier et sont en général plaquées à la tête. Dans d'autres circonstances, au contraire, l'ourlet est exagéré, hypertrophié et constitue un véritable bourrelet qui tend encore à se retourner sur lui-même. Cette dernière disposition rend l'oreille lourde, épaisse, mais constitue cependant une malformation moins disgracieuse que la précédente. Il n'y a, je le répète, rien à faire ni dans un cas ni dans l'autre, au point de vue chirurgical, pour les raisons que j'ai exposées plus haut. Tout au plus pourrez-vous chercher à dérouler le bourrelet et à le maintenir dans cette situation à l'aide d'ouate collodionnée.

Il n'en sera pas de même d'une malformation que j'ai observée deux fois et qui consiste dans l'addition, la superposition d'une petit lambeau supplémentaire sur le bord libre de l'oreille lorsque, par une coïncidence bizarre, l'autre oreille présentait une véritable perte de substance ; comme si on avait enlevé une pièce à l'une pour la reporter sur l'autre. Dans ce cas, je me contentai d'enlever le petit lambeau supplémentaire et je ne touchai pas à l'encoche, légère du reste, que présentait l'autre côté.

Je terminerai, messieurs, par une malformation relativement fréquente, puisque j'ai pu l'observer quatre fois depuis neuf ans que je suis à l'hôpital des Enfants. Cette malformation consiste dans la plicature de l'oreille. Le pavillon est renversé sur lui-même et se trouve plus ou moins intimement soudé à la partie pré-auriculaire. Trois fois il n'était adhérent que par son bord libre ; une fois seulement presque toute la surface plane qui constitue le pavillon adhérait dans tous les points avec la peau de la région pré-auriculaire ; j'ajouterai que, dans ce dernier cas, la malformation coïncidait avec une atrésie du conduit auditif externe et à une surdité absolue. Dans les autres cas, le conduit auditif existait et l'ouïe était parfaitement conservée. Je me servis, dans ces trois cas, de l'écraseur, dont une des propriétés, comme on le sait, est de faire des plaies n'ayant aucune tendance à la réunion. Aussi fut-ce avec l'écraseur que je divisai patiemment tous les ponts de peau que je rencontrai. Je pus ainsi décoller le pavillon dans toute son étendue et le placer dans la position normale. Je l'obligeai du reste à conserver cette attitude à l'aide d'une compression que je m'attachai à rendre aussi efficace que possible. Dans aucun des cas le résultat ne se fit attendre, et les malades guérirent parfaitement. Je crois que dans des cas, sinon identiques du moins analogues, il faudra suivre la même règle de conduite et s'assurer minutieusement, tout d'abord, de la conservation ou de la non conservation de l'ouïe. C'est dans le premier cas, seulement, qu'on sera autorisé à opérer. Signalons, en terminant, les malformations bizarres qui consistent dans l'existence d'oreilles surnuméraires ou mieux de rudiments d'oreilles. Birkett en a observé et dessiné deux sur le cou. Ces auricules surnuméraires étaient bien formées. Le fibro-cartilage existait et les types paraissaient être les mêmes que ceux des oreilles véritables [1].

Cassebohm cite l'observation très complète d'un enfant qui vint au monde avec quatre oreilles : deux à leur place ordinaire et deux près de la nuque. Enfin, Holmes dit avoir souvent extirpé de petits appendices cartilagineux développés sur la joue et pouvant, jusqu'à un certain point, être pris pour des oreilles rudimentaires [2].

Je ne veux pas terminer cette leçon sans vous dire un mot

1. Birkett, *Pathological Society Transactions*, London, vol. IX, p. 448.
2. Holmes, *Thérapeutique des maladies chirurgicales des enfants*, trad. par O. Larcher, p. 173.

de l'opération hardie que pratiqua le D^r di Martino dans le but de remédier à une hypertrophie énorme du pavillon et qui consista dans la resection de tout un triangle, suivie d'une suture soigneusement faite. Le malade guérit très bien. Nous donnons ici deux figures dont la 1re (fig. 2) représente la difformité dont nous parlons et la 2me (fig. 3) le résultat de l'opération pratiquée.

Enfin, d'après Hinton, Triquet et d'autres observateurs, on

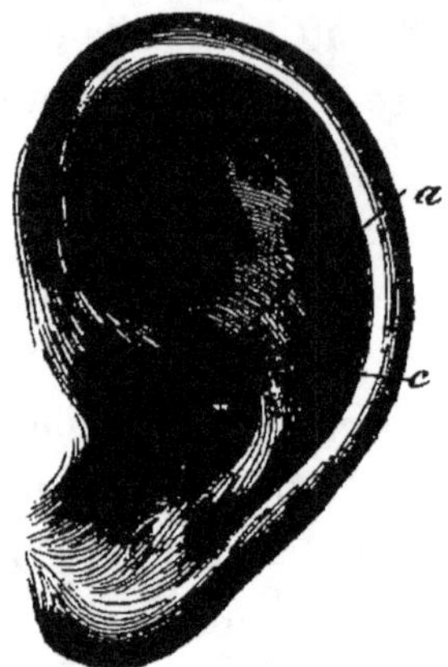

Fig. 2. — Malformation du
pavillon de l'oreille, par
excès de développement.

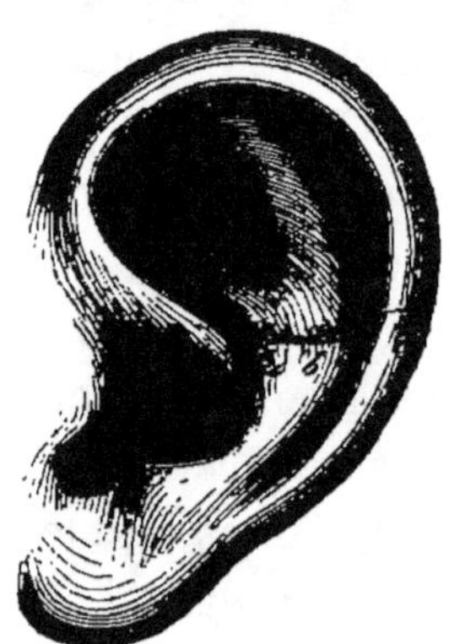

Fig. 3. — Résultat de l'opération.

aurait vu des oblitérations du conduit auditif externe dues à un prolongement de peau qu'il est facile d'exciser. Ces cas, d'ailleurs fort rares, ne sauraient être confondus avec ceux dans lesquels il existe une simple pellicule épidermique roulée en cornet au milieu du conduit auditif externe. Cette pellicule, tout à fait analogue à celle qui maintient les adhérences préputiales, ou à celle qui réunit les petites lèvres dans certains cas, et que vous m'avez vu plusieurs fois déchirer si facilement avec l'ongle, pourra toujours être divisée sans difficulté, au moyen de la sonde cannelée.

CINQUIÈME LEÇON

MALFORMATIONS DES DENTS ET MOYENS D'Y REMÉDIER

Les malformations des dents sont absolument du domaine de l'orthopédie. — Classification de ces malformations. — Du prognathisme. — Importance de l'antéversion beaucoup plus grande que celle de la rétroversion. — Discussion des procédés de redressement.

MESSIEURS,

Je vais vous parler, aujourd'hui, des malformations des dents et des moyens d'y remédier.

Je ne sache pas que ce sujet ait été jamais traité dans un ouvrage d'orthopédie ; il y a cependant lieu de le faire si l'on considère, d'une part, la fréquence des cas dans lesquels on vous demandera conseil au sujet de telle ou telle malformation dentaire, et, d'autre part, l'embarras profond où vous vous trouverez de donner l'avis qu'on vous demande, si ce sujet vous est resté étranger.

Voici, en effet, comment les choses se passent : Un père ou une mère vous amène un enfant pour une malformation qui est absolument de votre ressort ; puis la consultation donnée : — A propos, vous dit-on, que nous conseillez-vous au sujet des dents de cet enfant? et l'on vous exhibe un prognathisme des mieux caractérisés. Le plus souvent vous répondrez : — Allez voir votre dentiste. — C'est déjà fait, vous dit-on, mais nous sommes bien embarrassés ; car il veut arracher deux dents ;

et nous connaissons une des amies de ma fille (supposons que l'enfant soit une fille, quoique le prognathisme n'ait pas de sexe) à qui l'on a redressé les dents à l'aide d'une mécanique et nous sommes embarrassés de savoir que décider.

Il faut, messieurs, que vous puissiez juger l'opportunité de tel ou tel système ; que, suivant le cas, vous soyez à même de donner un conseil appuyé, sinon sur une grande expérience personnelle, du moins sur une information complète, par rapport aux moyens employés dans ce but par les spécialistes, et une appréciation comparative de leurs résultats. C'est pour combler la lacune que présente l'instruction de la plupart des jeunes praticiens et de quelques-uns de leurs aînés que j'entreprends cette conférence orthopédique, intéressante au plus haut point par son objet et par son esprit. Nul ne peut nier que les malformations dentaires ne soient, comme les autres défaillances du type humain, justiciables de l'orthopédie et, si j'ai bien réussi à faire ressortir la tendance de ces leçons, vous verrez dans notre excursion de ce jour, une main-mise nouvelle de la chirurgie magistrale sur des domaines dont la direction et le contrôle lui appartiennent, alors même qu'ils sont cultivés, je ne veux pas dire exploités, par des mains auxiliaires.

Le traitement des malformations des dents, auquel on a donné le nom pompeux d'orthodontosie, me paraît avoir été quelque peu négligé par les anciens. Si je tire en effet au clair l'historique de ce point spécial, je me vois contraint, sous peine de tomber dans l'écueil vulgaire qui consiste à citer beaucoup de noms, d'ailleurs fameux, pour conclure qu'ils n'ont absolument rien dit sur ce sujet, je me vois contraint, dis-je, de restreindre considérablement la liste des auteurs à consulter.

Celse paraît être le premier qui ait été frappé de la disposition vicieuse des dents de certains sujets. Il prescrit de faire l'extraction des dents temporaires, si les dents de remplacement se montrent avant la chute de ces dernières, en il conseille même une pression souvent répétée, d'arrière en avant, avec le doigt, pour ramener la dent déviée dans sa position normale.

Pline relate quelques observations de dents mal rangées et cite l'exemple d'une dent implantée dans le palais. Il cite également la disposition vicieuse des dents de Prusias et de Pyrrhus, lesquelles, absolument soudées entre elles, paraissaient n'en former qu'une. Pourquoi faut-il que les habitudes d'observation, peu scientifiques, de l'auteur nous laissent quelques doutes sur l'authenticité des faits qu'il rapporte?

Voilà tout pour les anciens.

Il faut arriver à la fin du XVIIe siècle, pour retrouver cette question des malformations dentaires.

Fauchard, contemporain de Dionis, parle avec quelque détail des déviations et des anomalies de position des dents. Il repousse comme traitement les extractions prématurées, et fait remarquer que les déviations portent le plus souvent sur les canines et sur les incisives, rarement sur les petites molaires. Il décrit même les fils et les ressorts employés pour obtenir le redressement des dents tordues ou penchées; mais il préfère de beaucoup à ces méthodes l'emploi du pélican, instrument à l'aide duquel il luxait en sens inverse la dent déviée.

Si la France a été peu riche en travaux sur le sujet qui nous occupe, l'étranger s'en est montré encore plus avare.

Rien en Allemagne.

En Angleterre, le grand Hunter n'a pas dédaigné de traiter ce sujet; il se montre grand partisan de l'extraction, tant comme moyen préventif que comme moyen curatif des anomalies de position des dents. Pour lui toute irrégularité dentaire est due à une pression mécanique qu'il importe de faire cesser au plus tôt.

Vous le voyez, messieurs, le bagage est jusqu'ici assez léger ;
ne le regrettons qu'à demi ; car on s'est bien rattrapé depuis,
et je ne puis contempler, sans une admiration mêlée d'étonnement, la classification d'un célèbre praticien contemporain
qui n'admet pas moins de neuf variétés d'anomalies dentaires.

Aurons-nous besoin de cette énorme classification ? — Non,
sans doute. — Les anomalies coronaire, radiculaire, totale,
nous importent peu. Le nanisme et le géantisme dentaire
nous laisseront également froids. Nous fixerons surtout notre
attention sur les anomalies de direction, telles que la rétroversion, l'antéversion, l'inclinaison latérale, et la rotation sur
l'axe ; parce que c'est seulement dans ces cas qu'il nous sera
possible, sinon d'intervenir, au moins de guider les malades
dans le choix de l'intervention.

Les déviations primitives qui rentrent absolument dans
notre cadre, étant entièrement indépendantes des obstacles
apportés à l'évolution des dents, nous sommes forcés, pour en
expliquer l'origine, d'admettre un défaut de parallélisme
entre le développement du cordon dentaire et celui du maxillaire. Si en effet la longueur du cordon dentaire devient supérieure à la longueur de sa gouttière maxillaire, le cordon sera
obligé de s'infléchir et la position de son extrémité déterminera la position et la direction de la dent.

Les canines, et surtout celles de la mâchoire supérieure,
paraissent particulièrement disposées à cette malformation.
Sans qu'on puisse expliquer l'étrangeté de ce phénomène,
c'est presque toujours la canine droite qui est déviée. Les
déviations des grosses molaires sont rares et cependant
on en cite des observations. Citons enfin, pour mémoire, des
hétérotopies absolument exceptionnelles, telles que la présence d'une incisive dans l'épaisseur de la cloison des fosses
nasales, dans la fosse canine, sur le plancher de la bouche,
sous la face inférieure de la langue.

Un chapitre intéressant mais peu justifiable de la thérapeutique pourrait embrasser la transposition des dents ; à savoir les cas dans lesquels une canine prend la place d'une incisive, par exemple, et même les cas dans lesquels une dent se montre à la paroi interne du crâne, ou dans les fosses temporales.

Arrivons au point qui nous touche de plus près : je veux parler de l'antéversion. C'est la projection des dents en avant. Le plus souvent ce sont les incisives centrales, plus rarement les incisives latérales, plus rarement encore les canines qui participent à cette déviation. Cette disposition nous paraît très nette dans la figure 4.

Cette malformation à laquelle on a donné le nom de prognathisme ou de prognathie peut atteindre des proportions considérables, et l'on cite l'observation d'un nègre dont les incisives médianes formaient un angle de 90 degrés avec le plan vertical de la face, c'est-à-dire étaient horizontales par rapport à ce plan.

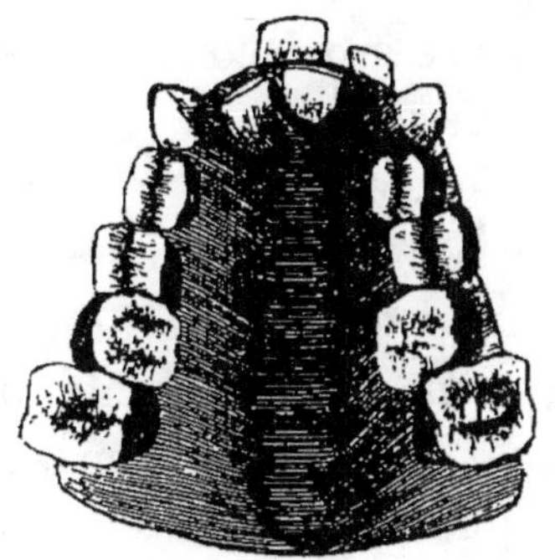

Fig. 4. — Variété de déviation des dents, chez une jeune fille, d'après un modèle en plâtre.

Lorsque les canines participent à la déviation, il existe un intervalle plus ou moins considérable entre ces dents et les petites molaires ; c'est là le rudiment de cette disposition que l'on rencontre au plus haut point chez le cheval, on sait en effet, que c'est sur cet intervalle considérable chez lui, et auquel on donne le nom de barre, que repose le mors.

Quand les canines sont en état de prognathisme, elles donnent à la physionomie un cachet tout spécial de férocité qui rappelle la figure si bestialement cruelle du gorille ou du sanglier.

Lorsque les incisives constituent seules le prognathisme, la

physionomie prend un caractère spécial. La lèvre supérieure
est relevée, saillante et forme un bourrelet rebondi, sous lequel
l'arcade dentaire semble n'avoir pu s'abriter. Les dents exposées à l'air se recouvrent d'un enduit visqueux et se dessèchent,
d'où le tic familier aux prognathes qui consiste à passer à
chaque instant la langue entre les incisives et la lèvre supérieure, pour lubréfier ces parties desséchées. Le profil, très
fortement projeté en avant, subit un retrait brusque, immédiatement au-dessous de l'arcade dentaire supérieure et, le plus
souvent, la prononciation a un caractère particulier qui ajoute
encore aux inconvénients de la malformation que nous étudions.

Constante dans la race nègre, elle existe cependant dans la
race blanche, quoique dans de moindres proportions. Le prognathisme fut, en effet, suivant le dire de certains historiens
(parmi lesquels je citerai Augustin Thierry), un signe de race
chez les premiers mérovingiens; de nos jours, il existe encore
d'une manière presque constante dans la race anglo-saxonne;
un observateur ingénieux a cru que, dans ce cas, le prógna-
thisme était dû à la prononciation du *th* anglais, que l'on
impose aux enfants dans les premières années et qui, ne
pouvant s'articuler correctement qu'à la condition de
pousser avec une certaine force la pointe de la langue derrière
les incisives, amènerait progressivement la projection de ces
dernières en avant. Quoi qu'il en soit, il n'est pas douteux
que le prognathisme ne soit héréditaire. Certaines habitudes
vicieuses, la succion du pouce ou de la langue peuvent déterminer ce résultat.

Enfin, la disposition anatomique de la région peut affecter
des anomalies qui, à leur tour, déterminent le prognathisme.
Je citerai, à cet égard, le développement incomplet des apophyses ptérygoïdes et quelquefois même du sphénoïde tout
entier qui se trouve, par sa situation, le régulateur de la base

du crâne. Il en est de même de l'éruption tardive ou incomplète des premières molaires permanentes ou des dents de sagesse; mais, quelle que soit la cause initiale du prognathisme, rappelez-vous bien que son mécanisme est toujours le même, à savoir un défaut de rapport entre les arcades dentaires, une parabole supérieure plus étendue que l'inférieure, et par suite, le choc à peu près constant de la face postérieure des incisives supérieures sur les inférieures.

Beaucoup plus rare à la mâchoire inférieure, la projection des incisives en avant se rencontre cependant dans la macroglossie. Bien que l'hypertrophie de la langue explique bien nettement la production de ce phénomène, elle ne le détermine pas constamment, et j'ai encore dans mon service un enfant que j'ai opéré d'une hypertrophie de la langue avec protubérance de cinq centimètres et qui ne présentait point de prognathisme inférieur. Citons également, pour mémoire, un cas fort intéressant cité par Vernes et rapporté par Gaillard, dans lequel le prognathisme inférieur, très accentué, puisque les incisives se rapprochaient beaucoup de l'horizontale, avait été déterminé par des brides cicatricielles consécutives à une brûlure de la région antérieure du cou.

Autant l'antéversion des dents a d'importance au point de vue de la régularité des traits et même de la prononciation, autant la rétroversion ou rétrofléxion des dents n'offre qu'un intérêt secondaire. On se rendra facilement compte de cette proposition en considérant les figures ci-contre, qui correspondent aux quatre variétés énumérées par Joseph Fox [1] (fig. 5, 6, 7 et 8). Passant souvent inaperçue, elle est extrêmement fréquente, parfaitement compatible avec une préhension parfaite des aliments, et, par suite peu justiciable de la thérapeutique.

_____

1. Joseph Fox, *Natural history and Diseases of the Human Teeth*, 2e édition, London, 1814.

Dans cette malformation, lorsqu'elle est complète, les incisives inférieures passent en avant des incisives supérieures et donnent à la physionomie du sujet un caractère de volonté, de décision, d'opiniâtreté tout spécial. On en trouve, du reste,

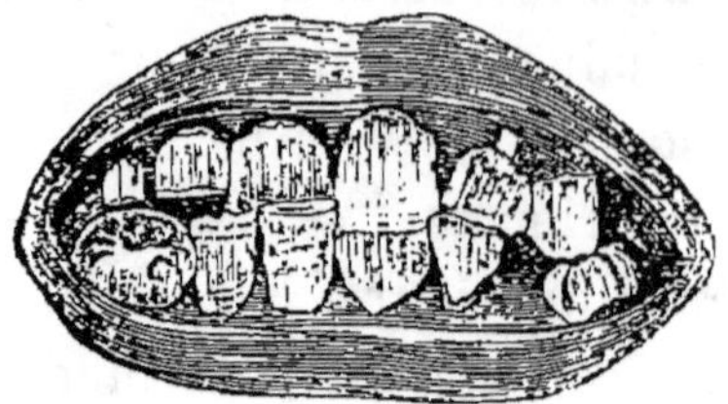

Fig. 5. — Rétroversion.
1re variété de Fox.

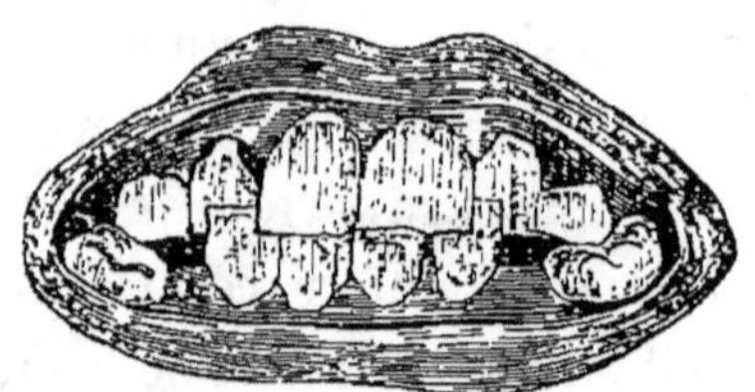

Fig. 6. — Rétroversion.
2e variété de Fox.

si l'on passe à la série animale, un beau type dans le bouledogue. Le rachitisme paraît jouer un rôle si important que l'on a pu poser, peut-être un peu hâtivement, la loi suivante appuyée cependant sur des observations nombreuses : Tout

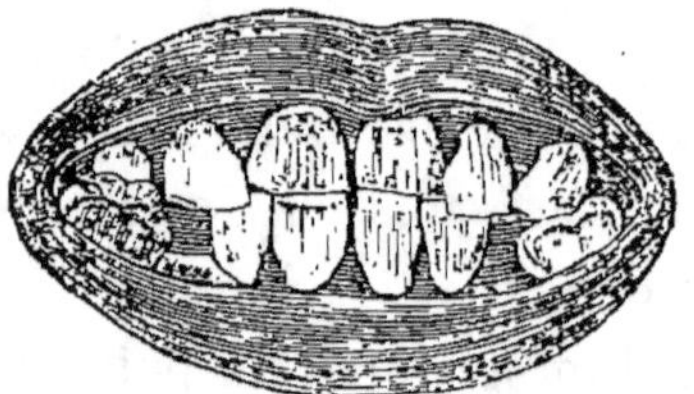

Fig. 7. — Rétroversion.
3e variété de Fox.

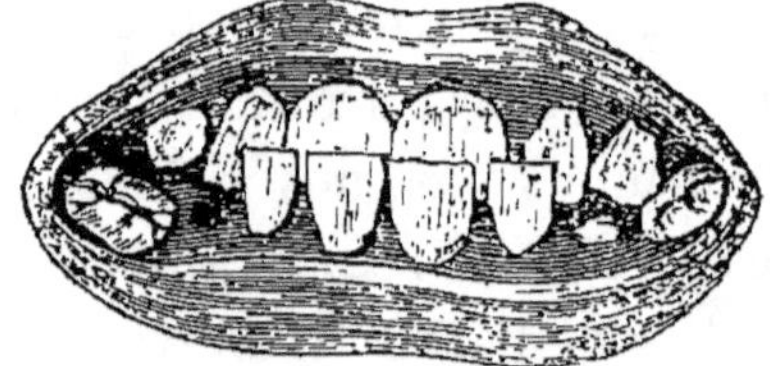

Fig. 8. — Rétroversion.
4e variété de Fox.

rachitique entaché d'hydrocéphalie aura les dents en rétroversion; il les aura au contraire en antéversion, s'il est microcéphale.

A un moindre degré, la rétroversion détermine de la part des incisives supérieures et inférieures une légère inclinaison en arrière, ce qui fait qu'au lieu de se couvrir elles arrivent au contact et qu'au lieu de l'opisthognathisme, nous nous trouvons en présence de l'orthognathisme.

Si la rétroversion ne nous a pas paru très importante

au point de vue thérapeutique, il n'en est pas de même de deux autres déviations plus rares que l'on a appelées latériversion et rotation. Dans la latériversion, la dent est inclinée à droite ou à gauche, mais sans faire saillie en dehors de l'arcade dentaire. Cette anomalie qui peut être complète, puisque le musée Dupuytren possède une grosse molaire couchée si horizontalement que ses racines viennent frotter sur la surface triturante de la molaire correspondante, cette anomalie, dis-je, peut-être congénitale ou acquise. Congénitale, elle reconnaît pour cause une anomalie dans la direction du follicule dentaire ; acquise, elle résulterait toujours, d'après Magitot, du phénomène suivant, qui serait constant d'après lui : La latériversion se produirait toutes les fois qu'une dent rencontre, dans le cours de son éruption, un obstacle plus énergique que l'effort qu'elle exerce elle même ; d'autre part, un espace vide dans lequel elle peut s'incliner.

Ceci nous amène à étudier les diverses inclinaisons de la dent de sagesse. Dans l'inclinaison en avant, la malformation est parfois telle que la couronne devient inférieure et la racine dirigée vers la bouche. Cette malformation s'accompagne de troubles assez considérables du côté de la gencive, qui devient phlegmoneuse du côté du maxillaire, pour qu'il soit nécessaire d'intervenir au plus tôt, à l'aide de la langue de carpe, et d'avulser la dent déviée. L'inclinaison en arrière et en dehors, ne présente, comme intérêt, que les complications fréquentes de gingivite et d'altération de la joue ; quant à la déviation en dedans, elle est tout à fait exceptionnelle.

Cette digression, si courte qu'elle soit, sur les déviations de la dent de sagesse, ne sera cependant point sans utilité, quand on se souviendra que de ces malformations sont nées des ulcérations soit des joues soit de la langue, qui ont donné lieu à de fréquentes erreurs de diagnostic, en ce sens qu'elles ont été prises pour des cancers ; que des névralgies intolérables ont été observées par moi, dans ces circonstances, et n'ont été calmées que par l'avulsion de la dent deviée; enfin que, dans certaines circonstances, on a pu prendre, en raison même de l'habitude que prenait le malade de toujours porter la mâchoire inférieure du côté opposé à la malformation, on a pu prendre, dis-je, la malformation qui nous occupe pour une paralysie de Bell.

Terminons cette série d'anomalies par l'étude de la rotation. Ici, la dent a pivoté sur son axe, de façon à se présenter sous les aspects les plus anormaux. Fréquente pour les incisives et pour les canines, elle est plus rare pour les petites molaires, plus rare encore pour les grosses molaires. Cette anomalie doit être considérée comme congénitale et non comme acquise. Elle sera justiciable, comme nous allons le voir, d'un traitement très efficace et très radical.

Nous voici arrivés au traitement, c'est-à-dire au point le plus important de notre sujet et, tout d'abord, une question se pose : Doit-on redresser les dents et n'y a-t-il pas inconvénient à le faire?

Je distinguerai, au point de vue de la première question, certaines formes de déviations.

Qu'on laisse, en effet, livrée à elle-même, une rétroversion peu accusée; qu'on abandonne sans traitement une rotation isolée, je n'y vois pas grand inconvénient; mais, il y aurait dommage sérieux, pour le malade, à garder intacte une antéversion un peu prononcée. Sans parler, en effet, de l'effet fâcheux produit sur la physionomie par cette difformité, j'ai déjà fait observer que les dents, perpétuellement séchées par l'air, auquel on ne peut les soustraire, se couvrent de mucus qui, bien qu'enlevé à chaque instant, par la langue, finit par altérer l'émail de la dent et provoquer sa carie. Ce n'est pas tout : à un certain âge, les molaires sont sujettes à des altérations qui en occasionnent la chute ou l'extraction; elles disparaissent plus ou moins, petit à petit, et l'on finit par se

servir des incisives, non plus pour saisir et diviser les aliments,
mais bien pour exercer une sorte de mastication. Cette manœuvre, déjà mauvaise pour les incisives normalement situées,
devient désastreuse quand elles sont déviées en avant. La percussion perpétuelle des dents inférieures sur les supérieures;
les porte-à-faux continuels auxquels elles sont soumises dans
ce broyement maladroit auquel elles s'essayent, les ébranlent
avec une très grande rapidité, et ne tardent pas à déterminer
leur chute.

Il y a donc urgence, à tous les points de vue, sans parler
de la prononciation qui ne peut qu'y gagner beaucoup, à s'occuper des dents en antéversion.

Et maintenant, qu'y ferons nous? Avant tout, il faut bien
considérer que tout travail de redressement devra, pour être
efficace, se décomposer en plusieurs temps : 1er temps, élargis-
sement de l'alvéole et détachement de la dent du côté où s'exercera la pression et mobilisation par conséquent de la dent;
2e temps création, à l'aide de l'ostéite légère qu'on aura provoquée par cette manœuvre, d'une cale osseuse pour combler le
vide ; 3e temps, maintien pendant quelque temps de cet état de
choses, qui ne tarderait pas à céder la place à l'état primitif, si
l'on n'y prenait garde.

Ce programme nous fait pressentir les dangers mêmes que
pourra courir notre dent à redresser. Que le redressement ou
mieux la tentative de redressement s'arrête au premier acte,
c'est-à-dire à l'ébranlement de la dent dans l'alvéole, et que la
cale osseuse, absolument analogue au coin osseux que l'on
obtient après l'ostéotomie, manque son entrée — voilà une
dent qui va s'ébranler et tomber; — que l'ostéite nécessaire
pour la création du corps osseux nouveau dépasse le but et devienne suppurative, voilà notre dent absolument condamnée.

Ces craintes, peut-être un peu exagérées, sont cependant salutaires, surtout quand on examine les résultats obtenus. Que de

dents redressées d'abord, et assez rapidement, sont tombées au bout de peu de temps; que de gingivites, de stomatites, d'abcès buccaux, de névralgies intolérables n'ont pas été le résultat des tentatives de redressement?

Aussi, ne saurait-on apporter à ces opérations trop de sage lenteur, trop de perfection dans les appareils, trop de douceur dans les procédés.

Voyons, cela dit, ce que nous pouvons faire pour l'antéver- version.

Avant d'aborder l'étude des divers procédés, se disant nou- veaux, qui, comme vous allez le voir, se fondent bien vite en deux moyens bien simples, qu'on a, pour ainsi dire, compli- qués à plaisir, disons un mot au sujet d'une petite opération préalable que la plupart des dentistes considèrent comme néces- saire, et qui pourrait bien être, si j'en crois certains faits que j'ai pu observer de très près, la condition essentielle du succès.

J'irai même plus loin. Cette opération, au dire des spécia- listes, ne serait qu'un hors-d'œuvre, un lever de rideau. — Je crois, au risque de me tromper, que c'est là le moyen principal et, qu'après la petite pièce, on pourrait presque se dispenser de jouer la grande : je veux parler de l'avulsion de deux petites molaires, une de chaque côté. — J'entends bien tous les dentistes me dire que cette manœuvre, bonne en elle-même, au point de vue de la place plus grande laissée aux autres dents, est surtout précieuse pour la fixation des appareils redresseurs. Je crois que c'est là la clef du succès, et, je le répète, je connais un cer- tain nombre de faits dans lesquels on s'est borné purement et simplement à cette avulsion, si désagréable qu'elle puisse être, quand les dents sont saines; et un succès complet est venu con- sacrer l'œuvre, sans l'application du moindre appareil.

Mettons pourtant que je n'ai rien dit; car, ce n'est pas mon affaire, et voyons ce qu'on nous propose après cette avulsion,

On nous donne le choix entre deux moyens : redressement

par pression, redressement par traction. Le premier de ces
procédés s'exécute à l'aide de deux bandeaux ou bandelettes,
l'une antérieure, appliquée au-devant des dents à redresser,
mais s'en écartant à une faible distance; l'autre postérieure,

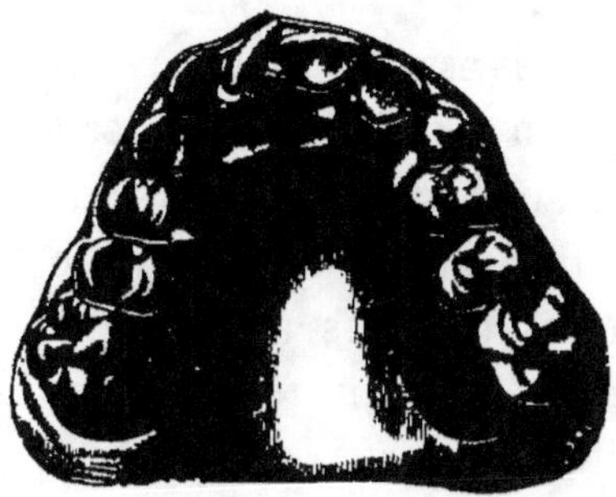

Fig. 9. — Appareil de Tomes pour
le traitement de l'obliquité des
incisives.

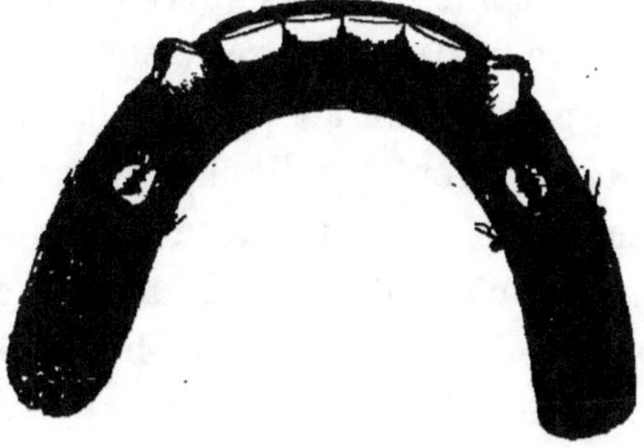

Fig. 10. — Premier appareil pour la
correction de l'antéversion.

moulée très exactement sur la face postérieure des dites dents.
De petits trous ont été ménagés au devant de chaque dent
dans le bandeau antérieur, et c'est à travers ces trous qu'on
pourra faire passer de
petites chevilles ou de petites vis qui, appuyant
sur la face antérieure de
la dent la forceront à se
porter en arrière. Pour
arriver à ce résultat, il
faut que la pression et la
contre-pression soient so-
lidaires et c'est ce qu'on
obtient en unissant le

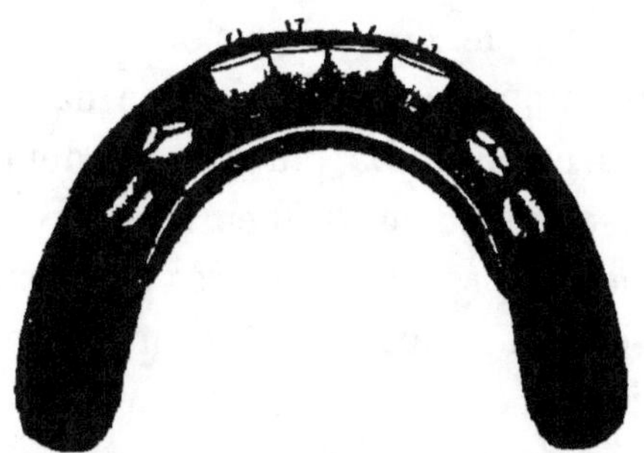

Fig. 11. — Deuxième appareil pour la
correction de l'antéversion.

bandeau antérieur avec le postérieur, à l'aide de ligatures,
au niveau même du vide causé par l'avulsion des petites
molaires, ou à l'aide des prolongements mêmes de la substance qui aura servi à fabriquer les bandeaux; et, à ce sujet,

grande guerre parmi les dentistes; sera-ce de la vulcanite ou caoutchouc durci, sera-ce du platine, de l'or? etc. Tout cela me paraît importer peu. La grande affaire est que la fixation soit bonne. Des types de ces différents appareils nous sont fournis par les figures 9, 10 et 11.

Cette fixation a du reste été quelquefois assez difficile à réaliser, pour qu'on ait proposé la pression à l'aide du bandeau antérieur seul, appliqué exactement au-devant des dents antérieures, relié ensuite à une tige horizontale dépassant de chaque côté les commissures buccales et fixées à l'aide de bandes de caoutchouc à un bonnet qui descend jusque derrière la nuque où il vient recevoir les dites bandes de caoutchouc. Cet appareil, appelé aussi bâillon, est parfaitement insupportable, essentiellement intermittent et par suite abandonné. On devrait le réserver pour cette conformation disgracieuse, quand elle est trop accentuée, qu'on a appelée menton de galoche ou protrusion du menton. Je ne doute pas, qu'appliqué de nuit, notamment vers l'âge de huit à douze ans, il n'amenât un résultat favorable.

Puisque l'occasion s'en présente, abordons, en passant, la question de l'intermittence dans l'application des appareils redresseurs. La plupart des dentistes la considèrent comme essentiellement fâcheuse, et prétendent qu'elle est, non seulement la cause d'insuccès fréquents, mais encore de douleurs beaucoup plus vives que lorsqu'on se borne aux appareils continus; à ce sujet une expérience assez curieuse paraîtrait leur donner raison.

Que dans le cours d'un redressement, on appuie, avec le doigt, sur la dent qui se redresse dans le sens de la direction qu'on veut lui donner, la douleur sera nulle ou à peu près nulle; qu'on essaye, au contraire, de la faire revenir sur ses pas en tendant à la ramener à la position première, la douleur se fait sentir et l'inflammation survient. C'est dans le but d'éviter cet inconvénient, qu'on a proposé d'abord les appareils à traction; — et ce résultat s'obtient à l'aide d'un bandeau postérieur percé de petits trous, appliqué à une certaine distance des dents; des fils embrassant les incisives viennent se relier à ce bandeau et tirent les dents en arrière, en les rapprochant de plus en plus du bandeau. Disons-le, dès à présent, ce procédé nous paraît mauvais, parce qu'il a besoin pour être exécuté de fils s'enroulant autour des dents. Or, il est d'observation que ces fils glissent, arrivent à la couronne de la dent, excorient les gencives et déterminent, au bout d'un certain temps, la périostite alvéolo-dentaire.

Combien je leur préfère ces appareils métalliques si légers si bien adaptés, que l'on a construits, dans ces derniers temps, et qui sont basés, non plus sur la traction des dents en arrière, mais bien sur la pression exercée sur leur face antérieure à l'aide de petits prismes en caoutchouc passant dans leur épaisseur et exerçant une pression d'un et de deux kilogrammes.

Voici l'appareil dans toute sa simplicité. — Pour bien l'établir, il faut commencer par prendre de chaque côté, sur les molaires un solide point d'appui à l'aide de deux capsules de platine exactement moulées sur ces dents; de ces deux capsules part une bandelette en fer à cheval excessivement mince destinée à passer au-devant des incisives, en s'en écartant pourtant de quelques millimètres et fixée à la partie postérieure de ces dents au moyen d'une petite anse métallique : c'est en un mot une très fine galerie qui enserrera l'axe dentaire, de façon à le toucher exactement en arrière et à permettre l'introduction de corps étrangers, à savoir nos prismes de caoutchouc entre la galerie et la face antérieure des dents. Cela fait, on glisse successivement, avec des pressions différentes, ces divers prismes, et le résultat est d'autant plus rapide qu'il n'y a pas d'intermittence dans l'application de l'appareil, et que le point d'appui sur les molaires est énergiquement maintenu.

Voilà pour les dents en antéversion. Nous avons dit ce que nous pensons du redressement des dents en rétroversion; nous croyons devoir nous abstenir d'insister davantage sur une opération qui nous paraît le plus souvent inutile.

Un mot seulement sur un appareil ingénieux construit dans ce but et qu'on appelle le *plan incliné*. Il consiste à coiffer l'arc dentaire inférieur d'une calotte moulée, soit en platine, soit en vulcanite, laquelle calotte se terminera par un plan incliné qui empêchera d'une manière absolue, dans le rapprochement des mâchoires, le contact de la partie postérieure des incisives inférieures avec la partie antérieure des supérieures. Cet appareil a pu rendre, dans les cas très prononcés, d'assez grands services pour qu'on le signale ici.

Il y a peu de choses à dire sur la latériversion. Les divers appareils dont je viens de parler lui seraient très applicables, à la condition d'être modifiés pour les besoins de la cause.

Je termine par la rotation des dents sur leur axe; ici quelque désir que j'aie de me conformer au principe : Guérissez, n'arrachez pas, je ne puis m'empêcher de me ranger à l'avis de Magitot qui, répudiant toute espèce d'appareils à pression ou à traction en revient aux grands moyens. Il entoure son davier de corps aussi doux que possible: papier, soie, etc., et luxe la dent en rotation de façon à lui donner la bonne direction. Cette opération faite en un ou en plusieurs temps est complétée par un appareil de maintien.

Je conviens que ce moyen est violent et parfaitement déplaisant; Magitot console son patient en lui faisant entendre que cette luxation dans un but thérapeutique n'est pas plus douloureuse que le premier temps de l'avulsion d'une dent. Je retiens cette parole et la déclarerais insuffisante pour me consoler, si j'étais le patient; car si j'interroge mes souvenirs, c'est justement ce premier temps qui m'a paru le plus désagréable, lorsque j'ai eu à subir l'opération de l'avulsion, non sans douleur. Je me rappelle parfaitement que ce temps de luxation est de beaucoup le plus pénible; quoi qu'il en soit, dussé-je risquer tous les malheurs dont on menace le patient à la suite de cette opération, à savoir : la périostite, l'ostéite, la carie, la nécrose et enfin la chute de la dent; c'est à ce moyen que j'aurais certainement recours, si j'avais moi-même à faire ou, ce qui est plus démonstratif, à subir cette opération. Les appareils de maintien pourront ensuite venir à la rescousse. Les meilleurs sont des moulages exacts en vulcanite ou en platine portés la nuit seulement et, quand la dent aura déjà été consolidée dans sa position nouvelle, soit par un travail spontané d'os-téite, soit par des fils cirés prenant leur point d'appui sur les autres dents.

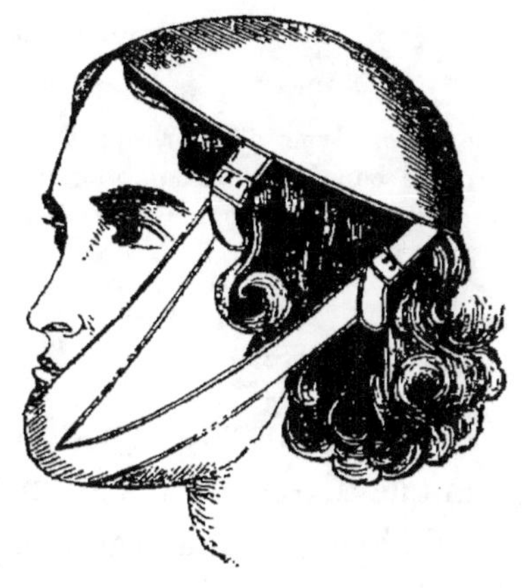

Fig. 12. — Appareil de Fox pour remédier à la protrusion du menton.

Pour résumer cette leçon sur l'orthodontosie, je crois d'abord à l'efficacité de l'avulsion des petites molaires.

Je donnerais, étant reconnue la nécessité d'un appareil, la préférence à l'appareil fixe et à peu près continu.

Enfin, j'opterais pour la méthode extemporanée à l'aide du davier pour la rotation et recommanderais le bâillon nocturne pour obvier à la protrusion du menton. Nous donnons ici un spécimen très exact de l'appareil de Fox (fig. 12).

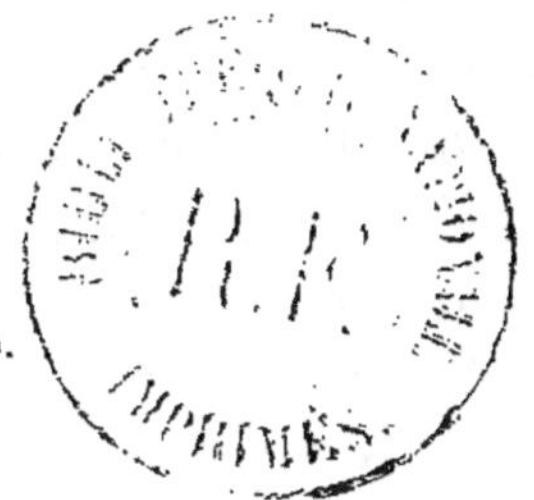

SIXIÈME LEÇON

DE L'HYPERTROPHIE CONGÉNITALE DE LA LANGUE

Observation type d'hypertrophie de la langue. — Diagnostic d'avec l'hypertrophie consécutive à une glossite. — Étiologie de la macroglossie. — Traitement de l'hypertrophie de la langue.

Messieurs,

Vous avez pu voir dernièrement, à la salle Saint-Côme, un enfant de dix-sept mois atteint de la singulière affection qu'on appelle hypertrophie linguale. Voici en deux mots quelle est son histoire.

Quelques jours après sa naissance, qui n'avait rien présenté d'anormal, ses parents s'aperçurent que sa langue pointait continuellement entre les arcades gingivales et, en l'examinant plus attentivement, ils virent que cet organe présentait le double du volume normal d'une langue de nouveau-né. Dès le début, l'allaitement maternel dut être suspendu et remplacé par l'allaitement au biberon.

Malgré ce grave inconvénient, sa santé resta bonne. Mais sa langue continua à s'hypertrophier peu à peu, remplissant insensiblement la bouche et tendant à une procidence de plus en plus grande. On nous l'envoya et nous pûmes constater un prolapsus de l'organe, atteignant au moins deux centimètres en dehors de la bouche. La langue fendillée, recouverte de croûtes noirâtres, présentait des points sanguinolents. Un léger sillon existait au niveau du bord tranchant des dents qui paraissaient arrêtées dans leur développement. On pouvait constater un léger degré de prognathisme. Les mouvements de la langue étaient très limités. — Nous nous décidâmes à enlever toute la portion procidente et, dans ce but, nous appliquâmes une chaîne d'écraseur sur le sillon dont je viens de vous parler. La section fut opérée en sept minutes; il n'y eut pas d'hémorrhagie consécutive. L'enfant supporta bien les suites de son opération. Quinze jours après, la plaie ayant pris un mauvais aspect et un certain degré de glossite s'étant déclaré, craignant pour lui le voisinage de la diphthérie, nous le renvoyâmes dans son pays, à quelques lieues de Paris; nous avons reçu depuis de bonnes nouvelles sur son état local et général et tout nous fait espérer que sa plaie se cicatrisera assez rapidement.

Ce vice de conformation, duquel je désire vous entretenir aujourd'hui, ne doit pas être confondu avec l'hypertrophie linguale consécutive à une glossite, laquelle n'a pas de rapport spécial avec la chirurgie des enfants. Désignée sous le nom de macroglossie, prolapsus de la langue, *lingua vituli*, *lingua vitulina*, *lingua propendula*, etc., l'hypertrophie congénitale de la langue (Voy. les figures que nous reproduisons comme des types de cette affection, fig. 13 et 14) est connue depuis les premiers temps de la médecine et Galien en a fait une bonne description. Mais l'histoire clinique et surtout la nature de cette tumeur n'ont été bien étudiées que dans le cours de notre siècle par Lassus, Harris, Delpech[1], Sédillot[2], Gayraud, Billroth, Winiworther. De cette étude, la symptomatologie et la marche de l'action se dégagent beaucoup plus nettement

1. Delpech, *Du prolapsus linguæ* (*Bulletin clinique de Montpellier et Revue médicale*, Paris, 1831, t. IV.
2. Sédillot, *Comptes rendus de l'Académie des Sciences*, 20 février 1853, t. LX et *Contributions à la chirurgie*, Paris, 1868, t. I, p. 563.

que l'anatomie histologique de ses lésions qui, après de nombreux et remarquables travaux, n'est pas encore complètement élucidée, et son étiologie est très douteuse.

On a prétendu, en effet, que l'hypertrophie linguale primitive ne se développe que quelques jours et quelquefois plusieurs mois après la naissance, nous croyons au contraire que cette malformation présente au plus haut degré le caractère congé-

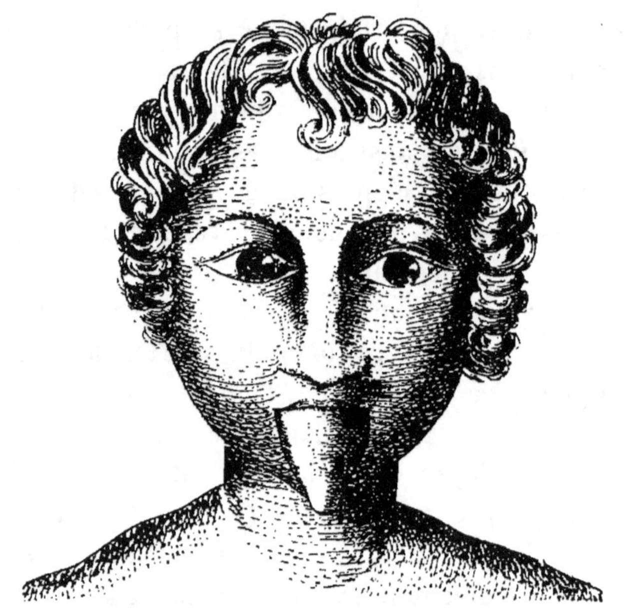

Fig. 13. — Prolapsus chronique de la langue. Maurand, *Journal de médecine de Vandermonde*, 1761.

nital. Les enfants naissent généralement avec une langue hypertrophiée. Mais il est un point qui nous semble plus obscur au point de vue étiologique. Le prolapsus précède-t-il l'hypertrophie de l'organe ou au contraire succède-t-il à celle-ci? Chez notre malade, il est certain que l'hypertrophie a précédé le prolapsus, contrairement à l'opinion d'auteurs fort compétents, tels que Lassus, Boyer, Gayraud qui assignent à l'évolution de l'affection un processus inverse. Ces divergences d'opinion font pressentir une grande obscurité dans l'étiologie de l'hypertrophie linguale. On a rattaché son développement à un vice de conformation de la bouche, à l'habitude de se mordre la langue, de la tenir en dehors, aux effort de succion, aux convulsions. Quelques auteurs ont également incriminé la coqueluche, la paralysie des muscles qui retiennent la langue dans la cavité buccale, l'élévation anormale du larynx, etc.

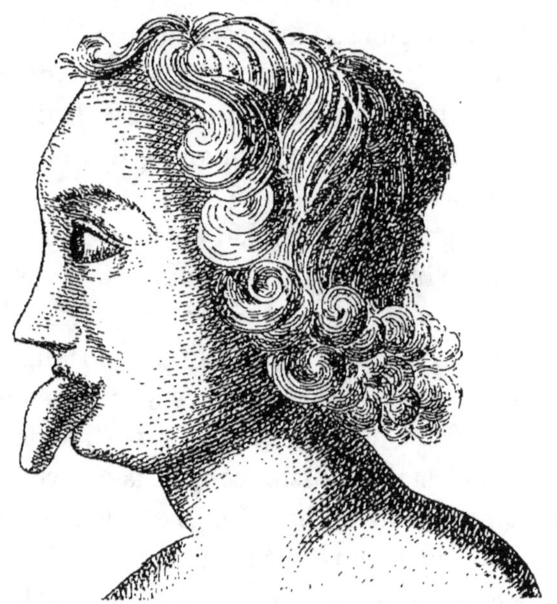

Fig. 14. — Le même sujet vu de profil.

Il existe certainement des causes qui, une fois le déplacement produit, tendent à l'augmenter et à favoriser l'hypertrophie de l'organe. C'est ainsi que chez notre petit malade, la pression continue sur la partie procidente, le contact de l'air ont dû favoriser le développement d'un certain degré de glossite, qui aura dû contribuer à l'accroissement du volume de sa langue.

L'anatomie pathologique de la macroglossie est aussi,

avons-nous dit, le sujet d'opinions bien différentes. Sédillot [1], Bouisson [2] et Gay en France [3]; Weber, Bardeleben, en Allemagne, font de cette affection une néoformation du tissu musculaire si abondant de l'organe et, il semble admis que, dans un bon nombre de cas, non seulement le tissu musculaire, mais encore le tissu conjonctif intermusculaire et les vaisseaux, seraient le siège principal de l'hypertrophie. On a signalé, en outre, une hypertrophie considérable de la muqueuse linguale et de ses papilles. Dans certains cas (observation de Humphry [4]) l'examen anatomique n'a laissé voir aucun accroissement dans le volume du tissu musculaire, mais seulement l'existence d'une hypertrophie prononcée des papilles, de la muqueuse et du tissu fibreux.

Mais, en Allemagne, des lésions d'un tout autre ordre ont été décrites. Pour Virchow, la tuméfaction de la langue serait due à des ectasies lympathiques; pour Billroth, ce serait une véritable tumeur caverneuse lymphatique, un angiôme lymphatique. Cette disposition caverneuse existait également dans une observation relatée par H. Maas. Winiworther décrivait, en 1874, un fait de macroglossie congénitale avec hygroma kystique du plancher de la bouche. L'examen de la tumeur démontra qu'elle était constituée par une réunion de kystes occupant les espaces intermusculaires du plancher buccal et se prolongeant jusqu'au tissu caverneux qui formait le moignon de la langue. Plus récemment, en 1880, M. Variot concluait de l'examen histologique d'un cas de macroglossie opérée dans

1. Sédillot, *Comptes rendus de l'Académie des Sciences*, 20 février 1853, t. LX et *Contributions à la chirurgie*, Paris, 1868, t. I, p. 563.

2. Bouisson, *Dictionnaire encyclopédique des sciences médicales*, 2e série, t. I, 1868.

3. Gayraud, *Étude sur le prolongement hypertrophique de la langue*, thèse de Montpellier, 1856, n° 68.

4. Humphry, *Hypertrophy and Prolapsus of the Tongue* (*Medico-chirurgical Transactions*, London, 1853, t. XXXVI, p. 113.

le service de M. le professeur Gosselin, à la formation d'ectasies lymphatiques occupant les papilles de la muqueuse, la couche sous-muqueuse et peut-être même le tissu intermusculaire.

Il résulte de ces différentes opinions que les lésions lymphathiques de la macroglossie, que Bouisson et d'autres auteurs français regardent comme exceptionnelles, seraient au contraire plus fréquentes que les altérations dues à la néoformation musculaire. Les études les plus récentes semblent le prouver. Du reste, elles concordent et, en particulier, dans le travail de M. Variot, avec la disposition du réseau lymphatique normal de la langue si bien décrit par le professeur Sappey.

J'arrive à l'étude clinique. D'après Demarquay, les symptômes de la macroglossie seraient obscurs au début. Tel n'est pas le cas de notre petit malade. Les parents eux-mêmes se sont aperçus, presque aussitôt après sa naissance, de l'état volumineux de sa langue. Nous en dirons autant du malade étudié par M. Variot : « Les parents, dit-il, racontèrent que, très peu de temps après la naissance de leur enfant, ils s'étaient aperçus que la langue était trop grosse et avait de la tendance à sortir de la bouche. »

Il est évident, cependant, que si, dans certains cas, l'hypertrophie peut passer inaperçue, quelquefois même pendant les premières années, dans d'autres cas, en dehors de l'épaisseur plus grande de la langue, l'attention des parents peut encore être attirée par quelques autres signes, parmi lesquels nous citerons d'abord une certaine difficulté, parfois même l'impossibilité absolue d'opérer la succion du sein de la mère. Bien que le mamelon de celle-ci soit bien conformé, il faut quelquefois recourir à l'allaitement par le biberon, muni d'un bout suffisamment allongé. L'état semi-béant de la bouche, la difficulté de retenir la salive peuvent encore amener de bonne heure la découverte de la malformation.

L'affection étant reconnue, on assiste généralement à une

évolution assez rapide de la tumeur; il se développe successivement une série de troubles fonctionnels, que nous avons enregistrés chez notre malade et qui sont, pour ainsi dire, invariables. Le volume de la langue, en s'accroissant dans le sens antéro-postérieur, détermine un écartement constant des maxillaires; le malade ne peut plus rapprocher les mâchoires, et la salive s'écoule de la bouche en plus ou moins grande abondance. Enfin, l'hypertrophie s'accentuant, la langue devient entièrement procidente et la portion déclive de l'organe présente l'aspect d'une tumeur plus ou moins volumineuse, recouverte d'une couche de mucus concrété, légèrement sanguinolent; sa consistance est généralement assez dure; quelquefois sa surface se recouvre de croûtes noirâtres, fendillées ainsi que de petites excoriations disséminées çà et là. Les dents forment un sillon sur les deux faces de la langue, qu'elles étranglent en quelque sorte.

L'hypertrophie, en augmentant, atteint quelquefois des dimensions considérables. Tel est le cas cité par Delpech[1] dans lequel la langue était dix fois plus volumineuse qu'à l'état normal. Elle finit par s'étaler au-devant du menton en présentant, suivant l'expression de Gaspard Pencer, les apparences d'une langue de veau. Chez notre malade, l'usage du biberon lui avait donné la forme d'une véritable gouttière, surtout dans sa portion procidente. La nutrition chez lui s'opérait d'une manière bien suffisante. Mais il est des cas où celle-ci est forcément imparfaite. La succion se fait mal. Dans un cas rapporté par Clarke, l'enfant était forcé d'enrouler sa langue autour du mamelon de sa nourrice pour opérer la succion. La préhension des aliments solides finit par devenir impossible et les malades sont condamnés à la diète liquide pour éviter des souffrances

---

1. Delpech, *Du prolapsus linguæ* (*Bulletin clinique de Montpellier* et *Revue médicale*, Paris, 1831, t. IV).

souvent intolérables. En effet, la mastication des substances solides ne se fait qu'au prix de morsures profondes sur la langue hypertrophiée; la confection du bol alimentaire n'est réalisée que lentement et le malade est obligé de recourir à l'aide de ses doigts pour opérer la déglutition.

Les grosses molaires poussent généralement d'une façon exagérée en raison de l'absence du soutien que les dents des deux mâchoires s'offrent normalement entre elles. Souvent les incisives, usées par le frottement continuel de la langue, contrastent par leur petitesse avec le développement considérable des molaires.

Le maxillaire inférieur, arrêté dans son développement, présente, dès la naissance, une atrophie portant particulièrement sur son bord libre; il subit en outre un mouvement de torsion en avant qui donne aux incisives et aux canines un certain degré de prognathisme; ces dents, en outre, plus ou moins altérées, se recouvrent souvent d'un abondant dépôt de tartre qui peut les protéger et empêcher leur chute. — La lèvre inférieure elle-même s'épaissit, s'œdématie et retombe vers le menton à la façon d'un tablier. L'exploration de l'intérieur de la bouche donne quelques résultats intéressants. La face inférieure de la langue présente des varicosités veineuses. La portion intra-buccale de celle-ci est relativement moins volumineuse que la portion procidente. Les gencives sont rouges, parfois saignantes et fongueuses. Le voile du palais et les amygdales sont entraînés en avant; l'os hyoïde et le larynx ont subi un certain degré d'ascension.

Toutes ces conditions réunies font que la respiration qui se fait par les fosses nasales est plus ou moins gênée. La phonation et la respiration sont altérées; les malades balbutient des mots inintelligibles.

La marche de cette affection est essentiellement progressive. La nutrition imparfaite et l'écoulement incessant de la salive amènent assez souvent l'épuisement du malade. Cependant, souvent, on constate au bout d'un certain temps, un arrêt dans la marche de la maladie, qui peut rester stationnaire pendant fort longtemps. Durant cette période, il n'est pas rare de voir survenir des exacerbations, des inflammations, à la suite des changements brusques de température ou d'une morsure. Le pronostic est donc essentiellement variable. Peu grave lorsque la langue est encore dans la cavité buccale, il peut devenir très sérieux lorsque l'organe est saillant, en raison des causes d'épuisement ou de suffocation que nous avons signalées. Du reste, il ne faut pas se flatter de la possibilité d'une guérison spontanée. La guérison n'a jamais été obtenue par les seules forces de la nature.

Le diagnostic de l'hypertrophie de la langue ne nous embarrassera pas. Il n'offre aucune difficulté ! On ne la confondra pas avec les diverses espèces de tumeurs de la langue, qui offrent une grande lenteur dans leur évolution et présentent des irrégularités, des bosselures qui manquent dans l'hypertrophie. Encore moins la confondra-t-on avec la glossite compliquée de procidence de la langue : la marche de la maladie, les accidents fébriles qui accompagnent cette inflammation, suffisent pour faire distinguer les deux affections. Quant à la glossite mercurielle, les renseignements fournis par le malade suffiront pour éclaircir le diagnostic.

Nous arrivons donc au traitement. On a proposé de nombreux moyens pour remédier à cette affection. On a employé, sans succès, les topiques émollients, les purgatifs, les émissions sanguines, les vomitifs, les astringents locaux. Des procédés plus rationnels et plus radicaux ont été plus heureusement appliqués. Nous devons les envisager, suivant qu'on est en présence d'un degré peu avancé, c'est-à-dire lorsqu'il n'existe encore qu'une prédisposition à la chute de la langue, et suivant qu'il y a prolapsus confirmé. Dans le premier cas, il faut éloigner les causes qui peuvent faire porter la langue en avant. On donnera à l'enfant une nourrice dont le mamelon sera long et volumineux ou on l'élèvera au biberon. A l'aide d'une bande, on maintiendra la bouche fermée et les mâchoires rapprochées entre les repas, tout en veillant aux dangers possibles d'une asphyxie en pareil cas.

Mais lorsque la langue est saillante, le chirurgien doit recourir à des moyens plus énergiques, tels que la compression ou l'ablation. La compression a donné d'heureux résultats entre les mains de Fréteau, Delpech, Humphry. Elle consiste, soit dans l'introduction de la tumeur dans un sachet de toile qu'on attire en arrière au moyen de cordons qu'on fixe à la nuque, soit dans l'application d'un bandage compressif méthodiquement appliqué. Ce moyen est malheureusement d'un emploi difficile, aussi lui préfère-t-on, de beaucoup, l'ablation de la tumeur, opération qui, du reste, est indiquée dans les cas pressants. Cette opération peut se pratiquer de différentes manières ; mais, auparavant, on doit toujours se demander quelle étendue de langue on se propose de sacrifier. D'une manière générale, il suffit de retrancher la portion de l'organe qui fait saillie au dehors de la bouche, en prenant pour limites le sillon produit par les arcades dentaires et portant l'instrument un peu en arrière de lui. L'ablation au bistouri a été souvent pratiquée. Dans ce but, on fait une incision en V qui circonscrit la tumeur linguale. On lie les vaisseaux qui donnent, puis on réunit les deux branches du V, de façon à constituer une nouvelle pointe, au moyen de la suture enchevillée. Ce procédé, conseillé par Boyer, expose à des hémorrhagies d'autant plus graves que, par suite de l'hypertrophie, les vaisseaux linguaux ont subi un développement considérable. Aussi lui préférons-nous des moyens d'exérèse moins dangereux, tels que la ligature élastique ou l'écraseur de Chassaignac, dont nous voyons l'application dans la figure 15. Encore reconnaissons-nous à la ligature élastique quelques inconvénients assez sérieux. Chez notre petit malade, je vous le disais au commencement de cette leçon, j'ai appliqué la chaîne de l'écrasseur sur la langue, au niveau du sillon des dents. La section a duré sept minutes et n'a été suivie d'aucun écoulement sanguin sérieux. Une fois la portion procidente

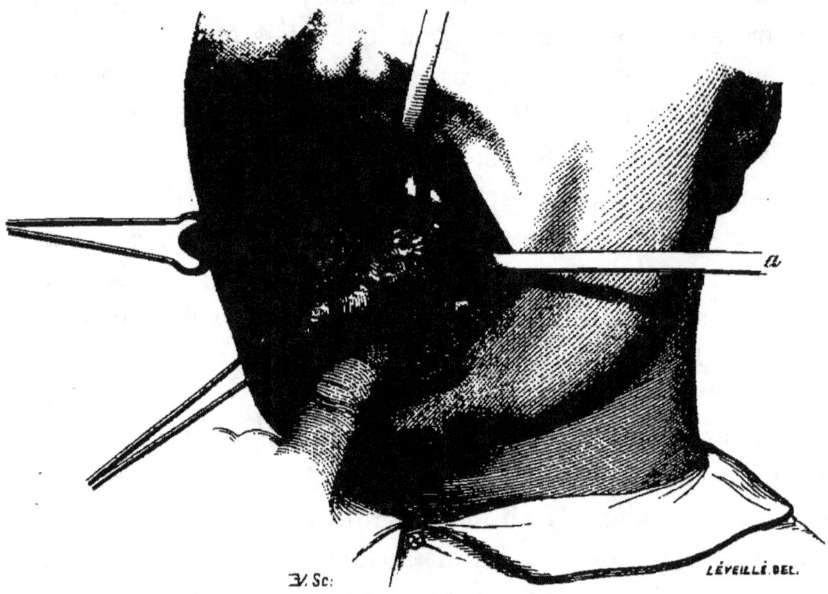

Fig. 15. — Ablation partielle de la langue. Procédé de Jæger. La langue est fendue, suivant son axe avec quelques coups de ciseaux, et il ne reste plus qu'à jeter une chaîne d'écraseur transversalement sur la base de la partie à abattre.

enlevée, le chirurgien devra faire appliquer sur le moignon lingual des topiques modificateurs, tels que du chloral ou du chlorate de potasse. Lorsque la guérison sera obtenue il devra redresser les incisives et les canines déviées, enlever les molaires trop saillantes. Si le renversement de la lèvre inférieure n'est pas modifié par l'opération, il faudra y remédier en pratiquant l'excision d'une portion de cette lèvre, soit en enlevant un lambeau en V, soit en enlevant une ellipse de la muqueuse.

SEPTIÈME LEÇON

Division des becs de lièvre. — De l'opportunité de l'intervention chirurgicale.
— Application des divers procédés.

MESSIEURS,

Nous avons en ce moment, dans le service, deux enfants ayant
un bec de lièvre, l'un simple, l'autre très compliqué. Nous
devons les opérer demain ; j'ai pensé que c'était le moment de
vous parler de cette affection, et de son traitement. Elle n'est
pas ordinairement traitée dans les ouvrages qui ont l'orthopédie pour objet. Pourtant c'est une malformation au premier chef ; et, comme son traitement est avant tout chirurgical, elle relève de l'orthopédie chirurgicale, aussi bien que
le pied bot et les affections, en général, dont la section tendineuse, qui est aussi une opération chirurgicale, est le principal traitement. Nous la considérons, nous, comme de bonne
prise pour l'orthopédie, par cela même qu'elle fait partie des
affections dans lesquelles il s'agit surtout de reconstituer, de
rétablir le type humain dans sa correction et son intégrité.

Le mot bec de lièvre, inventé par Ambroise Paré pour remplacer les anciennes expressions de *lèvre fendue de nativité* ou
de *dent de lièvre*, rappelle certainement un des aspects de cette
malformation, celui dans lequel la lèvre supérieure est fendue

comme est réputée l'être celle du rongeur auquel elle emprunte son nom, mais cette appellation s'applique très mal aux autres formes de l'affection, surtout au *bec de lièvre* accidentel, que les anciens chirurgiens ne paraissent pas avoir suffisamment distingué du congénital, dans leur exposition pathologique. On pourrait donc remplacer avantageusement, comme le veut Bouisson, l'expression de *bec de lièvre* par celle de *fissure labiale*. Cette expression a d'abord l'avantage de ne pas exagérer l'analogie un peu forcée qu'a établie l'application de *bec de lièvre* entre ce vice de conformation et l'aspect de la mâchoire des rongeurs de la série animale ; de plus elle se prête facilement à la différenciation des variétés.

Nous ne nous occuperons que des fissures labiales congénitales ; il en existe en effet d'accidentelles. Supposez un enfant qui tombe sur un tesson de bouteille : il se fait une plaie de la lèvre et si les deux bords de cette plaie ne sont pas tout de suite réunis par le chirurgien, s'ils se cicatrisent isolément, il peut en résulter une fissure qui nécessitera une opération analogue à celle de la fissure congénitale qui attirera aujourd'hui exclusivement notre attention.

On divise ordinairement les becs de lièvre en bec de lièvre *simple*, lorsqu'il n'y a qu'une division ; *double*, lorsqu'il y a deux divisions ; et *compliqué*, lorsque les parties molles ne sont pas seules intéressées et lorsque la division porte anssi sur la cloison bucco-nasale ; pour nous, nous adopterons la classification de Bouisson (de Montpellier[1]) et nous reconnaîtrons : 1° la fissure labiale ou bec de lièvre simple, dont nous donnons ici un type (fig. 16.) dans lequel les parties molles sont seules divisées ; nous en avons en ce moment un exemple dans nos salles :

1. Bouisson, *Recherches sur les fissures congénitales des lèvres ou des variétés et des causes du bec de lièvre* (*Journal de la Société de médecine pratique de Montpellier*, 1840); *Gazette médicale de Paris*, 1841, reproduit in *Tribut à la Société de chirurgie, Dict. encyclop. ds sciences*, Paris 1861, t. II.

chez cet enfant de sept ou huit ans qui est entré à l'hôpital pour tout autre chose que pour sa déformation, et sur le bord libre de la lèvre supérieure duquel je vous ai fait voir, tout à l'heure une petite encoche caractéristique; et 2° la fissure labiale *complexe* dans laquelle la fissure atteint la charpente osseuse de la région bucco-nasale.

Voyons d'abord, messieurs, le bec de lièvre simple, ou fissure labiale simple. Commençons par les cas les moins communs: la fissure labiale inférieure ou bec de lièvre de la lèvre inférieure. Il est d'une extrême rareté; si rare même qu'il a été nié par Cruveilhier; son existence a cependant été affirmée par certains auteurs, tels que Tronchin, Béclard, Meckel[1], Couronné[2]. Il occupe la partie moyenne de la lèvre : il vous est sans doute arrivé de voir des personnes ayant une lèvre inférieure charnue, avec un repli médian et un petit lobule plus ou moins saillant. On pourrait considérer cette déformation comme un premier degré de la variété qui nous occupe. La rareté tient à la précocité et à l'intégrité ordinaire du développement de l'arc buccal inférieur, signalées par MM. Gratiolet et Boguier. Si vous lisez Bouisson, vous ne serez pas étonné, connaissant son origine, de le voir à ce propos glorifier la Providence qui a rendu plus rare la fissure dont les conséquences seraient précisément les plus graves au point de vue de la santé. Il ne vous sera pas bien difficile aujourd'hui de vous défendre contre une tendance à faire entrer

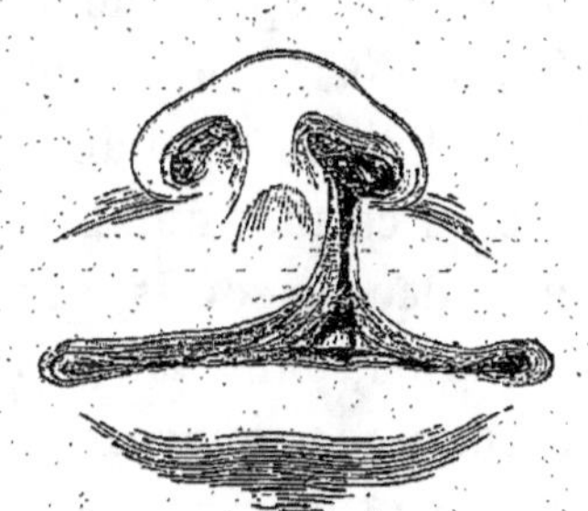

Fig. 16. — Bec de lièvre simple et unilatéral.

---

1. J.-Fréd. Meckel, *Handbuch der pathol. Anatomie*, Leipzig, 1812, Band I, Seite 523, 531, 536 (Exemple de bec de lièvre médian).

2. Couronné, *Cas de bec de lièvre de la lèvre inférieure* (Annales de la Société de médecine de Montpellier), 1819, p. 107.

en ligne de compte *les causes finales*, plus démodées encore maintenant qu'au temps de Voltaire, et vous vous abstiendrez de mettre en cause la Providence. Je vous en aurais donné moi-même l'exemple si je ne pensais pas que cette courte et inoffensive digression gravera mieux dans vos esprits un fait positif : la rareté de la fissure labiale inférieure.

Occupons-nous maintenant de la fissure labiale supérieure qui se rencontre dans l'immense majorité des cas : elle est aussi rare à la partie moyenne que la fissure labiale inférieure elle-même. La fissure latérale supérieure est au contraire la règle. Mentionnons la fissure commissurale qui donne à la bouche cet aspect que les clowns obtiennent en prolongeant fictivement la commissure de leurs lèvres avec du rouge.

La division médiane de la lèvre supérieure est naturelle chez un certain nombre d'animaux ; chez les rongeurs, quelques chauves-souris, quelques ruminants, comme le chameau et le lama, dans une variété de chiens qui ont le nez fendu par le milieu, en canon de fusil double et très souvent le sillon se prolonge sur la partie médiane de la lèvre supérieure. Chez l'homme, cette déformation est si rare qu'elle a été niée par certains auteurs ; indiquée théoriquement par Boyer, affirmée par Blandin[1], elle est authentiquement établie sur deux pièces que Bouisson a observées aux musées de Strasbourg et de Tubingen : on voit sur ces pièces la lèvre supérieure seule fendue sur la ligne médiane avec intégrité de la voûte du palais et des fosses nasales.

Le *bec de lièvre latéral* est la variété la plus commune ; c'est celle que vous avez vue dans notre salle Saint-Cosme ; elle se présente le plus souvent à gauche ; c'est un V renversé dont l'une des branches, l'interne, est verticale, et l'autre, l'externe,

---

1. Blandin, *Dict. de méd. et de chir. prat.*, 1830, art. BEC DE LIÈVRE. Voyez aussi Demarquay, *Nouveau Dictionnaire de médecine et de chirurgie pratiques*.

très oblique; elles ne forment pas l'accent circonflexe, car il y a un bord abrupt d'un côté et un bord fuyant de l'autre (fig. 17 et 18).

La profondeur de l'encoche faite à la lèvre varie beaucoup, depuis une simple perte de substance jusqu'à la division comprenant la narine et même, suivant Broca, le sillon nasolabial (voy. fig. 17 et 18).

Le *bec-de-livère bilatéral*, dont nous avons un bel exemple en ce moment, divise la lèvre supérieure, comme vous avez pu

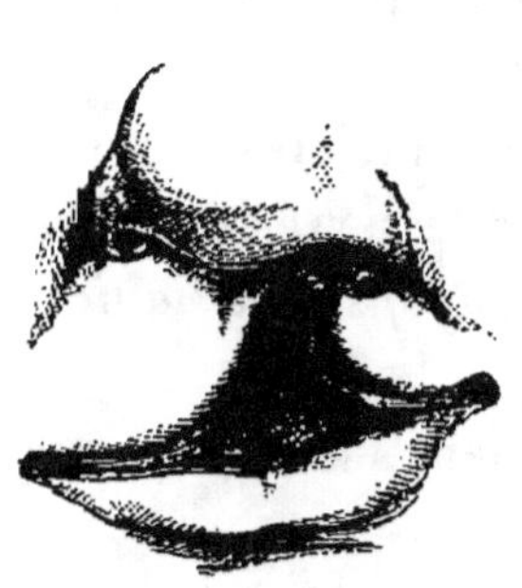

Fig. 17. — Bec-de-lièvre simple, à moitiés inégales (Demarquay).

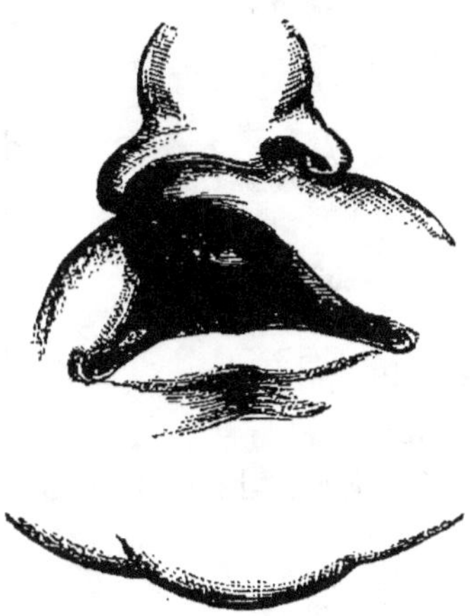

Fig. 18. — Bec-de-lièvre, dont les deux moitiés sont inégales et situées à des niveaux différents (Demarquay).

le voir, en trois languettes, deux latérales qui se continuent avec les joues et une moyenne qui constitue un petit lambeau médian, lequel va parfois se fixer au bout du nez. Il varie beaucoup dans sa forme; mais c'est toujours une malformation d'un effet déplorable, par le cachet atroce qu'elle donne à la face et surtout parce qu'elle empêche totalement la succion (fig. 19 et 20.)

Quant au *bec de lièvre génien* ou *commissural*, qui continue les commissures, il est aussi rare que le médian. La bouche est fendue jusqu'aux oreilles, quand il est double; et, lorsqu'il est simple, le prolongement de la commissure peut se faire sur

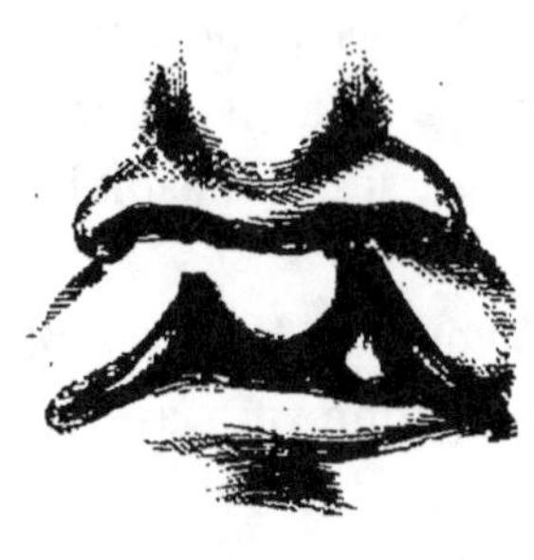

Fig. 19. — Bec-de-lièvre bilatéral.

la même ligne ou au contraire dessiner une courbe à court rayon et aboutir à l'angle extrême de l'œil comme un croc de moustache. C'est ce qu'on a appelé la *gueule de lion*. Dans ces cas, il n'est pas rare de voir le canal de Sténon fournir au bord supérieur de la fente transversale un écoulement complet de salive. Nous donnons ici plusieurs types de ces diverses variétés.

Telles sont les variétés les plus simples des becs de lièvre ou fissures labiales simples. J'arrive maintenant aux *fissures labiales complexes*.

Ces vices de conformation ne se bornent pas aux parties

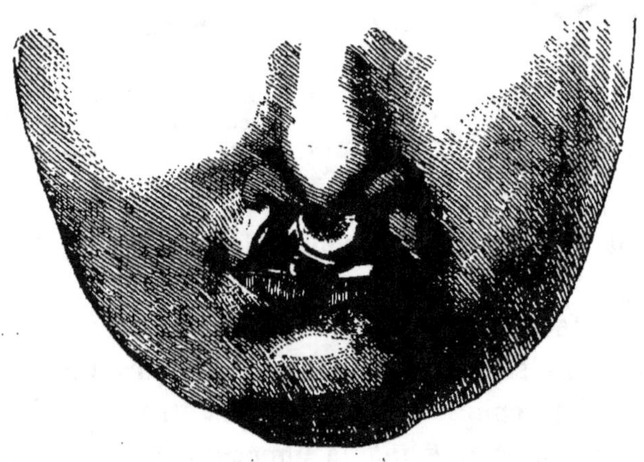

Fig. 20. — Bec-de-lièvre bilatéral.

molles et intéressent les pièces osseuses à des profondeurs variables; ils dépendent, non d'une disjonction mais d'un retard devenu permanent dans la réunion de pièces destinées normalement à se souder et, pour les bien comprendre, il est nécessaire d'entrer dans quelques détails empruntés à l'histoire du développement.

Chaque moitié du squelette du nez et de la bouche forme une demi-ceinture reliée en arrière aux vertèbres crâniennes et venant se joindre sur la ligne médiane pour former la séparation entre la cavité buccale et les fosses nasales. La limite antérieure est le bord alvéolaire, la limite postérieure est le bord tranchant des os palatins. Il y a une cloison horizontale séparatrice formée au milieu par les apophyses palatines des maxillaires supérieurs, en arrière par les sections horizontales des os palatins, en avant par les os incisifs ou intermaxillaires. La lèvre supérieure, s'attachant au bord alvéolaire, forme en avant la clôture de la bouche; le voile du palais qui vient se fixer au rebord palatin la forme en arrière; le voile du palais ne serait donc qu'une sorte de lèvre postérieure. Ainsi le voile du palais, la cloison osseuse et la lèvre antérieure constituent un ensemble, sur le tout ou sur les parties duquel pourra porter l'arrêt de développement.

Or, cet arrêt a des manifestations extrêmement variables. Tantôt il est limité à une fente labiale, avec fissure alvéolaire, aboutissant au canal palatin antérieur; tantôt la fissure se prolonge entre les apophyses horizontales des maxillaires et des palatins et peut intéresser le voile du palais (le plus souvent à gauche) : si cette disposition est bilatérale, elle a pour effet d'isoler en avant les os incisifs.

Ces os niés par Cruveilhier et Velpeau, démontrés au contraire par Gœthe, Meckel, Autenrieth et Isodore Geoffroy-Saint-Hilaire, et dont l'existence n'est plus contestée maintenant sont au nombre de deux et supportent les deux dents incisives dont ils contiennent le germe. Ils se soudent ordinairement au maxillaire supérieur dès les premiers progrès de l'ossification.

Dans le bec-de-lièvre double, ces os sont atrophiés ou hypertrophiés et impriment aux incisives les directions les plus irrégulières, tantôt en avant, à la manière des vieilles anglaises, tantôt en arrière.

J'arrive maintenant à l'étude de la *fissure labio-alvéolaire*. Cette fissure qui correspond à la ligne de séparation entre l'incisive et la canine peut être simple ou double, mais elle ne dépasse jamais le canal incisif.

L'os intermaxillaire projeté en avant par les incisives peut, dans des cas tout à fait exceptionnels, présenter une division qui le sépare en deux parties; mais c'est une complication rare et contestée.

Dans la *fissure labio-palatine*, la variété la plus commune est la fissure collatérale gauche. Dans ce cas la bouche et le nez communiquent librement; il y a une soudure intime de l'os incisif avec l'os maxillaire supérieur droit et par suite, une asymétrie de la face qui a son importance pratique. En effet, dans l'opération du bec-de-lièvre, la saillie abrupte formée à droite par cette soudure empêche les parties de s'adapter exactement et l'on est obligé de la rabattre. Dans la variété bilatérale, la communication entre la cavité buccale et les fosses nasales est beaucoup plus complète si le voile du palais est divisé. Dans ce cas le bord inférieur du vomer est libre et vient imprimer un sillon sur la face inférieure de la langue. C'est la gueule de loup dans toute sa laideur, le *rictus lupinus*. Les os incisifs isolés de partout, ne tiennent au vomer que par une sorte d'isthme très étroit et constituent un appendice proboscidien aussi gênant que difforme. Le nez s'affaisse, ses ailes s'aplatissent. La face tout entière, même le maxillaire inférieur, se déforme de la même façon.

Nous n'irons pas plus loin, messieurs, et n'entrerons pas dans le domaine propre de la tératologie; nous laisserons de côté l'absence de lèvre supérieure ou achélie; l'absence de la lèvre et des os intermaxillaires; enfin, d'après Dupuytren,l'absence de tous les éléments moyens de la face et l'extension de la fente jusqu'à la colonne vertébrale. Ce sont des défaillances de la nature contre lesquelles l'art du chirurgien n'apporte aucun secours à l'orthopédiste et qui, par conséquent, ne sont pas de notre sujet.

Si nous résumons, et cela est nécessaire, les diverses variétés de fissures que nous venons de passer en revue, nous trouvons :

1° Le bec-de-lièvre incomplet ne dépassant pas le bord libre de la lèvre.

2° La scissure de la lèvre jusqu'à la moitié de sa hauteur.

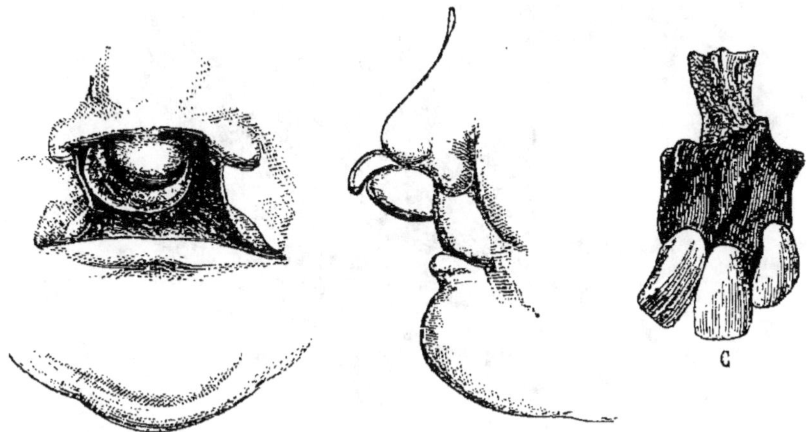

Fig. 21. — Bec-de-lièvre double avec fissure de la voute palatine vu de face avant l'opération (Holmes).

Fig. 22. — Le même, vu de profil avant l'opération.

Fig. 23.—Le tubercule médian isolé C. incisive supérieure.

3° La division complète de la lèvre en deux parties égales ou inégales, suivant que la fissure est médiane ou latérale.

4° La division multiple de la lèvre supérieure sans altération notable du bord alvéolaire.

5° La divison multiple de la lèvre avec fissure plus ou moins complète et profonde du squelette et du voile du palais. On

peut, par les figures 21, 22, 23, se rendre un compte exact de
ces variétés.

6° La disparition de la lèvre et de la cloison bucco-nasale.
Je ne vous donne cette dernière classe que pour mémoire, car
nous n'opérons que les cinq premières. La saillie de l'os in-

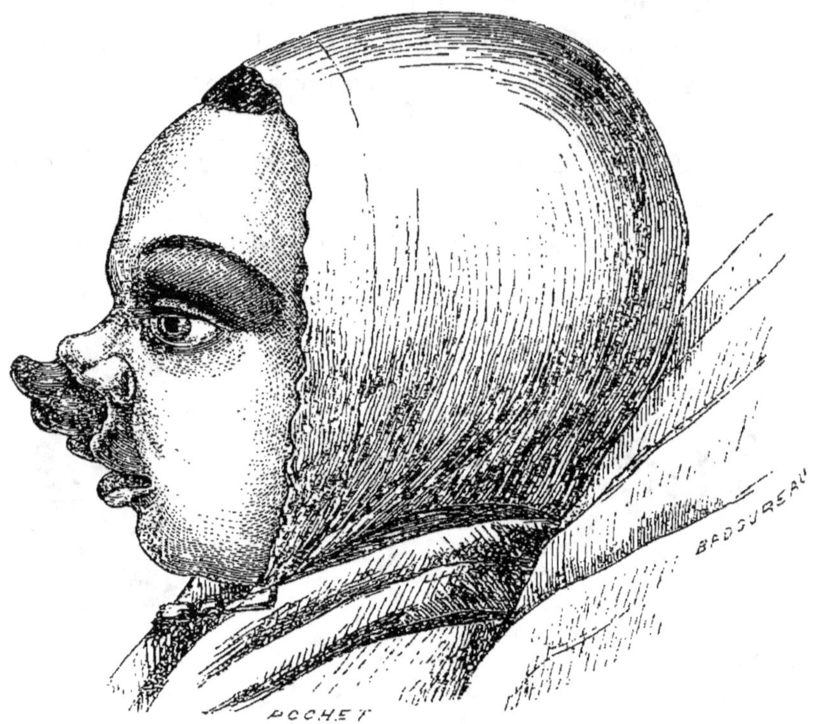

Fig. 24. — Saillie de l'os intermaxillaire. Insertion du lobule médian de la
lèvre au bout du nez (Quersant).

termaxillaire et la situation horizontale des incisives sont bien
représentées par ces deux figures 24 et 25.

Avant d'aborder le côté pratique, celui du traitement,
laissez-moi vous dire un mot de l'étiologie. On a parlé de
causes mécaniques agissant pendant la vie intra-utérine et c'est
vraiment dommage qu'il n'y ait pas lieu de s'attarder à une
pareille étude, car l'énumération de ces causes ne manque ni

d'intérêt, ni surtout d'imprévu : le fœtus, d'après certains auteurs et Jourdain en particulier, dans un moment de colère. se déchirerait les lèvres avec ses poings. Haller admettait l'éclatement de la lèvre supérieure produit par l'écartement des maxillaires. On a invoqué aussi la traction qu'exerceraient

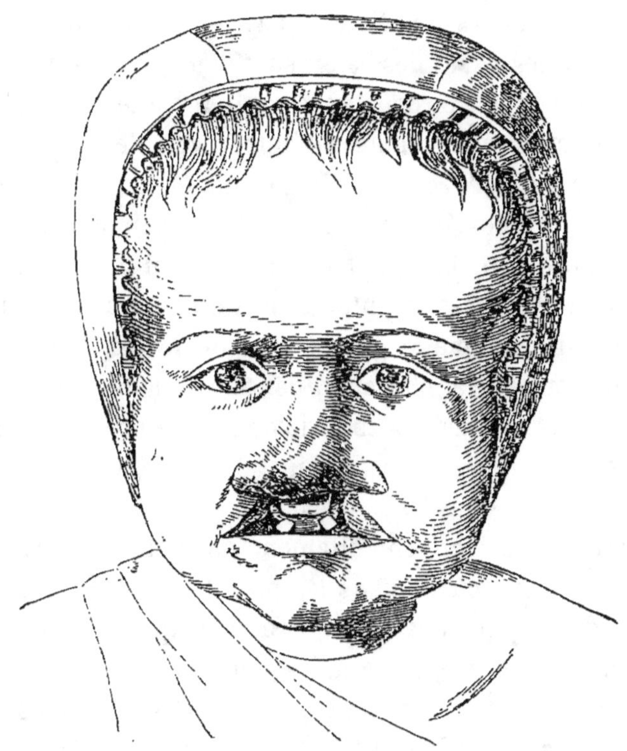

Fig. 25. — Bec-de-lièvre avec saillie des os intermaxillaires qui sont projetés en avant et qui portent horizontalement les dents inaisives (Ch. Phillips).

des adhérences anormales avec le placenta; mais cela n'est guère admissible, car le bec de lièvre doit se former bien avant le placenta. Nous avons dit à propos des *nævi materni*, tout ce qu'on devait penser de l'influence de l'imagination de la mère. Quelques coïncidences frappantes, par cela même qu'elles sont rares, ne peuvent donner à cette influence plus de valeur qu'elle n'en comporte réellement.

Nous nous arrêterons un peu plus à l'examen d'une cause plus sérieuse : l'hérédité, dont l'influence au premier abord ne semble pas contestable. Il est certain que des exemples de bec de lièvre ont été souvent relevés dans les mêmes familles, de génération en génération, Demarquay[1] et Trélat ont noté quelques-uns de ces exemples. J'en suis peut-être moins frappé qu'un autre, par une circonstance toute fortuite, c'est qu'étant appelé, comme chirurgien des enfants, à voir de nombreux cas de bec-de-lièvre, je n'ai eu que très rarement l'occasion de relever des cas où l'hérédité fût manifeste. S'en tenir à cette cause, c'est d'ailleurs pour moi déplacer la question plutôt que la résoudre. Je ne veux pas imputer, à ceux qui admettent franchement l'hérédité comme origine du bec de lièvre, l'opinion arriérée qui consiste à chercher dans le germe des éléments héréditaires préformés : la théorie de l'épigénèse appuyée sur l'étude de l'embryogénie a fait justice de cette erreur. Il ne peut donc y avoir, dans les cas de bec de lièvre dits héréditaires, qu'un arrêt de développement amené peut-être par les mêmes causes restées obscures dans les mêmes familles, mais c'est l'arrêt de développement seul qui nous importe et qui rend compte de tous les cas, héréditaires ou non.

L'influence des maladies intra-utérines, soutenue avec un succès très relatif par Cruveilhier, Velpeau, nous ramène, par le même chemin, à l'étiologie fondée sur l'arrêt du développement qui jouit, actuellement, d'une faveur universelle et méritée. Cette théorie, ébauchée par Paré, Meckel, Béclard et Blandin n'a acquis une certaine précision que depuis les beaux travaux de Coste. Le cadre de notre sujet ne nous permet pas de nous

---

1. Demarquay, *Nouveau Dictionnaire de médecine et de chirurgie pratiques,* Paris, 1866, article BEC-DE-LIÈVRE.

étendre longuement sur le développement de la bouche, mais je veux vous donner un résumé des idées de cet auteur : deux bourgeons doivent former, chez l'embryon, la mâchoire inférieure; deux, la mâchoire supérieure; enfin deux autres, situés entre les bourgeons de la mâchoire supérieure, constituent les bourgeons incisifs ou intermaxillaires. Le bec-de-lièvre inférieur, si rare d'ailleurs, comme je vous l'ai dit, sera le résultat d'un défaut de coalescence des bourgeons charnus destinés à former la mâchoire inférieure et, comme cette coalescence doit se faire le plus promptement, l'arrêt de développement doit correspondre au premier terme de la formation.

Le bec-de-lièvre médian de la lèvre supérieure répond à l'arrêt de développement des deux bourgeons intermaxillaires, et l'origine de cette malformation serait antérieure à celle des difformités latérales de la lèvre.

Le bec-de-lièvre latéral résulte de la non-coalescence d'un bourgeon maxillaire supérieur avec le bord correspondant du bourgeon incisif. La fissure sera double si la réunion ne se fait pas plus d'un côté que de l'autre. Quand le défaut de réunion sera superficiel, la lèvre seule sera divisée, mais s'il est plus profond, l'isolement des os incisifs sera complet.

Quant au bec de lièvre génien ou commissural, il est dû à la persistance de la fissure transversale qui sépare les bourgeons maxillaires supérieurs des bourgeons maxillaires inférieurs.

J'arrive maintenant au côté pratique : à quel âge doit-on opérer le bec de lièvre? Suivant Dionis et Garengeot, l'opération ne doit être faite qu'à la quatrième ou à la sixième année. Ces auteurs donnent comme raisons, la ténuité des tissus et leur friabilité plus grande, la possibilité d'agir sur le moral de l'enfant, qui, sensible à la difformité et désireux de la faire cesser, secondera de son mieux l'opérateur. Il faut croire, messieurs, que les enfants de ce temps étaient beaucoup plus avancés que les nôtres, je ne dis pas que les premières raisons que donnent ces auteurs ne soient pas bonnes, mais je ne crois pas, au concours moral d'enfants de quatre à six ans. Ce que j'ai vu, pour ma part, dans ma pratique, ne m'encourage pas à attendre un éveil aussi précoce de la coquetterie.

D'autres veulent, au contraire, qu'on opère à la mamelle et, parmi eux, je vous citerai Ledran, Boonhuysen, Burch, Delmas; ils se précipitent sur l'enfant qui vient de naître et l'opèrent deux heures après sa naissance, se fondant sur la riche vascularité des parties et sur l'activité de la circulation au moment le plus rapproché de la naissance, pour espérer une réunion rapide et une adhérence complète des parties divisées; mais je n'admets pas que ces causes puissent favoriser une adhésion aussi prompte.

Boyer et Dupuytren sont partisans d'une opération tardive; ce qu'ils craignent surtout, et à juste titre, c'est la désunion rendue facile par la tenuité extrême des tissus, c'est surtout l'hémorrhagie.

Cette crainte n'a pas eu de prise sur les partisans de l'opération hâtive qui appartiennent en général, il faut bien le dire, à la spécialité de l'accouchement. Si nous étions encore au temps où les diverses provinces de l'art médical fourrageaient sur leurs frontières réciproques et soutenaient à propos de ces limites de véritables guerres, on ne manquerait pas de dire que les accoucheurs se hâtent d'opérer les petits malades pendant qu'ils les tiennent ou que, justement impressionnés par le lourd tribut que les premières années de la première enfance payent à la mortalité, ils ne veulent pas laisser les becs de lièvre disparaître sans avoir enrichi la science de leur observation.

Loin de nous l'idée d'entamer ces procès de tendance, et de transformer l'étude du bec-de-lièvre en une enquête psychologique sur les motifs de nos confrères. On est néan-

moins étonné de voir quel singulier point de vue, combien
peu scientifique a été adopté, dans une circonstance mémorable, par l'une des têtes de la profession.

Il s'agit d'un mémoire présenté par P. Dubois[1], le fils du
grand Dubois, à l'Académie, sur certains cas heureux d'opération hâtive du bec-de-lièvre. Sa statistique, un peu trop micros-
copique, compte sept guérisons sur sept cas de bec-de-lièvre
opérés à la naissance. Ce que j'aime surtout dans son mémoire
et ce que je veux surtout vous signaler, ce sont les raisons
qu'il donne pour légitimer sa manière de faire ; on dirait qu'on
a reculé de deux ou trois siècles en arrière. Écoutez ce qu'il
dit : « *La guérison des enfants répond à un besoin ardent des
parents ; la naissance d'un enfant atteint de bec-de-lièvre est
un grand malheur, surtout pour une famille qui occupe par
ses lumières ou sa fortune une haute position sociale et le chirurgien peut s'inspirer de cette considération pour tenter
une guérison hâtive.* »

Il y a dans cette réflexion quelque chose de vrai que tout
praticien doué d'un peu d'esprit d'observation a été à même
de constater, c'est la hâte irréfléchie des parents qui veulent
l'opération, à tout prix et tout de suite, pour se débarrasser de
la vue d'une infirmité qui les humilie au moins autant qu'elle
les peine. Faut-il le dire, et pourquoi ne pas le dire, puisque
cela est absolument vrai et que nous sommes entre médecins,
si le fameux barathre de Lacédémone, cet engin barbare de
sélection, destiné par un législateur naturaliste avant la lettre,
à la cure radicale et instantanée des enfants malformés, fonction-
nait encore, il se trouverait des parents qui, tout en protestant,
se sentiraient soulagés d'un grand poids. Or, ceux-là se ren-
contreraient précisément parmi les sommités sociales qui

---

1. Paul Dubois, *Sur le bec-de-lièvre et le moment le plus opportun pour
l'opérer* (*Bulletin de l'Académie de médecine*, Paris, 1845, p. 766, t. X).

font grand état d'eux-mêmes et de leur race. Est-ce une raison pour entrer en leur faveur dans la voie généralement désapprouvée des opérations de complaisance ? S'il y avait lieu à pencher un peu d'un côté ce serait, au contraire, en faveur des malheureux qui ont besoin de ne pas être un objet de répulsion pour ceux dont ils dépendent et non pour ceux qui possèdent, avec les richesses, un moyen d'imposer ou de faire accepter leurs infirmités.

Il y a des parents qui cachent leurs enfants jusqu'à ce qu'ils aient été opérés et qui, s'ils vous voient hésitant, vous engagent à tout risquer. De là ces opérations hâtives faites par les accoucheurs, qui manquent le plus souvent, et qui alors ont besoin d'être recommencées en temps convenable, avec des chances de réussite moindres que si aucun essai n'avait été tenté.

Depuis la communication de Paul Dubois, la Société de chirurgie a repris la question et une discussion s'est engagée à ce sujet. Lenoir, Danyau, Marjolin se prononcèrent pour l'opération hâtive. Denonvilliers et Michon la combattirent. Guersant fut, comme toujours, conciliant et éclectique et son opinion, bien qu'elle fut la plus compétente, y perdit quelque chose de son importance.

Demarquay a donné une statistique de sept ou huit pages (1) : il arrive à démontrer qu'on peut réussir à tout âge, au moins dans le cadre de sa statistique qui, tout en étant assez vaste n'embrasse pourtant pas un nombre de cas assez considérable pour être démonstrative.

Aussi, bien que j'estime comme Bouisson, en présence de cette divergence d'opinions, que l'opinion de chacun est fondée bien moins sur une étude sérieuse de la statistique que sur des

---

1. Demarquay, *Nouveau Dictionnaire de Médecine et de chirurgie pratique,* Paris, 1866, article BEC-DE-LIÈVRE.

impressions personnelles tirées de sa propre expérience, je dirai, conformément au même ordre d'idées : opérez, si vous le voulez, le bec-de-lièvre simple à la naissance, mais, quand il s'agira d'un grand traumatisme, d'une perte de sang considérable, d'une opération longue, comme, par exemple, l'ablation de l'os incisif, différez jusqu'à ce que l'enfant ait dix-huit mois ou deux ans. Vous auriez en agissant autrement à enregistrer des désastres que l'amour-propre des parents vous pardonnerait facilement, mais que vous reprocherait votre conscience.

Abordons, maintenant, messieurs, le traitement proprement dit. Nous sommes en présence d'un cas simple : l'enfant a un an ou un peu plus, nous sommes dans de bonnes conditions, nous n'avons pas à craindre d'épidémie de diphtérie. Comment allons-nous opérer?

Commencez d'abord par lui donner quelques bouffées de chloroforme. Est-ce bien nécessaire? oui, car on épargne ainsi la douleur la plus vive, à savoir celle qui résulte de la taille des lambeaux : on a aussi une immobilité plus complète qui permet de les tailler à son aise. Armés du bistouri et de la spatule, vous décollerez ensuite, des deux côtés, les portions de lèvres qui sont unies par des freins muqueux au bord alvéolaire ; vous décollerez, de façon à permettre à vos lambeaux d'être mobilisés à droite et à gauche. Certains auteurs conseillent de tailler d'abord et de décoller ensuite; mais c'est là une erreur, car c'est la taille des lambeaux qui vous donne du sang, tandis qu'on peut toujours décoller sans hémorrhagie.

Ce temps, bien fait, doit être exsangue.

Nous arrivons à l'avivement. Si on ne considérait que la facilité et la rapidité de l'opération, peut-être même la beauté absolue du résultat en cas de succès, on se bornerait à faire, comme les accoucheurs, à l'aide de forts ciseaux ou à l'aide du bistouri, la section des deux bourrelets muqueux qui bordent le bec-de-lièvre ; on obtiendrait ainsi deux belles surfaces cruentes, très aptes à se rapprocher.

Quand l'opération réussit, de cette façon, on a un très joli résultat, il ne reste pas d'encoche sur le bord libre de la lèvre ; on n'a qu'une cicatrice linéaire blanchâtre et l'enfant peut passer, plus tard, pour être tombé sur une vitre et s'être fendu la lèvre. Mais supposez, et c'est ce que vous devez toujours craindre, que par le fait d'une complication les deux lambeaux se décollent ; vous avez alors perdu une quantité considérable d'étoffe, et rappelez-vous que ce que vous devez ménager avant tout, c'est l'étoffe. Aussi, pour ma part, je me borne toujours à enlever le bourrelet muqueux de la partie du bec de lièvre la plus courte, c'est-à-dire de la branche verticale du V renversé qui constitue la fissure. Ce bourrelet excisé, je fais sur la branche oblique du V, une incision parallèle à son bord libre et taille un gros lambeau à base inférieure, que je rabats de manière qu'il vienne affronter la surface saignante du côté opposé. De cette façon, si j'ai un insuccès dans ce procédé que j'appelle le procédé du verrou, parce que le lambeau rabattu vient comme un verrou compléter la coaptation des deux surfaces séparées à la fois par une fissure et par une perte de substance, j'ai sacrifié seulement un peu de muqueuse d'un côté, et j'ai gardé des ressources pour une nouvelle tentative, dans le cas où elle deviendrait nécessaire. Les deux figures 26 et 27 qui suivent donnent une idée assez exacte du procédé.

Je préfère donc le procédé du verrou qui donne moins d'accidents et moins d'insuccès.

Je suppose maintenant que la surface cruente et le lambeau sont préparés, que la coaptation a été pratiquée, comment faut-il faire les sutures ? Je passerai sous silence tous les procédés qui ont été imaginés pour les faciliter et je ne vous parlerai que d'un seul, qui a été, sinon inventé, au moins mis en lumière par Demarquay. C'est celui de la broche contentive.

L'enfant, après l'opération, va crier, il tendra sa lèvre et fera éclater les sutures. Demarquay conseille alors de prendre une longue aiguille à corps de maillechort et à pointe d'acier, de la faire pénétrer sous les ailes du nez, au-dessous de la cloison. On jette un fil à l'aide duquel on pratique sous le nez et au-dessus du siège de l'opération une véritable suture entortillée qui fronce un peu les narines et les bouche même incomplètement, mais interdit aux deux lambeaux toute possibilité d'écartement; on doit serrer de façon à obtenir un plissement de la

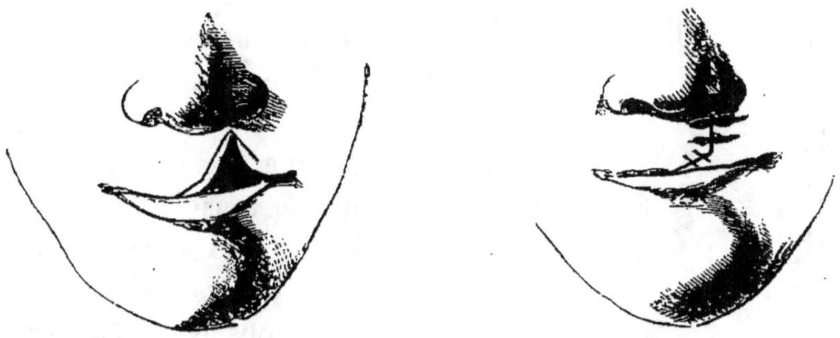

Fig. 26 et 27. — Opération d'un bec de lièvre à moitiés inégales.

lèvre supérieure. Cette amélioration est un progrès énorme apporté à la guérison du bec de lièvre.

Quand la broche est bien fixée, on opère la réunion. On a beaucoup discuté pour savoir à quelle méthode on devait donner la préférence.

Guersant se servait d'épingles, d'autres d'aiguilles, et, suivant que l'on employait les fils souples de lin ou de soie et les fils rigides en argent, on préconisait certains porte-aiguilles ou certaine chasse-fils ; on peut affirmer, aujourd'hui, que l'aiguille de Reverdin, a fait table rase de tout cet arsenal. Vous m'avez vu en faire usage dans toutes les opérations ; elle est d'une introduction toujours facile, charge autant de tissu qu'il est nécessaire, présente au fil d'argent sa mortaise qu'un verrou a ouverte, inclut ce fil d'argent de la manière la plus étroite et, une fois le verrou refermé, repasse par le chemin déjà parcouru, entraînant le fil avec elle et cela doucement, sûrement, sans contusion de l'orifice d'entrée et, à plus forte raison sans déchirure. Aussi, je vous le répéte, quelque peu de goût que je professe pour les instruments spéciaux, je considère l'aiguille de Reverdin comme un petit chef-d'œuvre d'invention et de mécanisme, que rien ne saurait remplacer, qui doit toujours avoir sa place dans la trousse du chirurgien et qui vous rendra toutes les sutures aussi faciles que possible (fig. 28).

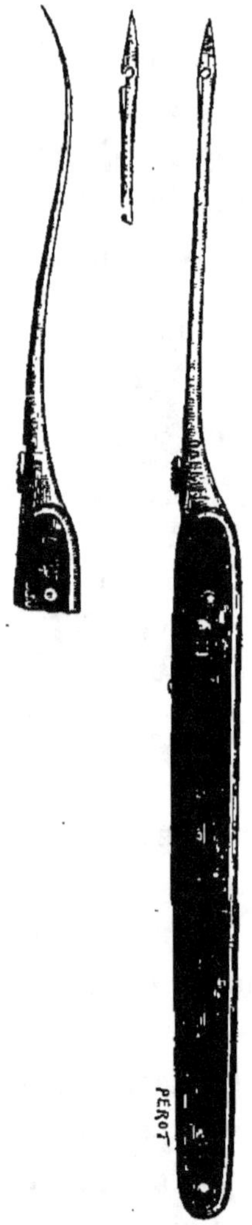

Je vous conseille de vous servir de fils métalliques, de fils d'argent, car rien n'est supporté comme eux par les tissus et rien n'est aussi résistant. Vous avez passé avec l'aiguille de Reverdin trois fils ou à peu près; avant de serrer, il est toujours une petite précaution que je vous recommande et que vous ne devrez jamais oublier; il faut absterger, à l'aide d'une petite éponge imbibée d'une solution phéniquée ou boriquée, les deux surfaces saignantes et les débarrasser ainsi des caillots qui gêneraient l'adhésion; après cela, vous pourrez serrer vos fils.

Fig. 28. — Aiguille de Reverdin.

Pour serrer les fils, le procédé le plus simple est le meilleur. Pour tordre, servez-vous des doigts comme le font les jardiniers lorsqu'ils veulent tordre un lien d'osier autour d'un arbuste et de son tuteur. Le doigt, seul, vous donnera la sen-

sation du degré suffisant de constriction qu'il ne faut pas dépasser. Ne vous servez pas, comme le font quelques chirurgiens et comme je l'ai fait moi-même pendant longtemps, du
tord-fil. Vous perdez avec cet instrument toute notion exacte
de la constriction suffisante; vous pouvez dépasser le but en
serrant trop et par conséquent en coupant les tissus qu'embrasse votre fil d'argent. La main, seule, vous donnera la juste
mesure et vous permettra d'affronter les lambeaux sans exagérer la tension du fil. Vous commencez, généralement, par
l'extrémité inférieure ou latérale et vous terminez par la partie
la plus rapprochée du nez.

Quand vous aurez mis vos trois points de suture, souvent il
restera une petite languette inférieure de muqueuse qui ne
sera pas soudée. C'est dans ce cas, que vous utiliserez encore
l'aiguille de Reverdin, vous servant, cette fois, non d'un fil de
crin végétal ni d'un fil d'argent, mais d'un fil de chanvre très fin
avec lequel vous fixerez l'extrémité de la languette au côté opposé.

Lorsque vos sutures sont terminées, placez votre appareil
contentif. Lorsque je ne me servais pas de la broche, je m'é-
vertuais à empêcher l'enfant de disjoindre les sutures, à l'aide
d'une contention permanente exercée de différentes façons
par des bandelettes. La religieuse du service avait imaginé
deux moustaches artificielles formées par deux bandes de toile,
munies d'agrafes qui étaient fixées sur les joues à l'aide de
collodion et rapprochées au moyen de fils. C'était une sorte de
suture sèche supplémentaire. Avec la broche contentive, tout
cet appareil devient inutile, et il est matériellement impossible
à l'enfant de produire l'écartement si redouté. Le seul inconvénient, que je vous signale, est une occlusion partielle des
narines qui oblige l'enfant à respirer pendant quelque temps
par la bouche. On peut faire facilement des applications de
compresses imbibées d'une solution phéniquée, et maintenir la
plaie dans un état d'humidité suffisant.

Le lendemain de l'opération, vous avez sous l'œil un gonflement assez considérable des lambeaux qui sont rouges, chauds
et tendus, cela ne doit pas vous effrayer, c'est au contraire une
bonne chose. Il vous arrivera parfois de constater de la pâleur
de vos lambeaux, ce qui n'est pas d'aussi bon augure, ne craignez pas la gangrène; j'augure toujours bien d'un bec de lièvre
que je trouve turgescent, analogue à un tissu érectile et dans
une sorte d'orgasme qui n'est pas sans analogie avec celui des
corps caverneux. Du reste, rien n'empêche qu'on se mette en
règle contre le danger très chimérique de l'inflammation en
appliquant de petites compresses imbibées d'eau fraîche ou
d'eau de sureau, le lendemain de l'opération. A quel moment
devrez-vous enlever les sutures? C'est ce qui va nous occuper
maintenant. C'est la broche que vous devrez retirer la première; donnez lui de petits coups tous les matins : elle est très
serrée le premier jour, encore plus le deuxième, mais, le quatrième jour, elle ne tient plus en place et vous pouvez facilement l'enlever. Quelques précautions qui aient été prises pour
préserver la peau contre la pression du fil au niveau des orifices
d'entrée et de sortie de la broche, il est constant de trouver
en ces deux points deux ulcérations de la largeur d'une pièce
de quatre sous. Pour les éviter on a employé des plaques de
gutta-percha, de plomb, mais rien n'y fait. Ces petites ulcérations superficielles guérissent très bien et ne laissent pas de
traces. Vous devrez donc rassurer les parents toujours effrayés.

Quant aux sutures, malgré la divergence d'opinions relative à leur retrait, je partage l'opinion de Guersant et je les
laisse aussi longtemps que possible. Les uns les enlèvent dès
le deuxième jour; d'autres, le quatrième; on peut les laisser
huit, neuf, dix et même onze jours. Vous aurez, dit-on, de la
suppuration; mais elle n'est pas un obstacle à la réunion. Mes
fils pourront couper les tissus au niveau des points qu'ils
compriment, mais si on réfléchit, d'une part à l'adhérence so-

lide que l'on obtient dans tous les points intermédiaires et, d'autre part à la désunion immédiate, qui, chez certains enfants suit l'enlèvement prématuré des fils, je crois que la temporisation est une bonne chose.

Il ne faut pas s'effrayer non plus, quand toutes les sutures sont enlevées, de l'inégalité des surfaces réunies. Ce relief des bords effraie beaucoup les parents; vous devrez leur dire que tout cela disparaîtra, et c'est ce qui arrive toujours.

Le procédé que je viens de vous décrire, n'a pas toujours été adopté par moi, et longtemps je me suis servi du procédé de Clemot (de Rochefort) dit encore procédé à trompe (voir la fig. 29). Il séduit les commençants, les timides et ce n'est que plus tard qu'on s'aperçoit de ses inconvénients. Au lieu d'a-braser les surfaces muqueuses, il n'entame pas le bord libre et, par transfixion, circonscrit la fissure représentée par le bec-de-lièvre à l'aide d'un V renversé, dont la pointe dépasse le som-

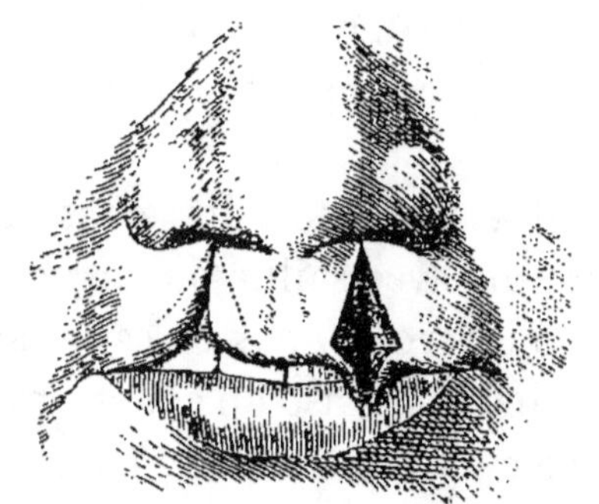

Fig. 29. — Procédé de Clémot (de Rochefort) et de Malgaigne.

met de l'encoche et dont les extrémités correspondent aux deux bourrelets muqueux qui constituent sa base. Le bec-de-lièvre et l'incision représentent deux V renversés, concentriques. L'in-cision terminée, il attire en bas, à l'aide d'une pince, le som-met du V, et la figure ainsi obtenue devient un losange dont les deux côtés supérieurs sont aussitôt rapprochés à l'aide de trois points de suture, alors que les deux côtés inférieurs constituent une sorte de prolongement en forme de trompe, qui, très volu-mineux d'abord, ira toujours en s'atrophiant. Un des avantages de ce procédé est le suivant : supposez que l'opération manque, vous n'avez pas perdu d'étoffe, la trompe remonte et le bec de

lièvre se reforme un peu corrigé. Aussi, cette opération doit-
elle être celle des maladroits dont elle couvre la retraite. Un
inconvénient grave et que vous comprenez, c'est que l'enfant
a une trompe, qui diminue il est vrai, mais qui forme toujours
un petit prolongement. Au bout de dix mois, on se décide a
intervenir, on abrase; si l'on va trop loin, on reproduit de
nouveau une encoche. Aussi, dans le cas où, après vous être
servi de ce procédé, vous voudrez faire disparaître la trompe,
il vaut mieux l'attaquer, couche par couche, et le plus tôt possible.

J'arrive maintenant, messieurs, à la conduite à tenir devantt
le bec-de-lièvre compliqué. Prenons, si vous le voulez bien,
pour type, le petit malade que je vous ai fait voir dans la salle
Saint-Côme.

Il est âgé de quinze mois; il présente une fissure labiale
double avec saillie de l'os intermaxillaire.

Que ferons-nous de cette saillie gênante au suprême degré?
Quand elle est trop considérable pour se loger après avoir été
luxée en arrière entre les deux maxillaires supérieurs, il n'ya
pas à hésiter, il faut la réséquer après une dissection très
soignée de la peau qui recouvre le lobule; celle-ci nous servira en effet pour faire la sous-cloison. Mais comment enlever
ce lobule? Autrefois je le r éséquais dans une opération préliminaire, mais maintenant je l'enlève pendant l'opération, au
moyen d'une pince coupante, après avoir bien fait relever la
peau; jamais je n'ai eu d'hémorrhagie osseuse consécutive.
Les chirurgiens timorés se servent de l'écraseur.

Dans le cas où l'os incisif ne forme pas l'île que je viens de
vous décrire, mais, qu'il tient à un des maxillaires par un de
ses bords, il faut l'attaquer vigoureusement avec la gouge et
le maillet; on le luxe ensuite en exerçant sur lui une poussée
et on tend à le loger entre les deux os maxillaires. En un mot
votre but est de n'avoir point à lutter contre des saillies

osseuses plus ou moins inégales qui, repoussant en avant les
lambeaux, s'opposent à leur réunion immédiate.

Cela fait, j'arrive à l'avivement périphérique du petit lobule
médian. Je ne vous indiquerai qu'un procédé qui a été employé par moi depuis longtemps, mais que Trélat revendique.
L'os incisif est détaché et repoussé : il nous reste pendante au
milieu des deux autres saillies une loquette de peau. Il faut
aviver ce petit lambeau qui doit former la sous-cloison et qui

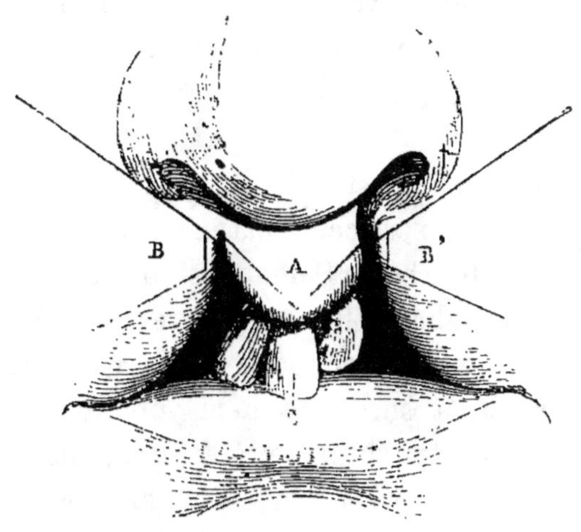

Fig. 30. — Opération du bec-de-lièvre, procédé de Sédillot.
A. Tubercule médian ; B, lèvre droite ; B' lèvre gauche ; C, incisive supérieure.

doit saigner par toute sa périphérie. Je le saisis avec une pince
et, avec un bistouri à lame très étroite, je fais trois incisions
qui le convertissent en un trapèze ; le bord libre est reséqué et
j'ai sur les trois côtes une surface saignante.

J'arrive maintenant à la question capitale de la taille des
deux lambeaux et j'emploie le procédé à double verrou ou
procédé de Sédillot, que la figure 30 représente exactement.
Qu'est-ce que cela veut dire ? Le plus souvent il y a un gros
et un petit lambeau ; l'un est mince et en général plus droit,
c'est le petit ; je m'en servirai comme de lambeau intermédiaire

ou verrou supérieur; l'autre plus charnu, beaucoup plus oblique, le gros lambeau, sera le verrou inférieur; c'est lui qui formera la clef de voûte de l'édifice, le bord libre de la lèvre. Mais pour que le verrou supérieur puisse se caser entre le lobule et le verrou inférieur, il est de toute nécessité qu'il présente deux surfaces cruentes; c'est ce que j'obtiens en enlevant d'abord avec soin la muqueuse qui le recouvre, avant de tailler à l'aide du bistouri le lambeau à pointe supérieure et à base inférieure. Quand vous taillez le verrou inférieur, vous devez agir largement, mais à la condition de toujours laisser une base très épaisse, de façon à ce que la nutrition s'y fasse très facilement.

Voilà vos lambeaux bien taillés, il faut les coudre et c'est un vrai jeu ou plutôt un exercice de patience.

N'oubliez pas la broche de Demarquay qui traversera la base de votre lambeau médian; elle le repousse en arrière et le force à former la sous-cloison. Cela fait, le verrou supérieur et le verrou inférieur étant successivement appliqués contre le lobule médian, vous les suturerez à l'aide de fils de métal ou de chanvre suivant que les points à fixer devront présenter une résistance plus ou moins considérable. Il n'y a pas de règles à établir pour ce temps; vous vous inspirerez des circonstandes et vous ferez en sorte que la tension ne soit pas trop grande. Si elle vous paraît trop grande, faites bravement deux incisions latérales, de chaque côté de l'aile du nez.

Supposez maintenant que le cas est plus simple et qu'au lieu d'une fissure bilatérale, vous n'ayez qu'une fissure unilatérale, vous n'avez qu'à faire deux verrous et à les réunir.

Un mot maintenant, messieurs, sur les accidents et les complications.

L'accident immédiat de l'opération du bec-de-lièvre est à coup sûr l'hémorrhagie. Certains chirurgiens en triomphent en augmentant un peu le degré de constriction de leurs sutures.

Je dois dire que chez certains enfants très jeunes elle m'a beaucoup effrayé, soit par son abondance, soit par sa persistance.

Je dirai plus; c'est la principale raison qui m'a fait différer l'opération jusqu'à l'âge d'un an.

Je n'ai cependant jamais eu d'hémorrhagie mortelle, ni même d'hémorrhagie qui ne se soit définitivement arrêtée, une fois les sutures mises en place. En attendant, le mieux est d'employer la glace que l'on enferme dans un sachet de baudruche et qu'on applique sur la plaie.

L'érysipèle est une complication redoutable de l'opération, en ce sens que les sutures manquent dès l'invasion de cette phlegmasie; je vous recommande dans ce cas la pratique que j'emploie depuis neuf ans et qui m'a toujours très bien réussi; elle consiste à purger les malades tous les jours; il m'est même arrivé d'en purger jusqu'à treize fois de suite.

La désunion des sutures s'observe encore dans les complications si fréquentes à l'hôpital des Enfants, je veux parler de la rougeole et de la scarlatine.

Mais la véritable pierre d'achoppement de l'opération du bec de lièvre, c'est sans contredit la diphthérie. Elle agit en effet en raison même des énormes surfaces de section qu'elle envahit; on remarque d'abord une petite plaque qui s'étend et qui bientôt amène la désunion de tous les fils. C'est une opération à recommencer, mais il est bien rare qu'on en ait l'occasion, car le plus souvent les malades meurent. On doit donc s'abstenir de l'opération du bec-de-lièvre, qui, d'ailleurs, n'est jamais une opération d'urgence, quand la diphthérie sévit avec plus de vigueur qu'à l'ordinaire. Cette abstention serait d'autant plus sage que la méthode antiseptique n'est guère applicable dans cette opération, et qu'à part le spray, les lotions phéniquées et peut-être le catgut dans certains cas, le reste de la méthode est inapplicable à cause de la région. Mais il est des circonstances dans lesquelles on est obligé d'agir et une foule de conditions étrangères peuvent vous pousser à intervenir. C'est le cas dans lequel se trouvent nos deux petits malades que nous allons opérer demain.

Un mot maintenant sur la désunion et l'éclatement des sutures; c'est une complication que j'ai observée. C'est un spectacle horrible qui vous plongera dans le désespoir. Quand vous aurez ménagé l'étoffe, cela s'arrangera mieux souvent que vous ne l'espérez ; j'ai vu des réunions secondaires qui ne demandaient que quelques légères retouches. Il ne faudra pas alors vous presser d'intervenir et vous n'opérerez que quand tout le travail de cicatrisation de la précédente opération sera absolument terminé.

HUITIÈME LEÇON

Fissure unilatérale et bilatérale. — De son influence sur les différentes fonctions. — Étiologie de cette malformation. — De l'opportunité et de la nature de l'intervention chirurgicale.

MESSIEURS,

En vous parlant du bec-de-lièvre, je vous ai dit que la déformation pouvait s'étendre au squelette et aux parties molles de la paroi snpérieure de la bouche. C'est de ces dernières malformations que je veux vous entretenir aujourd'hui. Cette étude ne se confond pas avec celle du bec-de-lièvre complexe ou compliqué qui intéresse la cloison bucco-nasale, quoiqu'il s'agisse de lésions portant sur cette même cloison ; nous nous proposons de mettre au premier rang aujourd'hui la fissure palatine et la lésion du voile du palais qui n'intervenaient dans notre dernière étude que comme des complications. Elle peuvent exister seules, sans lésious de la lèvre ni du bord alvéolaire et sans entraîner l'absence des os intermaxillaires. Dans ces cas, la fissure de la voûte palatine peut être définie : une fente congénitale, de forme régulière et allongée, suivant un trajet déterminé et constant, et reconnaissant pour cause un arrêt de développement. La fente occupe quelquefois la ligne médiane ; on peut la rencontrer sur l'un des côtés de la voûte ou sur les deux à la fois ; vous comprenez la classification, que l'on retrouve dans tous les auteurs classiques, en fissures unilatérales, bilatérales et médianes. Mais, comme je vais vous le dire, chacun de ces groupes admet plusieurs variétés.

La *fissure unilatérale* peut être complète, et, si vous vous rappelez que chez l'embryon le travail d'ossification est toujours plus avancé à droite, vous vous expliquerez pourquoi on la trouve presque toujours à gauche. Elle commence entre la dent incisive externe et la canine, se porte obliquement en dedans et en arrière jusqu'au trou palatin antérieur et se continue en arrière en demeurant parallèle à la ligne médiane. Assez large en avant et en arrière, elle est étroite au milieu : on peut le plus souvent, chez un enfant de 8 à 10 ans, introduire dans la partie antérieure la pulpe de l'annulaire. En faisant ouvrir la bouche de l'enfant, vous apercevez par la fente la membrane muqueuse qui recouvre les cornets et la cloison ; des mucosités descendent incessamment du nez dans la bouche. La cloison se dévie du côté opposé à la fissure ; le bord inférieur du vomer s'étale, et semble, comme l'a fait remarquer avec juste raison Gratiolet, vouloir combler le vide qui sépare les os. La pituitaire est épaissie et très vasculaire : elle offre toutes les conditions d'un lambeau vivace destiné à combler le vide.

La fissure s'étend, de la portion osseuse, sur la portion membraneuse de la voûte palatine. Le voile est divisé en deux parties latérales rejetées sur les côtés du pharynx ; elles subissent en même temps une légère ascension. En examinant la lèvre interne de ces deux moitiés du voile, on trouve de chaque côté, un petit lobule plus ou moins saillant : ce sont les vestiges de la luette.

La fente peut se prolonger en avant, intéresser le bord alvéolaire et la lèvre : on a un bec-de-lièvre latéral ; je n'insiste pas sur cette lésion. Je veux cependant attirer votre attention sur les déformations des dents que l'on rencontre : toutes les dents du côté où existe la fissure sont moins développées que leurs symétriques, et les deux plus voisines de la fissure, l'incisive externe et la canine sont surtout petites, atrophiées et déviées. Lorsque la fissure unilatérale est incomplète, on peut avoir une division antérieure, occupant la lèvre, le bord alvéolaire et s'arrêtant en arrière au trou palatin antérieur: le voile est intact. Dans d'autres conditions, la lésion commence sur la ligne médiane au niveau du bord postérieur de la voûte et s'avance plus ou moins près du bord alvéolaire; leur voile est toujours complètement divisé: c'est la variété postérieure. Dans des formes, bien rares d'ailleurs, la fissure commence sur la ligne médiane, entre les deux incisives; c'est ce que M. Chrétien appelle les *variétés insolites*.

Si nous examinons maintenant *la fissure bilatérale*, nous voyons qu'elle s'accompagne toujours de bec de lièvre. Lorsqu'elle est complète, c'est entre l'incisive externe et la canine de chaque côté que commence chaque fissure. Elles convergent vers le trou palatin antérieur, et, ainsi réunies, forment une fente double, médiane, qui se continue jusqu'au bord postérieur de la voûte et intéresse presque toujours toute l'étendue du voile. En allant du bord alvéolaire au trou palatin antérieur, les deux fentes circonscrivent un îlot osseux et charnu, formé par les deux os intermaxillaires et le lobule médian de la lèvre. Il est supporté par la cloison seule, ce qui rend compte de sa mobilité, des déplacements que la langue lui imprime en avant et en haut. La portion du bord alvéolaire, ainsi séparée, supporte les quatre incisives, mais une ou deux peuvent manquer; on en trouve alors les germes sous la muqueuse. C'est au niveau de sa partie postérieure que la fente est la plus large; elle communique avec les deux fosses nasales.

Si la partie postérieure de la voûte et le voile sont sains, la fissure est dite bilatérale incomplète; elle est enfin insolite, quand, au lieu d'être limitée en dehors par la canine, elle l'est par l'incisive externe, alors déplacée.

La *fissure médiane*, quoiqu'en ait dit Velpeau, est excessivement rare : elle commence sur la ligne médiane entre les incisives moyennes, correspond à un bec de lièvre médian, présente une très grande largeur et s'arrête au trou palatin antérieur. On peut observer parfois, en même temps qu'une fissure médiane, une fissure latérale.

Telles sont les fissures palatines à leur complet développement, si je puis m'exprimer ainsi, on peut ne rencontrer parfois que des vestiges de fissures qui semblent indiquer une guérison spontanée, s'étant effectuée avant la naissance. Dans ces cas il y a eu simplement retard dans la fusion des pièces osseuses, et retard dans le développement des parties molles. On aurait même observé la réparation de la voûte et du voile du palais après la naissance, et c'est un cas de ce genre que M. Trélat a présenté à la Société de chirurgie en 1867.

On a signalé aussi, en même temps que ces malformations de la bouche, la coexistence de malformations du cerveau, soudure des hémisphères, absence du trigône, absence des nerfs olfactifs : j'ai voulu vous indiquer ces lésions pour compléter notre description anatomo-pathologique.

A l'exposé, peut-être ennuyeux, que je viens de vous faire des signes objectifs de la fissure palatine, je dois ajouter le tableau des signes physiologiques ou fonctionnels. Vous savez que la voûte palatine joue un très grand rôle dans diverses fonctions, la succion, la mastication, la déglutition et la phonation, pour ne citer que les principales. Lorsqu'il y a une malformation congénitale du palais, ces fonctions sont modifiées et, en vous indiquant les changements qu'elles subissent, je prendrai, comme sujet de ma description, la fissure unilatérale complète.

Lorsque l'enfant prend le sein, la bouche forme une cavité close de toutes parts; la langue, faisant alors l'office d'un piston, se porte en arrière et augmente ainsi l'intérieur de la cavité buccale, sans que l'air puisse y pénétrer : l'écoulement du lait se trouve favorisé par une pression inférieure à la pression atmosphérique. Mais, lorsqu'il existe une communication plus ou moins large de la bouche avec les fosses nasales, l'équilibre de pression se rétablit par l'afflux de l'air à travers la fissure et la succion devient tout à fait impossible. L'enfant prend le sein avec avidité, mais le lait ne s'écoulant pas, il ne peut se nourrir et dépérit. Cependant si la division est peu considérable, si elle ne porte que sur la partie postérieure du voile, la langue apprend à boucher l'orifice, l'enfant ne fait le vide que dans une portion très restreinte de la cavité buccale, dans le vestibule de la bouche, par exemple, supposons que l'enfant ait pu se nourrir et se développer, lorsqu'il arrive à un certain âge, il lui est impossible d'inspirer, de humer et dès lors de contracter une habitude qui, pour beaucoup d'entre nous constitue une seconde nature, celle de fumer.

Quand la fissure est bilatérale et complète, la mastication est très difficile : les matières triturées passent par la fissure et sont rejetées par le nez. Les mêmes choses se passent dans le premier temps de la déglutition, alors que le bol alimentaire est pressé par la base de la langue contre la voûte palatine. Du reste, l'enfant apprend instinctivement à corriger cette imperfection : ou bien il fait glisser les aliments contre la partie de la voûte qui est restée saine ou contre les arcades dentaires; en même temps il ingère peu d'aliments à la fois, de manière à rendre le bol alimentaire aussi petit que possible. S'il boit, il laisse couler doucement les liquides du plancher de la bouche vers le pharynx; mais il doit donner à cet acte toute son attention, et, s'il s'oublie les liquides refluent par les fosses nasales.

Si vous étudiez le cri et le chant de l'enfant, vous apercevez qu'ils ont subi des modifications très importantes : leur timbre

est nasonné et ils s'entendent de moins loin. La parole se
ressent des modifications apportées aux sons non-articulés et
présente les mêmes caractères. Je ne m'étendrai pas sur les
raisons que l'on a données de ces modifications et me conten-
terai de vous dire que, parmi les lettres, ce sont les voyelles et
les consonnes linguo-palatines qu'il est impossible de prononcer; aussi, lorsque la lésion est très étendue, la parole
est-elle complètement inintelligible.

L'enfant ne peut ni siffler ni souffler et son olfaction est
diminuée : la colonne d'air est détournée de la partie olfac-
tive de la muqueuse nasale. On a admis aussi, que le goût
subissait des modifications, mais cette constatation est fort
difficile à faire, on a noté enfin, dans un cas, la surdité, mais
elle était due à l'oblitération des orifices de la trompe d'Eustache par les parties divisées du voile.

Ces différentes modifications des fonctions physiologiques
ont une très grande importance, surtout lorsque l'enfant est
jeune et quant à la difficulté de la nutrition, vous devrez y
remédier autant qu'il vous sera possible par les moyens que
je vous indiquerai dans quelques instants.

Le diagnostic des fissures congénitales de la voûte palatine
est des plus faciles, et vous ne serez jamais embarrassés pour
les distinguer des pertes de substance consécutives à un traumatisme ou à une affection générale, scrofuleuse ou syphilitique. Je ne veux pas m'étendre sur les caractères différentiels
de ces diverses affections et, en interrogeant les parents, vous
saurez bientôt si leurs enfants avaient cette malformation dès
la naissance.

Un point plus intéressant à étudier est celui de l'étiologie.
Déjà, à plusieurs reprises, et en particulier à propos de la
pathologie du bec de lièvre, je vous ai exposé les différentes théories qui ont eu cours dans la science pour expliquer
ces malformations congénitales. Toutes les hypothèses sont tom-

bées depuis que Coste a démontré, pièces en mains, le mode
constant de développement de la face aux diverses périodes
de la vie embryonnaire. Au niveau de l'extrémité céphalique
de l'embryon, vers le quinzième jour, on remarque un bourgeon médian et impair, de forme conique, répondant par sa
base à la vésicule cérébrale intérieure.

De chaque côté de ce bourgeon médian apparaît un bourgeon latéral, d'abord simple, mais qui ne tarde pas à se diviser. La moitié inférieure s'unit à la moitié inférieure du
côté opposé et forme le maxillaire inférieur de la lèvre correspondante : cette union est effectuée dès le vingt-huitième
jour.

La branche de bifurcation supérieure ne peut s'unir directement à celle du côté opposé, car elle en est séparée par un
prolongement du bourgeon frontal, ou plutôt par deux petits
bourgeons appelés incisifs et qui viennent se placer comme un
coin entre les deux bourgeons mandibulaires supérieurs. Ils
servent de trait d'union entre les deux moitiés correspondantes : la réunion de toutes ces parties n'est complète que le
trente-cinquième jour, du moins pour la lèvre et le bord
alvéolaire, car en arrière il reste toujours une large communication entre la bouche et les fosses nasales.

Mais bientôt, du bourgeon frontal part une cloison verticale;
une lame horizontale, partant du bord alvéolaire, va à sa rencontre de chaque côté; la réunion de toutes ces parties est
complète à la fin du second mois, les fosses nasales se trouvent
ainsi séparées l'une de l'autre et séparées de la bouche par la
voûte palatine. Pendant ce temps l'ossification a commencé et
on voit apparaître, successivement, un point osseux dit molaire
à la partie postérieure du bord alvéolaire; un second point
dans chaque bourgeon incisif qui constitue l'os intermaxillaire,
un troisième au niveau de la voûte palatine et un quatrième
qui forme la pièce canine.

Vous rappelant ces données, examinez un enfant atteint de fissure bilatérale complète et rapprochez-le de l'état embryonnaire; vous serez frappés de l'analogie profonde qui existe entre sa bouche et celle d'un embryon de quarante à cinquante jours. Chez l'un, comme chez l'autre, la bouche communique avec les fosses nasales par une large ouverture, la cloison est formée par trois lobes. Les dimensions seules des parties ne sont pas les mêmes. Supposez maintenant que l'ossification se fasse d'un seul côté, à droite par exemple, ce qui est le cas le plus fréquent, vous aurez à gauche une fissure présentant une grande ressemblance avec l'état embryonnaire. Mais on n'a pas tout dit quand on a démontré que la cause de la fissure palatine réside dans un arrêt de développement. Pourquoi, me direz-vous, cet arrêt de développement? Est-il dû à un allongement du vomer, à une lésion des centre nerveux, à l'hydrocéphalie, au rachitisme? Je dois vous avouer qu'on n'en sait absolument rien.

Nous allons maintenant aborder la question du traitement. Les procédés employés pour remédier à l'affection que nous venons d'étudier sont fort nombreux; mais, bien avant que les chirurgiens n'aient cherché à combler les pertes de substance du palais, les malades eux-mêmes, en raison de la gêne de la phonation et de la déglutition, s'étaient fabriqué des obturateurs. Ceux-ci, en général fort simples, consistaient, soit en un morceau de mie de pain, préalablement pétrie, ou de cire ramollie, soit en un morceau d'éponge, de liège, de bois, de caoutchouc. Ces moyens n'étaient guère applicables qu'aux fissures incomplètes.

On a construit des obturateurs véritables, dont Sédillot a donné une bonne description. On distingue plusieurs modes d'obturateurs et, pour ne vous citer que les principaux, je vous nommerai les obturateurs à ailes, formés d'une plaque de platine surmontée d'un pivot et d'ailes qui s'abaissent au moyen d'une vis sur le plancher des fosses nasales. Les obturateurs à verrous, en double bouton de Larrey, en chapeau, sont peu employés aujourd'hui. Les meilleurs sont de beaucoup les obturateurs à plaques ; ils ont été très perfectionnés dans ces dernières années par Delabarre, Préterre et Harris. Ceux que je vous recommande sont faits en caoutchouc et présentent une portion mobile correspondant au voile du palais.

La figure 31, que nous représentons ici, peut servir à faire comprendre quelle doit être l'étendue de l'obturateur. Mais, malgré tous les progrès réalisés, ces appareils présentent des inconvénients plus ou moins graves. Ils nécessitent d'abord, de la part de celui qui les porte, un apprentissage assez long ; le patient doit se livrer à une véritable gymnastique. Lorsque le point d'appui est pris sur les dents, les crochets peuvent les ébranler ou ulcérer les gencives. Enfin ils peuvent se détacher, tomber dans le pharynx, passer dans l'œsophage et amener tous les accidents qu'occasionne d'ordinaire un corps étranger de

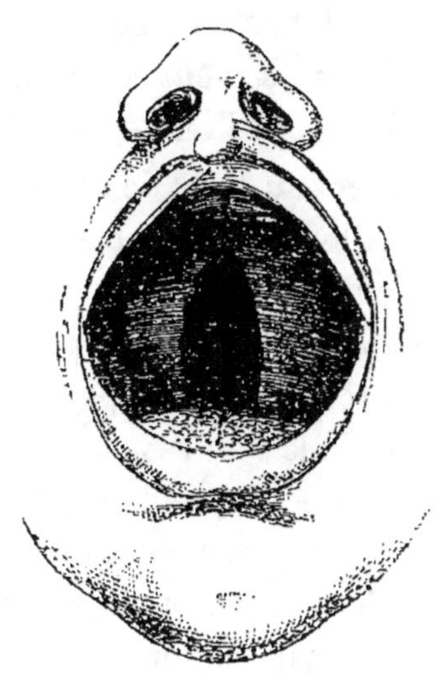

Fig. 31. — Dessin de grandeur naturelle pour faire voir l'étendue de l'espace dans lequel on aurait à agir pour pratiquer l'opération chez un tout jeune enfant.

l'œsophage. Vous serez obligés cependant assez souvent de recourir à ces moyens palliatifs, le patient ou les siens refusant toute opération ; vous devrez vous souvenir que les obturateurs et les voiles artificiels doivent être faits avec le plus grand soin et avec une précision que je qualifierais volontiers de mathématique.

Il vous faudra aussi intervenir et faire une opération, c'est-à-dire guérir ou chercher à guérir définitivement la déformation. Si vous voulez réparer une fissure de la voûte, vous faites une *uranoplastie* : si vous opérez sur le voile lui-même, vous faites une *stophylorrhaphie*.

Pour combler une perforation de la voûte, Sédillot a proposé le *procédé par glissement*. On décolle la muqueuse de chaque côté de la division, on avive avec soin les bords et on les suture. Cette méthode, fort simple comme vous le voyez, n'est guère applicable qu'aux fissures étroites; encore dans ces cas, elle ne donne pas toujours de bons résultats. Dans le *procédé par renversement*, on fait, de chaque côté de la division, un lambeau que l'on décolle de dehors en dedans, en le laissant adhérent au bord de l'ouverture; on renverse ensuite les lambeaux l'un vers l'autre et on les suture; leur face muqueuse devient ainsi supérieure.

Le *procédé par déplacement latéral* est assez compliqué; il comprend cinq temps, on commence d'abord par aviver les bords de la fissure; on fait ensuite de chaque côté, parallèlement au bord alvéolaire, une incision qui, en avant, doit rentrer un peu en dedans, et intéresser toutes les parties molles jusqu'à l'os. Au moyen d'une rugine, on détache, dans un troisième temps, chaque lambeau de l'os sous-jacent, de manière à faire ressortir la rugine au niveau de la perforation. Ainsi se trouve formé, de chaque côté, un lambeau muqueux et périostique, libre sur toute sa longueur et adhérent en avant et en arrière, formant un véritable pont. Les lambeaux ainsi mobilisés se rappprochent l'un de l'autre; si leur rapprochement est difficile, il faut prolonger le décollement en arrière, détacher les insertions postérieures et supérieures du voile aux os palatins et, au besoin, couper les muscles du voile. Les sutures sont faites avec du fil métallique et je vous recommande pour passer ces fils, l'aiguille courbe de Trélat. Les lambeaux comblent l'espace et pourraient, par le périoste qu'ils contiennent reproduire du tissu osseux.

En 1872, mon collègue et ami M. le docteur Lannelongue a imaginé d'emprunter le lambeau à la cloison des fosses nasales. Il fait, sur la cloison, une incision horizontale à une hauteur qui varie selon l'étendue de la fissure; de chaque extrémité de cette incision on fait descendre une incision verticale. Le lambeau quadrilatère ainsi obtenu et formé par toute l'épaisseur de la muqueuse, peut être facilement décollé à l'aide d'une rugine, il reste adhérent par son bord inférieur. Il est rabattu sur la fissure; son bord supérieur, devenu externe, vient s'affronter contre la lèvre externe de la fissure avivée dans toute sa longueur : on les maintient réunis par quelques points de suture.

Les fissures du voile ont été cautérisées et ce procédé a été remis en honneur par J. Cloquet. La cautérisation se fait au moyen d'un petit cautère actuel, d'un galvano-cautère, d'un crayon de nitrate d'argent que l'on porte sur l'angle supérieur de la division. Les eschares tombent et les points cautérisés se réunissent; on renouvelle plusieurs fois cette cautérisation jusqu'à oblitération complète, mais ce moyen n'a réussi que dans quelques cas très rares.

La staphylorrhaphie, pratiquée pour la première fois en 1776, par Lemonnier, n'est entrée dans la pratique chirurgicale qu'avec Roux en 1819. La bouche doit être ouverte à l'aide d'un écarteur de Smith qui, en abaissant la langue, maintient les mâchoires écartées. On doit aussi passer de chaque côté du voile, vers la partie du bord libre correspondant à la luette, un double fil de soie, qui permettra à un aide de le maintenir et de le tendre. L'avivement peut se faire en un seul temps, pour chaque côté, avec des ciseaux; mais il est de beaucoup préférable de se servir d'un bistouri étroit. Le passage des fils étant le temps le plus difficile, on a imaginé un grand nombre de procédés et d'instruments; je vous recommande, par dessus tout, l'usage de l'aiguille du professeur Trélat. Les fils métal-

liques étant passés, il reste à les fixer : on peut les tordre simplement avec les doigts ou des pinces, ou mieux encore avec
le tord-fil de Coghill; mais on peut se servir aussi de petits
grains de plomb ou de tubes de Galli, dans lesquels on engage
les deux bouts de fil, on les pousse jusque vers la division en
même temps qu'on fait l'affrontement et on les écrase alors
avec un davier à mors plats. Telle est l'opération la plus simple :
quand les deux moitiés du voile sont très écartées et très
atrophiées, l'affrontement devient très difficile. Pour remédier
à cet inconvénient, Dieffenbach faisait, sur chaque moitié du
voile, à un centimètre de la ligne médiane, une incision parallèle à la suture. On a proposé, dans le même but la section
des piliers postérieurs des muscles pérystaphylins internes et
glosso-staphylins. Sédillot a même fait les sections musculaires
avant de procéder à la staphylorrhaphie.

Après ces différentes opérations, portant soit sur la voûte,
soit sur le voile, vous ordonnerez à vos malades le repos au
lit, un silence absolu pendant quelques jours; vous ne leur
permettrez que des aliments liquides, lait, bouillon, potages.
Vous enleverez vos sutures du huitième au douzième jour.

A quel âge convient-il d'opérer les divisions de la voûte et
du voile? Vous verrez que ces malformations sont très pré-
judiciables aux enfants qui en sont atteints, et si nous nous
rapportons aux recherches de G. Simon, nous voyons que le
plus grand nombre meurent pendant les premiers mois. Aussi,
a-t-on cherché à opérer de très bonne heure; Roux cependant
attendait l'âge de seize ans. Mais toutes les fois que l'enfant
était très jeune, on n'a eu que de mauvais résultats dûs surtout à l'hémorrhagie. Vous pourrez faire l'uranoplastie à la
fin de la seconde année; mais vous devrez attendre pour la
staphylorrhaphie que l'enfant ait sept ou neuf ans, surtout, si
comme le professe M. Trélat, vous avez eu la précaution de
lui donner une éducation très soignée par rapport à l'articu-

lation des sons. S'il y a en même temps bec-de-lièvre, celui-ci devra être opéré en premier lieu.

Quant aux résultats de l'intervention chirurgicale, si on a su attendre l'âge convenable, ils sont assez satisfaisants. On a quelquefois des échecs: la réunion ne se fait pas, il faut alors recommencer. Mais très souvent, malgré une opération bien faite et une restauration complète, il reste du nasonnement et l'impossibilité ne prononcer certaines consonnes : il faut dans ces cas faire une gymnastique longtemps prolongée.

Je ne m'étendrai pas longuement, en finissant cette leçon, sur le choix à faire entre le traitement prothétique et les opérations autoplastiques. Je vous dirai seulement, avec M. Trélat : il faut tenir compte de la position sociale des malades et de la difficulté d'établir une démarcation rigoureuse entre les cas. Dans certaines conditions, une parole vicieuse et nasonnée, mais continue et intelligible, avec un voile restauré par la chirurgie, vaudra mieux qu'une parole plus nette avec un appareil prothétique et une éducation continuée pendant deux années.

NEUVIÈME LEÇON

TUMEURS ÉRECTILES ET NÆVI MATERNI

Origine des nævi au point de vue de l'opinion populaire. — Nævi hypertrophiques. — Nævi vasculaires.—Tumeurs érectiles proprement dites. — Leur
thérapeutique.

MESSIEURS,

Nous allons aujourd'hui traiter d'une affection fort intéressante à tous les points de vue. Elle doit attirer votre attention, ne fût-ce qu'en raison de sa fréquence. Rien en effet
n'est plus fréquent que les tumeurs érectiles; vous en avez
observé dans mon service; vous m'avez vu les opérer : nous
devons donc en parler.

Le groupe des tumeurs érectiles donne lieu dans la plupart
des auteurs à deux chapîtres différents : l'un sur les *nævi*,
c'est-à-dire les tumeurs érectiles à l'état naissant; l'autre sur
les *tumeurs érectiles* proprement dites. Nous suivrons cet
ordre, quoiqu'il ne soit pas fondé en raison, mais parce qu'il
a une application clinique. Vous n'aurez pas la même conduite
à tenir dans le cas où on vous présentera cette malformation
sous forme de taches ou sous forme de tumeurs érectiles.
Cela suffit pour nous déterminer à conserver l'ordre tradi-
tionnel.

Il y aurait très long à raconter sur les taches que présentent
les enfants à leur naissance et qui correspondraient, pour les

esprits crédules soit à des envies que la mère n'aurait pu satisfaire pendant sa grossesse et alors la tache devient une fraise, une cerise, une framboise, une tache de café, une goutte de vin, soit à des terreurs que la mère aurait éprouvées durant la même période et alors c'est toute une série d'objets plus ou moins répugnants : des rats, des souris, des chenilles, des crapauds, des vipères.

C'est une opinion qui est fausse et cependant on comprend qu'elle ait fait son chemin. Elle se trouve partout, jusque dans la Genèse où l'on rencontre tant d'arguments en faveur des opinions les plus diverses et qui semble, en cette circonstance, comme en plus d'une autre, avoir fourni un exemple à l'appui de cette vérité que le succès appartient à la ruse. Jacob était assez durement traité par Laban, son beau-père, dont il gardait les troupeaux et dont il ne recevait que des gages insuffisants. Ce dernier lui dit : « Mon ami, je te donnerai tous les agneaux nés avec des taches noires. » Jacob, né malin, comme il l'avait prouvé à propos du droit d'aînesse, mit au fond des vases où les brebis en rut allaient boire des baguettes à demi écorcées et présentant des parties blanches et noires. Au bout de quelque temps Laban vit, à sa grande stupéfaction, que beaucoup des agneaux portaient des taches noires.

J'ai moi-même eu l'occasion d'observer un fait capable de démonter les gens les plus sceptiques. J'étais chargé du service de la maternité de Cochin. On amena une femme de vingt-six ans à sa troisième ou quatrième grossesse ; elle était agitée, perplexe ; elle se désolait « Mon enfant sera un écureuil » disait-elle. Tout en la rassurant sur la facilité que présenterait un pareil accouchement, je l'interrogeai sur la cause qui pouvait lui inspirer une crainte aussi étrange. Elle me raconta que vers le cinquième mois de sa grossesse, alors qu'elle passait près d'un marchand d'oiseaux, un écureuil avait sauté d'une cage sur ses épaules et lui avait causé une grande frayeur. Je

n'attachai pas d'importance à son dire et j'assistai par hasard
à son accouchement; elle mit au monde, non pas un écureuil,
mais un enfant superbe, qui présentait, depuis la septième
vertèbre cervicale jusqu'au coccyx, une quarantaine de poils
rouges, longs, qui tombèrent dans les jours suivants, mais n'en
confirmèrent pas moins la mère dans l'opinion que l'écureuil
avait été pour quelque chose dans l'évolution de son produit.
Voilà le fait que je voulais vous rapporter; il doit vous rester
comme un exemple des événements bizarres et réels qui ac-
créditent certaines croyances. Buffon, du reste, fait observer
que cette opinion populaire ne sera que très difficilement
ébranlée.

« Il ne faut pas compter, dit-il, qu'on puisse jamais persua-
der aux femmes que les marques de leurs enfants n'ont aucun
rapport avec les envies qu'elles n'ont pu satisfaire; je leur ai
quelquefois demandé, avant la naissance de l'enfant, quelles
étaient ces envies et quelles seraient par conséquent les
marques que leur enfant présenterait. *Par cette question j'ai
fâché les gens sans les avoir convaincus.* »

Si nous étudions ces taches, nous voyons qu'on peut admettre,
au point de vue pathologique, trois variétés principales : les
nævi pigmentaires simples; les *nævi hypertrophiques non vasculaires* et les *nævi hypertrophiques vasculaires.*

Les nævi pigmentaires (taches mélaniennes d'Isid. Geoffroy
Saint-Hilaire) connues dans l'antiquité sous le nom de *spili,*
de *maculæ* ont été observés sur toute la surface cutanée et notamment à la face, au cou et sur le dos des mains. Ils sont très
variables, comme étendue, depuis la surface d'un pois, jusqu'à
50 centimètres carrés; ils peuvent recouvrir tout un membre
et il n'est pas rare de voir une tache s'étendre d'une partie latérale de la tête sur le cou et le thorax. Ils varient aussi comme
coloration ; ils sont tantôt jaunes, (*nævus chloasma, luteus*),
tantôt bruns (*nævus brunneus,* ou même noirs (*nævus niger*).

Ces taches présentent une particularité que l'on doit noter.
Elles se foncent dans l'enfance et se décolorent dans la vieillesse.
Elles se distinguent des autres nævi par leur absence absolue
de saillie au-dessus du niveau de la peau; elles n'ont qu'un
relief apparent dû au bulbe pileux assez développé à la racine
des poils plus ou moins soyeux que l'on remarque à leur
surface.

Histologiquement, on voit que les nævi pigmentaires sont
composés uniquement de fines granulations colorées en brun
ou en noir, formant une couche située entre le derme et l'épiderme; elles sont mélangées d'ailleurs à une matière amorphe
ainsi qu'à de jeunes cellules embryonnaires.

Les nævi hypertrophiques non vasculaires (*N. hypertrophi-
cus pilosus*) sont caractérisés par une saillie plus ou moins
en relief, recouverte le plus souvent de poils courts, roides,
toujours foncés, taillés en brosse et présentant une coloration
noire. Leur siège de prédilection est la joue, et le plus souvent
la joue gauche, bien qu'on les rencontre parfois sur tous les
points du corps. Quand ils n'occupent qu'une petite surface,
ils constituent les grains de beauté : les mouches assassines que
les femmes se placent sur les lèvres ou les joues et qu'elles
font, soit avec du nitrate d'argent, soit avec du taffetas d'Angleterre sont destinées à simuler ces grains de beauté.

Leur forme est très variable; les uns sont sessiles, les
autres pédiculés. Ils affectent l'aspect de certains fruits ou
plus souvent de certains animaux; quand, par le fait d'une disposition particulière, il y a dans leur intérieur, une exagération de cellules adipeuses, on a ce qu'on a appelé le *nævus lipo-
matodes*. On dirait que la couche profonde du derme a été
envahie par du tissu graisseux qui a fait hernie dans l'intérieur du nævus et l'a converti en une tumeur variable dont la
structure se rapproche à la fois de celle du nævus pur et
simple et de celle du lipome.

Dans certaines circonstances, ces nævi lipomateux prennent un accroissement considérable et peuvent former d'énormes tumeurs graisseuses pédiculées.

J'arrive aux nævi hypertrophiques vasculaires. On les appelle encore *nævi sauguinei, flammei, taches de vin, taches de feu,* (*angiomes simples* de Virchow). Ils sont caractérisés surtout par l'élément vasculaire et par la saillie plus ou moins prononcée qu'ils présentent. Ils affectent presque toutes les régions du corps, mais surtout la face et le cou. Leur forme est des plus variables, depuis la petite tache circulaire analogue à une morsure de puce, jusqu'à l'anneau circiné, circonscrivant un îlot de peau restée saine.

Leur caractère distinctif est leur coloration, variable elle-même depuis le rouge vif jusqu'au ton bleuâtre, appelé encore gris d'acier. Cette coloration disparaît à la pression du doigt et s'accentue au contraire sous l'influence de l'effort, de l'exercice, des époques menstruelles. Ils semblent d'abord constitués par un lacis inextricable de vaisseaux capillaires, les uns allongés cylindriquement, les autres pelotonnés en forme de petits grains de millet. Mais quand on examine une de ces granulations, on trouve qu'elle communique avec la circulation générale par deux vaisseaux : l'un, se dirigeant vers le centre, l'autre, s'en éloignant et jouant, malgré leur minceur, le rôle de veine et d'artère. Les nævi sont en apparence sous-épidermiques ; mais l'apparence est trompeuse ; en réalité, ils occupent la face profonde du derme. Ils peuvent présenter dans certaines circonstances des bosselures dues à une dilatation exagérée des capillaires ; on a alors le *nævus proeminens.* Parfois même les capillaires se rompent et forment de petits lacs sanguins qui ne sont autres que les *angiômes caverneux* de Virchow.

C'est là, quoiqu'on en dise, le point de jonction entre le *nævus* et la tumeur érectile proprement dite.

D'un aspect absolument différent, suivant qu'on a affaire à un nœvus où les éléments veineux ou artériels dominent; d'un rouge pourpre ou framboise ou d'un ton légèrement bleuté, ils se tuméfient toujours sous l'influence d'un effort et disparaissent sous la pression du doigt.

En outre, ces tumeurs subissent assez souvent certaines transformations spontanées qui ont pu faire croire à une intervention thérapeutique. C'est ainsi que, sans parler de la transformation graisseuse ou lipomateuse, on observe une dégénérescence inodulaire, caractérisée par une infiltration plastique qui, en serrant la base de la tumeur, étrangle celle-ci, supprime sa nutrition; une ulcération spontanée détermine cette cicatrice dont les tractus étouffent l'élément vasculaire lui-même. L'ulcération marchant quelquefois trop vite, détermine des hémorrhagies dangereuses.

Que faire contre les taches de naissance?

Contre les nævi pigmentaires ou hypertrophiques, il n'y a rien à faire s'ils ne sont pas vasculaires, à moins qu'ils ne possèdent un pédicule. Dans ce cas, il suffit de les étrangler avec un simple fil.

Mais il n'en est pas de même des taches vasculaires non saillantes ou des taches sanguines. Rien de plus fréquent que de les voir atteindre brusquement des proportions considérables, qui peuvent provoquer au besoin une intervention immédiate. Aussi faut-il intervenir vigoureusement dès le début; tel est le cas de ces nævi qui débutent par une petite tache sur la lèvre.

Un mot d'abord sur le palliatif préconisé par Pauli et consistant dans le tatouage. Ce procédé a été employé dans un certain nombre de cas. Pour cela, la peau du nœvus est rasée avec soin, lavée au savon et recouverte d'une couche de blanc de céruse plus ou moins carminé. L'opérateur, se servant d'un bouchon armé d'un certain nombre d'aiguilles ne sortant que très peu, pique la peau ainsi recouverte en y incrustant la matière colorante. Ce procédé, qu'il ne faut employer qu'avec une grande discrétion, ne réussit que dans les taches du premier groupe (*nævus niger*) mais échoue constamment dans les taches lie de vin.

La méthode atrophique dispose des réfrigérants dont l'emploi est assez infidèle malgré le dire d'Abernéthy, et de la compression, avec l'acétate de plomb, la teinture d'iode ou de sublimé pour adjuvant; je suis convaincu pour ma part des bons résultats de cette dernière, à la condition cependant qu'elle ait été appliquée rigoureusement.

Je mentionne en passant la méthode perturbatrice de Broca qui coupe brusquement les vivres au nævus en obstruant les vaisseaux afférents.

De même je ne ferai que citer la galvano-puncture, les injections coagulantes, ainsi que ces moyens trop anodins qui consistent dans la teinture d'iode, l'alun, le nitrate de potasse. J'accorderai une certaine confiance aux vésicatoires volants répétés mais je préférerai, sans aucun doute, le procédé de Thierry qui consiste dans l'application de perchlorure de fer au 20ᵉ, promené à l'aide d'un pinceau et à plusieurs reprises sur la surface de la tumeur, préalablement dépouillée de son épiderme au moyen d'un vésicatoire. Ce procédé est fidèle et ne laisse pour ainsi dire pas de cicatrices.

J'arrive à la méthode endermique. On a conseillé, à ce sujet, les choses les plus épouvantables! C'est ainsi qu'on a pratiqué des piqûres à l'huile de croton, qu'on a inoculé la pourriture d'hôpital. On arrivait de la sorte à déterminer une maladie véritablement grave.

Je donne la préférence à la vaccination. Autrefois elle était mal faite : on se bornait, avec une lancette, à écorner la tache, le sang coulait, lavait la plaie et entraînait le vaccin. On s'est servi aussi de fils de lin formant un séton et on a pu déterminer, à l'orifice d'entrée et de sortie de ces fils, des pustules vaccinales dont l'évolution amenait des tractus cicatriciels favorables à la guérison de la tumeur. Il est encore préférable d'opérer *largâ manu*, soit avec la lancette, soit au moyen d'épingles fines, imprégnées de vaccin et laissées trois ou quatre minutes en place.

Enfin, si ces moyens ne réussissent pas, il faut recourir aux cautérisations par le fer rouge. Le secret de cette cautérisation consiste à cuire, à griller pour ainsi dire le nævus, au lieu de le faire saigner par une cautérisation trop vive. On arrivera plus facilement au même but par la pâte de Vienne que vous nous voyez manier avec tant de facilité et qui laisse bien loin derrière elle tous les autres caustiques, tels que l'acide nitrique, nitrate d'argent, la pâte arsenicale et le collodion au sublimé.

Messieurs, les tumeurs érectiles ont eu un parrain illustre dans la personne de Dupuytren. Il désignait sous ce nom des tumeurs formées par une agglomération de vaisseaux dans lesquelles le sang se portait avec assez de tension pour simuler l'érection.

Bien que certains néoplasmes, comme le cancer, présentent une telle richesse vasculaire que le tissu fondamental en est plus ou moins masqué, ce tissu fondamental n'en imprime pas moins au néoplasme son véritable caractère. Dans certaines tumeurs sarcomateuses, il existe une vascularisation si riche que le cancer semble masqué par l'élément vasculaire; mais le substratum existe, tandis que, dans une tumeur érectile essentiellement constituée par des vaisseaux de nouvelle formation, il n'existe pas de gangue néoplasique étrangère.

On a donné aux tumeurs érectiles proprement dites bien des noms différents. Mais peu nous importe qu'on les ait désignées sous les dénominations de loupes variqueuses, *fongus hématodes*, de tumeurs fongueuses sanguines. Cette synonymie n'arrive qu'à obscurcir le sujet au lieu de l'élucider. Voyons un point plus important, c'est leur anatomie pathologique. Elle est très loin d'être complète. Il est fort difficile, en effet, de se procurer des pièces complètes non altérées, surtout à leur première période. On n'a pu observer que celles qui avaient été enlevées soit à l'aide de l'écraseur linéaire, soit à l'aide du serre-nœud.

Examinons une de ces tumeurs. L'angiôme ordinaire, ainsi que le montre la figure 32, présente à la coupe l'aspect

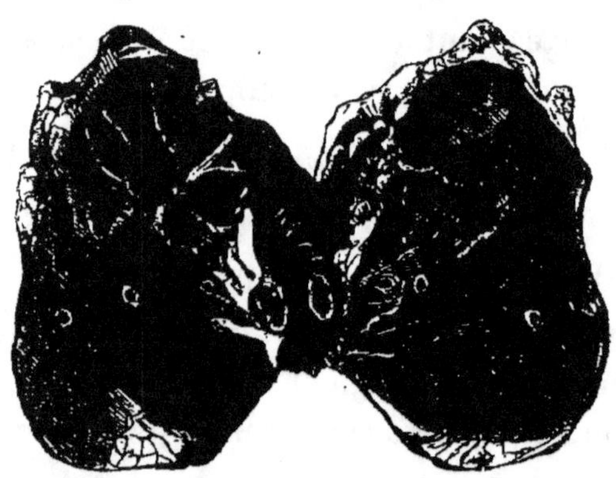

Fig. 32. — Coupe d'un nævus enlevé à l'hopital des *Sick-Children* et que l'on avait laissé durcir dans l'alcool. On aperçoit sur le dessin les larges canaux vasculaires (probablement veineux), la capsule qui entoure la tumeur toute entière, et les cloisons qui partagent cette dernière en plusieurs lobes.

d'une éponge fine, rosée, dont les ouvertures sont extrêmement ténues. Si vous l'observez au microscope, vous apercevez un lacis vasulaire très abondant et vous découvrez que l'instrument à l'aide duquel vous avez fait votre coupe a divisé les vaisseaux, généralement en travers, parfois cependant dans le sens de la longueur. Grâce à un certain effet de lumière, on n'arrive pas toujours à apprécier l'ouverture de ces vaisseaux. Aussi a-t-on pu les considérer comme des tubes pleins et c'est ce qui explique la description de ces appendices en formes de massue et de bourgeons rapportés par Foerster et Weber.

A part les irrégularités signalées dans le calibre de ces vaisseaux, irrégularités qui sont d'autant plus saillantes que l'angiôme est plus ancien, la structure de leurs parois est analogue à celle des capillaires. Des lobules graisseux et parfois des îlots de tissu normal complètent l'aspect de l'angiôme ordinaire ou angiôme capillaire. Dans certaines circonstances, on trouve par suite de l'éclatement des vaisseaux, des aréoles plus ou moins larges et on tombe alors dans la classe de l'angiôme caverneux de Virchow[1] qui est, pour ainsi dire, l'apogée de la tumeur érectile. Entre les diverses lacunes de la tumeur, le tissu conjonctif est parfois assez épais pour qu'on y découvre des fibres musculaires et nerveuses; il se tasse et s'organise et, ce qui est curieux, c'est la lutte qui s'établit entre le sang et le tissu conjonctif. Souvent la dilatation des cavités augmente et amène la résorption des cloisons. D'autres fois, l'élément vasculaire a tort : le tissu conjonctif s'organise, s'hypertrophie et la tumeur guérit. C'est la dégénérescence fibreuse qui étrangle la circulation.

On peut donc considérer l'angiôme caverneux comme un second degré de l'angiôme capillaire simple.

Quant à l'origine même des angiômes, on doit admettre, avec Virchow et Foerster, qu'elle est due à un bourgeonnement des vaisseaux préexistants. Nous rejetons l'opinion de Rokitansky basée sur une nouvelle formation de toutes pièces des parois vasculaires et même des globules sanguins de l'angiôme, lesquels ne s'aboucheraient que plus tard avec les vaisseaux normaux. Nous laisserons également de côté la théorie, au moins étrange, de Rindfleisch qui veut que la gangue fibreuse soit la néoplasie et les vaisseaux un épiphénomène.

---

1. Virchow, *Pathologie des tumeurs*, traduit de l'allemand par Paul Aronssohn, Paris.

Contrairement aux angiômes caverneux, qui sont généralement circonscrits ou enkystés, certaines tumeurs érectiles
affectent la forme diffuse envahissante et englobent parfois
des nerfs, des muscles et même des os.

Eh bien, puisque nous en sommes-là, faisons une bonne fois
justice de la distinction surannée qui partage les angiômes en
angiômes artériels, veineux et capillaires, parce que la peau
qui les recouvre est d'un rouge vif ou bleuâtre ou violacée. A
notre avis, il n'y a pas d'angiôme artériel, veineux ou capillaire purs. La différence de coloration varie suivant l'épaisseur
de la peau et des parties molles qui recouvrent la tumeur;
c'est ainsi que, si tout le derme recouvre celle-ci, on est en présence de la tumeur jaune. Du reste, l'angiôme le plus veineux
en apparence donne toujours un sang rutilant à la piqûre.

On a encore voulu établir le caractère veineux de certaines
tumeurs en disant qu'elles étaient plus faciles à injecter par
les veines et que d'après Frerichs, certains angiômes caverneux du foie ne pouvaient être remplis par l'artère hépatique.
Virchow est venu prouver qu'on pouvait, par une injection
artérielle, remplir même ces angiômes dits phlébogènes qui se
trouvent aux membres sur le trajet d'une veine et communiquent avec celle-ci par de larges ouvertures. Ne tenons donc
plus compte de l'élément artériel, veineux, capillaire, dans la
désignation des angiômes.

Remplaçons ces dénominations par celles beaucoup plus
conformes aux faits de tumeurs cutanées et sous cutanées.

Ces tumeurs sont-elles franchement congénitales? J'en doute.
Le plus souvent, les tumeurs érectiles apparaissent quelques
jours après la naissance. Deux fois sur trois, on les trouve au
pourtour des orifices de la face; c'est pourquoi Virchow les
appelle *tumeurs fissurales;* pour lui ces orifices ne sont que
les transformations des ouvertures bronchiales. — Pour Bœckel (de Strasbourg) qui a fait un travail remarquable sur cette

question[1], les violences continues d'un accouchement laborieux ou difficile expliqueraient la fréquence des angiômes de la tête qui pourraient être dus, d'après lui, à l'emploi du forceps.

Si la congénitalité semble ressortir de la statistique, puisque sur 27 cas, un seul a été observé chez l'adulte; il est plus difficile d'expliquer l'influence du sexe; mais il n'en est pas moins indiscutable que le sexe féminin est beaucoup plus prédisposé aux angiômes que le sexe fort. Quant à l'hérédité, elle ne paraît pas démontrée.

Le siège de prédilection est, nous l'avons dit, la face et en général le pourtour des orifices naturels. C'est ainsi qu'on les voit très fréquemment au nez, au pourtour des yeux et de la bouche, autour des oreilles; elles semblent n'abandonner qu'à regret ces régions et lorsqu'elles se hasardent sur le tronc et les membres c'est presque toujours à leur partie la plus élevée; vous les verrez rarement descendre plus bas que les seins. Je ferai exception pour la vulve et l'anus où leur présence coïncide souvent avec leur développement sur la face. Quant au siège histologique, il est presque constamment représenté par la peau, que la tumeur soit franchement cutanée ou que, souscutanée en apparence, elle tienne cependant encore à la face profonde de la peau. Disons cependant qu'on trouve à l'état d'exception des angiômes indépendants absolument des téguments et que si l'origine en est, comme nous l'avons établi, absolument tégumentaire, l'extension de ces tumeurs se fait sur toutes les parties molles et ne reconnaît parfois pour limite que le squelette. Ajoutons enfin que les viscères n'en sont pas exempts. L'angiôme interne dans le rein, le foie, la rate, le cerveau même a été démontré d'une manière irréfutable.

<hr>

1. Eug. Boeckel, *Nouveau Dictionnaire de médecine et de chirurgie pratiques*, Paris, 1871, t. XIII, art. ÉRECTILES.

Voilà ce que j'avais à dire au point de vue du siège de ces tumeurs; voyons maintenant quelle est leur marche. Celle-ci est on ne peut plus variable. Tantôt elles restent absolument stationnaires. Tantôt, à la suite d'un arrêt de plusieurs années, elles prennent subitement, soit d'une façon spontanée, soit sous l'influence d'une grossesse, d'une fièvre grave ou simplement de la menstruation, un développement énorme. Tantôt enfin elles disparaissent complètement sans laisser la moindre trace. Cette dernière terminaison, fréquente pour le professeur Depaul, se voit plutôt dans les cas de petits nævi materni que dans les cas de véritables tumeurs érectiles.

Parmi les autres causes de terminaison spontanée, signalons les transformations kystique ou fibreuse.

De tout ce qui précède nous pourrions conclure que les angiômes sont des néoplasmes homœmorphes de nature bénigne, et, si on a signalé des récidives, c'est qu'une partie de la tumeur avait échappé à l'opération. Plusieurs fois même, nous avons observé des guérisons complètes alors qu'un segment, plus ou moins important de la tumeur avait été seul détruit ou enlevé. Voilà des caractères qui distinguent bien cette affection du sarcôme.

Voyons maintenant les signes. Nous ne reviendrons pas sur ce que nous avons dit au sujet des tumeurs cutanées, sur la légère saillie qu'elles présentent, et sur les modifications qu'impriment à leur coloration différentes circonstances extérieures. Nous affirmerons que les symptômes sont un peu plus complexes quand il s'agit d'un angiôme sous-cutané. De coloration bleuâtre, plus elle se rapprochera du tissu caverneux, plus elle sera réductible. Avec un coup de pouce vous faites disparaître une tumeur caverneuse grosse comme un œuf. Cette réduction peut quelque fois n'être pas complète quand, par exemple, le stroma fibreux a une certaine épaisseur. Notons, et ce fait a de l'importance, l'absence complète de pulsations ou de bruits de

souffle. Dans les angiômes des membres, la compression artérielle diminue rapidement le volume de la masse, la compression veineuse l'augmente au contraire. Enfin, il n'existe ni
douleur, ni gêne fonctionnelle.

Le diagnostic est facile généralement. On a pu prendre
quelquefois un anévrysme cirstoïde pour un angiôme. Dans
l'anévrysme, il existe du souffle et des battements. Un diagnostic plus délicat consiste à ne pas confondre l'angiôme
avec le sarcome télangiectasique. Il suffira de se rappeler
qu'il existe dans ce dernier des douleurs, de la dureté de
la peau, un développement rapide et une réductibilité fort incomplète.

S'il est fâcheux de se tromper, il est dangereux d'intervenir
en cas d'erreur. Il faudra y regarder à deux fois pour ne pas
confondre une méningocèle ou une encéphalocèle avec une
tumeur érectile. Il faudra voir, lorsque la tumeur siège au
crâne, s'il n'y a pas d'expansion, s'il n'existe pas un canal de
communication avec la boîte crânienne. Les erreurs sont funestes dans ces cas où la mort à courte échéance pourrait être
déterminée par la plus légère intervention.

J'ai hâte d'arriver au traitement. En présence du très grand
nombre de moyens proposés, on serait tenté de suivre son
inspiration, si l'on ne se rappelait qu'on doit, avant tout, tenir
compte de l'étendue du siège et surtout de la marche de
l'angiôme qu'on est appelé à traiter.

Il ne faut pas se laisser aller à une abstention très attrayante
dans les cas bénins, mais au contraire, poser en principe
qu'il est urgent d'opérer les angiômes. Ne vous dites pas :
cette tumeur peut guérir spontanément, car, neuf fois sur dix,
on vous ramènera au bout d'un an une tumeur qui aura dé-
cuplé. On opérera donc les angiômes, et j'entends par là qu'il
faut les détruire complètement, dès qu'on a signalé leur existence. Comme si les moyens les plus timides n'étaient pas

ordinairement les plus dangereux, on a conseillé et on conseille encore la vaccination.

Je ne vous conseille pas la vaccination pour les tumeurs érectiles et en particulier pour les angiômes caverneux. D'abord il est difficile de se procurer du bon vaccin; de plus, il est une considération qui doit éloigner de cette pratique, c'est le cas de tumeur de la face. Allez donc planter, sur le nez ou sur les joues, sept, huit à dix piqûres, vous défigurez votre malade. Et combien de fois n'arrive-t-il pas qu'un écoulement abondant de sang se produit, chassant l'élément vaccinal? Je ne parle que pour mémoire du procédé naïf qui consiste à faire à la surface de la tumeur quelques piqûres à la lancette. Lors même que le vaccin, introduit au moyen d'un fil, a réussi, le succès paraît avoir été bien plutôt dû au séton qu'au vaccin lui-même. Notons que dans ces cas, il a encore fallu compter avec ces horribles cicatrices vaccinales dont vous pouvez avoir des spécimens sur les bras de la plupart des enfants. Cet inconvénient avait même paru à Nélaton si considérable qu'il protégeait contre l'action du vaccin les orifices d'entrée et de sortie des aiguilles vaccinales. En résumé, difficulté d'exécution, infidélité thérapeutique, cicatrices très larges dans les cas rares de succès, tout cela constitue au passif de la vaccination un dossier peu engageant. Aussi ne l'employé-je jamais.

Je préfère de beaucoup la compression et vous engage à l'employer toutes les fois que faire se pourra. Je m'en suis servi en particulier pour l'angiôme du nez; je possède six observations de tumeurs guéries de la sorte. Pour cela je me sers de l'épingle de blanchisseuse. On taille une de ces épingles en bois de façon à ce que ses bords soient unis. Elle forme alors ce que les soldats appellent une *drogue* et ce qu'on est obligé de porter sur le nez un certain temps quand on a perdu aux cartes, d'où vient l'expression de faire droguer. Vous appliquez cette compression d'abord pendant cinq minutes, puis vous laissez un intervalle de repos variable pour recommencer une compression de dix minutes, puis un second intervalle suivi d'une nouvelle compression d'un quart d'heure. En quinze jours, vous aurez obtenu une diminution de moitié. Vous finirez toujours par un bon résultat car, en supposant que vous n'ayez pas obtenu la guérison, vous aurez préparé votre tumeur pour un autre traitement.

Tâchez de provoquer dans l'intérieur de votre angiôme un travail adhésif analogue à celui qui se produit dans la guérison spontanée de ces sortes de tumeurs. Depuis longtemps je me sers pour cela d'injections, non pas de perchlorure de fer pur, mais de liqueur de Piazza. C'est un mélange de perchlorure de fer, de chlorure de sodium et d'eau. Moins escharotique que le perchlorure de fer, elle est en général bien supportée. De deux choses l'une : ou bien elle détermine une coagulation complète du sang et consécutivement un travail adhésif, ou bien la coagulation n'est qu'imparfaite et alors il se produit une inflammation, un travail suppuratif, aboutissant à une cicatrisation avec tractus fibreux. Il m'arrive souvent, à l'aide de ce procédé, de mettre de vastes tumeurs érectiles en coupes réglées et de les coaguler centimètre par centimètre.

Quand on songe à la possibilité des caillots et des embolies déterminés par ce procédé, on frémit à l'idée des accidents qu'il peut amener. J'ai fait pour cela des recherches bibliographiques et je n'ai trouvé que trois cas de mort. J'estime à environ quinze cents le nombre des tumeurs que j'ai opérées et je suis encore à trouver un accident.

Vous prendrez cette liqueur dans une seringue de Pravaz et vous viderez celle-ci en un ou plusieurs coups. S'il s'agit d'une petite tumeur limitée, vous pouvez injecter un gramme. Si, au contraire, vous opérez sur de larges angiômes, vous opérerez en plusieurs fois, comme je vous l'indiquais plus haut.

Je suppose qu'à la suite de chaque opération vous observiez l'affaissement et l'atrophie de la tumeur, mais que la peau reste altérée, conserve son éclat vasculaire et framboisé; dans ces cas il ne faut plus penser à la liqueur de Piazza pour achever votre œuvre et cautériser à l'aide du caustique de Vienne. Ce moyen infidèle à une certaine profondeur est merveilleux à fleur de peau. Mais, direz-vous, pourquoi ne pas faire l'inverse? Vous ne le pouviez pas, car en commençant par l'application du caustique vous auriez eu une hémorrhagie, tandis qu'en coagulant d'abord le lac sanguin sous-jacent, vous pouvez vous servir à votre aise de la cautérisation cutanée.

Il est des tumeurs plus larges qu'on observe en particulier à l'épaule et à la région sus-claviculaire qui résistent aux injections coagulantes. J'ai dû renoncer à celles-ci dans ces cas et alors il ne reste qu'une seule méthode c'est l'emploi de l'anse galvano-caustique. N'essayez pas d'exciser la tumeur ; quelques précautions que vous preniez vous auriez une hémorrhagie épouvantable. J'ai employé neuf fois l'anse galvano-caustique et jamais elle ne m'a fait défaut. On lui a reproché de détruire la peau, ce qui est un grief d'une importance minime, surtout si l'on agit sur le tronc. On a dit qu'elle est difficile à manier, qu'il est nécessaire d'avoir un aide expérimenté qui agisse avec assez de prudence pour obtenir l'incandescence suffisante sans aller jusqu'à la vaporisation ou la fonte de l'anse. Mais, comme le fait observer le professeur Trélat, c'est là une petite difficulté qui ne saurait constituer un impedimentum.

Comment doit-on faire? Il faut commencer par pédiculer la tumeur en passant au-dessous d'elle de trois à quatre broches dépassant ses limites. Vous jetez au-dessous de ces broches une forte ligature qui étrangle la base de l'angiôme autour de laquelle vous passez votre anse à froid. Quand vous la sentez en contact parfait avec les tissus, vous établissez la communication électrique durant deux secondes ; vous suspendez le courant, resserrez votre anse, faites repasser le courant et ainsi de suite. En très peu de temps, vous verrez tomber l'angiôme qui laisse à sa place une plaie sèche que vous pansez avec l'alcool ou la solution phéniquée. L'eschare se détache au bout d'un certain temps et la guérison s'obtient rapidement. Je ne saurais, messieurs, trop vous recommander cette méthode admirable qui réunit les bénéfices de la ligature extemporanée et de la galvano-caustique.

Nous sommes conduits tout naturellement à parler ici d'un procédé spécial : l'électrolyse. Elle consiste dans l'emploi de deux aiguilles que vous enfoncez dans la tumeur pour y déterminer une décomposition chimique par l'électricité. Au pôle positif, il se forme une eschare sèche et dure ; au pôle négatif, une eschare molle et humide. Cette méthode, dit Drouin, aurait d'autant plus d'avantages que le sang est moins réfractaire à la décomposition par le courant que l'épiderme. Il donne le conseil de n'employer à l'intérieur de la tumeur que le pôle positif et de laisser le pôle négatif à l'extérieur. Le traitement se fait en plusieurs séances de quelques minutes. Knott rapporte quatre observations de nævi guéris ainsi en quelques séances. Signalons également une observation très intéressante d'Onimus qui avait uni les injections coagulantes à l'action électrolytique. Je considère donc l'électrolyse comme un bon procédé, moins bon et moins éprouvé surtout que l'anse galvano-caustique. mais pouvant prendre place auprès de ce procédé dans l'arsenal chirurgical. Je n'en dirai pas autant du couteau galvano-caustique et du thermo-cautère qui sont, à mon avis, des instruments hémorrhagiques. J'ai failli perdre sur la table d'opération une malade que je traitais de la sorte. Il s'agissait d'une petite fille entrée à la salle Sainte-Pauline pour une

tumeur érectile grosse comme une pomme de terre, siégeant
au vertex et parfaitement réductible. La malade était heureusement une fillette assez robuste d'une douzaine d'années et sa
tumeur siégeait au sinciput. Au premier coup de couteau
thermique, un jet de sang de près d'un mètre nous indiqua à
quel ordre de tumeur nous avions affaire; je me rendis
aussitôt compte que nulle compression ne serait efficace;
aussi, divisai-je rapidement à l'aide du bistouri ordinaire, la
tumeur en quatre segments et je fus assez heureux pour me
rendre rapidement maître de l'hémorrhagie effroyable qui se
manifesta, à l'aide d'une douzaine de pinces hémostatiques et
de quatre fortes pinces à cadre, appliquées à la base des quatre
lambeaux. Je me souvins alors de l'action hémostatique puissante que présente le caustique de Canquoin, employé sous
formes de flèches et, séance tenante, sans enlever une seule de
mes pinces je lardai la base de la tumeur d'un cercle de coups
de bistouri que je bouchai aussitôt à l'aide de quinze longues
flèches de Canquoin dont les pointes venaient toutes converger
au centre de la tumeur. Je disposai à plat par surcroît de précaution une plaque de pâte de Canquoin sur le fond même
de la plaie qui restait absolument exsangue; je pansai avec de
la charpie et j'attendis. Le douzième jour la tumeur tomba en
bloc. La saillie externe du crâne nous apparut alors avec tous
les signes d'une nécrose superficielle. Le travail d'élimination
ne tarda pas à se produire et, deux mois après l'opération, la
malade put quitter l'hôpital absolument guérie.

Je ne vous souhaite pas, messieurs, de rencontrer jamais
un cas semblable. La vie de notre pauvre petite malade a
été très compromise et nous n'avons certes dû son salut qu'à
l'extrême rapidité avec laquelle cette masse de pinces hémostatiques a pu être jetée sur sa plaie. La pâte de Canquoin a fait
le reste. Aussi vous la recommandé-je dans des cas analogues.

DIXIÈME LEÇON

STRABISME

Le strabisme est du ressort de l'orthopédie — Des diverses variétés de strabisme. — Diagnostic de cette difformité. — De la strabotomie. — Des soins
consécutifs et complémentaires indispensables.

Ceux d'entre vous qui ne sont pas très habitués à manier
les ouvrages traitant de l'orthopédie (et je crains que le nombre
n'en soit plus considérable qu'il ne devrait) seront peut-être
étonnés de voir figurer le strabisme parmi les cas orthopédiques.
C'est pourtant un sujet classique qui a été traité par Bouvier
dans ses leçons d'orthopédie [1] et j'estime que c'est à bon droit.
Le strabisme est une malformation, une difformité qui, en outre
de la gêne fonctionnelle qu'elle apporte, nuit considérablement
à la régularité des traits. Si le siège particulier qu'occupe la
malformation semble indiquer au sujet qui en est affecté de
s'adresser à l'oculiste plutôt qu'à tout autre, la réflexion montre
que le strabisme a la plus grande analogie par sa cause et son
traitement avec le pied bot, qui est un des cas orthopédiques le
plus universellement reconnus. En effet, le strabisme, comme
le pied bot, a pour origine une contracture ou une paralysie

---

1. Bouvier, *Leçons cliniques sur les maladies chroniques de l'appareil
locomoteur*, professées à l'hôpital des enfants pendant les années 1855, 1856,
1857. Paris, 1858, article IV, *Strabisme*, pages 142 et suiv.

d'origine musculaire et son traitement héroïque est, comme celui du pied bot, une section tendineuse ou musculo-tendineuse. Nous allons donc aborder ici l'étude du strabisme.

Le strabisme n'est pas nouveau. Il est probablement aussi vieux que l'espèce humaine : il y a toujours eu des louches et le langage en témoigne dans tous les pays ; les *Strabo*, les *Pœtus* étaient des louches et ce trait de physionomie a quelquefois été porté fièrement comme un signe de race, témoin *l'œil à la Montmorency*. Le traitement du strabisme n'est pas aussi vieux ; jusqu'au commencement de ce siècle et au delà, la cure en fut abandonnée aux empiriques. Ce fut seulement entre 1839 et 1840, que Dieffenbach, tirant parti d'une idée émise par Stromeyer, entreprit la section sous-cutanée des muscles de l'œil. Cette opération provoqua un enthousiasme universel ; « des légions de strabiques faisaient queue à la porte des opérateurs. » Ce fut une véritable orgie opératoire ; tous les louches se soumettaient à la myotomie oculaire, après quoi, ou bien ils étaient redressés, ou bien ils louchaient en sens opposé. Cette ardeur a été remplacée par une indifférence générale qui n'est peut-être pas plus réfléchie. Heureusement qu'il reste quelque chose de tout ce mouvement, c'est l'enseignement qui résulte des fautes commises ; ce sont aussi les travaux sérieux qu'a provoqués l'attention généralement fixée sur ce point. Parmi ces travaux, ceux de Bonnet (de Lyon), d'Amussat, de Lucien Boyer sur l'aponévrose orbito-oculaire ont fait voir quel rôle joue la rétraction de cette aponévrose dans le strabisme, et à quels mécomptes opératoires ou s'expose quand on se sert uniquement de la section musculaire pour amener le redressement des yeux. Des travaux récents ont montré l'influence de la myopie sur le strabisme divergent et de l'hypermétropie sur le convergent. Il y a une chose certaine, c'est que l'anatomie et la physiologie des muscles de l'œil doivent être soigneusement étudiées, avant qu'on puisse se prononcer sur la valeur des traitements qu'on a proposés pour le strabisme. Nous allons commencer par cette étude.

L'œil est un organe essentiellement mobile dans une loge osseuse qui est l'orbite ; mais cette mobilité n'est pas une mobilité folle : l'organe est tenu d'évoluer sans sortir de sa place ;

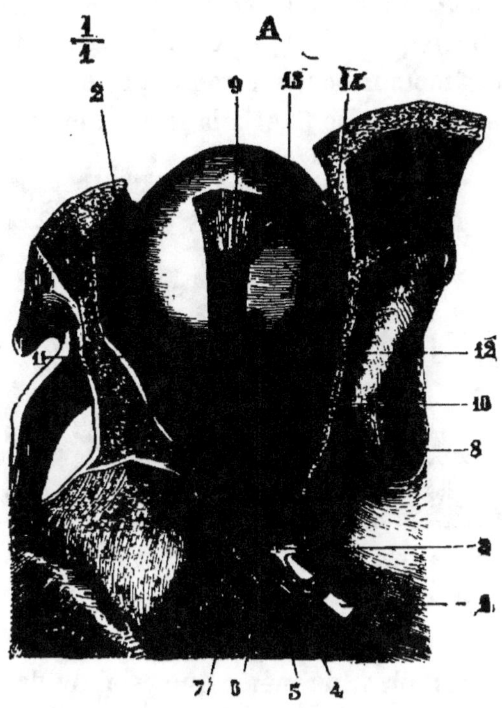

Fig. 33. — Muscles de l'œil gauche.

1, Nerf optique ; 2, glande lacrymale ; 3, gaîne du nerf optique ; 4, anneau de Zinn, 5, orifice pour le passage des nerfs moteurs, oculaire commun et externe, du nerf nasal ; 6, orifice pour le passage d'une veine ; 7, insertion du droit externe ; 8, releveur de la paupière supérieure; 9, droit supérieur ; 10, droit interne ; 11, droit externe ; 12, grand oblique ; 13, son tendon plectis ; 14, sa poulie de réflexion (Beaunis et Bouchard, *Anatomie descriptive*:)

il y est maintenu comme une boussole marine dans son armature et subit des directions déterminées. Ce sont les muscles qui dirigent les mouvements de l'œil et c'est la capsule de Ténon qui forme sa charpente fixatrice.

Vous savez qu'il y a six muscles de l'œil; cinq naissent au

fond, un au bord de l'orbite. Sur les cinq, il y en a quatre qu'on appelle droits, à cause de leur forme, ce sont : le droit supérieur, le droit inférieur, le droit externe et le droit interne. Le cinquième est un muscle réflexe, le grand oblique ; enfin le dernier est le petit oblique.

Le droit supérieur s'insère en arrière, à la gaîne du nerf optique et, ainsi que le représente la figure 33, à l'anneau fibreux du nerf moteur oculaire commun ; de là, il oblique du dedans au dehors, et va se fixer à la sclérotique à 7 millimètres

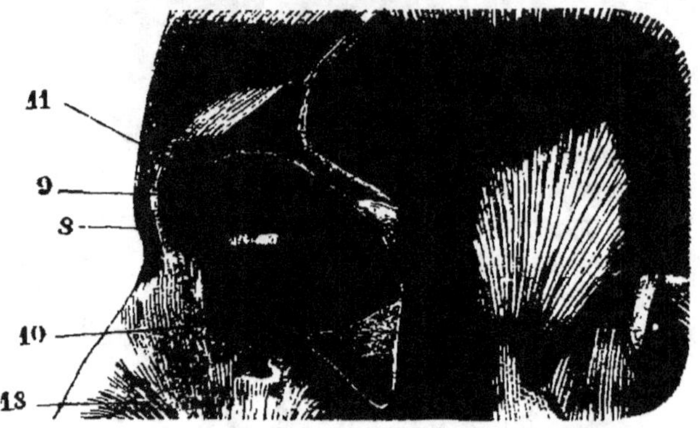

Fig. 34. — Muscles de l'œil, couche profonde.

8, pyramidal ; 9, sourcilier ; 10, muscle petit oblique de l'œil ; 11, muscle grand oblique ; 18, transverse du nez.

de la cornée. Son plan, de même que celui du droit inférieur, croise l'axe optique, en formant avec lui un angle de 30°.

Le droit inférieur, de même que le droit interne et le droit externe, s'insère au ligament de Zimn qui, partant d'une facette du sphénoïde, se divise en trois branches ; le faisceau moyen, en dehors et au dessus du nerf optique, donne attache au droit inférieur qui se dirige au dehors et va s'attacher à la sclérotique à 6 millimètres de la cornée. Le droit externe, muscle très long et très mince, part du faisceau externe du tendon de Zimn pour aller s'insérer à 6 millim. 1/2 de la cornée, et le droit interne, plus gros et plus court, se rend du faisceau interne du tendon de Zimn à 5 millimètres de la cornée.

Le grand oblique naît de la gaine du nerf optique, entre le droit supérieur et le droit interne, se dirige en avant et en haut, gagne l'angle supéro-interne de l'orbite, devient tendineux, se réfléchit sur une poulie ostéo-fibreuse, se porte en arrière, en dehors et en bas, au-dessous du droit supérieur, et s'enroule sur le globe oculaire pour s'attacher à la partie supéro-externe de son hémisphère postérieur. Ce muscle, chez

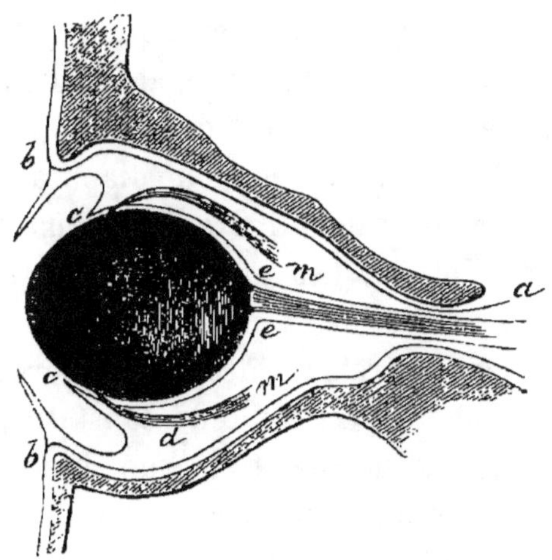

Fig 35. — Schema de l'aponévrose orbito-oculaire.

a, b, c, aponévrose orbito-oculaire; d, cavité postérieure de l'orbite; m, n, muscles de l'œil.

les oiseaux et les poissons, part du bord de l'orbite, comme le petit oblique.

Le petit oblique prend naissance en bas et en dedans, à 2 millimètres du sac lacrymal, se dirige en dehors et en arrière, s'enroule sous le globe oculaire, se recourbe en passant sous le droit externe et va s'insérer à l'hémisphère postérieur de l'œil, à 8 millimètres du grand oblique. La figure 34 fait facilement comprendre cette disposition.

Arrivons maintenant à la charpente fixatrice de l'œil. La capsule de Ténon (*aponévrose oculo-palpébrale, orbitaire, orbito-palpébrale*) a une importance énorme. Elle comprend deux parties : une bulbaire, sorte de coque fibreuse qui, depuis la cornée jusqu'au nerf optique, entoure le globe de l'œil et l'isole des parties molles avoisinantes; en avant, elle est en rapport avec la conjonctive à laquelle elle est unie par un tissu cellulaire très lâche; elle adhère fortement à la sclérotique; elle est traversée par des vaisseaux.

De toute la circonférence de la région bulbaire, se détache une lame fibreuse, tout à fait circulaire qui s'attache en haut au muscle oculo-palpébral, en bas au ligament de la paupière, en dehors et en dedans au rebord de l'orbite, et forme un diaphragme complet. C'est la portion diaphragmatique de l'aponévrose oculo-palpébrale qui fixe l'œil dans tous les sens à la périphérie de l'orbite. Les muscles droits traversent ce diaphragme, mais au lieu de le percer comme à l'emporte-pièce, ils le refoulent, entraînant des brides fibreuses qui les entourent complètement. Il est facile de constater, sur le passage des muscles droits interne et externe, ces espèces d'ailerons fibreux qui, en s'attachant aux bords interne et externe de l'orbite, contribuent à la fixation de l'œil. La capsule de Ténon envoie aussi une gaîne cellulo-fibreuse au grand oblique, jusqu'à sa poulie de réflexion et une gaîne complète au petit oblique (fig. 35).

Les conséquences physiologiques de ces données anatomiques sont nombreuses et importantes pour le sujet qui nous occupe.

D'abord l'œil peut-il être attiré profondément en arrière par la contraction des droits, comme cela se voit dans la série animale (l'œil *avalé* de la grenouille qui plonge)? Non évidemment. Ce phénomène ne se produit pas chez les anthropoïdes, à cause du diaphragme précité. Les muscles droits,

dans leur contraction, compriment bien le globe de l'œil sur
lequel ils se moulaient naguère mais le diaphragme de la capsule de Ténon les empêche de porter l'œil en arrière et de contribuer à l'accommodation ; cela même est jusqu'à un certain
point regrettable. On sait que la myopie est causée par la trop
grande proéminence de la cornée et en général par la prédo-
minence exagérée de l'axe antéro-postérieur de l'œil. Si le
globe de l'œil pouvait rétrograder, il n'y aurait plus de
myopes, il y aurait à leur place des yeux enfoncés.

Les mouvements de rotation, au contraire, sont multiples :
le droit interne et le droit externe font tourner l'œil autour
de son axe vertical : ils sont purement et simplement, l'un
adducteur et l'autre abducteur ; aussi feraient-ils disparaître
complètement l'œil dans l'orbite, si leurs mouvements n'étaient
pas limités, dans une certaine mesure, par les ailerons externe
et interne dont nous avons parlé. Les muscles droits supérieur
et inférieur paraissent au premier abord diriger l'œil exclusivement en haut et en bas mais, à cause de leur direction, ils
sont en même temps adducteurs. Pour que l'élévation ou l'a-
baissement se produisent sans complication d'adduction, il
faut que l'œil subisse en même temps que l'action du droit
supérieur ou droit inférieur, celle du grand oblique. Les
obliques font tourner l'œil dans un troisième axe, l'antéro-
postérieur; mais en outre ils sont adducteurs, quand ils com-
binent leur double action avec celle du droit externe, pris
isolément, ils sont rotateurs. Ils jouent par rapport au droit
externe le même rôle que les droits supérieur et inférieur
jouent avec le droit interne. Ne tenant compte du muscle qu'à
partir de sa poulie de réflexion, Cruveilhier a cru que, puisque le point fixe était en haut et en dedans, c'est dans ce sens
que l'œil était attiré, de même pour le petit oblique qui,
d'après cette théorie, tirerait l'œil en bas et en dedans; mais il
faut considérer avec Richet, que ces muscles s'insèrent sur

l'hémisphère postérieur ; aussi le mouvement de bascule du grand oblique fait-il tourner l'œil en dehors et en bas, de

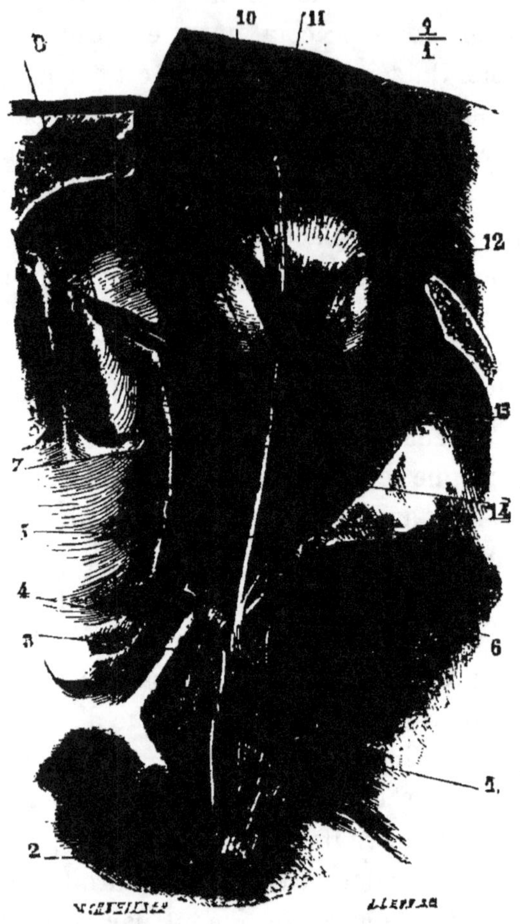

Fig. 36. — Nerfs de l'orbite.

1, ganglion de Gasser; 2, nerf oculo-moteur commun ; 3, nerf pathétique ; 4, nerf optique;
5, nerf frontal; 6, nerf locrymal; 7, nerf nasal ; 8, branche ethmoïdale du nerf nasal ;
9. nerf trochléateur ; 10. nerf frontal interne ; 11. nerf frontal externe ; 12, branches ter-
minales cutanées du lacrymal; 13, branches que ce nerf fournit à la glande lacrymale;
14, filet anastomotique du lacrymal sur le rameau orbitaire du maxillaire supérieur
(Beaunis et Bouchard).

même que le petit oblique tire l'œil en haut et en dehors.

Voilà, ce me semble, élucidé un problème de physiologie que

Bouvier considérait comme insoluble par les procédés ordinaires de la science; l'action des muscles obliques de l'œil. « Je ne parle pas, dit-il, des obliques; l'énigme de leur action n'a pas encoce trouvé son Œdipe ». Les anciens n'y faisaient pas tant de façons; ils avaient appelé, suivant l'expression que chacun des muscles de l'œil était censé donner au regard, le droit supérieur, *superbus;* le droit inférieur, *humilis*, le droit externe, *indignatorius;* le droit interne, *amatorius*, *bibitorius*, le grand oblique, *patheticus*, ce qui, par parenthèse, est faux; le petit oblique, *contemnens;* on peut qualifier de légendaire une époque ou de pareilles définitions suffisaient à la physiologie. Nous résumerons, nous, comme il suit, les données un peu plus précises de la science moderne : Vision en haut, par l'action des deux droits supérieurs combinée avec celle des obliques inférieurs; vision en bas, par celle des droits inférieurs avec celle des obliques supérieurs; en dehors par celle du droit interne d'un côté et du droit externe de l'autre; en dedans, par la convergence des deux droits internes. Cette action commune est d'autant plus curieuse que l'innervation des muscles associés est différente; car c'est le nerf moteur oculaire commun qui fournit aux muscles droits supérieur, interne, inférieur et au petit oblique; le nerf moteur oculaire externe qui fournit au droit externe et le pathétique au grand oblique. (Voy. fig. 36.)

Chez la plupart des animaux, la séparation des deux orbites soit par écartement soit par interposition d'un plan opaque rend la vision des deux yeux indépendante. C'est ainsi que le lièvre et le lapin qui ont le front très saillant, n'ont pas la vision binoculaire. Si vous avez étudié la théorie d'un instrument d'optique très simple, le stéréoscope, vous comprendrez ce qui manque à ces animaux. Ils sont privés de la sensation du relief. Le cheval, le chien, et en général, les animaux qui n'ont pas le front très saillant, les pithéciens, les anthropoïdes et l'homme ont la vision binoculaire. La condition indispensable pour que cette vision se réalise convenablement, c'est que les points rétiniens impressionnés par les rayons émanant de l'objet de la vision soient identiques, c'est-à-dire que si l'on superposait les deux rétines en déplaçant l'une de ces deux membranes parallèlement à elle-même, les deux points touchés devraient aussi se superposer exactement l'un à l'autre. Le point de la rétine où se produit la vision nette étant la *macula lutea* située à 3 millimètres en dehors de la papille, cela revient à dire qu'il faut que ce point qui est à peu de chose près sur l'axe optique, passant par le centre de la cornée, soit touché par les deux rayons émanés de l'objet, pour que la vision soit à la fois nette et binoculaire.

Quand les pouvoirs musculaires qui agissent sur le globe de l'œil sont synergiques, les deux centres cornéens se fixent sur l'objet et l'image se peint sur deux points identiques; ces deux images se fondent en une seule ou plutôt, il en résulte une perception unique. Quand il n'y a pas synergie musculaire, il arrive que l'une des deux images tombe sur la *macula* et que l'autre n'y tombe pas, d'où résultent une image nette et une image fruste. Cette dernière n'en existe pas moins et la diplopie devrait toujours être la conséquence de l'asynergie musculaire. Comment se fait-il donc que la plupart des louches ne sont pas diplopes? C'est que la mauvaise image est anéantie par un travail d'idéation, une sorte d'abstraction inconsciente qui est très commune dans la perception des objets extérieurs et qui par cela même n'est pas remarquée. Je suppose que vous pratiquez le toucher vaginal et votre attention est absorbée par les impressions tactiles que reçoit la pulpe de votre doigt; ce doigt est soumis en même temps, par toutes les portions de sa périphérie à d'autres impressions tactiles que vous négligez à moins qu'elles ne deviennent l'objet particulier de votre attention. Cette sélection des sensations peut être volontaire, elle est le plus souvent spontanée, irréfléchie, surtout qnand l'une des deux impressions est plus vive, plus nette et s'impose aux dépens de sa congénère. C'est ainsi que vous voyez le chien suivre une piste *parmi le thym et la rosée* et choisir en courant l'odeur caractéristique, au milieu de tant d'autres odeurs. C'est ainsi qu'une conversation à voix basse qui nous intéresse peut être perçue par nous au milieu de la rumeur d'une grande foule : aussi le diplope par strabisme ignore-t-il le plus souvent sa diplopie, parce qu'il fait, sans s'en douter, abstraction de la mauvaise image. Dans le strabisme convergent de l'œil droit par exemple, l'œil gauche se fixe sur l'objet mais la rotation du globe oculaire droit en dedans déplace l'axe optique de ce côté ; de là deux images, l'une très nette sur la macula gauche l'autre diffuse qui est bien transmise comme la première par la rétine et le nerf optique à la substance grise des tubercules quadrijumeaux, mais qui est immédiatement négligée, supprimée par le cerveau, comme il supprime ou neutralise les impressions tactiles, olfactives, auditives au bénéfice d'une impression visuelle qui l'occupe momentanément.

Les variétés du strabisme sont nombreuses et se définissent assez bien par les termes mêmes qu'on emploie pour les caractériser. Il n'est pas nécessaire d'expliquer ce qu'on entend par strabisme convergent et divergent ni comment le convergent est par cela même interne et le divergent par cela même externe ; le composé se rencontre quand le sujet louche en haut ou en bas en même temps qu'en dedans et en dehors. Il y a un strabisme périodique ou intermittent. Il est même à remarquer que le strabisme commence toujours par être périodique avant de devenir permanent.

Il y a un strabisme *concomitant*, expression d'autant plus singulière qu'elle s'applique précisément au cas où le strabisme ne porte que sur un seul œil d'une manière permanente parce que, quand on interpose un écran entre l'œil sain et l'objet de la vision fixé par l'œil strabique, l'œil sain prend précisément derrière l'écran la position qu'aurait l'œil strabique, si les deux yeux étaient découverts. Dans le strabisme alternant, le sujet louche alternativement de l'œil droit ou de l'œil gauche suivant qu'il fixe l'œil droit ou l'œil gauche sur l'objet. Depuis longtemps on a remarqué qu'il y a des strabiques myopes et des strabiques hypermétropes; mais Donders le premier a fait voir que la myopie et l'hypermétropie, en raison des tours de force d'accommodation qu'elles nécessitent, sont justement les causes du strabisme.

On a quelquefois discuté l'importance de l'hérédité comme cause du strabisme, quoique ce point d'étiologie semble prouvé par la persistance de l'affection dans certaines familles. L'opinion très répandue d'après laquelle une mauvaise direction donnée aux regards de l'enfant attirés par un objet brillant serait les causes du strabisme, est encore plus discutable. Les convulsions infantiles peuvent, en déterminant la paralysie ou la contracture de certains muscles, devenir l'origine du strabisme. La kératite ulcéreuse a été incriminée de ce fait par Jules Guérin, soit parce que la taie de la cornée (leucoma) consécutive à cette affection rend nécessaire le strabisme pour suppléer l'action de l'œil le plus faible, soit, ce qui paraît plus plausible, parceque, la cornée étant obstruée en partie, l'œil se dévie pour utiliser la portion qui reste encore libre. On a admis aussi que l'inflammation chronique de la cornée s'étend à la gaîne des muscles de l'œil et aux muscles eux-mêmes d'où myosite et rétraction musculaire. Ce qu'il y a de fâcheux pour cette théorie qui, bien comprise, contient une part de vérité c'est que le leucoma, affection trop fréquente de l'enfance, est rarement suivi de strabisme. Pour M. Cugnot, le leucoma n'est rien, c'est la photophobie, l'un des symptômes les plus saillants de la kératite ulcéreuse, qui est tout : c'est à cause de la photophobie que le petit malade dévie la cornée en dedans pour la

soustraire à l'action de la lumière. Pour attribuer une grande
importance à cette cause il faut admettre une grande négligence
de la part du médecin traitant, car en bonne règle, quand un
œil est ainsi affecté, on le ferme et tout est dit. Giraud-Teulon
a admis une contracture réflexe des muscles de l'œil qui repose
sur des considérations analogues et a la même valeur[1]. La cause
la plus fréquente, la plus indiscutable du strabisme est celle
qui a été démontrée par De Græfe et Donders; elle consiste
dans les anomalies de la réfraction. La myopie fait le strabisme
convergent. En effet la vision binoculaire de près dans les conditions qu'amène la myopie exige des efforts incessants pour
maintenir la convergence; quand l'un des droits surmené cède,
la prédominance de son congénère du côté opposé amène le
strabisme. Chez l'hypermétrope la macula est déplacée, l'axe
optique passe en dedans du centre de la cornée, les yeux
paraissent divergents, ce qu'on appelle vulgairement un
regard faux. La vision ne se corrige que par une contraction
énergique du droit externe, quand cette contraction est
vaincue, le droit interne prédomine et produit le strabisme
interne. Il y a lieu de généraliser à propos de cette cause si
puissante de strabisme. Ce qui est vrai pour les anomalies de
la réfraction constitue aussi la part de vérité contenue dans les
autres théories sur la genèse du strabisme. Tout ce qui rend
l'accommodation difficile y conduit, le jour où l'un des muscles
agents de cette accommodation est distancé par son antagoniste.
Mais ce ne sont pas les muscles de tout le monde qui sont
sujets à ces déplacements de pouvoir : si peu de valeur qu'on
accorde à l'hérédité et, tout en constatant que l'affection est
très rarement congénitale, il faut admettre qu'il y a débilité
congénitale du muscle dont la défaillance détermine la dévia-

1. Giraud-Teulon, *Leçons sur le strabisme et la diplopie, pathogénie et thérapeutique.* Paris, 1863. — *La vision et ses anomalies.* Paris, 1881, article
Strabisme, pages 720 et suiv.

tion. La durée de l'affection a une importance aussi grande que la prédisposition, ainsi, le muscle déviateur se raccourcit dans le strabisme ancien et ce raccourcissement s'aggrave par celui des faisceaux musculaires profonds qui fixent à l'orbite les muscles droits interne et externe et le strabisme, d'intermittant qu'il était, se transforme en permanent et perd toute chance de se guérir spontanément.

La conséquence, la plus grave du strabisme et en même temps la moins connue du public, la plus ignorée même par certains médecins, c'est l'amblyopie croissante dont elle est accompagnée. Ceux même qui en sont atteints ne s'en rendent pas compte, jusqu'au jour où le hasard ou l'examen d'un médecin expérimenté leur révèle que l'œil sain étant fermé, ils sont incapables de lire les plus gros caractères avec l'œil strabique. L'état de cet œil s'aggravera même de telle façon qu'on peut poser cette règle : l'enfant strabique sera borgne à trente ans. Un examen compétent des milieux de l'œil ne révèle pourtant aucune altération. L'œil strabique s'éteint par privation de fonction comme chez les poissons aveugles du *Mammoth's Cave*. Aussi fera-t-on bien, pour éviter les déconvenues les plus graves, d'examiner l'état de l'œil dévié, avant de faire une opération de ténotomie oculaire. Cette opération si utile au début, devient inutile au bout d'un certain temps.

Le diagnostic du strabisme comprend quatre questions : Quel est le sens de la déviation? Quel est l'œil dévié? De combien de dégrés? Pour quelle cause?

Le sens de la déviation en dedans, en dehors, en haut, en bas, obliquement (ce qu'on appelle le strabisme horrible), dans une direction composée, comme par exemple en haut et en dedans, est en général assez facile à déterminer. Il n'en est pas de même de la détermination de l'œil dévié sur laquelle on se trompe si souvent, faute de prendre la précaution de faire fixer au malade un objet placé à quelque distance, et

de fermer alternativement avec la main ses deux yeux; l'œil
qui se déplace, une fois l'autre œil fermé pour fixer l'objet qui
avait été fixé auparavant est celui qui
est dévié. Encore ne faut-il pas oublier
qu'il y a des cas où le strabique louche alternativement des deux yeux.

De combien de degrés est la déviation? Cette question est très importante, même au point de vue de
l'opération que certains oculistes ont
prétendu pouvoir graduer à volonté
en avançant ou reculant un tendon
suivant les indications particulières
à chaque cas. La mensuration du
dégré de strabisme se fait au moyen
du strabomètre dont nous donnons
ici un spécimen. Cet instrument
consiste en une règle d'ivoire ou une
carte curviligne graduée de façon
que son 0 est supposé répondre au
centre de la cornée saine. On prend
aussi quelquefois un point de repère
comme le point lacrymal et l'on com-

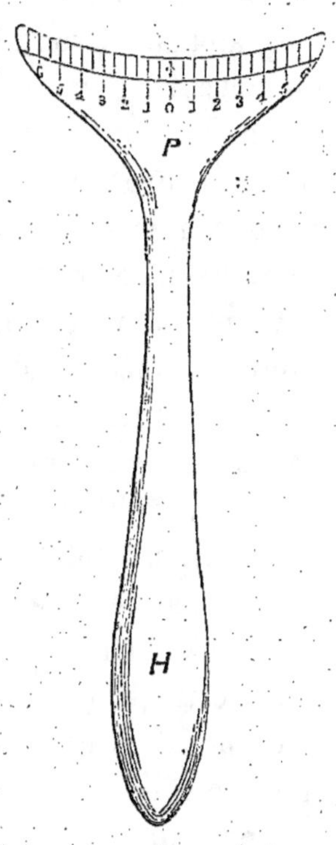

Fig. 37. — Strabomètre.
de Laurence.

pare les deux cornées par rapport à la distance qui les sépare
de ce point. Javal a employé pour mesurer le dégré de la déviation un procédé ingénieux qui s'appuie sur le réveil ou
plutôt sur la manifestation de la diplopie qui est, comme
nous l'avont dit, ignorée du malade, grâce à l'abstraction
que fait le cerveau de la mauvaise image. Il place son strabique en face d'une lampe adossée à un tableau divisé lui-
même comme un damier dont chaque case serait numérotée.
Le malade fixe la lampe en se servant de l'œil sain devant
lequel est présenté un verre coloré; le verre, en diminuant

l'acuité visuelle, affaiblit l'image et la colore, tandis que l'image aperçue par l'œil strabique sans interposition de verre coloré, reste blanche. Le seul fait d'apercevoir deux images révèle au malade son strabisme; mais les deux images correspondent sur le damier à des places différentes et leurs rapports, qu'il est facile de préciser grâce à la disposition même du tableau, peuvent servir à déterminer le degré de strabisme avec une approximation suffisante. L'emploi de ce moyen ne pourrait suffire pour révèler le strabisme dans les cas graves où il n'y a plus d'image aperçue par l'œil malade, il faut alors avoir recours à la méthode des prismes. On se sert du prisme vertical à sommet tourné en haut, dont la propriété estde déplacer l'image vers le sommet. C'est encore un moyen de rappeler la diplopie en éveillant des sensations dans un point de la rétine qui n'était pas habitué à les recevoir. La déviation de l'image produite par le prisme est verticale pour l'œil sain, mais elle est à la fois verticale et latérale pour l'œil malade, et c'est justement cette déviation latérale qui sert à mesurer le dégré du strabisme. Pour cela on place sur le prisme déviateur vertical, un prisme horizontal, en cherchant celui qui ramènera la superpostion des images; puis, on prend le numéro du prisme correcteur que l'on multiplie par deux, parce qu'un prisme dévie les rayons lumineux d'une quanlité égale à la moitié de son angle principal. Si le numéro du prisme correcteur est 5, la déviation sera 10. Le sommet du prisme, sera toujours placé du côté du muscle dévié. Il faut rechercher aussi le dégré d'insuffisance du muscle opposé au muscle déviateur, en explorant avec le doigt l'arc excursif de l'œil, c'est-à-dire en recommandant au malade de suivre de l'œil strabique, autant qu'il le peut, le doigt qu'on déplace du côté opposé à la déviation. Il est évident que le muscle antagoniste du muscle déviateur amènera la cornée d'autant plus près de l'angle orbitaire correspondant qu'il sera plus rapproché de son fonctionnement normal. Le diagnostic du strabisme ne sera d'ailleurs complet que quand on aura fait le diagnostic de la cause, avec les réserves que la nature de cette cause comporte hérédité, convulsions, kératites. Le fond de l'œil sera examiné à l'aide de l'ophthalmoscope. La myopie et l'hypermétropie seront étudiées avec les verres d'essai appropriés à cet usage. Enfin rien ne sera négligé de ce qui pourra servir à instituer un traitement rationnel de l'affection.

Il est bien évident qu'il faudra penser au strabisme comme une conséquence possible des affections convulsives ou des kératites à la suite desquelles on le rencontre, quand on aura à traiter des sujets atteints de ces affections. Il y a des précautions particulières que cette pensée pourra suggérer, parmi lesquelles je mettrai à un rang très important le soin de faire disparaître les leucomas après la kératite ulcéreuse; ces précautions seront une partie de ce qu'on appellera, si l'on veut le traitement préventif du strabisme, quoique je vous aie dit combien j'aime peu à me servir de ce terme. Il serait peut-être mieux appliqué à la surveillance médicale s'exerçant sur les établissements scolaires pour régler l'éclairage, la hauteur des pupitres, l'éloignement des tableaux, les types des caractères d'imprimerie, la couleur du papier employé pour les impressions. Le papier jaune a récemment réuni les suffrages des juges les plus compétents. Il n'est pas douteux que le défaut ou l'insuffisance de ce contrôle ne soit pour une grande part dans le développement de la myopie et, dans une certaine mesure, de l'hypermétropie, dans nos établissements d'instruction. Il y aurait certainement lieu de faire passer un examen oculaire à tous les élèves et de les soustraire à l'influence de celles de ces causes qui pourraient contribuer à aggraver leurs prédispositions naturelles. Ces précautions qui sont pratiquées en Allemagne, n'ont pas encore pris sérieusement pied en France où les pouvoirs d'accomodation de l'œil sont sommés de s'arranger de tout.

Abordons maintenant le traitement curatif. S'agit-il d'un strabisme commençant; il est presque toujours intermittent. S'il remonte à très peu de temps, comme huit ou quinze jours, deux ou trois mois, vous obtiendrez un prompt succès en vous reportant à la cause qui l'a produit, surtout si cette cause, comme cela arrive le plus souvent, se trouve comprise dans les anomalies de la réfraction. L'enfant est-il myope ou hypermétrope? Mettez-lui des lunettes qui ne guériront ni la myopie ni l'hypermétropie, mais qui dispenseront votre jeune sujet des efforts d'accommodation par lesquels il est en train de contracter le strabisme. Dans ces cas le strabisme guérit tout seul. Il est presque impossible de mettre des lunettes aux très jeunes enfants; Boucheron* a eu l'ingénieuse idée de les remplacer par un traitement qui n'a pas l'avantage comme les lunettes de supprimer l'accommodation en la rendant inutile, mais qui en laisse subsister le besoin et la rend impossible. Ce traitement consiste à paralyser l'action des muscles de l'œil au moyen de l'atropine. Il serait aussi parfait qu'il est brillant, s'il ne laissait l'inquiétude de dépasser le but et d'altérer définitivement les agents de l'accommodation. L'enfant voit dans le vague, mais il ne louche pas, parce qu'il n'a pas le pouvoir d'accommoder ses yeux en contractant les muscles spéciaux qui, par conséquent, ne peuvent ni se contracturer ni se rétracter. Reste à savoir si un œil paralysé pendant si longtemps sortira après de son inaction avec facilité.

Le traitement contraire, celui qui demande la restauration du parallélisme des deux axes visuels à une gymnastique appropriée serait bien plus rationnel si les moyens employés répondaient à l'excellente pensée qui en a dicté l'usage. Malgré toute notre bonne volonté, nous aurons bien du mal à considérer comme un appareil orthophtalmique ou orthopédique les louchettes, cet engin difforme que les anciens, dans leur

naïveté, semblent avoir inventé pour couvrir la paresse de
l'œil strabique. Les plaques des louchettes, percées de deux
trous parfaitement parallèles sont destinées à corriger la direction de l'œil dévié; cela irait bien si l'œil strabique était
obligé de regarder par le trou qui lui est offert mais comme
rien ne l'y contraint, il reste inactif à l'abri de la plaque et,
sous couleur de traitement, subit l'inconvénient de son inaction. Mais la foi sauve, et parmi les fidèles on est bien étonné
de rencontrer un habile chirurgien, le professeur Roux qui,
racontait-il, s'était guéri du strabisme par ce procédé. En
l'écoutant, on se demandait, s'il était le seul, par hasard, à
ignorer qu'il louchait encore. Le véritable traitement orthophtalmique ou orthopédique du strabisme consisterait dans
l'emploi des prismes que nous avons décrits, mais ce traitement est long, difficile, aussi est-il maintenant à peu près
abandonné. D'ailleurs les meilleurs traitements gymnastiques
du strabisme pêchent tous de
même; ils requièrent de l'opérateur une science, une précision, une constance peu communes qui se rencontrent plus
souvent encore que la patience
et la docilité du sujet. On n'a
pas d'autre reproche à faire à
la méthode stéréoscopique de

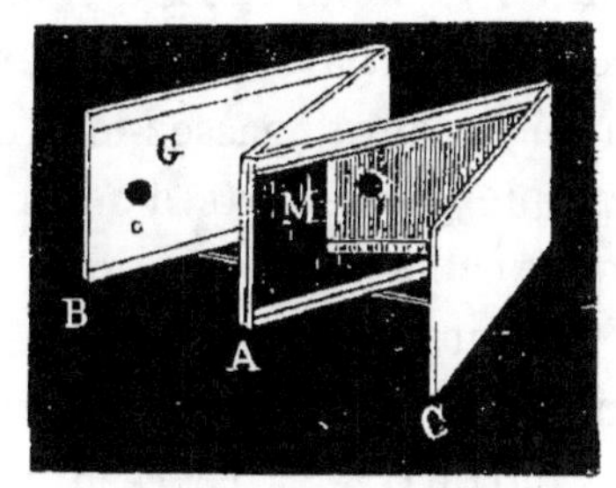

Fig. 38. — Stéréoscope de Javal[1].

Javal qui, lenteur à part, approche de très près de la perfection et qui rend de grands services pour le traitement du strabisme récent ou comme complément de la ténotomie oculaire.
(Voy. fig. 38.)

1. L'instrument se compose de quatre planchettes réunies par des charnières
et formant une sorte de paravent, les deux planchettes internes sont recouvertes
des miroirs M; les deux autres planchettes B et C reçoivent des images identiques dessinées sur des cartons et qui se réflètent dans les miroirs placés à un
angle de 45 degrés.

Vous connaissez tous le stéreoscope, cet instrument de physique consacré à l'amusement, et qui est une des applications les plus intelligentes des lois de l'optique. Il consiste en une boîte munie d'un double oculaire formé par deux demi-lentilles adaptées à deux tubes convergents braqués sur une image placée au fond. Lorsqu'une paire d'yeux sains s'applique à cet oculaire, la disposition des tubes dirige la vision vers deux points symétriquement placés sur l'image et, pour les yeux sains, les deux perceptions se superposent : il y a fusion parfaite des deux points, lorsque l'écartement entre les axes optiques est de 6 à 7 centimètres. On a réussi à donner avec cet instrument, comme son nom l'indique, la sensation du relief, mais ce n'est pas là ce qui nous occupe. Il est évident que les choses ne se passeront pas de la même façon pour le strabique que pour le sujet sain ; les images des deux points symétriques ne se superposeront, ne se fusionneront pas. Il y aura perception de deux images, à moins que l'amblyopie de l'œil strabique ne soit arrivée aux dernières limites. Par ce moyen l'œil strabique aura, passez-moi cette expression, conscience de sa diplopie ; des efforts d'accommodation seront faits qui seront une excellente gymnastique pour les antagonistes des muscles déviateurs et le but pourra être considéré comme atteint lorsque le sujet réussira à fusionner les deux images.

Pour arriver à ce résultat, on procède graduellement. On commence par exciter l'acuité visuelle de l'œil malade. Pour cela on couvre l'œil sain et on force le sujet à se servir de l'œil strabique. Quand on suppose que l'acuité de la vision a suffisamment augmenté de ce côté, on ôte l'obturateur de l'œil sain et le malade s'aperçoit alors de sa diplopie. Il s'agit ensuite d'amener le malade à fusionner les deux images. Pour cela, on met dans la boîte des cartons sur lesquels les deux points symétriques d'abord très rapprochés sont ensuite de plus en plus éloignés ; on conçoit en effet, que l'effort d'accommodation nécessaire pour fusionner deux images rapprochées est moins grand que celui qui est appelé à produire le même résultat pour deux images éloignées. Les points symétriques pourront être deux petits ronds noirs et alors on mettra un point rouge au dessus de l'un, un point vert au dessous de l'autre pour distinguer l'image droite de l'image gauche. Ce procédé peut être simplifié si l'on emploie pour figurer les points des pains à cacheter de différentes couleurs, que l'on écarte un peu plus lorsque le strabisme est convergent. Les points doivent être placés à 3 centimètres pour le strabisme convergent, pour le divergent, à 12 centimètres. Les variations de la distance sont comprises dans un jeu de neuf cartons qui pourront être, dans certains cas et, pour soutenir la patience des enfants, remplacés par des épreuves photographiques appropriées. La méthode est excellente mais elle suppose un certain nombre de conditions qui ne se réalisent pas toujours : l'acuité visuelle notablement conservée dans l'œil strabique et surtout de la docilité et de l'intelligence du côté du malade. On comprend bien comment il se fait qu'elle réussit presque toujours à redresser le strabisme intermittent.

Le traitement chirurgical du strabisme consiste dans la strabotomie. Indiquée en 1838 par Stromeyer, cette opération fut faite sur le vivant pour la première fois, le 20 octobre 1839, par Florent Cunier de Bruxelles, quelques jours avant Dieffenbach qui la vulgarisa. Elle fut faite ensuite par Roux, Velpeau et un peu par tout le monde pendant la période d'engouement qui suivit. Abandonnée pour ainsi dire, avec aussi peu de réflexion qu'elle avait été universellement adoptée, elle a été magistralement jugée par Brunel, rapportée à ses véritables indications et réglée par de Graefe et plus récemment par le professeur Panas. Sous certaines réserves, c'est une excellente opération. Dans le commencement, on opérait mal; on faisait de la myotomie plutôt que de la ténotomie; or, les autopsies

ont prouvé que la section du muscle ne produit pas d'allongement du lien oculaire raccourci, parce que la portion sec-
tionnée se greffe promptement sur la sclérotique, au lieu et
place où elle a été coupée. Si, pour éviter cet inconvénient, on
coupait le muscle en plein corps, souvent on dépassait le but
et l'on obtenait un strabisme interne. On divisait aussi la capsule de Ténon et l'on exposait le malade à un phlegmon avec
fonte de l'œil. C'est même un désastre de ce genre arrivé,
entre les mains de Dieffenbach, à la comtesse Ida Hahn qui
calma un moment l'ardeur des strabotomistes. Il faut avouer
que nous subissons encore relativement l'influence de ce découragement : cela se voit au grand nombre de louches qui
n'ont pas été opérés.

Pour pratiquer cette opération, il faut chloroformer le malade à fond : vous vous prémunirez ainsi contre la résistance
du sujet aussi bien que contre l'intervention de la famille que
ses cris et ses mouvements désordonnés pourraient pousser à
vous interrompre. Vous placerez le malade sur un lit, la face
bien éclairée, et vous maintiendrez ses paupières écartées au
moyen de l'ophthalmostat, procédé beaucoup plus commode
et plus sûr que l'emploi des écarteurs. Vous êtes armé d'un
crochet mousse, d'une paire de ciseaux courbes et d'une paire
de pinces à griffes. — Supposons un cas de strabisme convergent. Vous saisissez avec les pinces un pli conjonctival; ce pli
doit être vertical. Vous l'ouvrez perpendiculairement à sa direction avec les ciseaux, c'est-à-dire que vous faites à la con-
jonctive une plaie horizontale aussi petite que possible, au niveau supposé de l'insertion du muscle sur la sclérotique. La
voie ainsi faite à votre crochet, vous l'introduisez et cherchez à
charger le tendon, ce qui n'est pas aussi facile que l'on pourrait le croire au premier abord, même en se fondant sur des
considérations anatomiques exactes. Le tendon une fois saisi,
deux méthodes sont en présence : ou bien l'on introduit un

second crochet et l'on coupe entre les deux, ou bien on attire
à l'aide du premier et unique crochet le tendon au bord de la
plaie conjonctivale et on le coupe à petits coups de ciseaux
en rasant, le plus près possible, la sclérotique. Le premier pro-

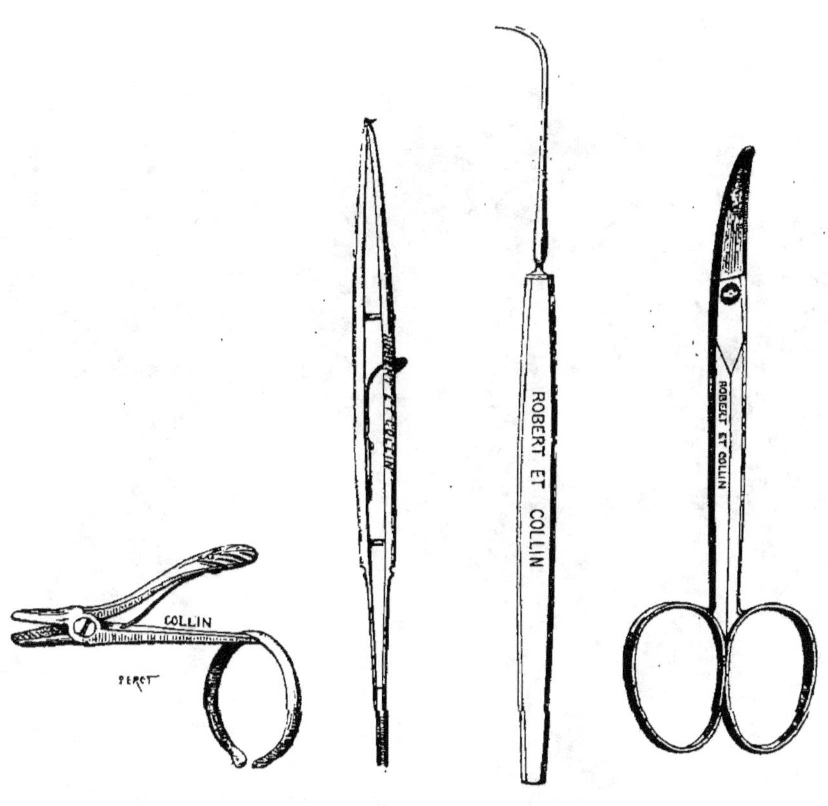

Fig. 39. — Une pince
porte-aiguille.

Fig. 40. —
Pince à
fixer avec
ressort.

Fig. 41. —
Crochet à
strabisme.

Fig. 42. — Une
paire de ciseaux
courbes.

cédé me paraît de beaucoup le plus sûr. Voilà le tendon
coupé ; mais, si vous vous en tenez là, vous n'aurez qu'un
recul insignifiant, peut être d'un millimètre tout au plus. Il
faut, pour compléter votre opération, introduire de nouveau le

crochet, aller à la recherche des brides fibreuses qui rattachent le muscle à la capsule de Ténon et les sectionner.

Les détails de l'opération sont représentés exactement par
la figure 43.

Quels sont les effets immédiats de la strabotomie? Ces effets

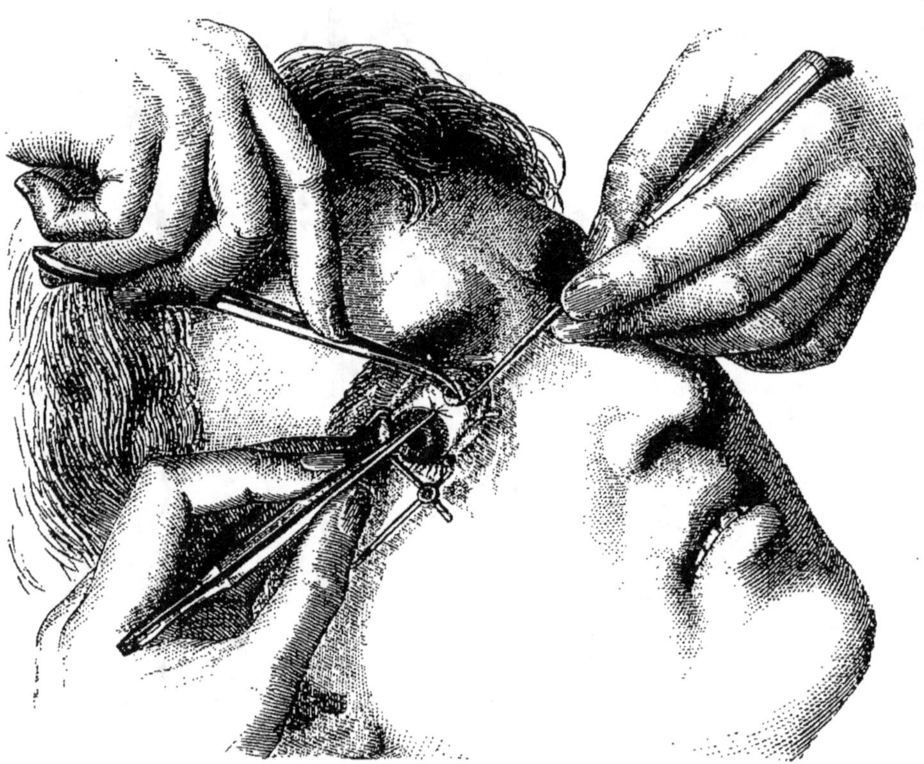

Fig. 43. — Opération du strabisme.

ne sont pas douteux. En opérant de la façon que je viens de
vous décrire, on recule l'insertion du muscle et, par ce fait, on
le relâche, en vertu du principe de mécanique qu'on exprime
ainsi : « une force a d'autant moins d'effet sur la rotation d'une
sphère que son point d'application est plus éloigné du point

qu'il s'agit de déplacer. De là à l'idée de reculer l'insertion proportionnellement au degré du strabisme, il y a une pente naturelle sur laquelle de Græfe s'est laissé glisser peut-être un peu plus que de raison. Peut-on obtenir des reculs appropriés à tous les degrés du strabisme, depuis un jusqu'à dix milli-mètres? De Græfe dit que oui. Il se flatte d'obtenir un dépla-cement de trois à quatre millimètres par la section seule du tendon, de quatre à six millimètres en détruisant les brides cap-sulaires, et plus encore par une incision plus large de la con-jonctive. Ces mesures précises ne doivent pas nous faire illu-sion. Il est très difficile, à deux millimètres près, d'obtenir pri-mitivement le recul de l'insertion tendineuse; mais le résultat peut être complété si l'on sait profiter de l'espace de temps très court qui s'écoule avant la nouvelle adhérence du tendon à la sclérotique, laquelle se produit de 36 à 48 heures après l'opération. Ici commence le rôle le plus important de l'or-thophtalmie ou de l'orthopédie oculaire, que nous avons déjà vue employée avec des succès limités dans le traitement non chirurgical du strabisme. Ce traitement a pour but, an moyen de manœuvres diverses, de reculer, de reporter en arrière, de plus en plus, le contact du tendon avec la sclérotique et par conséquent de préparer une soudure postérieurement située à celle qui se serait naturellement produite. — Bowman, Knapp, Snellen et Meyer ont cherché à atteindre ce résultat en agissant sur la conjonctive, soit attirée dans une direction con-venable et fixée à la tempe par un fil, soit bridée, froncée, suturée. D'autres ont eu recours à l'immobilisation de l'œil par un bandage compressif. M. Javal dirige le regard de ses opérés soit en dedans, soit en dehors, suivant les indications. Tous ces moyens ne sont pas sans danger. Ce sont des trauma-tismes nouveaux ajoutés à un premier traumatisme sur un or-gane très porté à l'inflammation. Une ophthalmie purulente pourrait fort bien en résulter. Le bandeau compresseur n'est pas non plus sans danger; je préfère de beaucoup l'emploi de la louchette que nous avons paru dédaigner tout à l'heure, mais qui, habilement maniée, donne d'excellents résultats. Voici du reste comment on procède : deux heures après l'opération, on applique une louchette, dont la plaque correspondante à l'œil sain est pleine; la plaque de l'œil opéré est perforée en dedans ou en dehors suivant le cas. On laisse le malade passer la journée ainsi, jusqu'à une heure assez avancée dans la soirée et on ne lui retire la louchette que pour dormir. L'œil opéré est ainsi forcé de chercher la lumière par le seul orifice qui lui est offert. Il en résulte des efforts d'accommodation qui complètent le déplacement de l'insertion tendineuse. On recommence le lendemain, jusqu'à ce que la soudure soit opérée et que l'on ne puisse plus rien obtenir. Cette gymnastique si simple complète admirablement l'opération. Elle permet même de la simplifier, par comparaison avec celle qui a été réglée par de Græfe. Il n'est pas besoin de chercher par des procédés opératoires à reculer l'insertion tendineuse suivant les cas. Ce recul se produit en quelque sorte automatiquement, sans effusion du sang ; mais il ne faut pas oublier qu'on n'a que fort peu de temps pour appliquer al louchette avant que la nouvelle greffe du tendon sur la sclérotique ne se soit établie d'elle-même. Ce n'est pas à dire que l'orthophthalmie n'ait plus rien à tenter pour compléter le redressement de l'œil après la soudure du tendon à la sclérotique. Mais il faut revenir aux moyens de patience, recourir aux exercices qui réveillent l'acuité visuelle et qui font saillir la diplopie, justement pour apprendre à l'œil à fusionner les deux images. Nous avons dit que la méthode stéréoscopique de Javal était la meilleure, pourvu qu'on ait affaire à un sujet d'âge à comprendre son traitement et à s'y associer.

Les complications de l'opération sont nulles aujourd'hui,

soutout depuis qu'on a renoncé à augmenter l'importance du
traumatisme pour poursuivre le but un peu chimérique d'atteindre mathématiquement au degré de recul indiqué dans
le cas particulier. Il n'y a plus lieu de mentionner, autrement
que pour mémoire, les phlegmons de l'œil auxquels les anciens
procédés opératoires ont donné autrefois naissance. L'emploi
du pansement antiseptique, en s'ajoutant aux autres précautions, que l'on sait maintenant prendre, contribuera encore à
écarter ces troubles.

En résumé, rappelons-nous que tout œil qui louche est ou
sera un jour fatalement perdu. Il y a donc urgence de faire
quelque chose le plus tôt possible. Le strabisme intermittent
pourra être guéri par l'orthophthalmie seule.

Le strabisme confirmé, c'est-à-dire permanent, ne peut être
guéri que par la strabotomie, complétée par l'orthophthalmie.
Est-ce à dire que cette guérison sera toujours possible? Elle
le sera si l'opération est pratiquée à temps, c'est-à-dire avant
que l'œil strabique ait entièrement perdu son acuité visuelle.
Dans ces conditions, l'opération sera utile, même lorsque l'a-
cuité visuelle ne pourra être rétablie que jusqu'à un certain
point. Il y a des opérations de complaisance auxquelles il faut
absolument se refuser; ce sont celles qui tendraient à redresser
un œil privé de tout pouvoir visuel. On pourrait être tenté de
les faire pour rendre aux traits leur harmonie, mais il ne faut
pas oublier qu'une opération, privée de l'adjuvant que lui fournissent les efforts de l'œil opéré pour s'accommoder, serait très
probablement sans résultat.

Il y a une considération par laquelle je suis heureux de finir,
parce qu'elle est une conquête de l'observation moderne sur
les préjugés de l'âge antérieur, et a pour moi la valeur d'un
aphorisme : c'est qu'on ne saurait assez se préoccuper, avant
et après l'opération des anomalies de la réfraction. Les myopes,
et les hypermétropes deviennent louches parce qu'ils sont

myopes et hypermétropes; vous pouvez les empêcher de devenir strabiques; vous pouvez empêcher un strabisme intermittent de se transformer chez eux en strabisme permanent, en leur faisant porter de bonnes lunettes et, si vous négligez cette précaution, après une opération très bien indiquée, très heureusement conduite, vous verrez souvent revenir le strabisme.

ONZIÈME LEÇON

PRÉLIMINAIRES ET TORTICOLIS MUSCULAIRE

Des diverses variétés de torticolis. — Du torticolis congénital au point de vue de l'étiologie. — De l'utilité du chloroforme au point de vue du diagnostic.— Thérapeutique du torticolis musculaire.

Le torticolis, *cou tors* des anciens auteurs français, qu'on appelle aussi quelquefois obstipité (*caput, collum obstipum*), est une inclinaison permanente et involontaire du cou, le plus souvent avec rotation de la tête, soit du côté de l'inclinaison, soit du côté opposé à celle-ci. Cette définition éveille en vous l'idée d'une malformation caractéristique que vous vous représentez telle qu'elle se produit le plus souvent. Mais on y fait ordinairement rentrer toutes les inclinaisons possibles de la tête et du cou, en avant, en arrière, sur les côtés, conformément à l'étymologie, car *obstipum* en latin veut dire *penché* dans n'importe quel sens.

Bouvier, qui citait les classiques si souvent et si bien, a pu ainsi gratifier d'un torcolis Tibère qui, d'après Suétone, *incedebat cervice rigidâ et obstipâ*, dans une attitude hautaine, la tête renversée en arrière. D'autres torticolis non moins classiques expriment, pour Bouvier, la crainte, chez le captateur de testaments auquel Horace conseille de se tenir la tête basse (*stes capite obstipo*), la contemplation, chez le sage de Perse qui a les yeux dans les nuages. Les hypocrites que Rabelais appelle des *cagots, cafards* et *torticolis*, les incroyables qui portaient la tête de côté par genre, avaient tous, pour Bouvier, un torcolis volontaire ou habituel. Vous vous en tiendrez à la notion de la malformation à laquelle ce nom est ordinairement attribué, mais surtout vous retiendrez de notre définition les deux termes, *permanente et involontaire*. Tibère n'avait pas le torticolis, puisqu'il pouvait, quand il le voulait, porter sa tête comme tout le monde. Au contraire, si Alexandre le Grand ressemblait à son buste, qui est au Louvre, sur lequel M. Dechambre a relevé l'inégalité des deux moitiés de la tête et son inclinaison à droite, il y a chance pour que le conquérant de l'Asie ait eu un torticolis vrai.

Je n'ai pas l'habitude d'insister outre mesure sur l'historique des affections qui relèvent de l'orthopédie. Je ne me départirai pas ici de cette règle, mais je ne puis m'abstenir de résumer en quelques mots une histoire qui n'est pas très vieille et qui a d'emblée un caractère tout pratique. Avant le XVIIe siècle, on s'était borné à traiter le *cou tors* sans se préoccuper de son étiologie. Les premiers essais paraissent avoir été timides. Promener l'instrument tranchant, dans une région aussi périlleuse que celle du cou est une opération qui demandait des connaissances anatomiques, supérieures. Cependant, en 1639, Tulpius, célèbre médecin d'Amsterdam, recommande de ne jamais se servir de caustiques dans le traitement du torticolis et de couper en une seule fois le muscle sterno-cleido-mastoïdien. Au commencement du XVIIIe siècle, Heister dit que le *caput vel collum obstipum* peut succéder à des brulûres, à la paralysie ou à la contracture des sterno-mastoïdiens. En 1737, Mauchart presente à l'Université de Tubingue une thèse : *Dissertatio sistens caput obstipum*. Vers 1737, Van Gesscher et Gerard Greeve insistent sur l'étiologie du torcolis et, chose bizarre, soulèvent déjà l'importante question qui divisera plus tard les pathologistes : le premier veut que le torticolis soit le plus souvent congénital et succède aux difficultés de la parturition, le second pense qu'il résulte d'une mauvaise conformation des vertèbres cervicales, ou bien de convulsions des muscles de la tête et du cou. En 1760, Sharp localise l'étiologie dans la contracture des sterno-mastoïdiens et propose leur section transversale. Cette méthode présentait des dangers sérieux d'hémorrhagie, d'infection purulente et de phlébite, aussi peut on considérer comme une époque décisive dans l'histoire du torticolis l'heureuse innovation introduite dans le traitement par Dupuytren qui, pour ménager la peau d'une jeune fille, inventa la ténotomie sous-cutanée, presque sans le vouloir. En 1838, trois mémoires à peu près simultanés, de J. Guérin [1], de Fleury [2], de Dieffenbach [3], ont élucidé tous les points importants relatifs au nouveau traitement du torticolis. Signalons les travaux plus récents de Bouvier, de Malgaigne et de Giraldès. Les autres n'appartiennent pas encore à l'histoire; mais leurs noms seront néanmoins cités, en même temps que leurs opinions ou leurs systèmes, en temps et lieu.

Pour se rendre bien compte de la malformation qui nous occupe, il faut d'abord être bien fixé sur les mouvements de la tête et du cou et sur les agents de ces mouvements.

Grâce à la disposition spéciale des surfaces articulaires des vertèbres cervicales, le cou a des mouvements plus étendus que les autres parties du rachis; les mouvements de flexion, d'extension, d'inclinaison latérale et de circumduction, mouvements qui permettent le déplacement de la tête et les différentes positions du menton et de l'occiput par rapport au tronc, lui sont faciles.

La tête décrit des mouvements analogues par rapport à la colonne vertébrale. Les mouvements d'extension et de flexion

1. *Sur une nouvelle méthode de traitement du torticolis* (*Gaz. méd.*, 1838).

2. *Mémoire sur un cas de torticolis* (*Arch. gén. de méd.*, 1838).

3. *Mémoire sur la section du sterno-cleido-mastoïdien dans le torticolis* (*l'Expérience*, 1838).

se passent dans l'articulation atloido-axoïdienne comme ceux d'inflexion latérale et de circumduction, mais le rôle très limité de cette articulation est complété par un léger glissement des condyles de l'occipital sur les masses latérales de l'atlas pour les mouvements d'extension et de flexion; ceux d'inflexion latérale et de circumduction sont puissamment aidés et continués, pour ainsi dire, par les mouvements de toute la région cervicale dont nous parlions à l'instant. Le seul mouvement qui paraisse indépendant de ce concours est la rotation de la tête sur le cou qui se passe uniquement dans l'articulation atloido-axoïdienne, encore n'est-il pas bien sûr que ce mouvement déjà si étendu par lui-même ne soit pas encore complété par une torsion véritable de la colonne vertébrale sur son axe.

Tous ces divers mouvements sont produits par des muscles qui ont chacun leur destination spéciale et dont la contraction permanente et insolite donnera naissance aux différentes variétés de torticolis musculaire.

Parlons d'abord d'un muscle que l'on ne cite presque jamais, le peaucier. Le peaucier abaisse la mâchoire inférieure, incline la tête de son côté, en lui faisant décrire un mouvement de rotation dans le même sens.

La portion claviculaire du trapèze incline la tête de son côté et un peu en arrière pendant qu'elle lui imprime un mouvement de rotation par lequel le menton est tourné du côté opposé.

Le splenius, par son faisceau occipital, renverse la tête en arrière, l'incline de son côté et lui fait subir un mouvement de rotation qui porte la face du même côté; par son faisceau cervical, il fait subir le même mouvement aux articulations des vertèbres cervicales.

Le muscle sterno-mastoïdien est celui qui nous intéresse le plus, puisque, dans la majeure partie des cas, il est l'agent principal des torticolis; il fléchit la tête, l'incline de son côté et lui imprime en même temps un mouvement de rotation qui porte la face du côté opposé.

D'après Duchenne de Boulogne[1], les deux portions du sterno-mastoïdien agiraient indépendamment l'une de l'autre et d'une manière différente, c'est ainsi que la portion sternale préside-rait au mouvement de rotation et la portion cléidienne au mouvement d'inclinaison latérale.

Le muscle sterno-mastoïdien reçoit des filets d'un nerf qui se distribue au larynx, organe important de la vie de relation, aussi, dans certains torticolis intermittents, le spasme du muscle est accompagné d'une espèce de hoquet. Le même muscle concourt avec le trapèze à produire certaines atti-tudes caractéristiques qui font partie de la mimique naturelle, comme l'action de lever les épaules, de dire oui ou non avec la tête. Ces rapports intimes avec nos facultés expressives d'un muscle intimement lié à la production du torticolis nous ex-pliquent la possibilité de certaines attitudes vicieuses du cou qui font partie de la physionomie et que nous avons en com-mençant éliminées de notre cadre parce qu'elles manquent du caractère constitutif des torticolis vrais, elles ne sont ni tout à fait permanentes, ni entièrement involontaires.

Il serait bien commode d'éliminer également toutes les incli-naisons plus ou moins permanentes et involontaires de la tête et du cou dans les divers sens qui ne sont pas, à proprement parler, le torticolis, celui dans la production duquel la con-tracture du sterno-mastoïdien joue le principal rôle; mais la définition du torticolis embrasse ordinairement d'autres at-titudes vicieuses qui supposent l'action d'autres muscles (tels que le splenius et le trapèze) et d'agents divers; et cette com-plexité du sujet n'est pas une des moindres difficultés que l'on rencontre dans l'étude de l'affection qui nous occupe.

1. Duchenne (de Boulogne). *De l'Électrisation localisée.* 3ᵉ édition. Paris, 1872.

On a suivi dans cette étude l'ordre le plus varié. On a décrit le torticolis suivant la marche, la durée, la nature de l'affection, l'époque de son apparition; c'est ainsi qu'on a désigné la maladie sous le nom de torticolis continu ou intermittent, aigu ou chronique, congénital ou acquis. On peut aussi envisager la question par rapport aux organes affectés et décrire un torticolis musculaire, osseux, cutané; c'est ce dernier mode de description que nous adopterons. Nous prendrons pour type le torticolis musculaire, c'est-à-dire le torticolis vrai, dans sa forme aiguë et sa forme chronique, nous réservant de noter à part, pour chacune des affections analogues signalées dans le tableau suivant, les particularités qui leur sont propres. Il suffira de mentionner quelques-unes de ces affections pour faire comprendre qu'elles ne rentrent pas dans notre sujet.

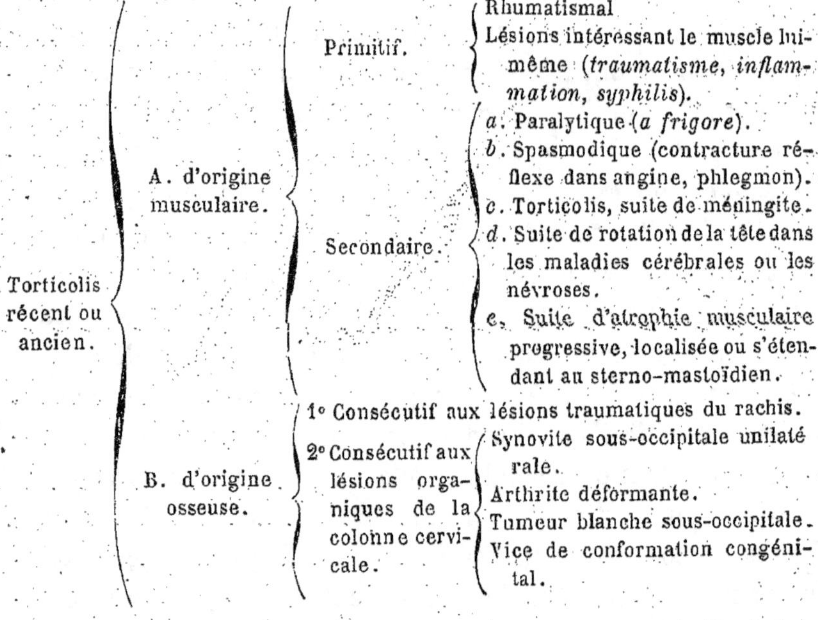

Outre le torticolis d'origine musculaire et celui d'origine osseuse, nous avons admis une troisième catégorie qui a la peau pour siège, c'est celle du torticolis cicatriciel : vous avez tous vu de ces brides qui occupent le devant de l'épaule et empêchent même l'introduction du doigt entre le cou et le menton. Nous ne nous en occuperons pas ici : leur histoire rentre dans celle des brûlures.

Certains torticolis d'origine osseuse échappent aussi à la clinique orthopédique. Cela est évident pour ceux qui résultent des lésions traumatiques du rachis ou de l'arthrite déformante. Ceux qui se rattachent à une synovite chronique sous-occipitale seront examinés par nous à propos du mal de Pott. Restent les malformations congénitales qui peuvent concourir, avec le torticolis musculaire, à compléter notre connaissance du torticolis qui réclame le plus ordinairement le secours de l'orthopédie.

Rien de plus facile à comprendre que le torticolis musculaire. Lorsque l'on examine un squelette, on s'aperçoit que la tête est en équilibre instable sur le sommet de la colonne vertébrale, en ce sens que la partie antérieure de la tête, constituée par une portion du crâne et par la face est plus lourde que la partie postérieure. Ce fait déjà très net chez l'homme l'est beaucoup plus chez les animaux ; vous connaissez tous la puissance du ligament cervical postérieur chez le cheval. La tête n'est donc tenue en équilibre que par la puissance des muscles qui s'y insèrent et font l'office de haubans ; et, s'il y a inégalité dans les tractions latérales, l'équilibre est vite rompu. Cette inégalité peut théoriquement se produire, soit parce que l'une des cordes tire trop, soit parce qu'elle ne tire pas assez. Mais, c'est très rarement que la rupture de l'équilibre peut être attribuée à la paralysie de l'un des agents de traction. Ce qui arrive le plus souvent, c'est qu'une des cordes tire trop, c'est que l'une des puissances devient prédominante, tandis que son antagoniste reste normale ; en un mot, les ruptures d'équilibre résultent ordinairement de la contracture d'un muscle et non pas de la paralysie de son antagoniste.

Je me suis, pour ma part, longtemps défié de la théorie, très ingénieuse d'ailleurs, sur laquelle est fondée la distinction des deux variétés du torticolis musculaire, par paralysie et par contracture. Je n'ai accepté définitivement cette distinction qu'en présence des faits les mieux établis.

Le torticolis musculaire par contracture, rétraction, raccourcissement d'un muscle, ordinairement le sterno-mastoïdien est extrêmement fréquent. Les causes en sont nombreuses et variées. On l'a observé à l'état congénital et si l'on veut remonter à la cause première de cette intéressante variété, on entre immédiatement dans le domaine des hypothèses. Stromeyer a incriminé les applications malheureuses du forceps; il se produirait alors une inflammation du muscle lésé ou du tissu conjonctif abondant qui lui sert de gaîne, ou une contusion des nerfs qui s'y distribuent. Dans un cas au moins l'action de cette cause ne saurait être mise en doute : celui cité par Stromeyer, d'un torticolis consécutif à l'arrachement d'un des sterno-mastoïdiens dans un accouchement difficile. L'action du forceps qui, normalement, s'applique aux joues et aux oreilles, et qui ne comprime pas le cou, même quand on l'applique mal, n'est pas toujours aussi évidente. La traction exercée sur les pieds de l'enfant dans certains cas de dystocie a aussi été incriminée. M. Blachez a été frappé du fait que certains enfants amenés à sa consultation sous la prévention de tumeur dans les muscles sterno-mastoïdiens, présentaient à l'examen un véritable nœud résistant, à la partie moyenne de ces muscles. La mère de l'un de ces enfants déclara à M. Blachez que l'enfant était venu au monde par les pieds et qu'on avait été obligé de tirer beaucoup. Il pensa alors que dans les présentations soit par le siège, soit par les pieds, l'accoucheur pouvait arriver à rompre un des sterno-mastoïdiens. Puis les faits s'accumulèrent, et, l'on constata toujours le même mode d'accouchement. Nous admettons cette

explication comme plausible, mais il y a une chose bien intéressante à noter, c'est que les enfants en question n'ont pas le
torticolis et j'en conclus qu'à plus forte raison une application de
forceps, même sur le cou, ne saurait ordinairement l'amener.

Quant au torticolis supposé existant pendant la vie intra-
utérine; on l'a attribué à une affection des centres nerveux ou
à une position vicieuse du fœtus. Enfin, au point de vue de
l'hérédité, Dieffenbach cite dans son mémoire sur la section
sous-cutanée du sterno-matoïdien, le cas d'une jeune fille dont
les parents présentaient comme elle un torticolis très accusé.

Cette difformité, rare dans la vieillesse, se rencontre surtout
dans l'enfance ou dans l'adolescence, et suivant Grisolle, serait
plus fréquente chez les hommes que chez les femmes.

Le plus souvent, le torticolis musculaire est dû à l'action du
froid, aux traumatismes, aux lésions inflammatoires portant
directement sur le sterno-mastoïdien. Vous savez combien les
inflammations du cou sont fréquentes chez les enfants, combien de fois nous avons vu les sterno-mastoïdiens se prendre
consécutivement dans les adénites ou les phlegmons de la
région. M. Dolbeau [1] cite un cas de torticolis consécutif à une
myosite du sterno mastoïdien, et on l'a vu succéder à l'issue
dans la gaîne du sterno-mastoïdien d'une fusée purulente,
provenant elle-même de la fonte de tubercules pulmonaires. On
a invoqué également l'influence des attitudes vicieuses, que
prennent les enfants à la mamelle, soit en penchant toujours
la tête du même côté, quand on les porte, soit, en la tournant
avec effort et toujours du même côté, pour aller chercher la
lumière. La syphilis peut également être invoquée et des
observations de Ricord relatives à des gommes et à des
myosites syphilitiques du sterno-mastoïdien ne laissent aucun
doute à cet égard.

On ne doit pas s'attendre à trouver une anatomie patholo-

1. *Gazette des hôpitaux* de 1860.

gique très riche du torticolis, car, on ne meurt pas de cette affection. Dans les rares autopsies relatées par Bouvier et par Dieffenbach, on remarque que la contracture affecte principalement le sterno-mastoïdien, le droit beaucoup plus souvent que le gauche, et la portion sternale plus fréquemment que la portion claviculaire.

Voici la relation d'une autopsie pratiquée par Bouvier : Flore Delaporte âgée de vingt-deux ans, admise à l'Hôtel-Dieu pour une fièvre typhoïde grave, portant depuis son enfance un torticolis du côté droit, caractérisé par une forte inclinaison de la tête sur l'épaule droite et par la rotation de la face dans le sens opposé. Le sterno-mastoïdien droit était raccourci, tendu et paraissait moins épais que le gauche. Cette fille ayant succombé au bout de six jours, j'observai dans la dissection du cou les particularités suivantes : Le sterno-mastoïdien du côté droit, beaucoup plus mince et plus étroit que le gauche était presque moitié plus court. Le faisceau claviculaire avait trois pouces de longueur à droite et six pouces à gauche : le faisceau sternal long de quatre pouces, trois lignes, du côté droit avait sept pouces du côté opposé. Du côté sain, les fibres charnues offraient l'aspect ordinaire, à droite elles étaient très pâles et tellement réduites que les fibres aponévrotiques formaient la plus grande partie du muscle. Néanmoins celui-ci se tendait fortement lorsqu'on faisait effort pour redresser la tête du cadavre, et l'on n'aurait pu y parvenir qu'en déterminant sa rupture. Le faisceau sternal était le plus tendu et opposait une grande résistance dans tous les mouvements qui écartaient la tête de sa situation normale. Le faisceau claviculaire n'éprouvait de forte tension que lorsqu'on la relevait en arrière et vers le côté opposé. Aussitôt que le premier fut détaché du sternum, le cou fut facilement ramené à une situation presque droite, et quand le faisceau claviculaire eut été divisé à son tour, tout obstacle aux mouvements de la tête cessa complètement. Les vertèbres cervicales étaient bien conformées à l'exception de l'axis dont le corps était aminci à droite.

Sa gaîne elle-même a subi une rétraction qui peut, dans la ténotomie, constituer un obstacle sérieux à l'écartement des deux bouts du tendon ; en effet, il arrive souvent qu'après la section du tendon, la déviation ne se corrige pas. C'est pourquoi, Duval, de regrettée mémoire, lorsqu'il pratiquait une section de tendon faisait porter vivement la tête du malade du côté opposé, pour rompre la gaîne et en même temps compléter la section du tendon au cas où elle aurait été incomplète. C'est ce qu'il appelait le coup du malin.

Ces phénomènes anatomo-pathologiques, qu'on a rarement l'occasion de constater sur le torticolis chronique, deviennent introuvables quand il s'agit du torticolis aigu ou rhumatismal.

Des altérations de voisinage ont été constatées du côté du trapèze du splenius et du peaucier.

On a signalé aussi, à la suite du torticolis, des altérations secondaires du squelette dues, soit à l'état de rétraction des ligaments, soit au tassement des molécules osseuses du côté correspondant à l'inclinaison. Les vaisseaux, et surtout la carotide du côté contracturé, présentent une courbure anormale qui explique certains troubles trophiques consécutifs au torticolis congénital, l'asymétrie de la face et du crâne et la saillie beaucoup plus considérable du pariétal, observée par Broca. Broca a pensé que cette atrophie pouvait s'étendre jusqu'à la masse encéphalique et amener une diminution des pouvoirs intellectuels. Cette opinion a besoin du contrôle de l'expérience. Pour ma part, ce que j'ai vu n'y contredit pas. J'ai remarqué souvent que les enfants qu'on nous amène affligés du torticolis réputé congénital sont très arriérés au point de vue intellectuel. Des autopsies, s'il y avait lieu d'en pratiquer, pourraient révéler l'atrophie du cerveau chez ces enfants qui ont une atrophie du cou très marquée.

Dieffenbach et Bouvier ont pensé qu'un torticolis, même ancien, produit rarement les lésions du rachis relevées plus haut. Bouvier cite l'observation d'une jeune fille atteinte de torticolis depuis son enfance, et chez qui la section des sterno-mastoïdiens permit le redressement de la tête. Dieffenbach dit dans son mémoire, avoir pratiqué la ténotomie dans quatre cas de torticolis congénital chez des individus de vingt-deux, vingt-quatre, seize, quatorze ans, sans que le résultat laissât deviner des lésions articulaires. De tous ces faits, il est permis de conclure que le torticolis, même congénital, amène rarement des lésions du rachis.

Nous ne pouvons terminer cet aperçu anatomo-pathologique, sans mentionner une opinion récente sur la genèse du torticolis. D'après M. Dally, cette affection reconnaîtrait le plus souvent pour origine une subluxation de l'articulation atloïdo-occipitale. Pour quiconque a essayé de détacher un atlas d'un occipital, il est difficile d'admettre que cet os vienne à se subluxer spontanément, et je dois dire que si, dans l'économie, un os me paraissait à l'abri de désordres de ce genre, à coup sûr ce me semblerait être l'atlas. Cette opinion qui, du reste, n'est basée sur aucune autopsie, fournit à M. Dally des déductions, fort ingénieuses d'ailleurs, sur la symptomatologie, voire même sur le traitement du torticolis; mais tout cet échafaudage repose, je le répète, sur une base bien étroite; sur la subluxation, toute problématique, de l'articulation occipito-atloïdienne, la moindre pièce anatomo-pathologique ferait bien mieux notre affaire.

Enfin, dans un travail récent[1], M. Delore de Lyon attribue une très grande importance à la contraction permanente des muscles postérieurs du cou. Considérant le torticolis dû au sterno-mastoïdien comme une exception, il veut, au contraire

----

1. *Gazette hebdomadaire.*

que la contracture du trapèze, du complexus, du splénius, des longs du cou et des scalènes soit la cause efficiente de la plupart des déviations ou des torsions de la région cervicale du rachis, tandis que la contracture des sterno-mastoïdiens ne serait que consécutive et due à une action réflexe :

Abordons maintenant l'étude des symptômes; retraçons rapidement ceux du torticolis aigu que j'appellerai le torticolis banal et qui a peu d'intérêt pour le chirurgien. Il est causé généralement par un refroidissement subit, par une fausse position de la tête et du cou pendant la nuit. Le malade se réveille le matin avec une douleur très vive et une raideur particulière du cou qui est comme tordu. La tête est inclinée du côté malade; le muscle sterno-mastoïdien est dur et contracté. Cette affection, généralement accompagnée d'un léger gonflement, peut coexister avec d'autres myalgies; elle est généralement d'une durée très courte, mais peut passer à l'état chronique et devenir le point de départ d'un torticolis permanent, c'est-à-dire d'un torticolis vrai.

Le torticolis chronique peut présenter deux formes : il est dû tantôt à une rétraction du sterno-mastoidien, tantôt à une contracture intermittente du même muscle.

Ici les symptômes sont encore plus nettement accusés. La tête est penchée sur l'épaule du côté de la contracture, et cela d'une manière parfois tellement intime qu'il est impossible de passer le doigt entre l'épaule et la tête; des plis transversaux se forment au fond de la région; et la face se trouve tournée du côté opposé à l'inclinaison, si bien qu'on a vu, dans des cas extrêmes, le menton venir toucher le moignon de l'épaule du côté opposé à l'inclinaison. Ce qui est important à constater, c'est la différence qu'il y a entre les deux sterno-mastoïdiens. Celui du côté sain est absolument flasque, étalé, comme à l'état normal, tandis qu'on sent du côté malade une véritable corde de contre-basse, sous laquelle il semble qu'on pourrait passer les doigts, formée par le tendon de la portion sternale, et une sorte de nappe aponévrotique à l'insertion de la portion cléidienne. Après une période assez rapprochée, les muscles subissent une rétraction qui concourt à modifier, ordinairement en l'augmentant, la déviation primitive.

Enfin, quand ou examine la nuque du malade, on remarque que la ligne des apophyses épineuses cervicales présente une ligne de déviation sygmoïde. La clavicule et l'omoplate sont

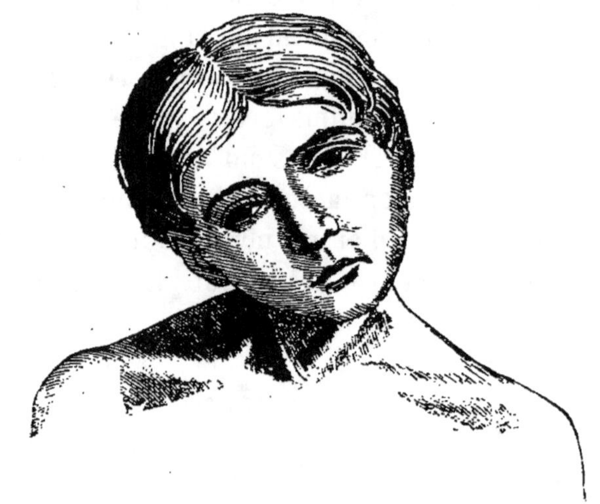

Fig. 44. — Attitude de la tête dans le torticolis. Vue de face.

soulevées du côté contracturé et le thorax est parfois tellement déformé par cette disposition que J. Guérin cite un cas dans lequel les deux sterno-mastoïdiens étant contracturés, les épaules s'étaient portées en avant, le sternum était déprimé, les côtes et les cartilages projetés en avant, soulevaient les pectoraux et simulaient par cette double saillie bizarre une véritable gorge de femme. L'attitude classique de la tête dans le torticolis, est bien représentée par les deux figures 44 et 45.

On remarque, lorsque le torticolis date des premières années

de la vie, des troubles trophiques dont le résultat est l'asymétrie
de la face, et dont l'origine pourrait peut-être être attribuée à
la compression de la carotide du côté contracturé et par suite
à son débit insuffisant dans la région affectée. Cette asymétrie
se montre par une obliquité manifeste dans la ligne des
sourcils, dans la direction du nez, et dans les yeux. Le crâne
lui-même paraît participer à ces troubles trophiques et la bosse
pariétale, serait plus saillante du côté contracturé. Il serait
difficile de pouvoir affirmer que le cerveau suit la même évo-

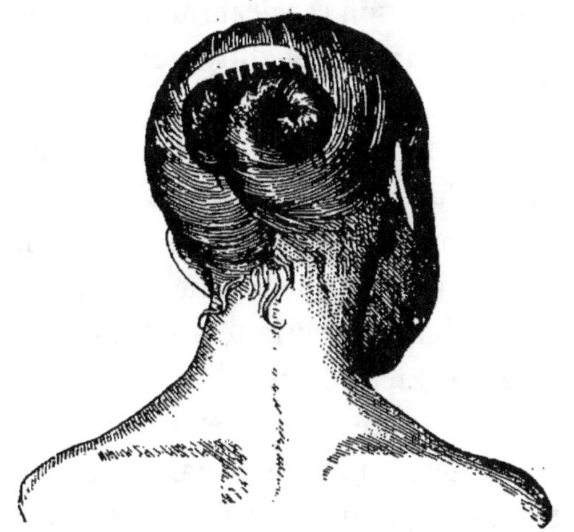

Fig. 45. — Attitude de la tête dans le torticolis. Vue de derrière.

lution, malgré l'expérience de Broca constatant au dynamo-
mètre, un excès de force musculaire dans les muscles du côté
affecté. Le strabisme et des troubles de la vue ont d'ailleurs été
observés dans le torticolis chronique, mais il est à remarquer
que, contrairement à l'expérience de l'essai des forces, ils se
manifestent toujours du côté contracturé ; on sait, en effet, que
si l'œil est sous la dépendance des deux hémisphères cérébraux,
il est relié surtout à l'hémisphère correspondant. L'audition,
la respiration, la phonation ont paru également affectées de

quelques troubles; mais les troubles de la sensibilité ont toujours été à peu près nuls. Quant aux déformations osseuses,
consécutives à la contracture, Bouvier a surabondamment
démontré qu'elles sont loin d'être fréquentes.

La description précédente s'applique principalement au torticolis produit par la rétraction des sterno-mastoïdiens, mais
nous avons vu que d'autres muscles peuvent être les agents de
cette affection. Les déformations résultent des propriétés physiologiques des muscles contracturés.

Ainsi Duchenne (de Boulogne) cite un cas de torticolis dû à
une contracture de la portion cervicale du trapèze. Dans ce cas,
on voyait sous la peau une corde dure, tendue, constituée par
le bord antérieur du trapèze; la tête était penchée en arrière et
du côté contracturé, tandis que la face était tournée du côté
opposé. Rien à noter dans ce cas du côté des sterno-mastoïdiens.

Dans le cas de contracture du splénius cité par Dieffenbach,
l'attitude de la tête présente une particularité qui permet de
faire tout de suite le diagnostic : la tête est inclinée en arrière
du côté du muscle contracturé, mais elle est tournée du côté
de ce même muscle; on remarque enfin un gonflement, un
durcissement du muscle contracturé, dans son tiers supérieur.

Si la contracture du splénius coïncide, avec celle du sterno-
mastoïdien du même côté, il n'y a qu'une forte inclinaison
sans rotation manifeste de la tête de ce côté. Mais si le splénius
et le sterno-mastoïdien de nom contraire (par exemple le
splénius droit et le sterno-mastoïdien gauche) sont contractés
ensemble, combinaison qui est rare, l'inclinaison est toujours
considérable, en même temps que la rotation devient énorme.

La contracture du peaucier peut aussi amener une inclinaison
latérale pure et simple de son côté, suivant qu'un seul muscle
ou les deux muscles sont atteints. Dieffenbach rapporte l'histoire d'une contracture des deux peauciers qui avait amené
l'inclinaison antérieure de la tête et avait déterminé sur le

cou la formation de rides qu'il comparait aux fronces qu'on observait alors sur les bretelles élastiques.

Les variétés de torticolis décrites jusqu'ici se rapportent au torticolis par rétraction ; mais le sterno-mastoïdien, au lieu de présenter un raccourcissement, peut être paralysé ; dans ce cas on a le torticolis par paralysie du sterno-mastoïdien, forme très rare qui existe pourtant. Dans cette forme, comme c'est le sterno-mastoïdien sain qui tire plus que son antagoniste, on ne sera pas étonné de voir un renversement dans la direction des déviations : la tête est inclinée du côté malade et elle est tournée vers le côté sain. On corrige facilement la difformité en ramenant la tête à sa situation naturelle, mais dès qu'on cesse de la maintenir, elle reprend sa position vicieuse. Pour s'assurer si le torticolis est dû à une contraction ou à une paralysie, pour savoir, par exemple, de quel côté l'on doit appliquer soit un topique, soit un courant électrique, il suffit d'imprimer des mouvements à la tête. Si on a de la difficulté à lui imprimer un mouvement, et si elle revient comme un ressort, après avoir cessé tout mouvement, à sa position vicieuse, c'est que le torticolis est produit par une contracture du sterno-mastoïdien. Si, au contraire, on peut facilement faire exécuter le moindre mouvement de rotation à la tête et qu'elle revienne graduellement sans secousse à sa position vicieuse, on peut être certain que la paralysie est la cause première du torticolis.

De ce que les cas de torticolis paralytique sont excessivement rares, il ne faudrait pas en conclure qu'ils n'existent pas ; on s'exposerait à d'étranges déconvenues.

Une jeune fille est entrée dernièrement dans nos salles avec tous les symptômes d'un torticolis par contracture. Elle possédait, ce qui est loin d'exclure ce diagnostic, une scoliose dorso-lombaire et un hanchement des mieux marqués. Nous l'avons chloroformée et (voyez ici la valeur du chloroforme comme moyen de diagnostic) son cou s'est redressé tout seul. Nous avions donc affaire à un torticolis par paralysie des muscles situés du côté opposé à celui vers lequel se dirigeait l'inclinaison de la tête. La détente musculaire produite par le chloroforme a suffi pour résoudre la contraction du muscle du côté sain, qui n'était pas même une contracture, encore moins une rétraction et dont la prédominance physiologique sur son antagoniste, affecté de paralysie, avait amené la déformation.

Si, au lieu de subir une perte de ses fonctions, le muscle sterno-mastoïdien les exagère, il donnera par son spasme, intermittent ou permanent, naissance à deux variétés de torticolis fort intéressantes. C'est ainsi que les angines, les phlegmons du cou, les tumeurs de cette région donnent souvent lieu à une contracture réflexe permanente du sterno-mastoïdien, mais cette dernière variété, qui présente des indications toutes particulières, ne diffère pas, pour la symptomatologie, du torticolis d'origine rhumatismale.

Le torticolis spasmodique, qui a été désigné aussi sous le nom de tic convulsif ou rotatoire de la tête et du cou, est produit par la contraction intermittente ou permanente du sterno-mastoïdien d'un seul ou des deux côtés à la fois.

Lorsque la convulsion clonique atteint seulement l'un des deux muscles, la tête est inclinée latéralement sur l'épaule et la face tournée du côté opposé, puis, après une série de secousses plus ou moins irrégulières, tout rentre dans l'ordre. Au début de cette affection, qu'on peut faire rentrer dans la catégorie des névroses, il n'est pas rare de voir la contraction du sterno-mastoïdien se répéter plusieurs fois dans une minute.

On a remarqué que cette affection qui a été rattachée à l'hypertrophie de l'accessoire de Willis, naît généralement pendant le sommeil et qu'elle était comme réveillée par certains actes de la vie ordinaire mais il faut se garder de certaines illusions. Meibomius cite le fait d'un individu qui avait un spasme du sterno-mastoïdien toutes les fois qu'il se mettait à table. Meibomius changea les heures des repas, et vit la névrose se reproduire aux anciennes heures. Des observations de torticolis du même genre guéri par le sulfate de quinine ont été citées.

Quelquefois les contractions cloniques sont douloureuses, au point d'amener la mélancolie et l'idée du suicide; elles sont quelquefois assez violentes pour gêner la phonation ou la mastication.

Elles s'accompagnent quelquefois aussi de hoquet, ce qui ne doit pas surprendre, puisque la maladie est sous la dépendance d'une irritation du nerf spinal qui donne des rameaux au sterno-mastoïdien comme au larynx. L'hyperkinésie du spinal s'accompagne aussi de celle d'autres nerfs, tels que le facial, le trijumeau; et Romberg a observé, dans un cas, la contracture des muscles scalènes, l'œdème et l'anesthésie du bras correspondant, par compression du paquet vasculo-nerveux entre les deux scalènes contracturés.

Le pronostic est généralement bénin; néanmoins la violence de certains spasmes a pu amener de l'insomnie, et nuire à l'alimentation. Lorsque le spasme atteint les deux muscles sterno-mastoïdiens, ces deux muscles entraînent alternativement et brusquement la tête à droite et à gauche pendant un temps plus ou moins long; ces accès peuvent durer quelques jours et empêcher le sommeil aussi bien que l'alimentation.

On a signalé cette forme de torticolis chez les enfants, au moment de la dentition; on a remarqué aussi qu'elle coïncide fréquemment avec d'autres contractures spasmodiques telles que le strabisme et le blépharospasme. Une autre variété de torticolis spasmodique est celui de la méningite tuberculeuse. Tantôt on l'observe dans la période aiguë de cette maladie, tantôt il lui est consécutif et devient permanent. Dans le cours de cette maladie, il n'est pas rare de voir les muscles d'un côté du cou, le plus souvent atteints d'une raideur telle, qu'on ne peut faire subir aucune rotation à la tête et qu'en la soulevant on enlève pour ainsi dire l'enfant d'une seule pièce. Dans cette forme, l'extension du cou l'emporte sur son inclinaison latérale. C'est là un élément précieux de diagnostic et cette raideur d'aspect tétaniforme ne peut être confondue qu'avec le tétanos lui-même. Cette longue énumération pathologique sera terminée quand nous aurons cité :

1° La paralysie transitoire de M. Rendu, observée dans la méningite tuberculeuse: se localisant dans le sterno-mastoïdien et produisant ainsi un véritable torticolis paralytique.

2° La rotation de la tête dans les maladies cérébrales peut donner naissance à des formes de torticolis nombreuses et variées suivant la pathogénie de l'affection; tantôt le muscle sterno-mastoïdien est contracturé comme dans l'hémorrhagie des méninges ou des ventricules cérébraux, tantôt il est frappé d'inertie comme dans l'hémorrhagie cérébrale vulgaire. Dans ce dernier cas la tête, de même que les deux yeux, peut être déviée du côté opposé à la paralysie, c'est-à-dire du côté de la lésion cérébrale. L'hémiplégie, par exemple, étant à droite, la tête est tournée vers la gauche, si bien que le malade, dans le décubitus dorsal, repose sa tête sur sa joue gauche.

On est en présence dans ce cas d'un torticolis par inertie des muscles du côté paralysé. Cette inertie explique l'inclinaison de la tête plutôt que la rotation qui devrait être vers le côté paralysé. Quand cette rotation se produit franchement, M. Desnos y voit le signe d'une lésion de la protubérance annulaire.

Il peut se produire une inclinaison de la tête du côté paralysé et une rotation en sens inverse à une période éloignée de l'hémorrhagie quand le sterno-mastoïdien paralysé est devenu le siège d'une contracture et même d'une rétraction, par suite de la dégénérescence secondaire des faisceaux antérieurs de la moelle.

3° Le torticolis des névroses. Les femmes hystériques sont fréquemment atteintes d'une contracture des muscles du cou qui amène une inclinaison latérale de la tête. Dans la chorée, la déviation intermittente de la tête coïncide fréquemment avec l'élévation des épaules. Dans le tétanos, le trismus est fréquemment accompagné de torticolis.

4° Enfin la déviation du cou due au défaut d'équilibre entre les forces des muscles rotateurs de la tête, laquelle est amenée par la dégénérescence des fibres du sterno-mastoïdien, causée par l'atrophie musculaire progressive, a été et signalée également par Duchenne (de Boulogne) dans la paralysie pseudo-hypertrophique.

DOUZIÈME LEÇON

TORTICOLIS OSSEUX

Anatomie pathologique et genèse du torticolis osseux. — Aspect caractéristique qu'affecte le cou. — Traitement du torticolis osseux avec toutes les précautions qu'il exige.

Conformément à l'opinion de Bouvier, nous avons vu que les muscles du cou peuvent, en se contractant d'une manière permanente ou transitoire, amener une déviation de la portion cervicale du rachis, sans que les articulations des pièces qui la composent en soient consécutivement altérées, au moins dans la majeure partie des cas. Le torticolis osseux, comme conséquence du torticolis musculaire, est donc l'exception, mais la réciproque n'est pas vraie et rien n'est plus fréquent que de voir un torticolis osseux, une arthrite cervicale, par exemple, donner naissance à une rétraction non seulement des sterno-mastoïdiens, mais encore de la plupart des muscles du cou qui subissent une dégénérescence et passent à l'état de tissu fibreux; les lésions traumatiques des artères produiront le même résultat. Aussi aurons nous à étudier successivement le torticolis : 1° consécutif aux lésions traumatiques de la colonne vertébrale; 2° consécutif à la synovite sous-occipitale unilatérale; 3° à l'arthrite déformante; 4° à la tumeur blanche sous-occipitale; 5° à un vice de conformation congénital.

Étudions d'abord le torticolis consécutif à un traumatisme, à savoir aux luxations de la colonne vertébrale. Cette luxation est un fait rare, pour moi je n'en ai vu que deux cas authentiques, tous deux suivis de mort. Elle se produit dans le jeu aussi dangereux que répandu de la culbute, quand les enfants, appuyant la paume de leurs mains et la tête sur le sol, projettent leur corps en se servant de leur tête comme de pivot.

Quand la mort n'est pas instantanée, on observe une inclinaison en avant et une fléxion caractéristique de la tête sur le cou, une dépression notable entre l'atlas et l'axis à la nuque du blessé et, en introduisant son doigt le plus haut possible dans l'arrière-gorge, une saillie considérable due à la projection en avant du corps de l'atlas; au-dessous, l'on sent une dépression. Tout cela paraît très net dans les livres et n'est pas toujours aussi facile à constater quand on examine un blessé. Je crus une fois sentir indubitablement la saillie de l'arc antérieur de l'atlas sur un ouvrier de 24 à 25 ans, qui avait été apporté dans le service de Richard, que je remplaçais en qualité de médecin du Bureau central et je portai en conséquence le diagnostic de luxation de la colonne vertébrale. Richard répéta l'examen et confirma ce diagnostic. Le malade mourut dans la nuit et à l'autopsie nous fûmes étonné de ne trouver aucune luxation, mais en examinant avec soin sa tête, couverte d'une chevelure abondante et crêpue, nous y constatâmes une fracture du crâne avec enfoncement considérable des fragments qui n'avait pas été aperçue pendant la vie. Je vous rapporte l'histoire de cette déconvenue pour vous montrer comment une saillie même nettement perçue, peut induire en erreur parce qu'elle peut être due à une conformation particulière du sujet. L'autre jour on m'a présenté une jeune fille qui en avait une à la partie postérieure du cou sans douleur et sans mal de Pott; c'était tout simplement une forme inusitée d'apophyse épineuse.

Il n'en reste pas moins vrai que les signes principaux de la luxation de l'atlas sur l'axis sont le sillon sous-occipital et la saillie pharyngée. La luxation siège-t-elle au niveau des autres vertèbres cervicales, la déviation variera suivant que la lésion aura été unilatérale ou bilatérale et consistera en une flexion en avant pour le dernier cas, en une inclinaison opposée au déplacement cervical dans le premier.

Si le torticolis d'origine traumatique est rare, justement parce que les luxations traumatiques du cou constituent une véritable rareté chirurgicale, il n'en est pas de même de celui qui est consécutif aux lésions chroniques de la colonne vertébrale.

Les articulations de la colonne cervicale, celles de l'occipital, de l'atlas et de l'axis, par exemple peuvent être atteintes d'inflammation aiguë. On a surtout signalé la synovite sous-occipitale unilatérale, comme pouvant amener plus spécialement le torticolis. Cette affection qui survient le plus souvent dans le cours d'un rhumatisme articulaire aigu, lorsque l'inflammation se porte sur l'articulation occipito-atloïdienne, détermine par action réflexe la contracture de la plupart des muscles du cou, ceux du côté opposé à la synovite. Le malade éprouve au moindre mouvement de rotation de la tête des douleurs intolérables à la nuque, avec irradiation dans le crâne et dans le cou. Pour éviter ces douleurs, il garde une immobilité caractéristique ; un des traits singuliers de sa physionomie c'est encore sa manière de manger. Les mouvements produits par la mastication dans laquelle la mâchoire supérieure joue le rôle d'enclume et la mâchoire inférieure celui de marteau, l'effort même de la déglutition retentissent douloureusement dans les articulations supérieures du rachis et le malade est obliger de supporter sa tête avec ses deux mains.

La synovite sous-occipitale peut se terminer par ankylose, mais, le plus souvent, elle a une tendance à se transformer en une arthrite fongueuse et donne alors naissance au mal de Pott sous-occipital, lequel est accompagné de torticolis chronique.

Il est à remarquer que dans cette forme de torticolis, la déviation du cou et de la tête, au lieu d'être amenée par la contracture d'un seul muscle, le sterno-mastoïdien, comme dans torticolis d'origine musculaire, est le résultat des contractures réflexes des divers muscles du cou, sous l'influence des diverses.

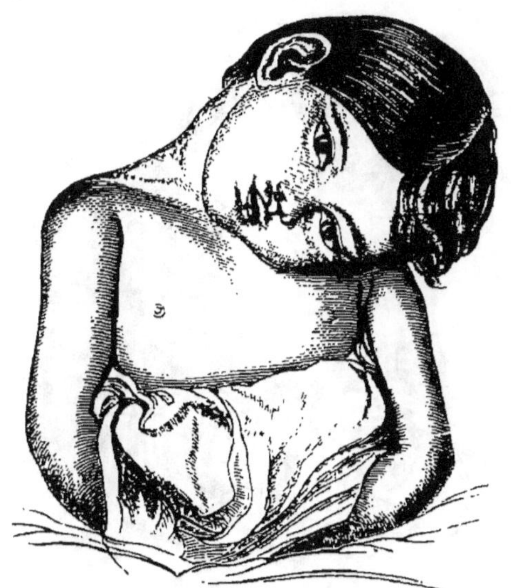

Fig. 46. — Attitude de la tête et du cou, dans un cas de mal cervical de Pott (vue de face).

phases de l'arthrite fongueuse, dans lesquelles les luxations ou sub-luxations pathologiques jouent, sous ce rapport, le principal rôle ainsi que le représentent nos deux figures 46 et 47.

Le torticolis, dans le mal de Pott sous-occipital et dans le mal de Pott cervical en général, résulte donc d'une contracture réflexe des muscles voisins de l'articulation malade, surtout lorsque les productions fongueuses, qui se développent sur les surfaces articulaires vertébrales, en déterminent la luxation.

D'une manière générale, on peut dire que dans les arthrites fongueuses, il y a, comme dans la synovite sous-occipitale aiguë, une immobilité du cou qui donne au malade un aspect tout particulier. Il ne peut faire subir à sa tête aucun mouvement de rotation, même limité, ce qui est encore possible dans le torticolis musculaire, et, lorsqu'il veut regarder un objet placé en arrière de lui, il est obligé de se mouvoir tout d'une pièce, en conservant l'immobilité la plus complète de la tête.

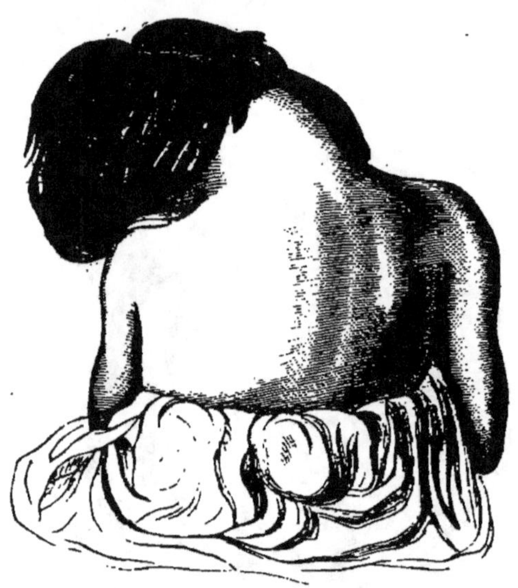

Fig. 47. — Même sujet que dans la figure 46 (vue de derrière).

Lorsqu'avec cet aspect tout à fait caractéristique, le malade éprouve de grandes difficultés pour déglutir les aliments; lorsqu'il éprouve des douleurs sourdes, profondes, à la nuque, avec irradiation dans le cou et dans le crâne, et lorsque l'aspect extérieur du cou présente une irrégularité manifeste des apophyses épineuses et une modification, sinon une disparition du sillon sous-occipital, on peut presque à coup sûr diagnostiquer un mal de Pott. Je n'attache pas pour ma part une grande importance au signe tiré de l'absence du sillon sous-occipital. Ce sillon ne manque pas généralement sur les cous maigres, mais il peut manquer sur le cou d'un homme gras ou d'une femme, sans qu'on ait aucune conséquence à tirer de cette conformation particulière.

A une période assez avancée de la synovite fongueuse, des luxations secondaires se produisent et, selon Rust, on devrait, d'après l'attitude consécutive à la luxation, pouvoir déterminer avec précision le siège de la maladie, et surtout l'unilatéralité ou la bilatéralité de la lésion. Ainsi, l'inclinaison de la tête en avant indiquerait que la lésion porte sur les deux surfaces articulaires, l'inclinaison à droite ou à gauche décélerait une synovite fongueuse unilatérale. Si on compulse les observations de synovite fongueuse sous-occipitale, on peut voir que les conclusions de Rust ne sont pas exactes dans la majeure partie des cas, parce que la déviation n'est pas le résultat direct de la maladie de l'articulation, mais d'une contraction réflexe des muscles de la tête et du cou.

Si l'inflammation des articulations vertébrales passée à l'état chronique, se termine par ankylose ou arthrite déformante, la déviation du cou sera la même que précédemment. L'examen de la nuque et du pharynx permettra généralement de reconnaître les différentes variétés de cette affection d'après la disposition des apophyses épineuses ou la situation de l'arc antérieur des vertèbres.

Enfin, les déformations congénitales ou acquises de la colonne vertébrale ne sont pas sans amener des modifications dans le port de la tête, des contractures et des rétractions musculaires et par conséquent une déformation spéciale du cou que nous ne pouvons passer sous silence. C'est dans ce cas que l'on remarque une flexion franche de la tête sur le cou, le menton tendant à toucher le sternum, ou bien une courbure de compensation redressant la tête qui semble alors enfoncée entre les deux épaules.

Telles sont les différentes variétés du torticolis d'origine osseuse. D'une manière générale on peut dire que, dans cette classe de déviations, l'inclinaison de la tête se fait assez fréquemment soit en avant, soit en arrière et que, quand elle est latérale, contrairement à ce qui se passe pour le torticolis musculaire, l'inclinaison et la rotation de la tête se font du même côté.

Enfin il existe une dernière variété de torticolis, c'est celui qui est consécutif à des lésions cutanées de la région cervicale et qu'on appelle pour cette raison *torticolis cicatriciel* ou cutané. Il a presque généralement pour cause des lésions ayant amené de larges pertes de substance au cou comme à l'épaule. Le plus souvent se sont des brulûres, des érysipèles gangréneux qui, produisant un tissu cicatriciel très rétractile, forcent la tête à se rapprocher de l'épaule. Selon que la cicatrice vicieuse porte sur la partie antérieure ou sur la partie latérale du cou, on a une flexion ou une inclinaison de la tête, qui déterminent une difformité disgracieuse, et empêchent le mouvement de la colonne cervicale. Il peut aussi en résulter des troubles de la nutrition ou de la déglutition. Le torticolis cicatriciel est un faux torticolis, et je ne le mentionne ici que pour mémoire.

On voit d'après la description des signes du torticolis que cette maladie est loin d'être une maladie essentielle ; qu'elle est, le plus souvent, secondaire, et que la distinction que nous avons établie entre l'affection musculaire et la lésion osseuse correspond en clinique à deux catégories bien distinctes de faits morbides pour lesquelles il y a lieu d'instituer un traitement différent.

Je ne reviendrai pas ici sur la nécessité d'administrer le chloroforme, pour établir le diagnostic et sur les services qu'il rend en pareils cas. Je vais simplement indiquer les caractères différentiels de chacune des variétés que nous avons passées en revue.

Dans le torticolis osseux, l'inclinaison et la rotation sont en général du côte correspondant à la lésion.

Dans le torticolis musculaire, l'inclinaison se fait du côté affecté et la rotation du côté opposé à la lésion.

De plus, la durée de la contraction du muscle peut encore servir à éclairer le diagnostic.

Tandis que dans le torticolis musculaire (au moins dans le torticolis musculaire par rétraction qui est le plus commun), la contracture est permanente, dans le torticolis osseux, au contraire, le muscle ne se contracte que dans certaines circonstances, par le changement de rapport des surfaces osseuses qui a lieu soit spontanément, soit à la suite de mouvements communiqués.

La douleur n'est pas non plus la même dans les deux affections. Si l'affection porte directement sur le muscle, la douleur est excessive, exagérée par la moindre contraction musculaire ou le moindre mouvement de la tête. Dépend-elle d'une carie, d'une synovite fongueuse du rachis, elle est plus sourde avec de grandes irradiations du côté du cou, de la nuque et du crâne.

La tension du muscle n'est pas non plus semblable dans les deux cas.

Dans le torticolis musculaire elle est extrême, et donne la sensation d'une corde ou d'une courroie que rien ne pourrait faire céder. Le muscle au contraire cède assez facilement dans le torticolis osseux. Dans le cas où ce dernier est consécutif à une ankylose, une résistance profonde, rebelle à l'anesthésie se fait sentir dans l'article, mais la contracture musculaire est au contraire très modérée. Enfin, dans le torticolis osseux, la contracture, au lieu d'être limitée aux muscles sterno-mastoïdiens, s'étend à la plupart des muscles cervicaux.

Il ne faut pas négliger non plus l'examen de la région cervicale. Si en examinant l'ensemble des apopéhyses pineuses, et les rapports de l'apophyse épineuse de l'axis avec la protubérance occipitale externe, on aperçoit des anomalies; si le malade ressent une douleur sourde à la nuque, et de la difficulté à avaler, si le sillon sous-occipital est détruit, si enfin, la raideur du cou est telle que tout mouvement de rotation est impossible, on pourra être certain que le torticolis est dû à une affection osseuse. De même, par l'examen d'autres parties du squelette dans certains cas de rachitisme, on pourra facilement remonter à la cause première de la maladie.

Si le torticolis est dû à une ankylose de la colonne cervicale, on ne peut faire subir aucun mouvement de rotation ni de flexion au rachis, tandis que dans le torticolis d'origine musculaire, l'absence de mouvement n'a lieu que dans un seul sens.

Enfin, dans le torticolis osseux, beaucoup plus de muscles subissent la rétraction que dans le torticolis musculaire.

Le torticolis congénital ne peut être reconnu que par les commémoratifs.

Tous ces signes peuvent d'ailleurs être insuffisants dans certains cas de torticolis ancien où il est presque impossible de pouvoir distinguer la nature de l'affection. M. Bouvier cite l'exemple d'une erreur de diagnostic commise sur un cas analogue. Il s'agissait d'une petit fille de sept ans qui avait été prise de spasme général et dont la tête s'était inclinée à droite, la face tournée à gauche. Le muscle sterno-mastoïdien droit était raccourci. Ce torticolis, pour ainsi dire classique d'apparence, fut pris pour une contracture essentielle du sterno-mastoïdien et parut justiciable de la ténotomie; il faut le dire, malgré l'avis de Stromeyer qui se trouvait présent.

L'enfant fut prise d'une fièvre typhoïde et mourut avant l'opération à l'autopsie, on fut stupéfait de trouver une destruction de la moitié droite de l'atlas, l'axis rapproché de l'occipital en ce point, une soudure entre la deuxième et la troisième cervicales, une soudure semblable entre l'apophyse odontoïde et l'atlas, le trou occipital très rétréci, de manière pourtant à pouvoir encore laisser passer la moelle.

Je suppose que, malgré les difficultés assez grandes, comme on le voit, de ce diagnostic, nous sommes parvenus à nous convaincre que le torticolis est musculaire, il nous reste à reconnaître quels muscles sont les agents de la déviation.

La contracture du sterno-mastoïdien amène, ainsi que nous l'avons plusieurs fois répété, l'inclinaison du côté contracturé et la rotation du côté opposé. — La portion cervicale du trapèze contracturée porte la tête en arrière et la face du côté opposé. Le splénius amène l'inclinaison et la rotation du même côté. Enfin, la contracture du peaucier produit sur les téguments un froncement caractéristique.

Passons maintenant au diagnostic entre la contracture et la paralysie. Dans le torticolis paralytique, la tête s'incline du côté sain et la face est tournée du côté affecté, en même temps la difformité est facile à réduire. Quand on ne maintient plus la tête, elle revient à la position normale. Dans le torticolis par rétraction, il y a inclinaison de la tête vers le côté malade et la face est tournée du côté opposé, la réduction est presque impossible; de plus la contracture peut être décelée par le chloroforme.

Certaines formes d'angine et de phlegmon profond du cou peuvent imiter le torticolis, mais, dans l'examen du pharynx et du cou, l'empâtement de cette région, la compression des organes qui y passent, enfin l'état général et les commémoratifs permettront d'éviter l'erreur de diagnostic.

La névralgie des nerfs de la région, qui pourrait être confondue avec les phénomènes douloureux du torticolis, se reconnaîtra à l'intermittence des douleurs, et à l'absence de contracture des muscles du cou. Enfin, le torticolis symptomatique d'une hyperkinésie du rameau externe du spinal se reconnaîtra aux mouvements caractéristiques du membre supérieur; et dans la paralysie agitante, l'absence absolue de rotation, la flexion persistante, la démarche lente s'accélérant sous l'influence de l'impulsion, éclaireront le diagnostic. Le pronostic du torticolis varie avec sa nature. Le torticolis rhumatismal est d'une bénignité extrême et d'une très courte durée, mais celui qui résulte d'une action réflexe, due à une maladie du voisinage, aura sa terminaison et sa durée subordonnées à celles de cette maladie.

Le torticolis osseux a une gravité relative qu'il tire des diverses affections dont il est la conséquence (modérée dans la synovite unilatérale et très sérieuse dans la synovite fongueuse, le mal sous-occipital), mais il a par lui-même une gravité propre, parce que les lésions articulaires amènent, au bout d'une période plus ou moins longue, une difformité irrémédiable dans le rachis et l'impossibilité presque complète d'exécuter certains mouvements, en même temps qu'une transformation fibreuse des muscles du cou.

Le torticolis musculaire a un pronostic moins grave; s'il n'y a qu'une simple contraction du muscle, le chloroforme en fera justice. La ténotomie apporte un secours décisif même dans les cas de rétraction ancienne de la fibre musculaire et, grâce à la rareté des lésions osseuses, termine heureusement des affections réputées congénitales. Mais il est évident que lorsque la fibre musculaire est entièrement dégénérée, comme on le voit dans la paralysie musculaire progressive ou dans les myosites syphilitiques, les chances de guérison sont très faibles sinon tout à fait nulles.

Le torticolis intermittent ne présente pas généralement de gravité; tantôt il cède à l'emploi du sulfate de quinine, tantôt à des émotions. On cite comme terminaison curieuse de cette maladie le fait d'une dame qui, recherchée en mariage par un officier, vit son torticolis intermittent disparaître pour toujours, sous le coup d'une émotion agréable à la suite d'un bal

On peut au contraire tirer du torticolis un signe des plus fâcheux quand il survient consécutivement à une méningite tuberculeuse, à une encéphalite, à une apoplexie cérébrale.

Passons maintenant au traitement. Ce qu'il y a de curieux dans l'histoire du torticolis, c'est que l'étude de son traitement a précédé de beaucoup la description séméiologique. Avant le XVIIe siècle, époque où Van Solingen a ébauché l'étude du torticolis, on s'était occupé des moyens de remédier à cette difficulté. Les caustiques surtout étaient préconisés, lorsque Van Solingen le premier signala l'utilité d'une intervention chirurgicale.

Van Weckren, vers le milieu du XVIIe siècle, conseille la section transversale du muscle sterno-mastoïdien avec des ciseaux bien tranchants. Dans cette opération a ciel ouvert, des accidents étant survenus, cette méthode thérapeutique fut délaissée, et ce n'est qu'au commencement du XIXe siècle que Dupuytren pour ménager la peau d'une jeune fille, inventa sans s'en douter la ténotomie sous-cutanée. Après lui Bouvier, Dieffenbach, J. Guérin ont appliqué et perfectionné cette dernière méthode.

Quelle que soit l'importance du traitement chirurgical et de la méthode de section tendineuse sous-cutanée dans l'affection qui nous occupe, il est évident qu'ils ne répondent pas à toutes les indications que présente le torticolis, aussi nous diviserons les moyens thérapeutiques utilisés contre cette affection en moyens médicaux, moyens chirurgicaux et moyens mécaniques.

Lorsque vous êtes en présence d'un torticolis musculaire aigu de nature inflammatoire, vous pouvez avoir recours aux antiphlogistiques et aux révulsifs. S'il est sympathique et résulte de la formation d'un abcès, après avoir employé sans succès les fondants et les révulsifs, ouvrez l'abcès avec précaution, ne faites qu'une petite ouverture pour éviter les inconvénients d'une cicatrice au cou. Contre l'élément douleur, vous pouvez employer les frictions avec le liniment suivant :

Extrait de belladone....................	4 grammes.
Laudanum de Sydenham................	15 —
Huile de jusquiame....................	75 —

Servez-vous aussi de la chaleur, par l'enveloppement de la partie lésée, non pas avec de la laine qui est trop irritante, mais avec de la ouate. Le liniment ammoniacal, qui a été conseillé par Bouvier, n'est pas calmant et pourrait servir dans les cas rares de torticolis paralytique que vous aurez à soigner. Il n'en est pas de même du liniment au chloroforme. Vous avez enfin, comme moyen héroïque, l'injection de chloroforme ou bien d'hydrate de chloral avec la seringue de Pravaz. Ce dernier moyen a réussi souvent; mais rappelez-vous qu'il a quelquefois causé des douleurs épouvantables, quand l'injection au lieu de fuser dans le tissu cellulaire a été portée directement dans le corps du muscle.

S'agit-il d'un torticolis intermittent? Les antipériodiques, le sulfate de quinine et les préparations arsénicales ont été données avec succès. On a signalé aussi l'efficacité des eaux de Plombières et de Néris. Il y a des torticolis intermittents qui reconnaissent pour cause l'hystérie et qui relèvent de la thérapeutique de cette affection. Il m'est bien difficile de ne pas considérer comme purement hystériques ces torticolis intermittents qui guérissent par une émotion morale et en particulier celui de la jeune femme citée par Bouvier qui guérit par le retour de son mari, hâtons-nous d'ajouter que la cure fut justement et spécialement attribuée à la brusque surprise de cet heureux retour. On a utilisé dans les cas de ce genre les cautérisations, si l'on peut donner ce nom aux légers attouchement ignés que les accumulateurs d'électricité voltaïque ou statique le polyscope de Trouvé ou la bouteille de Leyde

permettent de pratiquer à l'aide d'un fil de platine instanta-
nément rougi à blanc. Une main exercée saura par ce moyen
dessiner sur le trajet du muscle un élégant piqueté de la
finesse d'une piqure d'aiguille et produire d'excellents résultats sans nuire à l'aspect extérieur de la région.

Contre le torticolis chronique vous avez les manipulations,
moyen employé depuis longtemps et que Récamier a en
quelque sorte fait revivre, sous le nom de massage et percussion cadencée avec extension. On a préconisé aussi l'emploi
de la volonté du malade. Un orthopédiste, Mellet, se plaisait à
dire qu'il avait réussi par ce moyen à se guérir d'un torticolis
chronique contracté dès son enfance. Son point de repère était
le nœud de sa cravate avec lequel il s'efforçait constamment
de maintenir son menton en contact. Nous sommes forcé
d'ajouter qu'il était le seul à constater sa guérison.

Duchenne (de Boulogne)[1] a vanté le pouvoir de l'électricité
dans la cure du torticolis chronique et ce moyen possède une
valeur incontestable, si l'on sait bien s'en servir. Il y a une règle
qui ne trompe pas. Employez les courants continus dans les
contractures, les courants induits dans la paralysie et l'atrophie.

Quand un torticolis d'origine évidemment musculaire a résisté à tous les moyens médicaux, il faut avoir recours à la
chirurgie. Il y a d'ailleurs, dans ce lien rigide, dur, inextensible, quelque chose qui semble naturellement réclamer l'intervention chirurgicale, ce qui explique pourquoi on a pensé
à diviser, à couper le muscle, dans un temps où le torticolis
n'était connu que par son aspect clinique le plus grossier. Je
dois dire même que les chirurgiens du xviiᵉ et du xviiiᵉ siècle
ont été plus audacieux que nous. Tulpius, Roonhuysen ont
coupé, à ciel ouvert, le muscle sterno-mastoïdien en travers et,
avec les garanties nouvelles qu'offre maintenant la méthode

---

1. Duchenne (de Boulogne), *De l'électrisation localisée et de son application
à la pathologie et à la thérapeutique*, 3ᵉ édition, Paris, 1872, p. 958 et suiv.

listérienne, il n'est pas sûr qu'on ne pourrait pas sans inconvénients répéter cette vieille opération.

La section complète du tendon et de la peau est d'ailleurs un
accident opératoire qui est arrivé plus d'une fois entre des
mains très habiles. Duval m'a dit lui-même qu'il avait eu cet
accident plusieurs fois sans qu'il en soit résulté des conséquences fâcheuses. Les moyens chirurgicaux se réduisent à
deux dans la pratique : la cautérisation actuelle et la ténotomie. Quel que soit celui qu'on applique, il faut avoir recours à l'anesthésie qui peut débarasser le terrain des contractures passagères et terminer certaines incertitudes du
diagnostic.

La cautérisation donne d'excellents résultats au point de vue
de l'élément douleur dans les arthrites cervicales et dans le mal
de Pott sous-occipital; et si l'on ajoute qu'en combinant l'anesthésie avec l'application du thermo-cautère, on peut répéter à
plusieurs reprises cette opération, j'estime que l'on devra
traiter de la sorte, sans la moindre hésitation, tous les malades
atteints de torticolis osseux dans la période douloureuse.
Je suis convaincu que l'on arrivera ainsi, beaucoup plus rapidement que par tout autre moyen à conjurer la transition si
fâcheuse de la synovite simple à la synovite fongueuse, en un
mot, au véritable mal sous-occipital. Je ne vous parlerai ni du
vésicatoire, ni du séton, ni du cautère. Le premier de ces
moyens, outre son peu d'efficacité, détermine souvent une excitation, un agacement fâcheux. Le second a pour inconvénient
d'exiger un pansement quotidien douloureux et presque im-
praticable chez les enfants qui auront à redouter chaque
séance autant qu'une véritable opération. Aussi, autant je crois
à l'efficacité du séton dans certaines affections médullaires et
j'en ai vu des exemples très frappants lorsque j'étais chirurgien à l'Hospice des Ménages, autant je l'estime peu pratique
et peu efficace dans l'affection que nous étudions. Reste le

cautère potentiel : On peut dire que ce moyen a été assez largement employé pour qu'on puisse le juger en toute connaissance de cause. Je n'ai jamais observé de bons résultats du cautère et j'ai plus souvent constaté ses inconvénients. Sans parler des cicatrices indélébiles qu'il laisse, le cautère est interminable chez certains sujets, donne lieu aussi à des pansements douloureux de contention peu commode et, de plus, détermine, dans certaines circonstances, la formation de fongosités presque impossibles à réprimer et qui pourraient, à la longue, revêtir la forme épithéliomateuse. Pour toutes ces raisons je l'excluerai de ma thérapeutique ; je ne l'emploie jamais, convaincu que la révulsion sur le rachis malade doit, si l'on a recours à la cautérisation, être immédiate, énergique et plusieurs fois répétée, toutes conditions qu'il est si facile de remplir à l'aide de la cautérisation actuelle.

La ténotomie, qui reste le moyen curatif chirurgical par excellence du torticolis musculaire, est une invention de notre siècle.

Vers 1813, Dupuytren, dans un cas de rétraction du sterno-mastoïdien, coupa ce muscle dans la peau, après avoir enfoncé un bistouri au côté interne du muscle. C'est donc à Dupuytren que revient l'honneur d'avoir pratiqué le premier la ténotomie sous-cutanée, mais sans qu'il ait songé à ériger cette pratique en méthode. Toutefois de nombreux chirurgiens appartenant à des nationalités différentes se disputent le mérite d'avoir trouvé ce procédé. Il semble résulter de toutes les controverses qui eurent lieu entre Bouvier et Jules Guérin au sujet de la priorité de la découverte, que Bouvier avait fait le premier la section sous-cutanée, mais en signalait les inconvénients, tandis que le second s'attachait surtout à en montrer les avantages.

Quoi qu'il en soit il est certain que M. Jules Guérin a contribué à vulgariser cette méthode opératoire, aujourd'hui employée universellement.

Au lieu de retracer les divers procédés opératoires qui ont été mis en œuvre, tour à tour ou simultanément, je préfère vous décrire celui que vous m'avez déjà vu employer et vous faire remarquer ensuite en quoi il diffère des autres procédés. Je prends pour type de la ténotomie celle du sterno-mastoïdien, soit que l'on sectionne la portion cléidéenne ou la portion sternale de ce muscle, car il est notoire que la ténotomie du sterno-mastoïdien une fois bien faite, les autres muscles qui pourraient être contracturés simultanément cèdent avec ce dernier.

Le malade, naturellement, doit être chloroformé; et, dès que l'anesthésie est obtenue, il est indispensable de donner à la tête et au cou une attitude qui, d'une part, place le tendon à sectionner dans l'extension la plus complète et, d'autre part, mette le chirurgien absolument à son aise. Il est également indispensable d'avoir un aide intelligent et habitué à ce genre d'opération. C'est pour avoir négligé certaines de ces précautions, que j'ai vu des ténotomies en apparence toutes simples donner lieu à des difficultés inouïes. Le chloroforme doit être poussé jusqu'à la résolution complète. Cela fait, on glisse sous les épaules du patient un coussin dur, et j'emploie volontiers pour cet usage le coussin que j'ai adopté pour la trachéotomie qui consiste en un oreiller roulé autour d'une bouteille ou d'un cruchon et solidement assujetti à l'aide d'une corde. L'aide placé derrière la tête du patient la saisit en déprimant fortement le front de la main gauche, tandis que de la droite il communique à la tête un mouvement de rotation, bientôt arrêté par la résistance du tendon, mais augmentant la tension de celui-ci. Le cordon à diviser fait ainsi une saillie énorme au-dessous de la peau. Le chirurgien armé de son ténotome aigu, fait glisser la peau latéralement à l'aide du pouce de la main gauche et la maintient ainsi. Il enfonce alors son ténotome à travers la peau ainsi tendue jusque dans le tendon lui-même. Ce petit moyen peu usité donne une grande sécurité à l'opération, en mettant le chirurgien en garde contre la perforation possible d'un gros vaisseau, s'il cherchait dès le début à passer son ténotome sous le tendon. Cette première ponction faite, le bistouri aigu est retiré et remplacé par le ténotome mousse. En même temps, la peau tenue par le pouce de la main gauche du chirurgien est quelque peu relâchée et permet à l'opérateur de glisser par un mouvement progressif de va-et-vient son instrument inoffensif sous le tendon et de le charger. Il lui est même permis, à ce moment de l'opération, de sentir sous la peau l'extrémité mousse de son ténotome, du côté opposé à celui par lequel il a pénétré. A ce moment, le ténotome qui, jusqu'ici, pour plus de facilité, avait été introduit à plat est relevé la lame en l'air. Le tendon, toujours maintenu par l'aide dans un état de tension extrême, rencontrant une surface tranchante vient se couper lui-même, car la lame doit rester immobile et ne pas être animée de ces mouvements de va-et-vient que lui impriment les opérateurs novices.

Dès que le défaut de résistance, aussi bien que le bruit sourd caractéristique ont indiqué que la section est complète, le chirurgien retire sa lame en la mettant à plat, exprime avec le pouce de la main droite, le sang qui se trouve dans le trajet qu'il vient de créer, et applique immédiatement sur la petite plaie un morceau d'ouate chargée de collodion, puis assujettit le tout à l'aide du croisé de la tête et du cou. Je suis également partisan d'appliquer immédiatement l'appareil redresseur dont je donnerai plus bas la description.

L'attitude du cou et de la tête après le traitement se trouve figurée ici, figure 48.

L'ancien procédé consiste à faire un pli à la peau, puis à introduire un premier ténotome pointu entre la peau et le tendon. On retire ce ténotome pour en introduire un autre convexe à extrémité mousse. Ce dernier est introduit à plat,

puis on retourne le tranchant et le tendon vient se couper
de lui-même sur ce tranchant. Une autre méthode, moins dangereuse, pour les parties profondes, procède d'arrière en
avant et charge pour ainsi dire le tendon sur le ténotome
mousse. La grande difficulté est de diriger un second ténotome
dans la voie tracée par le premier. Cette considération con-
duirait tout naturellement à se servir d'un seul ténotome pour

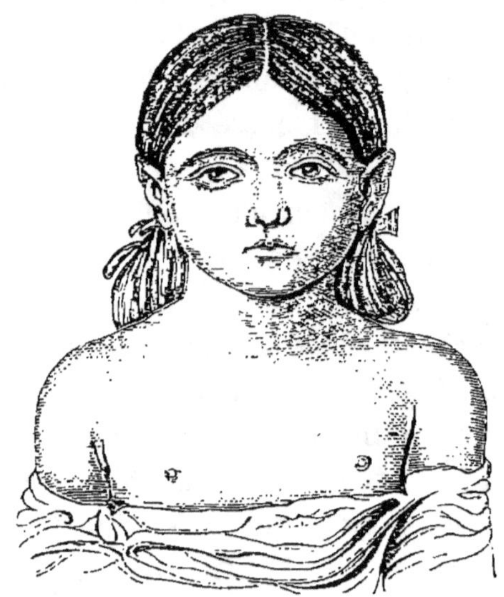

Fig. 18. — Attitude de la tête et du cou, après le traitement.

la ponction et la section, mais cette simplification si séduisante
du manuel opératoire qui a été adoptée par Duval n'est pas
exempte de risques. Je préfère m'en tenir aux deux ténotomes,
en ayant soin de piquer le tendon avec le premier pour en-
gaîner sa pointe en quelque sorte, une fois la ponction de la
peau accomplie, et éviter de blesser les gros vaisseaux.

Faut-il couper les deux portions du muscle ou une seule?
Contrairement à l'avis de Malgaigne[1] et de Bonnet (de Lyon),

1. Malgaigne, *Leçons d'orthopédie* recueillies par Guyon et Panas, Paris, 1862.

j'ai toujours vu que la section du faisceau sternal suffit et que massage fait le reste.

L'opération ne présente pas de dangers sérieux. Avec un peu de précaution, il est facile de ne pas léser les vaisseaux du cou. Des phénomènes nerveux ont été observés qui étaient peut-être une pure coïncidence. Broca cite le cas d'une de ses malades qui, après l'opération, fut prise d'une espèce de spasme nerveux qu'on aurait pu, au premier moment, attribuer à la section du nerf diaphragmatique. L'accident signalé par Broca ne dura que quelques secondes. Dans une autre observation, la malade, qui était une jeune fille, tomba dans un délire nerveux qui dura trois jours.

Voilà votre opération faite et sans grand risque, si vous avez opéré régulièrement. Si vous laissez votre malade à lui-même, vous pouvez être sûr que la difformité se reproduira, grâce à la facilité avec laquelle les tendons divisés se rapprochent et s'unissent. Il faut donc user de moyens contentifs, et ces moyens contentifs eux-mêmes seront vains s'ils ne sont pas accompagnés de manipulations et de manœuvres pratiquées au moins une fois par jour pour porter la tête dans le sens inverse de l'inclinaison et de la rotation vicieuses.

A défaut d'autre appareil, et réduit aux ressources ordinaires de nos services hospitaliers, je me suis souvent bien trouvé d'un appareil très simple, adopté je crois par Duval et depuis par Nélaton. Il consiste dans l'application d'un serre-tête assez étroit pour tenir solidement sur la tête du malade; un ruban de fil est cousu sur le bord circulaire de ce bonnet. Au point correspondant à la partie supérieure de l'oreille, du côté opposé à l'inclinaison, un autre lac est cousu perpendiculairement au lac circulaire et vient, en contournant l'aisselle du même côté, exercer une traction continue portant la tête dans une inclinaison contraire à la difformité que nous voulons redresser. Le premier effet de cet appareil est de soulever l'épaule, mais au bout d'un certain temps l'épaule retombe et la traction continue s'opère.

L'appareil ci-dessus peut se remplacer aisément chez les filles, dont les cheveux permettent de faire deux nattes venant se croiser sous l'aisselle, du côté opposé à l'inclinaison. Ce procédé aussi simple qu'ingénieux est dû à la mère de la salle Sainte-Pauline. En dehors de ces procédés sommaires, on se sert pour maintenir le redressement après l'opération, de deux appareils différents, le collier et la Minerve.

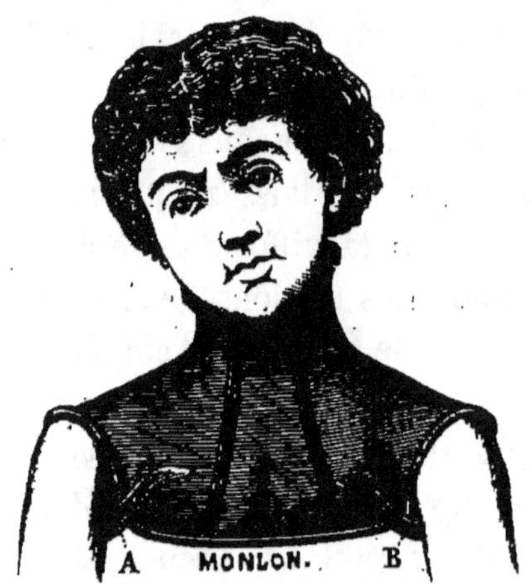

Fig. 49. — Collier en cuir moulé pour torticolis.

Le collier, en cuir moulé renforcé de quelques bandelettes d'acier (fig. 49), employé par Guersant, Bouvier, n'est autre chose qu'un col rigide, très baleiné et capitonné, qui maintient la tête dans la position correcte qu'on lui a donnée au moyen du moulage et dont l'effet peut être augmenté par de petits coussins introduits entre son bord supérieur et les parties voisines. Cet appareil m'a toujours paru donner des résultats insuffisants.

La Minerve (fig. 50) se compose essentiellement de trois parties : une pelvienne, une thoracique, une céphalique.

La Minerve de Bouvier (fig. 50) se compose de trois parties principales : la ceinture,
la couronne et la tige. La ceinture A, se fixe solidement autour du bassin, et sert de base
à l'appareil. Elle porte une plaque d'acier B, sur laquelle se montent, à une hauteur
variable, des crosses à coulisses *cc*, terminées par des courroies qui embrassent les
épaules. La couronne D, destinée à saisir la tête, est formée d'une portion de cercle métallique, qu'une courroie complète en avant. Elle s'adapte exactement à la circonférence de la
tête, qu'elle retient, en outre, au moyen de prolongements appliqués sur les apophyses mas-
toïdes et au-devant de l'oreille du côté opposé à la contracture. Une courroie E, qui passe
sur le sommet de la tête, l'empêche de descendre et la mentonnière F en borne l'ascension.

C'est dans la tige cervicale que
réside toute la puissance de l'appareil. Cette partie de la minerve
est composée de plusieurs pièces
mobiles GG, réunies par trois articulations ou brisures principales,
qui se meuvent dans des plans
divers, à l'aide d'un mécanisme
répété dans trois directions différe
ntes. L'articulation inférieure H,
placée à l'union de la tige avec la
plaque dorsale, est constituée par
un demi-cercle engrenage, qui
termine en bas la première pièce,
et que meut une vis sans fin posée
transversalement sur la seconde
pièce. Une des extrémités de cette
vis porte un carré, qui permet de
faire tourner la tige au moyen
d'une clef, autour d'un pivot fixé
sur la plaque du support, et d'incliner la tête de droite à gauche
ou de gauche à droite. L'articulation moyenne I présente, à l'extrémité de la pièce supérieure,
une noix dentée, placée en sens
contraire du demi-cercle de la
première brisure, et, sur la pièce
inférieure, une vis sans fin, perpendiculaire au plan de l'appareil,
qu'elle meut d'arrière en avant
et d'avant en arrière, de manière
à renverser la tête dans ce dernier sens, ou à la reporter plus ou
moins en avant. L'articulation supérieure est formée par un pignon
K placé verticalement et par une
troisième vis sans fin, qui le fait
tourner dans un plan horizontal,
en produisant ainsi la rotation de
la tête à droite ou à gauche.

L'appareil peut, en outre, se
séparer en deux parties, en L. La
coulisse qui se trouve en cet endroit sert à régler la hauteur de la
tige, et à exercer sur la tête un

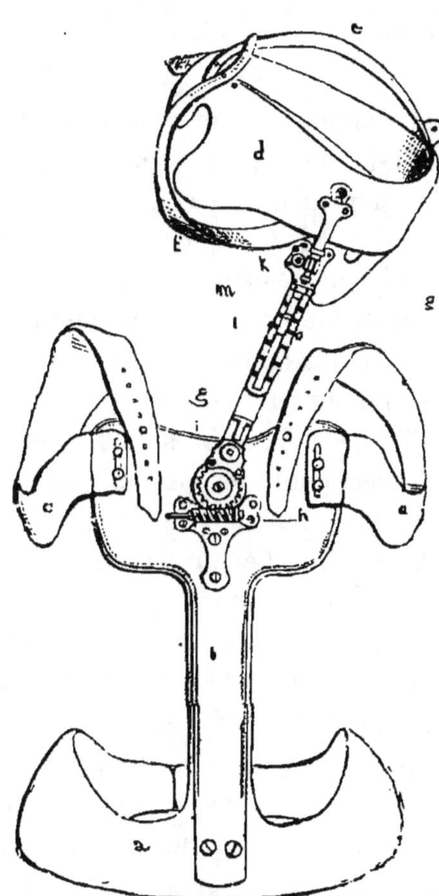

Fig. 50. — Minerve de Bouvier.

effort plus ou moins grand de bas en haut. Une charnière *m* placée au-dessous de cette
coulisse, laisse au malade la liberté de porter la tête en arrière, mais non de la fléchir
en avant. Enfin, la pièce la plus élevée de la tige est unie à la couronne, de manière à ne
point mettre obstacle à la rotation volontaire de la tête dans le sens contraire à celui de
la déviation morbide. Cette jonction, permet, en outre, d'incliner la couronne sur la tige
à droite ou à gauche, afin de la maintenir constamment dans un rapport convenable avec
la tête. Inutile d'ajouter que toutes les pièces de l'appareil sont mollement rembourrées
partout où elles se trouvent en contact avec la peau.

Grâce au mécanisme des articulations à directions multiples que présente la tige cervicale, cet appareil donne la faculté d'exécuter tous les mouvements qu'il peut être nécessaire d'imprimer à la tête. Il a servi, entre les mains de M. Bouvier, à opérer le redressement graduel, après la section du sterno-mastoïdien, en déterminant l'extension,
l'inclinaison et la rotation du cou.

Appliqué aussitôt après la myotomie, il doit être laissé en place pendant le jour, aussi
longtemps qu'il ne fatigue pas l'opéré ; lorsque, deux ou trois jours après, le malade est
habitué au contact de la machine, il devra la garder pendant le jour et pendant la nuit,
jusqu'à ce que le redressement soit complet, c'est-à-dire jusqu'au moment où la tête
pourra être infléchie sans trop de résistance, du côté opposé à la déviation primitive. Un
résultat aussi satisfaisant ne saurait, du reste, être obtenu en moins de quinze jours,
même dans les cas les plus favorables.

On commence par boucler l'appareil sur le sujet; on redresse le cou et l'on boucle la partie céphalique, mais le
redressement n'est pas toujours facile et quelquefois après le
réveil du malade, le muscle qui n'est plus sous l'influence du
chloroforme résiste.

Bonnet (de Lyon) a inventé un appareil qui participe du collier et de la Minerve.

Il consiste en une double pèlerine fixée sur les deux épaules
à l'aide de deux sacs, et surmontée de deux tiges métalliques
verticales, pourvues de deux vis terminées par deux plaques
qui s'appliquant sur les joues peuvent maintenir la tête dans
un sens voulu. Cet appareil est peu facilement supporté.

Parmi les moyens mécaniques de traitement, les appareils
en gutta-percha et surtout en caoutchouc peuvent rendre de
grands services, grâce à leur maniement facile.

Je me suis servi deux fois d'appareils plâtrés, mais sans
grand avantage; il s'est produit des eschares.

Quel que soit le système que l'on emploie, l'inclinaison se
corrige avec une grande facilité. Il n'en est pas de même de la
rotation. Aussi, pour obtenir ce résultat, ai-je fait construire
par M. Monlon, en utilisant les perfectionnements apportés par
MM. Drutel et Blanc de Lyon à la Minerve de Bouvier,
un appareil dit à triple effet (fig. 51) que j'applique aussitôt après l'opération et qui me permet d'obtenir avec la plus
grande facilité, la flexion ou l'extension, l'inclinaison et la rota-

tion. J'ai obtenu par ce mécanisme des résultats vraiment remarquables, surtout lorsque j'ai pu compléter le traitement par des massages et des manipulations faits chaque jour et portant la tête dans une direction absolument opposée à celle qu'affectait primitivement la région.

Je ne voudrais pas terminer ce qui a trait au traitement du torticolis sans parler du redressement brusque proposé tout dernièrement par M. Delore de Lyon pour le traitement du torticolis, auquel il donne le nom de musculaire postérieur.

Voici textuellement le procédé employé par M. Delore :

Le malade étant complètement endormi est assis sur un tabouret peu élevé. Deux aides également assis saisissent

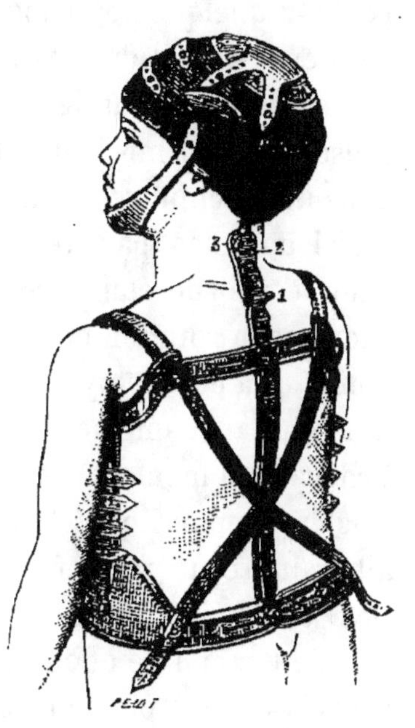

Fig.. 51 — Appareil à triple effet.

chacun un bras qu'ils tiennent verticalement en bas et maintiennent ainsi l'équilibre du corps. L'opérateur s'empare de la tête et lui fait exécuter doucement et progressivement des mouvements de rotation et d'inclinaison en sens inverse. Peu à peu le redressement s'opère ; on dépasse même la rectitude. De temps en temps des craquements se produisent ; ils sont dus à des petites brides fibreuses qui cèdent brusquement. La colonne vertébrale incurvée se redresse d'elle-même et, au bout d'un espace de temps qui a varié de cinq à dix minutes, le redressement est complet.

Je dois ajouter que j'ai vu une dame traitée de la sorte avec un rare bonheur et une persévérance remarquable par mon

ami le Dʳ Bucquoy : ce qui tendrait à confirmer l'opinion de
M. Delore relativement à l'agent même de la rotation et de
l'inclinaison vicieuse, c'est que, pour remédier à un restant de
rotation quelque peu choquant et à une saillie disgracieuse due
au sterno-mastoïdien gauche, nous en opérâmes la section et
que cette section fut des plus laborieuses, très probablement à
cause de sa demi-contracture qui n'était vraisemblablement
due qu'à l'action réflexe.

J'ai pour ma part tenté une fois le redressement qui consiste, le malade étant préalablement chloroformé, à porter la
tête dans la rotation et l'inclinaison du côté opposé à la déviation et cela en déployant une force suffisante pour rompre les
adhérences et même les stalactites osseux qui ont pu se
former. A un moment donné, j'ai été absolument effrayé par un
gros craquement qui s'est produit sous ma main et qui m'a
fait craindre un moment d'avoir déterminé une fracture complète de la portion cervicale du rachis, ou tout au moins
celle de l'apophyse odontoïde. Heureusement il n'en fut rien ;
il s'agissait simplement d'une adhérence osseuse rompue
et je pus immédiatement constater que, chez mon malade,
la rotation, sinon l'inclinaison, avait fait de notables progrès.
Quel que soit le succès que j'aie obtenu dans ce cas et
quelque séduisants que soient les résultats signalés par
M. Delore, ce n'est pas sans une certaine appréhension que je
continuerais ces tentatives, et j'ai toujours présent à l'esprit
ce cas dans lequel Bouvier, après avoir diagnostiqué un torticolis musculaire apte à subir la ténotomie, vit son malade
succomber à une fièvre typhoïde, put pratiquer l'autopsie et
constata la destruction d'une des masses latérales de l'atlas.
Comme il est extrêmement délicat de distinguer, dans ce qui a
trait à la genèse du torticolis, l'arthrite déformante sans lésion
des vertèbres, du mal de Pott sous-occipital, je ne serais
pas surpris si ce mode de traitement prenait une certaine

extension et si, par la suite, les observations se multipliaient,
que l'on eût à constater des cas de mort subite dus à une véritable fracture de la région cervicale du rachis. Aussi, jusqu'à
plus ample information serais-je disposé à la plus grande
circonspection et je préférerais employer les moyens de douceur cités plus haut : à savoir les manipulations faites avec discrétion, mais souvent répétées; surtout si on en aide l'effet par
l'application de l'appareil à triple effet décrit plus haut. Un
moyen très préconisé actuellement pour les déviations du
rachis pourrait peut-être être employé avec fruit dans le
traitement du torticolis, je veux parler de la suspension par
la tête à l'aide de l'appareil de Sayre : je ne serais pas surpris
que dans les torticolis par contracture des muscles du cou,
que cette contracture fût essentielle ou consécutive à une
arthrite cervicale, on ne parvint, par ce moyen, en lassant
les muscles du cou et en particulier le splénius et le trapèze, à
obtenir un redressement durable. Encore serait-il nécessaire
de ne point procéder comme on le fait depuis l'introduction de
cet appareil en France, et d'établir aussi rigoureusement que
possible le diagnostic de la lésion sous-occipitale et surtout la
période de cette lésion; car je craindrais que la suspension, si
par malheur on la pratiquait sur un mal de Pott cervical
supérieur non guéri, n'amenât des accidents foudroyants, surtout si l'enfant effrayé se livrait à des mouvements désordonnés
et à des contorsions qui sont familières à cet âge. C'est donc,
je le répète, un moyen que l'on pourrait employer dans le traitement du torticolis, mais en prenant beaucoup de précautions
que la crainte d'une catastrophe immédiate rendrait très
légitimes.

TREIZIÈME LEÇON

SPINA-BIFIDA

MESSIEURS,

Vous avez vu deux fois à la consultation, cette année, des enfants tout jeunes qui présentaient le long du rachis une tumeur assez volumineuse, molle, fluctuante et transparente. Ces enfants étaient atteints d'une affection congénitale sur laquelle j'ai attiré votre attention : le *spina-bifida*, encore appelé *hydrorachis*. C'est toujours sur la ligne médiane que vous rencontrerez cette tumeur dont Nélaton a publié une observation type (fig. 52). On l'a trouvée parfois sur les côtés; mais, dans ces cas décrits par Houël, il s'agissait de fœtus monstrueux, non viables, et rentrant dans le domaine de la tératologie pure. Par ordre de fréquence, elle occupe la région lombo-sacrée, la région cervicale et, beaucoup plus rarement, la région dorsale. Le plus souvent elle est unique; parfois cependant on observe deux ou plusieurs tumeurs siégeant au cou, aux lombes, et laissant intacte la région dorsale.

Le volume de cette tumeur est très variable : elle ne dépasse pas le plus souvent celui d'un œuf, mais elle peut acquérir des dimensions beaucoup plus considérables et je vous rappellerai à ce sujet le malade que Broca présenta à la Société de chirurgie qui portait une tumeur rachidienne mesurant 62 centimètres de circonférence et tombant en arrière des cuisses.

La forme ne présente rien de particulier : le plus souvent la tumeur est allongée ou ovalaire ; mais elle peut se déformer

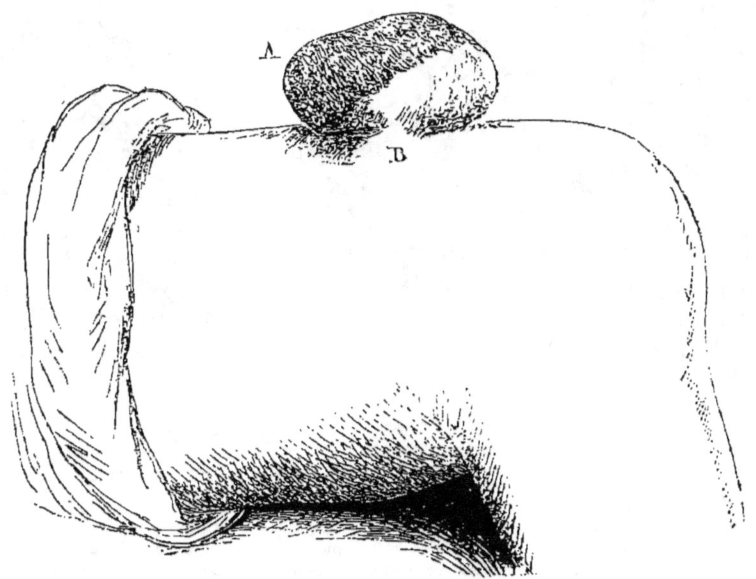

FIG. 52. — Spina-bifida de la région lombaire [1], dont l'observation a été publiée par Nélaton, *Bulletin de thérapeutique*, t. LIV, p. 258.

et présenter des bosselures. Dans certains cas, on voit à son centre une dépression ; ce fait est très important, d'après Virchow, car il indique l'adhérence de la moelle à la face interne de la poche.

Le mode d'implantation sur le rachis présente aussi de nombreuses variétés ; parfois il existe un pédicule comme

---

1. A, Tumeur du volume d'un petit œuf ; B, pédicule assez rétréci.

dans les deux exemples de *spina-bifida* des régions dorsale lombaire et représentés dans les figures 53 et 54; mais le plus souvent ce pédicule fait défaut et, bien que la tumeur ne soit pas complètement sessile, elle adhère à la colonne vertébrale

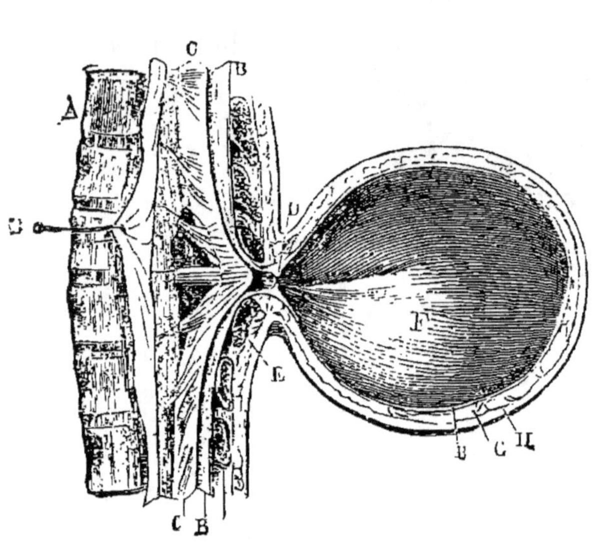

Fig. 53. — Spina-bifida de la région dorsale (*).

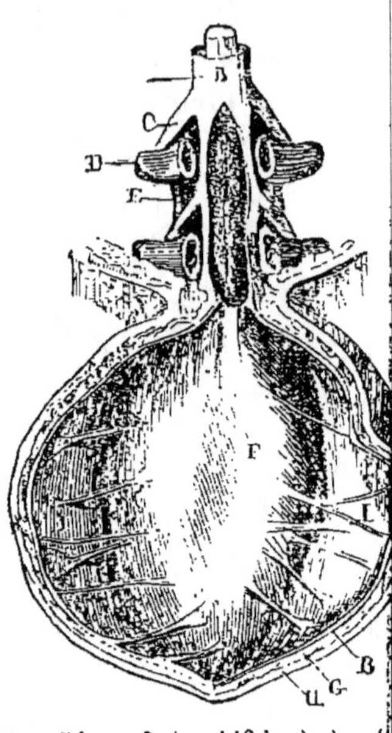

Fig. 54. — Spina-bifida de la ré
lombaire (**).

(*) A, tronçon du corps des dernières vertèbres de la région dorsale, qui sont légèrement incurvées en avant; BB, la dure-mère rachidienne, qni va doubler l'enveloppe cutanée de la tumeur F. Cette membrane forme au niveau de l'hiatus vertébral, un repli D, sorte de diaphragme qui rétrécit cette ouverture; CC, la moelle épinière se détachant du corps des vertèbres pour se porter vers la fissure E; H, la peau ne présentant par exception, aucun point aminci; G, une couche de tissu cellulaire séparant la peau de l'enveloppe fibreuse, qui est doublée par le feuillet pariétal de la membrane arachnoïdienne. Cette enveloppe séreuse est trop ténue pour figurer dans une coupe.

(**) B, dure-mère rachidienne moelle épinière; E, fissure; F, tu G, couche de tissu cellulaire sépara peau de l'enveloppe fibreuse; H, la l, filets nerveux à l'intérieur de la p Le plus souvent, après avoir formé reliefs à la surface interne de la mère, les filets nerveux s'aplatis s'étalent en se perdant dans l'épais de la membrane.

par une large base. Ou peut dire que la largeur du pédicule est en rapport avec l'étendue de la fissure osseuse.

La tumeur est molle, fluctuante, surtout à son centre. En la palpant, vous trouvez à la périphérie une série de nosodités disposées en chapelet : elles résultent de la saillie des lames vertébrales et du bourrelet fibreux formé par les muscles et les

tendons du voisinage. Sa transparence rappelle celle de l'hy-
drocèle, lorsque la tunique vaginale est fortement distendue
par le liquide épanché. En comprimant la poche, son volume
se réduit plus ou moins, selon que les communications sont
plus ou moins faciles avec la cavité rachidienne. S'il existe plusieurs tumeurs, la compression exercée sur l'une d'elles détermine une augmentation de volume de l'autre, et si l'enfant est
atteint d'hydrocéphalie, fait assez commun, on voit les fontanelles se distendre. Ces variations de volume se rencontrent
même dans le cas d'une tumeur unique ; pendant les cris, les
efforts d'expiration de l'enfant ; il y a une véritable distension ;
pendant l'inspiration, au contraire, de l'affaissement se produit. Vous vous expliquerez très bien ces phénomènes en
songeant aux relations qui existent entre l'afflux du liquide
céphalo-rachidien dans un point de l'axe cérébro-spinal et la
réplétion des vaisseaux ; pendant l'inspiration, le sang se porte
vers le thorax et le volume diminue ; l'inverse se produit
pendant l'expiration.

Si vous analysez les symptômes fonctionnels auxquels donne
lieu le spina-bifida, vous serez étonnés de constater qu'ils
n'existent pas toujours et que l'enfant jouit d'une bonne santé
apparente. Mais vous rencontrez souvent aussi des troubles de
la motilité plus ou moins étendus, selon le siège de la tumeur.
Le plus souvent les membres inférieurs seuls sont atteints, et
lorsqu'on soulève les jambes de l'enfant, elles retombent
flasques et inertes. Ces troubles, plus marqués du côté de la
motilité que du côté de la sensibilité, doivent être rapportés,
vous le comprenez facilement, aux altérations des nerfs et de la
moelle, comme l'a indiqué Delfosse. On a signalé aussi des
ulcérations cutanées sur les parties qui subissent des frottements répétés, ou le contact de l'urine et des matières fécales.
Ces ulcérations se rapprochent beaucoup des troubles trophiques que l'on rencontre dans bon nombre d'affections ner-

veuses. La vessie elle aussi peut être atteinte : les malades sont atteints d'incontinence ; parfois il existe une véritable polyurie et on a signalé chez plusieurs malades l'existence de calculs vésicaux. L'incontinence des matières fécales coexiste souvent avec celle de l'urine.

Quand l'hydrocéphalie, à un degré plus ou moins marqué, accompagne l'hydrorachis, alors, et seulement alors, on constate des modifications des facultés intellectuelles qui restent intactes dans tous les autres cas.

Un fait, que je dois vous signaler aussi, c'est la coexistence d'autres vices de conformation ; je vous parlais à l'instant de l'hydrocéphalie, je dois vous citer encore l'encéphalocèle, l'atrophie vésicale et surtout le pied bot avec toutes ses variétés.

Au point de vue anatomo-pathologique, nous devons étudier tout d'abord la structure de la poche : elle est formée par la peau, le fascia superficialis, les muscles de la région dont les tendons plus ou moins distendus forment à la base un anneau aponévrotique. Tous ces tissus sont tiraillés, amincis et présentent diverses altérations. La peau peut s'hypertrophier, se vasculariser et offrir une surface violette, rougeâtre, parsemée de nombreuses veines. On peut observer aussi à ce niveau une production plus ou moins abondante de poils et de l'icthyose. Vous comprenez pourquoi le vulgaire voyant dans ces tumeurs une analogie avec certains fruits, les a désignées sous le nom de pêche, de pomme de terre, etc. L'hypertrophie peut n'occuper que la périphérie et former un bourrelet circulaire plus ou moins épais. Le tissu cellulaire sous-jacent présente les mêmes altérations que la peau, aussi il est très difficile de les séparer. Les enveloppes subissent, par le fait de l'irritation chronique, des pressions prolongées, certaines modifications que l'on peut rapprocher de celles du sac herniaire. A la face interne, on trouve un prolongement de la dure-mère qui se continue avec l'enveloppe de la moelle.

Ainsi formé, le sac contient un liquide limpide comme de l'eau de roche, parfois citrin, rarement louche et lactescent, plus rarement encore sanguinolent. La saveur du liquide est salée et avec le nitrate d'argent on a un précipité floconneux de chlorure d'argent dû à la décomposition du chlorure de sodium. On y trouve encore des phosphates, de la glycose et parfois de l'albumine. La quantité est plus ou moins considérable, quelquefois énorme : une seule ponction a fourni un litre de liquide qui s'est reproduit aussitôt après.

Mais j'abandonne ces caractères cliniques du liquide, pour étudier avec vous le siège exact qu'il occupe. Tantôt il s'épanche entre la moelle et ses enveloppes : on a affaire dans ce cas

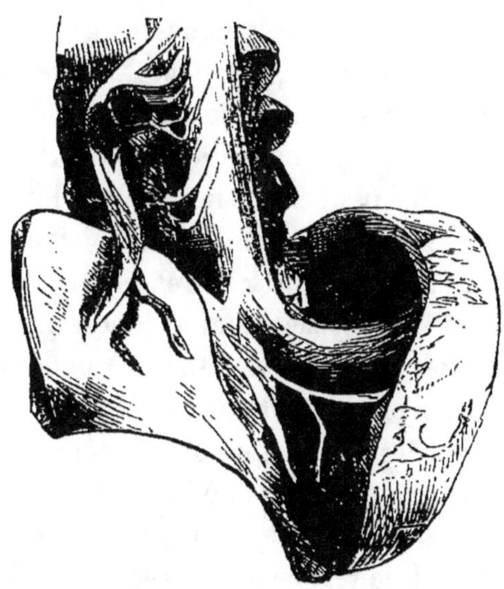

FIG. 55. — Le cordon médullaire pénétrant tout entier dans un spina-bifida. Dessin fait d'après une pièce déposée au musée de Saint George's Hospital.

à l'hydrorachis externe, appelée encore par Virchow hydromyélocèle externe. Tantôt c'est au centre même de la moelle qu'on le trouve, dans le canal de l'épendyme considérablement dilaté : c'est l'hydrorachis interne, ou hydro-myélocèle. Cette dernière disposition se retrouve dans les trois quarts des cas, aussi vous comprenez pourquoi la moelle pénètre presque toujours dans la poche. Très rarement en effet, et cela ne s'observe qu'à la région cervicale, on a la méningocèle pure, sans éléments nerveux. Presque toujours la moelle pénètre dans la cavité kystique, s'y infléchit, y contracte des adhérences, et rentre ensuite dans le canal vertébral. La figure 55, dessinée d'après une pièce déposée au musée de Saint-George's Hospital montre un cas curieux de cordon médullaire pénétrant tout entier dans un spina-bifida. Elle peut même s'étaler et former une membrane qui double la paroi interne du sac. Les nerfs rachidiens participent à ces déviations de l'axe médullaire ; ils décrivent des anses à convexité postérieure, adhérent à la paroi, ou forment, après une incurvation, les racines des ganglions spinaux.

Il me reste à vous signaler, pour compléter cette étude anatomique, les lésions osseuses de la colonne vertébrale, et à vous décrire l'orifice de communication. L'ouverture du rachis, en arrière, tient à une ossification incomplète des lames et des apophyses épineuses des vertèbres, et, comme le faisait remarquer avec raison Cruveilhier, il est très rare de voir la hernie se produire à travers un espace intervertébral. L'étendue de la fissure est variable : elle peut intéresser trois ou quatre vertèbres et même un plus grand nombre. Les arcs vertébraux, très développés sur les côtés, manquent complètement en arrière. On a même trouvé des cas où la lésion portait, non sur l'arc postérieur, mais sur la partie antérieure, c'est-à-dire sur le corps même de la vertèbre : on a trouvé ainsi à l'autopsie d'une femme de vingt-cinq ans, un spina-bifida antérieur.

Si la poche communique presque toujours avec la cavité rachidienne, l'orifice de communication peut se trouver modifié et peut même manquer complètement. Tantôt il se forme à la base de la tumeur un épaississement fibreux, tantôt le rétrécissement s'opère par le rapprochement graduel des arcs vertébraux. Il reste une poche aréolaire, épaisse, contenant une quantité plus ou moins grande de liquide. Le kyste peut même être multiloculaire et contenir dans ses loges une masse filante, colorée par du sang. On peut enfin, comme l'a signalé Paget, trouver deux sacs contenant, l'un la moelle, l'autre du tissu fibro-graisseux.

Puisque je vous ai signalé les anomalies que peut présenter le spina-bifida, je dois vous dire que dans certains cas la tumeur peut manquer complètement. On a une division plus ou moins étendue des arcs vertébraux, la peau s'arrête au niveau de l'orifice osseux et s'accolle à la dure-mère rachidienne. L'enveloppe cutanée peut aussi faire défaut complètement, et alors les méninges sont à nu.

En vous parlant de la cause productrice du spina-bifida, je pourrais vous rappeler les nombreuses hypothèses qui ont été émises toutes les fois qu'il s'est agi de vices de conformation. Il est évident que là, comme pour le bec de lièvre, il y a eu un arrêt de développement du squelette et des parties molles. Mais quelle est la cause première de cet arrêt de développement? Nous savons ce qu'il faut penser des violences exercées sur le fœtus par suite des coups et des chutes pendant la grossesse. Cruveilhier a fait intervenir la production d'adhérences entre la portion dorsale du fœtus et les membranes de l'œuf, d'où l'occlusion incomplète de la colonne vertébrale en arrière. Cette théorie serait satisfaisante, mais jamais on n'a rencontré ces prétendues adhérences. On a admis aussi une hydropisie primitive des méninges, qui, agissant mécaniquement, écarterait les lames vertébrales. Mais vous trouverez une explication beaucoup plus rationnelle de tous ces faits, en acceptant l'arrêt de développement comme leur cause. On sait, en effet, que la moelle se développe avant le conduit osseux et cette première donnée rend compte de l'intégrité de l'axe médullaire dans l'hydrorachis. Les corps vertébraux s'ossifient de

bonne heure, aussi voit-on rarement le spina-bifida antérieur. Enfin, la malformation occupe très rarement la région
dorsale, parce qu'à ce niveau les arcs postérieurs s'ossifient
dès le troisième mois. La région lombaire, au contraire, la
dernière ossifiée, est le plus souvent atteinte. Il nous resterait
à rechercher sous quelles influences se développe la collection
liquide et quel est le travail qui lui donne naissance. Les
hypothèses sont nombreuses et je ne vous les rappellerai pas,
car elle m'ont semblé toutes insuffisantes.

Le pronostic de cette affection est subordonné aux complications, mais il est toujours grave. En effet, la plupart des enfants
meurent pendant le premier mois. La tumeur, peu volumineuse d'abord, s'accroît considérablement, la peau se distend
et des phénomènes de compression médullaire apparaissent.
La perforation peut se faire en un ou plusieurs points, là où il
y a une pression continue exercée par les vêtements, le décubitus dorsal : le liquide s'épanche au dehors et s'écoule d'une
façon continue. Il peut même, dans certains cas, se faire une
véritable transsudation, sans qu'on puisse trouver d'orifice.
D'autres fois, sous l'influence d'un traumatisme ou par l'excès
de tension, la tumeur se gangrène et on voit apparaître des
convulsions, de l'opisthotonos, des contractures, du strabisme,
de la fièvre, en un mot tous les symptômes d'une méningite
rachidienne.

On a vu cependant le spina-bifida guérir ; lorsque le pédicule
est étroit, l'orifice de communication se rétrécit et s'oblitère
par le fait d'une inflammation adhésive. Le liquide est résorbé ;
on a alors de véritables poches kystiques permettant la vie.
On rapporte d'assez nombreux exemples de gens âgés de
trente-sept, quarante-trois, cinquante ans et porteurs de spina-
bifida.

D'après les caractères mêmes de la tumeur, il vous sera
toujours très facile de reconnaître un spina-bifida et jamais

vous ne le confondrez avec un lipôme. Les lipômes sont d'ailleurs très rarement congénitaux et jamais vous ne trouverez à leur base l'écartement des vertèbres. Il est moins facile de distinguer le spina-bifida de certaines tumeurs kystiques congénitales que l'on rencontre, très rarement d'ailleurs, à la région dorsale. Vous rechercherez dans ces cas si la tumeur est réductible, s'il y a écartement des lames vertébrales, les rapports qu'elle affecte avec les apophyses épineuses situées au-dessus et au-dessous d'elles. Mais l'erreur ne pourra pas toujours être évitée, surtout lorsqu'il s'agira d'un spina-bifida ayant perdu ses communications avec le canal rachidien.

Ayant reconnu la nature de la tumeur, vous devez rechercher quelle est la variété de spina-bifida que vous observez, et, ce qui doit vous occuper avant tout, c'est de savoir si la moelle fait partie de la tumeur. Je vous ai déjà signalé quelques-uns des caractères qui, d'après Virchow, auraient une certaine valeur : la vascularisation considérable et la rougeur de la paroi annonceraient, d'après cet auteur, son union intime avec la moelle. L'existence d'un épaississement ou d'une dépression en un point de la tumeur indiquerait l'implantation des cordons nerveux. On a accordé aussi beaucoup de valeur aux symptômes de paralysie observés pendant la compression de la poche. Mais vous comprenez que cette compression, qui fait refluer le liquide dans le canal rachidien, doit inévitablement amener des phénomènes de paralysie momentanée par son action sur la moelle. La paraplégie permanente a plus d'importance. Lorsque la paralysie s'étendra aux sphincters, il y aura beaucoup de chances pour que la moelle soit intéressée et pour que l'hydrorachis soit interne.

Nous arrivons, messieurs, au traitement du spina-bifida. Devons-nous accepter l'opinion de certains auteurs et en particulier d'Itard qui prétendent : « qu'il faut s'abstenir de tout traitement et ne rien faire pour prolonger la vie d'un être qui n'est pas né viable. » Cette opinion nous paraît trop exclusive et il y a d'abord certains moyens palliatifs qui doivent être mis en usage. On doit avant tout préserver la tumeur des violences extérieures. Si elle est volumineuse on pourra l'entourer d'ouate et maintenir ce pansement à l'aide d'une bande. Si elle est de volume moyen ou de petit volume, on peut conseiller l'usage d'une pelote circulaire, percée à son centre. Cette pelote est fixée à l'aide d'une ceinture abdominale qui comprimera légèrement la base de la poche. Je ne vous dirai pas combien il est important que cet appareil soit garni avec toutes les précautions possibles, car on doit éviter avant tout l'amincissement et la perforation de la paroi. Certains auteurs conseillent, lorsque la peau n'est pas trop amincie, les badigeonnages de teinture d'iode; mais vous ne devez guère compter sur ce moyen.

De nombreuses méthodes ont été proposées pour la guérison du spina-bifida. Parmi ces moyens, les uns, tout en respectant la paroi, doivent amener la résorption ou l'évacuation du liquide; les autres ont pour but de détruire la tumeur elle-même.

Parmi les premières, je vous citerai tout d'abord la compression prolongée faite soit à l'aide d'un tissu de caoutchouc ou du collodion riciné. Cette compression n'empêche pas la tumeur de se développer.

La ponction seule, ou la ponction avec compression n'ont pas donné de meilleurs résultats. Il n'en serait pas de même de la ponction suivie d'injections iodées. On s'est servi pour la faire de teinture d'iode ordinaire que l'on injectait en petite quantité avec ou sans évacuation préalable du liquide en prenant toujours grand soin d'oblitérer l'orifice de communication du rachis avec le spina-bifida. Malgré cette précaution, de nombreuses complications ont suivi l'intervention. Dans ces derniers temps un chirurgien anglais, Morton, a substitué à la teinture d'iode simple, une solution iodo-glycérinée, se composant de 60 centigrammes d'iode, 2 grammes d'iodure de potassium et 31 grammes de glycérine. Comme cette solution est épaisse, il faut choisir une canule assez grosse. On commence d'abord par faire une ponction pour évacuer la moitié environ du liquide contenu dans la poche, puis on injecte 2 à 7 grammes de la solution. On peut faire une nouvelle injection, si la première n'a pas réussi. Malgré les succès obtenus par Morton, il faut être très prudent ; une méningite spinale mortelle étant toujours à craindre.

Je vous ai dit que d'autres méthodes agissaient directement sur le sac : parmi ces dernières, je dois vous citer l'incision qui est très dangereuse et à laquelle malgré les deux ou trois succès qu'elle a donnés, je vous conseille de ne jamais y recourir. Le séton, imaginé par Chopart et Desault, n'est pas meilleur. On a fait aussi la ligature simple ou la ligature élastique auxquelles je préférerais de beaucoup la ligature que l'on peut faire avec l'écraseur linéaire. Mais cette méthode, qui peut être bonne dans certains cas, très restreints d'ailleurs, ne peut être appliquée partout et toujours. L'excision suivie de la suture des parties molles est encore un moins bon procédé. On a tout tenté, même la cautérisation au fer rouge, après compression préalable, qui a donné d'ailleurs de mauvais résultats.

On a cherché à établir des adhérences au niveau de l'orifice de communication, en comprimant le pédicule entre deux corps durs, deux tiges de bois ou deux tuyaux de plume reliés entre eux et fortement rapprochés. Tous ces moyens ont réussi dans quelques cas, mais dans quelques cas seulement. Aussi, comprendrez-vous qu'un certain nombre de chirurgiens, et parmi eux Malgaigne, aient pu dire que les résultats n'étaient favorables qu'à la condition qu'il n'y ait pas de communication entre le spina-bifida et la cavité rachidienne.

Morton, cependant, proteste et publie des résultats satisfaisants, même lorsque la poche était grande et contenait des éléments nerveux. Soyez prudents, messieurs, dans la cure du spina-bifida : vous devrez vous borner à protéger et à comprimer légèrement la tumeur et vous n'aurez jamais à regretter cette temporisation : car on a vu la poche diminuer spontanément de volume et disparaître presque complétement. Une intervention intempestive accélérerait l'apparition des phénomènes de méningite rachidienne et hâterait la mort du malade.

Je ne veux pas terminer cette leçon sans vous parler de petites dépressions cutanées qu'on trouve très souvent et que je vous ai déjà montrées une dizaine de fois, chez les enfants et chez les adultes, à la région lombo-sacrée. Elles ont été considérées comme des fissures congénitales de cette région.

Elles ont été étudiées, en 1877, par Lawson Tait et tout dernièrement par M. Terrillon, dans un mémoire qu'il a communiqué à la Société de chirurgie.

Des recherches ont été faites par M. Féré, à l'Hospice des Enfants-Assistés et on a fréquemment trouvé, comme nous avons pu maintes fois l'observer ici, soit une petite dépression cutanée, située sur la ligne médiane vers la région du sacrum, soit sur une véritable fistule. L'examen histologique de ces dispositions a montré qu'elles étaient formées par une paroi cutanée, recouverte d'un épithélium pavimenteux. Elles sont bien d'origine congénitale, car on s'expliquerait difficilement comment une dépression, mesurant dans certains cas deux à trois centimètres, pourrait se produire accidentellement. La paroi semble adhérente par sa partie la plus profonde avec la surface du sacrum. L'origine congénitale étant admise, on a émis différentes hypothèses pour expliquer la formation embryogénique de ces fissures. Sont-elles un vestige de l'orifice ombilical postérieur qu'on a tour à tour placé à la partie supérieure et à la partie inférieure de la région sacrée ? Une seconde hypothèse voit dans la fistule lombo-sacrée un degré atténué du spina; je serais assez disposé à accepter cette explication. Lawson Tait la considère comme une anomalie de même origine, mais avec une disposition opposée, que les productions caudales observées au voisinage du coccyx.

Ces fistules ne constituent pas seulement une curiosité anatomique, mais elles intéressent plus particulièrement le chirurgien, parce qu'elles peuvent déterminer quelques accidents.

Lorsque l'enfoncement cutané est assez marqué pour atteindre deux ou trois centimètres et que l'orifice est un peu étroit, les détritus épithéliaux qui se forment à la surface interne de la poche s'accumulent et constituent un corps étranger. La présence de celui-ci déterminera des accidents inflammatoires plus ou moins marqués. Il se passe là quelque chose d'absolument comparable aux lésions de nature inflammatoire dues à la rétention des épithéliums accumulés dans la partie profonde de l'ombilic abdominal, surtout chez les personnes grasses. On peut voir survenir un écoulement séropurulent, des abcès de voisinage et le siège même de ces inflammations les rend extrêmement gênantes.

Le seul moyen rationnel que l'on doive mettre en usage, consiste à détruire complétement la paroi cutanée et les fongosités des abcès et des fistules. On peut, soit disséquer la paroi et l'enlever, soit la détruire par des cautérisations au fer rouge. Je ne vous conseille pas l'emploi d'injections irritantes qui ne permettent guère la destruction des parois fistuleuses.

QUATORZIÈME LEÇON

MAL DE POTT.

Mal de Pott. Affection mal nommée, mal définie anatomiquement. Individualité clinique très nette. Périodes d'invasion, de destruction, de réparation. Leur interprétation symptômatique. — Diagnostic différentiel. — Abcès par congestion du mal de Pott et leur caractéristique. Paralysies. Traitement. Cautérisation réclamée par le malade. Pourquoi. *Prone system.* Séjour au lit. Ses inconvénients. Avantages de la gouttière Bonnet. Appareil à tuteurs postétérieurs. Traitement des abcès.

Qu'entend-on par mal de Pott? Comme l'a fait observer Bouvier[1], c'est une affection mal nommée. Pott avait été précédé dans sa description par plusieurs chirurgiens et il serait aussi juste de donner à cette affection le nom de *mal de Camper* ou de *mal de Séverin*. Mais comme, en définitive, le nom de mal de Pott est admis par tout le monde, nous le conserverons.

Le mal de Pott est une affection soit des ligaments intervertébraux, soit du corps même des vertèbres, affection qui amène la destruction plus ou moins complète des ligaments et des vertèbres et qui est toujours suivie d'une véritable cicatrice osseuse. Cette cicatrice, plus ou moins vicieuse, constitue le mal de Pott guéri.

On n'est pas même d'accord sur la lésion qui caractérise le mal de Pott. On y a vu tour à tour une carie vertébrale, une ostéile, un ramollissement tuberculeux du tissu osseux, une al-

1. Bouvier, *Leçons cliniques sur les maladies chroniques de l'appareil locomoteur*. Paris, 1858.

tération consécutive à l'arthrite chronique; et de fait, les lésions caractéristiques de ces diverses affections ont été tour à tour rencontrées pendant la vie par le stylet de l'explorateur ou ont apparu après la mort sur la table d'autopsie. Il y a un moyen de mettre tous les observateurs d'accord, c'est de considérer les variétés que nous venons d'énumérer comme les formes différentes d'une même maladie, dont l'individualité clinique est tellement tranchée, qu'elle n'est nullement atteinte, lors même qu'on se résigne à ne pas la rattacher à une cause univoque.

L'évolution de l'affection que Bouvier a divisée en trois périodes : invasion, destruction et réparation est également très nette. — Elle commence, comme je l'ai déjà dit, par les ligaments et par les os. Quand elle commence par les ligaments, ces organes se ramollissent et se résorbent entièrement. Les os sont attaqués à leur surface par une érosion superficielle du corps de la vertèbre comparable à l'effet d'un coup d'ongle sur la surface de la cornée; puis l'évidement d'une partie de la surface du corps de la vertèbre s'accentue de manière à former une véritable excavation. Dans certaines circonstances, la maladie a pour point de départ le centre du corps vertébral. Elle débute par un tubercule d'abord dur, un véritable bourbillon, qui ensuite se ramollit, se fond, et convertit la substance spongieuse de la vertèbre en une sorte de bouillie à laquelle le corps vertébral aminci sert de coque.

Ainsi, vous le voyez, nous avons là deux débuts bien différents : l'un est superficiel, l'autre profond.

Passons maintenant à la période de destruction; si nous avons affaire à une ulcération superficielle du corps de la vertèbre, cette destruction sera très longue à se produire : vous pourrez même avoir un mal de Pott sans déformation, alors que les abcès situés dans la région attaquée ne vous laisseront aucun doute sur la nature de l'affection que vous avez sous les yeux.

Mais quand le mal de Pott a pour point de départ le cylindre osseux, le corps de la vertèbre disparaît, la colonne vertébrale devient ici impuissante à soutenir la partie supérieure du corps de l'individu, elle fléchit, non pas tout de suite pourtant, car elle se tient quelque temps en équilibre, par ce que Bouvier appelle le rachis postérieur, c'est-à-dire par les lames vertébrales et par les apophyses transverses articulaires et épineuses, mais cela ne dure pas longtemps. Un choc subit, le poids du corps, le jeu des muscles, achèvent l'effondrement et le rachis forme un coude, un angle : la bosse du mal de Pott est constituée. Cet angle peut paraître obtus, plutôt qu'aigu, surtout au commencement, cela tient à ce qu'il y a plusieurs vertèbres prises à la fois. Quelques-uns de nos honorables confrères de l'hôpital Sainte-Eugénie et en particulier M. Triboulet, ont cru pouvoir conclure du résultat de certaines autopsies que le plus souvent il n'y avait qu'une vertèbre d'attaquée; c'est le contraire qui est la règle, et Bouvier montrait à ses auditeurs une colonne dans laquelle huit corps vertébraux, une autre dans laquelle neuf disques osseux avaient disparu. L'angle formé par la destruction d'un aussi grand nombre de vertèbres commence par être obtus, mais, le jour où l'effondrement se produit, on peut admettre que la gibbosité sera d'autant plus saillante, qu'un plus grand nombre de corps vertébraux auront été plus complètement détruits. La règle générale est que la gibbosité se forme à la partie postérieure de l'épine, en raison de l'affaissement des corps vertébraux en avant et qu'elle se forme sur la ligne médiane du corps. Il arrive quelquefois pourtant que la colonne incline un peu sur le côté, de sorte que l'on a une difformité postéro-latérale; Bouvier même a trouvé plusieurs fois dans le mal de Pott une gibbosité à direction latérale qui aurait pu être prise pour une scoliose par un observateur superficiel. La gibbosité naissante du mal de Pott présente des caractères spéciaux : ce n'est pas une courbure de grand ni petit rayon, c'est un angle vif, saillant, brutal, pour ainsi dire, un véritable promontoire. Si peu accusé qu'elle soit, lorsque vous examinez la colonne vertébrale du malade, et surtout lorsque vous le faites courber en avant, vous voyez d'une manière bien nette un petit nœud dur et résistant qui est un signe pathognomonique du mal de Pott et même du mal de Pott arrivé au second degré. Cependant, il y a des cas exceptionnels, dans lesquels cet angle si caractéristique est remplacé par une courbe, c'est ce que qui arrive lorsque plusieurs corps vertébraux se trouvent pris, surtout quand ils comprennent entre eux d'autres corps vertébraux sains, mais faites attention que cette courbe n'est pas harmonieuse comme une portion de circonférence; elle est polygonale et si l'on cherchait bien on verrait qu'au lieu d'un seul nœud caractéristique, elle en présente plusieurs. Quand la déviation latérale se joint à l'aspect exceptionnel que nous venons de décrire et quand les angles sont très rapprochés, le diagnostic du mal de Pott avec une scoliose devient plus difficile et Bouvier lui-même avance qu'il s'est trompé en présence d'un cas de ce genre. Il fallait, pour qu'un tel maître pût s'égarer, que les autres signes du mal de Pott, la douleur, les abcès, les cris nocturnes fissent défaut.

Voilà ce que l'on trouve à la partie postérieure de la colonne vertébrale. Lorsqu'un malade atteint du mal de Pott dans la période destructive, succombe à une maladie intercurrente, et qu'il est possible de faire son autopsie, c'est à dire de vider les cavités viscérale et thoracique, on trouve en avant de la colonne un angle rentrant oblitéré par le ligament vertébral antérieur, puis à l'intérieur de la cavité recouverte par ce ligament, des fragements osseux et de la matière tuberculeuse.

Arrivons maintenant à la période de réparation ou plutôt de consolidation. Pott ne croyait pas à la réalité de ce travail réparateur, parce que les sujets de ses observations étaient des adultes et que l'affection, beaucoup plus grave pour eux que pour les enfants, les tuait avant que la période de réparation fût commencée. Chez l'enfant, la cicatrisation de la plaie osseuse ou la constitution d'un cal solide, qui s'oppose à un effondrement total, est heureusement la règle. Nous avons dit que, dans certaines circonstances, la maladie consiste dans un évidement superficiel du corps vertébral ; dans ces cas la réparation a lieu sur place : une petite lamelle qui se dépose assez rapidement dans l'aire de la plaie osseuse comble la perte de substance, et comme il n'y a pas eu de déformation, le mal de Pott peut guérir sans laisser de trace. Lorsque nous sommes en présence d'un mal de Pott qui a débuté par le centre de la vertèbre, et qu'il y a eu destruction, affaissement d'un ou de plusieurs corps vertébraux, c'est un véritable cal qui se forme entre le segment rachidien supérieur et le segment inférieur, et comme une énorme virole mettant en communication réciproque les vertèbres restées saines, au fond d'un angle dont l'ouverture est en quelque sorte voilée sous des stalactites osseux.

Tel est le cal provisoire : exactement comme celui qui pourrait se former dans une fracture du fémur et établir un manchon, autour des extrémités osseuses, pour les maintenir en contact jusqu'à ce que, au bout d'un certain temps, l'os se soude à l'os·

Le segment supérieur de la colonne se soude aussi par un cal définitif au segment inférieur, quelquefois assez bien et sans grand déformation, lorsque les parties saines des vertèbres qui se trouvent en contact correspondent et s'accordent ; mais, dans des cas de flexion considérable, quand la vertèbre supérieure a basculé sur l'inférieure, le contact, au lieu de se produire entre la face inférieure de la vertèbre du dessus avec la face supérieure de la vertèbre du dessous, se fait entre la face

antérieure de l'une et la face supérieure de l'autre, d'où résulte
un cal difforme qu'on n'aperçoit pas, il est vrai, mais qui se
traduit au dehors, par une gibbosité plus accentuée et plus
choquante.

Le mal de Pott peut être accompagné d'un certain nombre
de lésions étrangères à la lésion principale et qui ne contribuent pas toutes à l'aggraver : quelques-unes, au contraire, naissent des efforts que le malade fait pour se redresser et l'aident
à compenser sa déviation. Infléchi en avant par l'affaissement de ces corps vertébraux, le malade redresse son rachis
au-dessus et au-dessous de la déviation ; il porte la tête
en arrière et dans les épaules, de telle sorte que, tout racourci
qu'il est, il arrive encore à se tenir droit. Dans cette attitude, les
côtes se déforment, le sternum se porte tout à fait en avant,
d'où résulte la poitrine en carène, le *chicken breast*, que l'on
rencontre chez les rachitiques. D'autres lésions se produisent
qui tendent au contraire à l'aggravation du mal principal ; il se
produit, dans certaines circonstances, des dénudations de la
moelle, avec les conséquences graves que peut amener le contact des liquides morbides avec un centre nerveux. L'inflammation consécutive des enveloppes de la moelle ou de la moelle
elle-même sont à redouter, aussi bien que les paralysies
diverses qui peuvent être produites soit par la pression des
liquides morbides, soit par le traumatisme ou la compression
du centre nerveux et de ses annexes dans l'un des processus
de destruction ou de réparation que nous venons de décrire.
Je dois dire que ces phénomènes sont beaucoup moins fréquents qu'on ne pourrait le craindre. Ils arrivent lorsque l'on
fait subir aux enfants des exercices violents et que l'effondrement de leurs corps vertébraux se fait brusquement. Les
parents font commencer la maladie à cet accident et vous
disent qu'un jour, à la suite d'une chute, leur enfant s'est
brisé en deux, mais s'ils pèchent par l'étiologie, on ne peut leur

reprocher d'employer une expression impropre. J'ai vu un accident de ce genre se produire entre les mains de M. Dubreuil (de Marseille), lorsque, contre nos avis, il entreprit l'application de son système de redressement par les flexions latérales à un mal de Pott : l'effet de la première flexion fut de rendre l'enfant paraplégique; il resta quatre mois dans cet état, et finit par guérir.

Bouvier a distingué trois périodes du mal de Pott par rapport au diagnostic.

La première, qu'il appelle latente, correspond aux lésions superficielles que je vous ai décrites et peut se prolonger jusqu'à la guérison, si la cicatrisation osseuse se produit sans destruction des disques vertébraux.

Elle est quelquefois si latente, que le diagnostic en est impossible. Les signes qu'on en a donnés : une certaine raideur dans l'attitude, des élancements douloureux et passagers, bien qu'ils aient une physionomie propre, peuvent être facilement confondus avec les symptômes d'un rhumatisme, d'un lumbago. Cependant, il y a un moyen de faire naître la douleur et de la localiser qui laisse peu de doutes; vous nous l'avez vu employer plusieurs fois. Lorsque l'on vous amènera un enfant soupçonné d'avoir un mal de Pott au début, faites-le coucher sur le ventre, soulevez-le en le prenant par les pieds jusqu'à produire une certaine courbure de la colonne et, dans cette position, imprimez quelques secousses; de cette façon, il est certain que l'enfant réellement atteint du mal de Pott accusera une douleur très vive à un endroit déterminé du rachis. Appellerons-nous latente l'affection qui se révèle par ce signe ? Il est vrai que la douleur fournie par cette épreuve suppose une lésion d'un degré supérieur à celle que Bouvier attache à la première période. Le corps de la vertèbre doit être attaqué et, quand les choses en sont là, d'autres signes commencent à se montrer.

Des douleurs nocturnes; l'enfant crie quand il fait des mouvements involontaires pendant son sommeil. Je vous ai dit que ce signe se rencontrait aussi dans la coxalgie ; il n'en a pas moins une très grande valeur parce que le siège de la douleur est différent dans les deux affections et que l'enfant l'indique d'une façon précise. Il n'y a pas de doute que la période de destruction est réellement commencée, quand on voit apparaître le pointement d'une apophyse épineuse. Quelquefois, pour faire apparaître ce pointement, on est obligé de faire pencher l'enfant en avant ; si en le maintenant dans cette position on appuie assez fortement sur chacune des apophyses épineuses de la région incriminée, ou provoque une douleur plus ou moins vive qui vient confirmer le diagnostic. La saillie de l'apophyse peut être remplacée par une courbe d'assez grand rayon ; mais n'oubliez pas que cette courbe, dans le mal de Pott, n'est pas une courbe vraie ; en l'analysant, on voit qu'elle est composée d'un certain nombre d'angles.

Les ouvrages spéciaux insistent sur la difficulté du diagnostic du mal de Pott avec certaines scolioses de manière à faire croire que ce diagnostic est très difficile, surtout quand la scoliose a produit une bosse.

Ces difficultés existent plutôt pour les gens du monde que pour les praticiens, et la bosse scoliotique, postéro-latérale, ne sera jamais prise, par un œil exercé, pour la bosse dorsale du mal de Pott, même dans la rue et sous des vêtements. Il y a des cas où le diagnostic est plus difficile, c'est quand on rencontre des courbures latérales dans le mal de Pott, soit que l'angle produit par la chute des corps vertébraux se soit dirigé latéralement, soit que des courbures latérales aient pris naissance par suite des attitudes que le mal impose au malade. Un mal de Pott vrai, à angle latéral, ne trompera pas longtemps un praticien instruit. Quant aux courbures compensatrices dans le mal de Pott, le plus ordinairement elles se produisent dans le sens de la lordose et celles qui sont latérales se

distinguent de la scoliose vraie, en ce qu'elles sont ordinairement simples, tandis que celles de la scoliose vraie ont presque toujours la forme sigmoïde.

Il est peut-être plus difficile de distinguer un mal de Pott
lombaire d'une cyphose lombaire rachitique. Dans ce cas, il y
a un signe différentiel qui manque rarement : celui qu'on obtient par le moyen dont je vous ai parlé, la succussion de l'enfant couché sur le ventre. Sans aller jusqu'à la succussion, vous
avez déjà un excellent élément de diagnostic dans la forme que
prennent les lombes quand vous soulevez les jambes pour imprimer au rachis une certaine courbure. Si vous avez affaire à
un rachitique, vous voyez, dans les articles vertébraux, se manifester une certaine souplesse qui est complètement étrangère
au mal de Pott.

Dans cette affection rien ne cède, rien ne plie, les articulations sont ou enflammées, ou ankylosées. Une cyphose rachitique compliquée du mal de Pott pourrait rester inaperçue, ce
qui serait d'ailleurs sans inconvénients, mais un mal de Pott
ne peut être pris pour une cyphose rachitique.

Le souvenir des lésions anatomiques qui constituent l'affection qui nous occupe nous a servi plus d'une fois pour éclairer
le diagnostic et, dans cette limite, rien n'est plus utile que l'interprétation anatomo-pathologique des signes extérieurs.
Faut-il aller, comme certains auteurs ont prétendu le faire,
jusqu'au diagnostic de la lésion? Pour Boyer, quand on trouve
de la douleur à la pression, sans abcès ni paralysie, c'est à une
érosion osseuse qu'on a affaire. Quand on a devant soi une
déformation à angle vif, on se trouverait en présence d'un tubercule osseux. En poursuivant plus loin l'enquête et en examinant le malade à fond, peut-être pourrait-on se rapprocher de
la certitude; c'est ce que nous n'aurons pas besoin de faire,
parce que nous poursuivons avant tout un but pratique. En raffi-
nant sur le diagnostic, on s'expose plus à traiter et à guérir un

mal de Pott qui n'a jamais existé qu'on n'est exposé à méconnaître un mal de Pott type, quand on se borne aux constatations et aux interprétations qui sont utiles au traitement.

J'arrive maintenant aux *abcès par congestion*. Ces abcès ont leur origine dans l'effondrement de la vertèbre. Ne perdons pas de vue que le mal de Pott est constitué par un tubercule mûri et fondu ; le pus, étant secrété de plus en plus, s'accumule avec des détritus osseux dans la cavité morbide ; il tend à s'échapper à travers le tissu cellulaire ambiant dans lequel il se creuse des canaux et suit les directions les plus variées, les plus paradoxales. Il y a des abcès par congestion qui se sont ouverts dans l'œsophage, dans les bronches, dans la vessie, dans l'intestin, mais c'est l'exception. Ces abcès n'ont pas une force térébrante bien considérable ; ils fusent, suivant la loi de la pesanteur, là où l'issue est la plus large, et ne cherchent pas à détruire les tissus plus ou moins sains pour pénétrer dans une cavité.

Suivant la direction que prennent le plus communément ces abcès on les divise en abcès *ilio-fémoraux* et abcès *ischio-fémoraux*, les uns antérieurs, les autres postérieurs. L'abcès ilio-fémoral descend dans la fosse iliaque. Pour le diagnostiquer, il faut mettre l'enfant, non plus sur le ventre, mais sur le dos. L'enfant étant dans cette position, il faut doucement lui palper le ventre jusqu'à ce que l'assouplissement ait été produit par le massage des muscles abdominaux, puis on plonge vivement la main dans la fosse iliaque et l'on arrive ainsi à sentir une sorte de boudin molasse le long de la colonne vertébrale ; c'est l'abcès qui commence à se montrer dans la fosse iliaque. Au bout d'un certain temps l'enfant souffre, l'abcès grossit, et il n'est pas alors difficile de le diagnostiquer. Mais il est d'un grand intérêt de le sentir au début. Quand il a continué à grossir, il finit par arriver à la cuisse et, dépassant l'arcade crurale vient faire saillie à la face interne de la cuisse.

Quant aux abcès ischio-fémoraux, ils commencent par suivre la même voie, mais arrivés au niveau de la grande échancrure sciatique, ils passent dans la fesse. Ces abcès n'ont rien de commun avec ceux qui apparaissent au même niveau dans la coxalgie.

D'autres abcès issus de la même origine n'ont pas le même génie migrateur et se maintiennent dans le voisinage du rachis. Souvent même ils viennent faire saillie au niveau du point dorsal où réside la lésion. Il y a quelque apparence que ce pus sédentaire, en raison de sa faible masse, provient des érosions superficielles des corps vertébraux. Ainsi donc un abcès, au siège même du mal de Pott, permettrait de diagnostiquer une lésion légère et réparable, mais il ne faut pas aller trop loin dans la voie de ces affirmations.

Il n'est pas difficile de distinguer un abcès par congestion, symptomatique du mal de Pott, des abcès phlegmoneux : ces derniers présentent une évolution rapide de la chaleur, de la rougeur, de la fièvre. L'abcès froid qui, comme l'abcès par congestion, manque de ces caractères, se distingue du premier parce qu'il n'affecte pas les mêmes régions.

L'adéno-phlegmon pourrait plutôt amener une erreur de diagnostic, quand il affecte des ganglions situés dans un des lieux d'élection des abcès par congestion, au niveau de l'arcade de Fallope, par exemple. Mais l'abcès du mal de Pott, une fois qu'il a franchi cette même arcade, est très facile à diagnostiquer, parce qu'il est susceptible de réduction ; c'est-à-dire que, si vous le comprimez méthodiquement, il se déprime, et rentre dans l'abdomen par le canal qu'il s'était créé. Il y aurait encore à faire le diagnostic différentiel entre les abcès par congestion et les abcès ossifluents, à savoir ceux qui proviennent d'une carie du sternum, des côtes et de l'os iliaque ; on lèvera la difficulté, en ayant égard au siège de l'affection et aux signes fournis par la percussion, car il est certain que

Piorry, faisait des diagnostics par ce procédé. Il a été plus facile de le tourner en ridicule que de l'imiter, et pourtant il y
a des cas où une oreille exercée peut percevoir des différences
de sonorité dans la fosse iliaque, dans la région sacro-ischia-
tique qui révèlent l'altération des plans osseux sous-jacents.

Les individus atteints du mal de Pott présentent une série
d'autres phénomènes qui appartiennent plutôt à la médecine
qu'à la chirurgie, ce sont les phénomènes paralytiques.

Un des signes de début, est cette particularité de maintien,
qu'on remarque chez les enfants qui se soutiennent dans la
station, en appuyant leurs mains sur leurs genoux, puis ce
sont des fourmillements, des crampes. Certains exercices, le
saut, la course, deviennent impossibles, la marche seule, au
pas, reste permise, puis bientôt cesse de l'être. Couchés dans
leur lit, ces enfants sont encore susceptibles de faire des mouvements mais, passez-moi cette expression, ils s'emballent
dans ces mouvements et tombent du lit parce qu'ils sont de-
venus incapables de se retenir. Enfin, la paralysie se complète
et atteint les viscères, ou les muscles qui président à la reten-
tion des matières : il y a des défécations involontaires. On a vu
des femmes enceintes, ne pas pouvoir accoucher, par suite de
paralysies dues au mal de Pott. Je ne reviendrai pas sur la
cause de cette paralysie, je vous l'ai exposée plus haut, c'est
la plupart du temps la compression de la moelle, par les surfaces osseuses, ou par les détritus provenant de la destruction
des disques vertébraux. Nous avons vu que la myélite, ou la
méningo-myélite, peuvent résulter de ce voisinage, mais elles
ne sont pas souvent le produit direct de la compression. Il arrive au contraire, que la moelle se fait une place aux dépens
des saillies osseuses qui avaient commencé par la comprimer,
comme la langue use un chicot, qui d'abord avait été pour elle
une cause d'irritation. Dans ces conditions, la paralysie se

guérit spontanément ; peu à peu le mouvement et la sensibilité reparaissent dans les membres inférieurs.

Deux traitements sont applicables au mal de Pott : un général et un local.

Le traitement général est le plus important ; il faut littéralement gorger les enfants d'huile de foie de morue et de sirop d'iodure de fer, leur donner des bains salés et les envoyer à l'air de la mer ou à des eaux chlorurées-sodiques, fortes, qui ont l'avantage des bains de mer sans en avoir les inconvénients très nombreux pour l'enfance.

Disons un mot de l'ancien traitement par les cautères préconisé par Pott, qui avait en même temps le soin d'ajouter que le plus souvent la maladie se terminait mal. On s'est demandé souvent pourquoi ce traitement qui n'agit en rien sur le fond de l'affection avait survécu, c'est qu'il répond à une indication importante, au phénomène douleur, sur lequel il exerce une influence sédative d'une promptitude singulière. Il est vrai qu'on en peut dire autant des sangsues. Or, rien ne pourra jamais infirmer auprès du malade l'autorité d'un traitement, qui le dispense de souffrir, et le médecin osera difficilement refuser de lui accorder cet adoucissement. Néanmoins, il faut le dire, ce traitement est mauvais ; pour procurer un soulagement momentané, il entretient une irritation profonde qu'il est difficile de guérir, et dont les effets peuvent survivre à l'affection principale. Je ne suis pas convaincu, en effet, que des dégénérescences secondaires et même des néoplasies malignes, n'aient pas eu quelquefois pour origine, cette méthode si vantée que je n'hésite pas à proscrire, surtout quand les cautérisations sont profondes et quand elles donnent lieu à une longue suppuration. On obtiendrait au contraire, de bons effets par des cautérisations purement révulsives, c'est-à-dire légères et superficielles, comme celles qu'une main exercée peut pratiquer avec un fer rouge.

La difformité que produit le mal de Pott, la bosse cyphotique qu'il crée et laisse après lui, a été, on le comprend, l'objectif principal du traitement externe. C'est contre cette difformité que Bampfield, en Angleterre, a inventé la méthode connue sous le nom de *prone system*, qui consiste à faire coucher pendant longtemps les enfants sur le ventre, de façon à ce que le tassement agisse en sens inverse de la déviation. Aucun enfant n'a été redressé par ce moyen, ni, il faut bien le dire, par aucun autre moyen. Votre devoir est de ne pas entretenir l'illusion contraire chez les parents des jeunes malades. On peut promettre un succès de ce genre dans la scoliose, jamais dans le mal de Pott. En renonçant à l'espoir de redresser les bossus, on aura du moins l'avantage de n'être pas séduit par de prétendus moyens redresseurs qui peuvent amener des accidents redoutables. Bouvier, partant de cette idée, a proscrit la gymnastique, comme traitement du mal de Pott. Il faut l'imiter et sur ce point demeurer inflexibles.

Le repos absolu, le repos au lit complet, a été aussi conseillé, il a paru un moyen plus rationnel. Bouvier a tenu sept ans un enfant au lit, mais il a obtenu un mauvais résultat, surtout par rapport à l'état général. Les enfants pâlissent, s'ennuient et souvent même se livrent à la masturbation. Le repos dans la gouttière de Bonnet appropriée à cet usage, comme vous la voyez (fig. 56), qui permet les déplacements et même la promenade dans une voiture susceptible de contenir le malade et sa gouttière, a eu de grands avantages.

J'ai obtenu des guérisons rapides par l'emploi de ce moyen seul, mais je dois m'expliquer avec vous sur le sens que j'attache ici au mot guérison. Je veux dire que le mal de Pott a été enrayé dans sa période d'évolution et amendé dans tous ses symptômes par le repos dans la gouttière de Bonnet. Cet appareil suffit à tout, parce qu'il peut servir de jour et de nuit, mais je me suis servi pour la nuit avec avantage, d'un

lit qui a été importé en France par Gilbert d'Hercourt, et
dont j'ai dernièrement reconnu le petit modèle dans les
archives de la Société de chirurgie. C'est une espèce de divan
en crin recouvert de cuir ou de moleskine où l'enfant se
trouve couché sur le dos et maintenu par deux épaulettes.
Au niveau de la gibbosité, il y a une ouverture remplie par un
ballon de caoutchouc gonflé d'air, qui empêche l'excoriation.
Il y a une autre ouverture au niveau du siège, de sorte que si

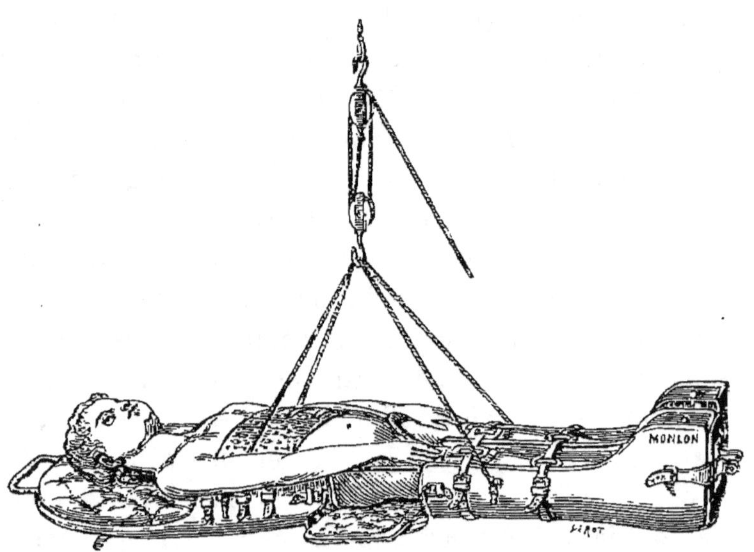

Fig. 56. — Gouttière de Bonnet modifiée.

l'on a besoin d'une immobilité complète, le malade peut faire
ses besoins sans qu'on ait à le remuer. L'enfant ne dort que
vers la troisième nuit, lorsqu'il est habitué à la position.
Quand l'état du malade permet la reprise de l'exercice, je lui
prescris pour la nuit un lit, conforme à la description ci-
dessus et je lui fais porter dans le jour un corset sur le modèle
de l'appareil à tuteurs postérieurs (fig. 57).

Il y aurait beaucoup à dire sur le traitement des abcès

par congestion, justement parce qu'il en a été beaucoup parlé. Je ne m'arrêterai pas à faire la comparaison des divers systèmes d'ouverture de ces abcès, dont la timidité trahit l'origine extra-chirurgicale. Mon opinion est qu'il ne faut pas ouvrir ces abcès trop tôt, mais que, quand on a de bonnes

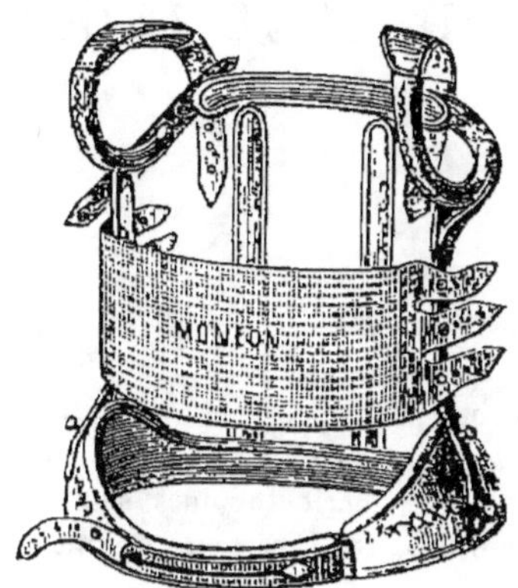

Fig. 57. — Corset à tuteurs postérieurs.

raisons pour le faire, il faut laisser de côté les procédés par ponction et par petites ouvertures et, d'après mon expérience, pratiquer des incisions assez larges pour permettre aux masses floconneuses de passer. Pour ma part, j'en suis encore à voir le premier accident opératoire imputable à cette méthode rendue plus inoffensive aujourd'hui par l'application du pansement antiseptique et le lavage de la cavité à l'eau phéniquée, pratiqué pendant plusieurs jours.

QUINZIÈME LEÇON

Incertitude qui règne encore par rapport au pronostic et au traitement curatif
de la scoliose. — La scoliose abandonnée à elle-même ne guérit jamais. —
Convenablement traitée, elle guérit toujours, sauf dans des cas très graves.
— Manière de reconnaître les cas légers, les cas moyens, les cas graves.

Messieurs,

Je reviens une fois de plus sur la scoliose. C'est un sujet
que Bouvier a épuisé, suivant les uns, tandis que, pour les
autres, comme l'a dit M. le professeur Trélat[1], l'anatomie
pathologique de cette affection n'est pas faite et sa thérapeutique est flottante. Je ne suis pas très frappé des lacunes de
l'anatomie pathologique d'une affection qui donne lieu à de
rares autopsies; mais je constate avec regret qu'une certaine
incertitude règne encore, même après la lecture du remarquable travail de Bouvier, sur le traitement curatif de la
scoliose[2]. Il y a une raison de cette incertitude, c'est que les
scoliotiques sont des malades qui nous échappent sans cesse.

---

1. Trélat. *Séance de la Société de médecine du 14 octobre 1874.*
2. Bouvier. *Leçons cliniques sur les maladies chroniques de l'appareil locomoteur.*

Au début, le plus souvent, ils ignorent leur affection ou la dissimulent; ils ne s'adressent aux hommes de l'art qu'après avoir cherché du secours de divers côtés; guéris ou non guéris, ils n'aiment pas à faire parler d'eux et disparaissent aussitôt qu'ils le peuvent. De là les difficultés d'une leçon vraiment clinique sur le sujet qui nous occupe. Nous pouvons vous montrer ici ou à la consultation du Parvis quelques rachis déviés, quelques corsets en place, mais le malade fait défaut le plus souvent au moment le plus intéressant. Pourtant, j'en ai de plus en plus la conviction, ce que vous venez chercher ici ce n'est pas une monographie pathologique de la scoliose. Peu vous importe qu'un auteur arrive à construire avec beaucoup de science et un peu d'artifice l'histoire de la scoliose avec les catégories usuelles. Ces divisions savantes pourraient même vous induire en erreur. La classification, si classique pourtant, des scolioses du premier, deuxième, troisième degré par exemple, aurait cet inconvénient, si vous considériez toutes les scolioses comme les étapes d'un même processus qui va fatalement en s'aggravant, tandis que l'expérience vous apprendra à reconnaître, presque du premier coup d'œil, les scolioses légères qui ne sont littéralement des scolioses que pour la forme, les scolioses moyennes qui ne guériraient pas sans un traitement approprié et les scolioses graves que le traitement peut seulement pallier. Ce que vous demandez c'est une réponse claire, pratique aux nombreuses questions qui vous seront posées lorsque des scoliotiques seront amenés devant vous. C'est cette réponse que j'essayerai de vous fournir en me plaçant autant que possible sur un terrain clinique, et si je ne puis vous conduire au lit du malade, je m'efforcerai de vous représenter dans cette leçon la réalité des faits.

C'est généralement la mère de famille qui s'aperçoit la première que sa fille, âgée de 10 à 14 ans, a l'épaule un peu forte. Cette découverte se fait quelquefois chez la couturière ou la corsetière et le traitement est vite décidé. On fabrique à l'enfant un corset qui est porté un certain temps pendant lequel la difformité s'aggrave. On va voir le médecin de la famille qui, le plus souvent, ne s'est jamais soucié d'étudier l'orthopédie ou qui n'y croit pas. Le médecin prescrit, sans y attacher beaucoup d'importance la gymnastique, l'hydrothérapie, un corset plus compliqué; ces moyens, pratiqués sans discernement, n'amènent aucun bon resultat. La déviation du rachis s'accentue; on se décide enfin à consulter l'orthopédiste.

Il faut l'expérience de l'homme de l'art, médecin ou chirurgien, qui connaît à fond les indications et les moyens d'une cure orthopédique pour répondre aux nombreuses questions dont les parents inquiets accablent le médecin. L'enfant deviendra-t-elle bossue ? guérira-t-elle complètement ? dans combien de temps pourra-t-on la marier sans redouter pour elle les suites du mariage ? Le jeune homme affecté de scoliose pourra-t-il être admis dans une école militaire ? sera-t-il exempt du service ? Avant tout que faut-il faire ? C'est là la question importante. Songez que la mère de famille a déjà passé par bien des essais infructueux avant d'arriver à votre cabinet de consultation. Si vous voulez qu'elle ait confiance en vous, il faut que vous manifestiez votre compétence et votre conviction par des prescriptions nettes, précises, impératives. Mais, pour parler avec cette autorité, il faut que vous soyez vous mêmes dirigés par des principes en quelque sorte aphoristiques. C'est ce que l'on ne trouve pas assez dans Bouvier. Son œuvre, incomparable comme analyse, ne laisse pas une impression nette d'ensemble et n'a pas marqué le sujet d'un coin indélébile. Peut-être a-t-il préparé tous les matériaux nécessaires, mais la médaille reste encore à frapper. Je n'ai ni la prétention, ni l'espoir d'accomplir cette tâche; je m'efforcerai seulement de vous fournir les notions précises, indispensables pour la pratique.

Un premier point qu'on ne saurait mettre trop en lumière est celui-ci : la scoliose abandonnée à elle-même ne guérit jamais. Certains optimistes ont dit que la croissance arrange bien des choses et qu'elle a même le pouvoir de guérir les scolioses. M. le professeur Depaul a donné à cette opinion l'appui de sa haute compétence au sein de la Société de chirurgie. Tous les jours, a-t-il dit, je suis appelé à accoucher des jeunes femmes qui m'ont été amenées comme jeunes filles pour me consulter sur des déviations de la taille. Je leur ai conseillé de ne pas s'en occuper et, à l'accouchement, je ne retrouve pas de traces de l'affection. Sans vouloir serrer de trop près une assertion née au cours d'une discussion, on aurait pu faire observer à l'éminent professeur que les déviations ainsi guéries étaient sans doute des attitudes incorrectes sans lésions anatomiques, et que l'expectative n'a peut-être pas eu l'honneur de la guérison des scolioses vraies. Il est à remarquer, en effet, qu'une mère de famille à laquelle on refuse d'indiquer un traitement pour sa fille dont la taille se dévie, va en chercher un ailleurs.

Ainsi la scoliose abandonnée à elle-même ne guérit jamais. Cette proposition a une réciproque. Je ne crains pas d'affirmer que, sous certaines réserves que je vous indiquerai, la scoliose, et je ne parle pas ici de ces déviations éphémères du rachis, qu'une habitude corporelle a engendrées et qu'un changement d'attitude redresse, mais la scoliose vraie, avec déviation en S du rachis, avec torsion des vertèbres et lésion des disques intervertébraux, guérit ou au moins peut tromper des regards même prévenus, sous des habits bien faits. Ce n'est pas peu de chose que ce résultat et c'est beaucoup de pouvoir le promettre à une mère qui a craint pendant des années de voir un jour sa fille bossue. Or, si vous m'en croyez, rassurez les parents inquiets de vos jeunes malades autant que votre conscience vous le permettra. Ne leur promettez pas plus que vous ne pouvez tenir, mais promettez-leur tout ce que vous pouvez tenir; autrement vous perdrez sur eux tout empire et ils iront s'abandonner aux mains des charlatans.

Ces malades seront le plus souvent du sexe féminin. On a prétendu que les petites filles paraissaient être plus affectées de scoliose que les jeunes garçons, parce que leur croissance est l'objet d'une surveillance plus active. On a dit que la tunique des collégiens recélait au moins autant de déviations du rachis que le corset des jeunes filles. Cela n'est pas exact : j'ai consulté nos confrères militaires devant lesquels la jeunesse masculine comparaît sans voiles, à l'occasion du recrutement, et tous se sont accordés à dire que la scoliose des mâles adultes est une affection assez rare. Comme ils sont peu surveillés sous ce rapport, pendant l'enfance et l'adolescence, on ne peut attribuer la rareté des cas de scoliose devant le conseil de révision à un traitement antérieur. C'est à la rareté absolue de l'affection qu'il faut conclure.

Avant d'abandonner le sexe fort, notons qu'une déviation latérale du rachis fait partie des vices de conformation, infirmités ou maladies incompatibles avec le service militaire actif ou armé. Un jeune homme atteint de cette difformité ne peut être admis à l'École de Saint-Cyr et n'entre à l'École polytechnique que sous la condition d'en sortir dans le civil, si son numéro de classement l'y autorise; il ne peut pas non plus être reçu dans l'armée comme engagé volontaire. Il est très important pour un médecin de pouvoir renseigner sur ces points le père de famille, soit pour prémunir son fils contre une déconvenue, soit pour l'en garantir par un traitement bien conduit en temps utile.

La prédominance de la scoliose dans le sexe féminin est liée à un des points étiologiques les mieux établis de l'affection. On remarque, même chez les jeunes filles, que les tailles longues et souples y sont plus particulièrement exposées. En effet, le poids de la tête et de la partie supérieure du thorax agissent d'autant plus efficacement sur la colonne rachidienne que cette colonne est plus souple ou qu'elle est relativement plus longue. C'est ce qui se rencontre chez les jeunes filles. La taille effilée qu'on essaye de façonner chez elles à la région lombaire, au point même où les articles vertébraux sont le plus mobiles, a peut-être une part de responsabilité dans la genèse de l'affection.

L'humeur de vos jeunes clientes sera souvent pour vous un obstacle sérieux. Elles vous sont présentées généralement avant quatorze ans, à un âge où la coquetterie n'est pas encore née. C'est une enfant ennuyée, maussade et sourdement rebelle qu'on amène devant vous. L'examen et le traitement que vous lui faites subir font partie d'une série de vexations, qui dure quelquefois depuis plusieurs années, et qu'elle redoute beaucoup plus que la scoliose elle-même. Quelquefois vous aurez le bonheur de rencontrer un sujet intelligent et docile, et les résultats que vous obtiendrez vous feront regretter, dans la plupart des cas, le concours précieux de cette bonne volonté de la malade qui fait le plus souvent défaut.

Votre malade est là, et, maussade ou non, il ne faut pas hésiter à demander qu'on la déshabille. Mais si vous voulez qu'elle se prête à cet examen, il faut que sa nudité la gêne le moins possible. Je vous conseille de faire déshabiller ces jeunes filles dans une pièce attenante, de leur découvrir complètement le dos depuis la nuque jusqu'à la rainure interfessière, et de leur fixer obliquement les jupons de manière à ce qu'elles ne soient pas préoccupées de leur chute, et de leur faire couvrir la gorge à l'aide d'une pièce de vêtements que je leur fais passer comme on passe les brassières des petits enfants. Accoutrée de cette façon, la jeune fille la plus timide se laissera toujours examiner sans crainte et par suite sans raideur. Placez-la devant vous, le dos tourné de votre côté, les talons réunis et la tête droite. Prenez alors un fil. Mettez-en une extrémité sur la septième vertèbre cervicale, qui semble placée là exprès pour cet usage ; tendez l'autre extrémité à la naissance de la rainure inter-fessière, vous avez la verticale. Comptez avec soin toutes les apophyses épineuses, en appuyant successivement de haut en bas sur chacune d'elles. Coïncident-elles toutes avec le fil, il n'y a pas de flexion du rachis. Y a-t-il au contraire un écart, il est facile de le constater, voire même de le mesurer. Pour ce faire, vous vous servez d'un e petite règle plate, très fine et graduée par millimètres. Vous appliquez cette petite règle au niveau du point qui vous semble dévié, non pas sur le fil (vous changeriez sa direction) mais sous le fil, et vous arrivez à la faire buter sur l'apophyse épineuse de la vertèbre correspondante. Examinez alors sur quelle mensuration tombe le fil et vous avez exactement ce qu'on appelle la flèche de la déviation. Ces flèches, comme vous pouvez bien le penser, varient considérablement (depuis 2 à 3 millimètres jusqu'à 4, 5 et 7 centimètres). Faites cette mensuration au niveau de la courbure principale et de la courbure de compensation ; de cette façon, il vous sera très aisé de traduire cette phrase incompréhensible pour le *profanum vulgus* : Déviation dorsale droite principale, 1 c. 1/2 de flèche en haut, 7 millimètres en bas ; ou bien encore, dans le cas où la mensuration inférieure n'aurait rien donné, cette autre phrase si usitée au Parvis : Déviation dorsale principale gauche 5 millimètres en haut ; en bas, dans l'axe.

La malade étant placée devant vous et vous présentant le plan postérieur de son individu, vous remarquerez que, dans certains cas de beaucoup les plus fréquents, la colonne vertébrale se déviera du côté droit et dans d'autres cas beaucoup plus rares, du côté gauche. Je ne veux parler que de l'ensemble

de la déviation ; car si après avoir subi cette première impression., vous cherchez à l'analyser, vous remarquez que, le plus
ordinairement, cette courbure que vous avez considérée en
masse, se divise en deux courbures en sens inverse. La pre-

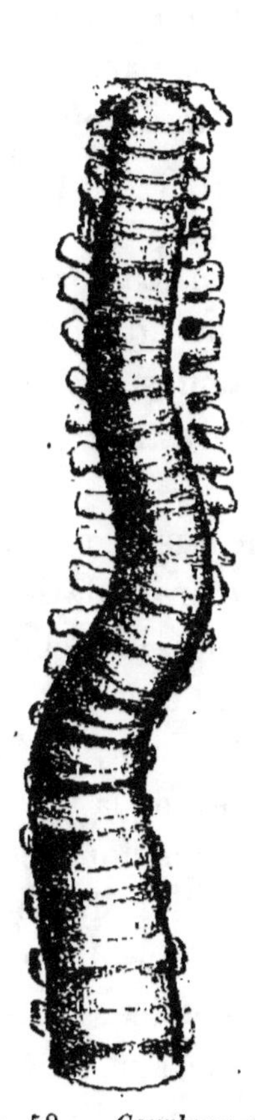

Fig. 58. — *Courbure en S
du rachis* (d'après Bou-
vier, atlas).

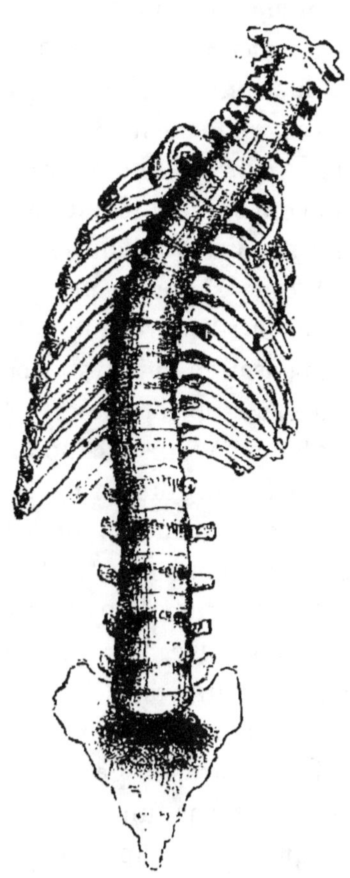

Fig. 59. — *Courbure unique du
rachis* (d'après Bouvier).

mière, dirigée à droite, est la plus importante et affecte la région
dorsale ; la seconde, que l'on appelle courbure de compensation,
affecte la région lombaire. La courbure en S et la courbure
unique sont reproduites, figures 58 et 59, d'après des pièces tirées

de la collection de Bouvier. Les deux déviations conjuguées sont revêtues, par l'usage, d'une appellation commune : celle de déviation dorsale principale droite du rachis dans le cas que nous avons supposé, et de déviation principale gauche dans le cas inverse, de beaucoup le plus rare. Il semblerait que les déviations associées doivent être moins fréquentes que les déviations simples. C'est le contraire qui arrive. Dans quelques cas rares, seulement, la disposition en S, que nous avons décrite, n'existe pas et le rachis, dans sa déformation, n'affecte qu'une courbure en forme de C, soit à droite soit à gauche. Je me hâte de dire que souvent cette disposition n'est qu'apparente et que, si l'on prête à son examen une attention plus soutenue, on retrouve, au bout d'un certain temps, la courbure de compensation qui avait échappé à une investigation peut-être un peu trop sommaire.

Un phénomène beaucoup plus important que le précédent consiste dans la torsion de la colonne vertébrale déviée sur son axe : au niveau des points infléchis, en effet, le rachis s'est tordu plus ou moins complètement, de façon à ne nous plus présenter directement, comme dans le rachis sain, les apo-physes épineuses ; mais bien les faces latérales de la vertèbre. Cette torsion aura, dans l'histoire de l'affection qui nous occupe, une importance telle qu'elle constituera, par son degré plus ou moins avancé, la gravité plus ou moins considérable de l'affection, et par suite, la résistance variable aux agents thé-rapeutiques. Mais tous les effets de la torsion n'ont pas encore passé sous vos yeux. Examinez maintenant avec attention les parties latérales droite et gauche du thorax. Vous voyez quelles sont asymétriques. Le plus souvent, le côté droit est plus bombé, plus saillant que le gauche et la ligne qui s'étend du creux de l'aisselle à l'épine iliaque est franchement concave, tandis que la ligne correspondante du côté gauche est droite. Vous avez là sous les yeux le résultat de la torsion du rachis et pour le dire en passant c'est ce que vous ne corrigerez pas (fig. 60 et 61).

Complétez votre examen par la recherche de l'inclinaison de tout le tronc sur le bassin. Ce phénomène, que nous trouverons également dans les complications du mal de Pott, peut,

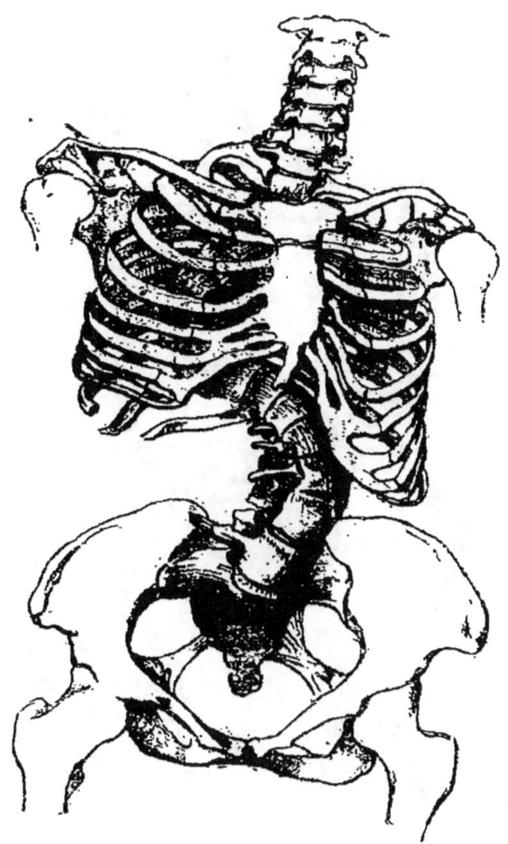

Fig. 60. — *Effets de la torsion sur le squelette* (d'après Bouvier).

dans certaines circonstances, se rencontrer chez quelques personnes ainsi conformées, la colonne vertébrale étant saine. Aussi ne le considérerais-je qu'à l'état de déformation très accentuée où il prend une importance énorme.

Je termine par ce qu'il y a de plus gênant pour la petite

malade, par un coup d'œil rapide jeté sur la partie antérieure
de la poitrine. Vous vous convaincrez alors facilement que,
si la saillie postérieure est à droite, le sein gauche sera beaucoup plus proéminent et réciproquement, ce qui est une
conséquence naturelle de la déformation du thorax, due à la

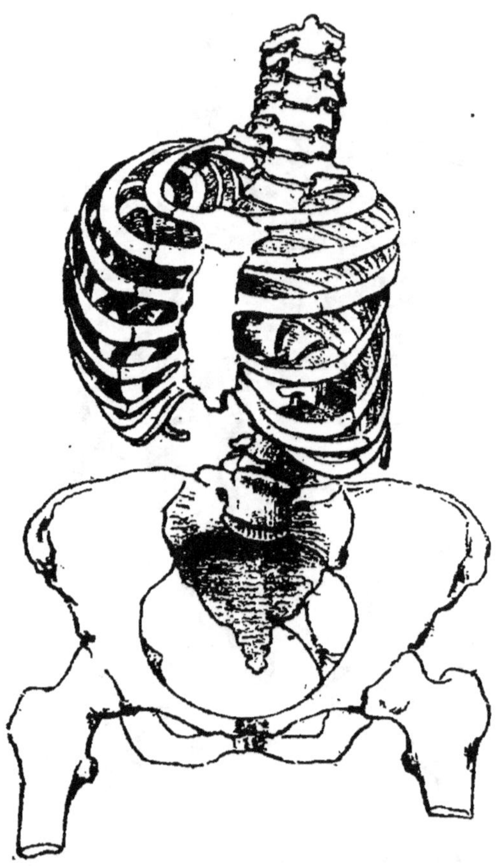

Fig. 61. — *Effets de la torsion sur le squelette* (d'après Bouvier).

torsion du rachis. Vous retrouvez ces dispositions que leur
exagération ne rend que plus démonstratives dans deux pièces,
l'une de la collection des hôpitaux, l'autre de la collection
propre de Bouvier (Voy. nos fig. 60 et 61).

Cela fait, consignez avec soin les résultats de votre examen, sur un régistre spécial, en donnant à votre observation un numéro d'ordre qui vous permettra de la retrouver quand vous voudrez; mais en vous gardant bien (et c'est un vrai conseil d'ami que je vous donne) de demander pour les inscrire les nom, prénoms, qualité et demeure de la malade. J'ai, par expérience, constaté bien souvent que cette investigation déplaît au plus haut degré aux parents qui viennent et veulent rester incognito.

Sortons maintenant du cabinet de consultation et prenons en main l'excellent atlas en vingt planches de Bouvier [1] (Voy. nos fig. 60 et 61). Vous n'aurez pas l'occasion de voir souvent sur le vivant des déformations aussi formidables. Il ne faudrait pas que l'appellation de scolioses au troisième degré vous fît illusion. Les intéressantes petites malades que vous avez examinées ne sont pas condamnées à aboutir à ce terme fatal. Ces pièces de musée sont créées par un concours de circonstances qui se produisent rarement. Il a fallu, pour les amener à cet état, le long âge, l'absence absolue de traitement, le concours des diathèses, du rachitisme surtout, enfin la misère sociale ou physiologique. En dehors de l'exagération des courbures qui ont jusqu'à 7 ou 8 centimètres de flèche, il y a la bosse, non pas la bosse cyphotique médiane, mais la bosse latérale *costo-scapulaire*. Cette bosse a cela de particulier qu'elle est constituée par les côtes qui remontent, s'agglomèrent, se soudent entre le coude spinal et l'omoplate qu'elles chassent, ordinairement vers la droite. On n'oublie pas, une fois qu'on l'a vue, cette difformité que l'on a qualifiée de côte de melon. Un point essentiel la distingue de la scoliose moyenne, de celle que vous êtes appelés à traiter le plus souvent et jusqu'à un certain point à guérir. Quand il y a bosse scoliotique,

----

1. Bouvier, *Sur les déviations de la colonne vertébrale.*

le tronc, dans sa totalité, s'incline du côté de la voussure;
c'est l'opposé qui se montre dans la scoliose moyenne. Il
paraît bien évident que l'on a peu à attendre du traitement
dans le cas de bosse confirmée. C'est comme si l'on voulait
appliquer les méthodes qui réussissent si bien pour la cure
des pieds bots, traités en temps convenable, à des pieds bots
abandonnés à eux-mêmes pendant une longue vie et aggravés
par les attitudes vicieuses que le membre a prises pour fonc-
tionner en dépit de sa difformité. Que faire lorsque les pièces
diverses qui constituent la bosse scoliotique sont pour ainsi
dire soudées ensemble? J'ai pourtant vu des résultats très
importants obtenus dans un cas de scoliose aussi grave; mais,
je le répète, vous aurez ordinairement pour but de vos efforts
des cures plus abordables que celle-là.

Il est impossible de se faire une idée exacte de la valeur
séméiotique d'aspects si différents et, ce qui est plus important,
du degré d'efficacité qu'on peut attendre des traitements
appliqués aux malades qui les présentent, sans entrer dans
quelques explications sommaires sur la nature des lésions
qui produisent ces déformations et du mécanisme de cette
production, tout aussi bien que de l'ensemble des causes desquelles elles procèdent.

Plusieurs auteurs, et parmi eux notre excellent confrère et
ami M. le D Pierre Bouland, attachant une grande importance
aux courbures dites normales de la colonne vertébrale, ont
pensé que la scoliose n'était autre chose que l'exagération de
ces courbures. On sait en effet que, sans parler des courbures
antéro-postérieures du rachis, il existe à l'état normal une inflexion marquée dans le sens latéral et que la colonne vertébrale, si on la considère par sa partie postérieure, au lieu de
suivre exactement la ligne médiane, s'infléchit légèrement à
droite au niveau de la région dorsale supérieure, pour regagner bientôt la ligne, puis s'en écarter quelque peu à gauche

au niveau de la région dorso-lombaire. Je ne nie point l'importance de cette considération, au point de vue de la genèse de la scoliose ; mais je ne saurais y accorder une attention trop soutenue et j'estime que la scoliose s'accompagnant toujours, même au début, de phénomènes tout à fait spéciaux, indépendants des courbures normales, il y a entre l'état sain et l'état morbide du rachis un abîme et non une progression douce et insensible de l'état normal à l'état pathologique.

Les autres distinctions établies par la littérature médicale entre les diverses espèces de scoliose, d'après le mode supposé de leur formation, ne vous seront pas d'un plus grand secours. Chercherez-vous si vous avez affaire à une scoliose par flexion ou à une scoliose par déformation (Bouvier) ? Il y aurait beaucoup à dire sur la valeur de cette dichotomie, dont les deux termes rentrent perpétuellement l'un dans l'autre. En effet, il y a de la flexion dans toutes les déviations de la colonne et il y a aussi de la déformation. C'est encore bien mieux si vous allez à la cause que Bouvier leur assigne ; les flexions ont pour cause spécifique les mouvements naturels du corps ; elles sont physiologiques quand elles sont momentanées, pathologiques quand elles sont habituelles ; les déformations ont pour cause la prédisposition naturelle du rachis à s'infléchir, dans le sens de l'empreinte que l'aorte trace le long du côté gauche des vertèbres (Bouvier et Pierre Bouland). Bouvier ne simplifie nullement les choses en appelant cette empreinte une scoliose physiologique. Or cette cause agit sur tous les rachis, déviés ou non. Les mouvements agissent aussi sur tous les rachis mais, la scoliose qu'ils amènent est si légère et si fugace qu'elle mérite à peine ce nom, bien que les empiriques le leur attribuent libéralement, s'ouvrant ainsi la voie à de faciles succès. D'autres, au contraire, sont des scolioses vraies, quelquefois d'un caractère très grave : ce sont celles dans lesquelles il y a altération, lésion des os et des ligaments et perturbation

profonde, non pas seulement dans les rapports, mais dans la
structure des organes. Vous ne vous arrêterez pas d'ailleurs à
toutes ces distinctions; ce qu'elles contiennent de valable et
d'utile reviendra prendre sa place en temps et lieu. Vous vous
demanderez ce qu'on vous demande : Suis-je en face d'une
scoliose facile, difficile à guérir ou même inguérissable ?

Vous avez devant vous un très jeune sujet, avec une déviation lombaire principale gauche. Vous le soutenez un peu du
côté gauche ou vous le faites asseoir et son épine se redresse
immédiatement. C'est là une scoliose très légère, une fausse
scoliose, si vous voulez, quoiqu'elles soient toutes vraies pour
moi, du moment qu'elles se répètent d'une manière suivie et
ne sont pas amenées, accidentellement ou expérimentalement,
pour un temps très court. Peut-être l'enfant a-t-il l'habitude
de hancher; peut-être a-t-il une autre cause de raccourcissement apparent ou réel du membre inférieur du côté de sa
scoliose. La courbure sera assez marquée, s'il y a flexion permanente du genou, raideur articulaire ankylose de cette partie.
Vous voyez tout de suite que vous remédierez efficacement à
la courbure, en rétablissant l'égalité des deux membres inférieurs, au moyen d'une chaussure plus élevée, ou par un autre
moyen. Des sujets plus avancés en âge pourront être dans le
même cas, par suite de mauvaises attitudes professionnelles,
comme les blanchisseuses, les bonnes d'enfants. Une pleurésie,
un lumbago, une douleur néphrétique, hépatique pourront
avoir donné à la courbure occasion de se former. Cette scoliose
pourra s'aggraver, devenir permanente, causer des lésions
irréparables et des changements de rapports irréductibles, mais
les cas que vous verrez et qui appartiendront en général à
l'enfance sont si aisément curables qu'ils entretiennent à peu
de frais le prestige de certains traitements de la scoliose.

Tel n'est pas le cas de la jeune fille de dix à quatorze ans
qui est venue vous consulter, parce qu'elle a, selon le dire de

ses parents, une épaule forte et à laquelle vous avez trouvé par exemple : une déviation dorsale principale droite, une déviation lombaire de compensation gauche, l'omoplate droite saillante, une voussure dorsale postérieure du côté droit, formée par les côtes, le flanc droit excavé, le flanc gauche sensiblement droit : en avant, la saillie sterno-claviculaire un peu plus marquée à gauche, le sein gauche un peu soulevé à sa base, un bréchet à saillie prédominante gauche, formée par la pointe du sternum et par les côtes correspondantes au creux épigastrique.

Pour se représenter les lésions qui ont donné naissance à cet aspect extérieur, on n'a pas le secours d'une anatomie pathologique très riche, mais on possède néanmoins quelques notions précises. L'atlas de Bouvier ne contient qu'une planche directement applicable à l'âge que nous avons en vue, c'est celle qui a été faite d'après l'autopsie d'une jeune fille de quatorze ans et dont le trait le plus marquant est la déformation des vertèbres, mais d'après les nombreuses autopsies d'adultes, on peut deviner ce qu'on trouverait dans l'examen direct des organes chez les jeunes scoliotiques. Les courbures persistent après la mort. Elles sont, chose curieuse et dont il faut tenir compte dans votre examen du vivant, notablement plus accentuées du côté antérieur du rachis, de sorte qu'une courbure qui paraît entièrement redressée du côté postérieur ou qui n'est pas encore visible peut être diagnostiquée hardiment d'après la persistance ou l'apparition des autres déformations qui vont généralement avec les courbures de l'épine. Ce diagnostic, s'il était suivi d'une nécropsie, serait confirmé par la constatation d'une courbure, toujours appréciable, au moins sur la face antérieure de la colonne car, dans les déviations latérales manifestes, très visibles sur le vivant, on peut être certain que des courbures estimées à 8 millimètres de flèche du côté postérieur répondent souvent à une déviation de 2 centimètres, sur la face antérieure du rachis.

Il n'est pas difficile de comprendre comment la déviation spinale engendre les autres déformations qui l'accompagnent. Supposons, comme nous l'avons fait jusqu'ici, une déviation dorsale principale droite. Les côtes déplacées, en même temps que leurs insertions vertébrales, sont portées vers la droite et déplacent l'angle de l'omoplate, ce qui constitue l'épaule forte. La courbure de compensation lombaire à convexité gauche, qui accompagne la dorsale principale droite, agit aussi sur les côtes articulées avec le segment d'épine qu'elle représente. Elle les porte d'arrière en avant et en haut, ce qui explique la voussure antérieure gauche du thorax. Pour bien comprendre ce balancement, il faut ajouter, à l'action de la déviation latérale, celle, bien autrement déformante, de la torsion. La torsion contribue, dans une certaine mesure, à accentuer la voussure postérieure droite et la saillie de l'omoplate correspondante mais c'est elle qui rend compte surtout des traits si caractéristiques qui se rencontrent sur la face antérieure du thorax à gauche : les saillies sterno-claviculaire, sterno-costale, épigastrique et la voussure antérieure de l'hypochondre. N'oublions pas qu'il y a souvent plus de courbures qu'on n'en reconnaît et que ces courbures, compensatrices les unes des autres, ramènent à une rectitude relative l'axe spinal, en lui faisant décrire une ondulation dont l'S de la courbure classique dorso-lombaire peut être considérée seulement comme une ébauche. Les plus communes de ces déviations accessoires sont deux petites courbures de compensation, l'une supérieure, qui rend compte de l'inclinaison de la tête du côté opposé à la déviation dorsale principale, l'autre inférieure, qui explique l'encoche du flanc du côté de cette même déviation. De tous ces phénomènes, les plus graves, les plus irréductibles sont ceux qui sont dus à la torsion. Ils ont une importance égale à celle des lésions anatomiques qu'ils accompagnent et contribuent à produire : je veux parler du tassement, de la déformation, de l'usure, de la résorption du corps des vertèbres au point le plus concave de l'angle formé par la déviation. Cette lésion, qui peut aller jusqu'à la perte absolue de substance, est aggravée encore par l'éraillement, l'usure, la disparition des ligaments intervertébraux.

Ces divers états, desquels dépend évidemment le pronostic, peuvent-ils être devinés à travers l'aspect extérieur du sujet ? Je n'hésite pas à répondre affirmativement, si vous savez vous servir d'un certain nombre de manœuvres éprouvées par une longue expérience.

Commandez à la malade de se baisser comme pour ramasser quelque chose. Si l'épine, en se courbant en avant, répare ses courbures latérales, c'est un bon signe. Faites coucher la malade sur un banc rembourré un peu dur, si l'épine se redresse, c'est encore un bon signe. Placez la malade debout, vous présentant le dos, faites lui élever le bras gauche verticalement, en même temps que vous lui faites pencher le tronc vers la gauche ; en un mot, combinez toutes les attitudes, associées ou non avec des pressions, que votre intelligence vous suggérera, si vous arrivez à effacer ou à presque effacer les courbures, même pour un moment, vous pouvez en tirer un augure favorable pour le succès du traitement.

Nous verrons, en parlant de ce même traitement, qu'entre arriver momentanément à effacer, et maintenir effacées les courbures, il y a un abîme à franchir, sans quoi la gymnastique médicale aurait tôt et facilement raison de la plupart des déviations qui nous occupent. Tout ce que nous avons voulu dire, c'est que, là où les signes précédemment décrits se montrent, il y a espoir d'une guérison ou néanmoins d'une grande amélioration, par un ensemble de moyens combinés et après un long espace de temps.

Le pronostic est moins bon quand la réparation, même momentanée de l'aspect normal du corps, dans les manœuvres ci-dessus indiquées, est de moins en moins complète et, combien de réserves encore n'y a-t-il pas à faire sur l'état réel des parties lorsque le redressement a paru se produire? Les courbures étant plus marquées en avant qu'en arrière, il est probable que, quand elles nous semblent redressées, elles sont loin d'avoir atteint ce but et, dans les cas où il y a des lésions vertébrales ou ligamenteuses, ces lésions, qui ne sont pas toujours incompatibles avec une restauration momentanée des lignes normales, ramènent évidemment les déformations à un bref délai. Quoiqu'il en soit, lorsque les diverses manœuvres que je viens de vous exposer ont manifesté une tendance au redressement chez votre sujet, vous êtes suffisamment édifiés pour pouvoir faire des réponses catégoriques aux diverses questions qui vous ont été posées par les parents.

La jeune fille que j'ai supposée soumise à votre examen et qui a supporté d'une manière satisfaisante les épreuves auxquelles vous l'avez soumise, en supposant qu'elle ne présente aucune autre déformation tenant au rachitisme, ce qui est probable (car, quoiqu'il y ait souvent de la scoliose dans le rachitisme, comme dans le mal de Pott, cette scoliose manifestement symptomatique n'a rien à voir avec celle qui nous occupe), en la supposant exempte de scrofulose, ce qui est encore infiniment probable, en écartant les chances communes d'ostéomalacie qu'elle peut avoir à courir dans l'âge adulte et qui n'ont rien de commun avec son état; cette jeune fille ne guérira pas spontanément, si elle n'est pas traitée; elle verra le pire de sa situation au moment de l'établissement des règles, si elle n'est pas réglée; elle s'améliorera ensuite par un traitement approprié. Elle pourra se marier et accoucher heureusement d'enfants bien conformés. Elle sera sans doute exposée à des rechutes, après les fatigues de l'accouchement et de l'allaitement, mais surtout à la fin de sa vie sexuelle et aura

besoin d'être surveillée par rapport à la rectitude de la taille ;
mais, enfin, elle ne deviendra pas bossue et même, elle pourra
tromper des yeux non exercés et défier des examens superficiels.

N'y aura-t-il pas des cas dans lesquels votre pronostic ne
pourra être aussi rassurant et où il faudra constater chez le
sujet une tendance à ces déformations terribles dont Bouvier
fait un troisième degré et qui ont, ne l'oubliez pas, le progrès
de l'âge combiné avec des états diathésiques pour facteur essentiel? Les pièces empruntées par Bouvier à la collection des
hôpitaux, ou faisant partie de sa collection personnelle, nous
mettent sous les yeux des courbures de 7 à 8 centimètres de
flèche, des vertèbres non seulement déformées mais immobi-
lisées par des stalactites osseux, des côtes déplacées, agglo-
mérées, soudées ensemble, y a-t-il un signe qui puisse faire
prévoir la bosse scoliotique qui n'a rien de commun, comme
vous le savez, avec la bosse cyphotique, mais qui consiste dans
une voussure postérieure en côte de melon, soit seule, soit symétrique à une voussure antéro-latérale du côté opposé? Cette
présomption pourrait déjà entrer dans votre esprit devant une
certaine débilité générale, ou un rapide progrès de la déformation, mais il y a un signe d'une importance énorme, dont
l'apparition assombrira votre pronostic et vous fera concevoir
de justes craintes, je veux parler de l'inclinaison du tronc du
côté de la déviation principale, généralement vers la droite.
Ordinairement, dans une déviation dorsale à droite, le flanc
gauche est sensiblement droit, tandis que le flanc droit est
marqué d'une dépression très accentuée. Dans la scoliose
grave, c'est le contraire qui arrive. Supposant toujours que la
déviation principale est dorsale et à droite, nous avons le
flanc gauche marqué d'une forte dépression, la hanche gauche
proéminente et une inclinaison très accentuée du tronc dans
sa totalité vers la droite. Au commencement, la main du mé-

decin, appliquée à droite du tronc, peut, en exerçant une
pression modérée, ramener l'équilibre, d'où l'indication sommaire d'un palliatif facile à concevoir. Un lac attaché à l'extrémité du bras de levier représentée par le tronc, sera tendu de
haut en bas et de droite à gauche, pour venir s'attacher à la
hanche gauche, représentant un point relativement fixe. Ce
système pourra être enté facilement sur le corset à barrettes
ou tel autre corset usité dans les cas ordinaires, mais son utilité, même comme appareil contentif, est très limitée. Le tronc
n'en continue pas moins à tendre graduellement vers une
chute latérale. Cette situation ne trouve pas la thérapeutique
désarmée, mais elle lui impose les plus grands efforts.

Il nous reste à compléter l'examen du sujet, en vérifiant
l'état général des organes, examen d'une portée pratique beaucoup moindre que certaines monographies de la scoliose ne
pourraient le faire supposer. Les fonctions générales sont très
peu atteintes dans les cas légers et dans les cas moyens. Cependant la respiration est légèrement anxieuse, surtout sous
l'influence de l'émotion. La diminution de l'ampleur de la
cage thoracique, du côté opposé à la voussure, est la cause
de ces phénomènes; l'amplification du thorax du côté de la
voussure ne fait pas compensation et l'on peut dire que le sujet
atteint de scoliose à un degré notable, respire moins qu'il ne
le devrait. Les troubles de la circulation découlent naturellement de la restriction du champ respiratoire, d'où tendance
aux hémorrhagies et aux œdèmes, surtout dans les cas de déformation considérable de la cage thoracique. Toutefois n'oublions pas que ces troubles fonctionnels, s'ils ne manquent
pas absolument, sont à peine ébauchés dans l'immense majorité des cas.

Vous voilà bien renseignés sur les signes de l'affection et
sur leur valeur. Vous êtes en état de vous faire une opinion
motivée sur la situation du malade dans le présent et sur ce

qui l'attend dans l'avenir. Vous avez répondu aux nombreuses questions des parents. Sont-ils satisfaits? Non, car il leur faut quelque chose de plus : il leur faut une direction rationnelle, si c'est possible, mais, avant tout, énergique et précise. Si vous répondez à cet impérieux besoin, très naturel chez des personnes longtemps en proie au doute et à l'inquiétude et qui ont hâte de voir enfin des résultats positifs, vous pourrez trouver des ingrats, jamais vous ne rencontrerez de contempteurs.

Beaucoup de praticiens suivent une voie déplorable en face d'un besoin si légitime. Au lieu d'imposer à l'opinion extra-médicale une direction appuyée sur la connaissance approfondie de l'affection, de ses causes, et des moyens par lesquels on la modifie, ils se mettent à la remorque de cette opinion et cherchent à connaître quels sont les traitements à la mode, pour prescrire ceux-là précisément auxquels le malade ou ses proches auraient été sollicités de recourir par l'influence des idées régnantes. Dans un temps, c'étaient les lits orthopédiques, la ténotomie à outrance qui étaient à la mode; de nos jours, la faveur publique s'attache tour à tour ou en même temps à l'électricité, à l'hydrothérapie, aux bains de mer, à telle ou telle station thermale, à la gymnastique générale ou médicale, française ou exotique. Aussi le praticien, ignorant ou sceptique, passe volontiers la parole aux intéressés et prescrit sous la dictée du malade, heureux s'il réussit à faire porter à ce dernier sa part d'une responsabilité qui lui incombe tout entière à lui-même. J'ai cherché dans la présente leçon à vous mettre à la hauteur d'un rôle moins effacé en vous donnant une idée nette de l'affection; il nous reste à passer en revue les divers modificateurs par lesquels vous pouvez espérer l'enrayer ou en corriger les effets, pour que vous puissiez prescrire avec confiance et autorité celui de ces moyens qui répondra le mieux au cas présent.

SEIZIÈME LEÇON

SCOLIOSE

II

Étiologie dans son rapport avec le traitement. — Hypothèses opposées de Glisson
et de Mayor. — Importance de l'hérédité, de l'habitude, des positions vicieuses.
Rôle trop méconnu de l'alimentation. — Traitement préventif. — Entièrement
hygiénique. — Traitement curatif. — Position horizontale. Seule ou associée
avec des pressions. — Lits mécaniques. — Corsets. — Exercice et ses règles.
— Méthode de Kjœlstad. Redressement du malade par lui-même. — Extension
verticale. — Méthode de Sayre. — Règles du traitement.

En quoi donc va consister le traitement des scolioses vraies,
celles de l'enfance et de l'adolescence? Quand je vous énumé-
rerai les moyens, vous verrez que vous les connaissez tous;
plusieurs d'entre eux auront déjà été essayés par vos malades
et ce ne sera pas une raison pour ne pas y revenir. Ce qui
manque, en effet, à la plupart des traitements usités dans cette
affection, ce n'est pas une connaissance générale des moyens,
mais plutôt l'étude approfondie de ce que chacun peut donner,
la conviction de son efficacité, l'énergie suffisante pour l'imposer, la patience et l'application pour en surveiller l'emploi
pendant un long temps. Faudra-t-il que l'orthopédiste tienne
une maison de santé dans laquelle on reverra des lits mécaniques comme autrefois? Sera-t-il obligé de pratiquer lui-
même l'hydrothérapie, la gymnastique médicale, l'électricité?

Entreprendra-t-il la fabrication des corsets et autres appareils? Rien ne l'y oblige, mais il faut qu'il ait des notions précises sur chacun de ces moyens qui sont ordinairement administrés par des praticiens divers, pour qu'il puisse les prescrire à bon escient. La situation indépendante qu'il garde lui permet de prendre partout ce qu'il y a de bien, sans être enchaîné par les doctrines qui président à chacune de ces pratiques particulières. C'est dans cet esprit que nous allons passer en revue les divers moyens du traitement.

L'étiologie est le flambeau de la thérapeutique; si nous avions pour guide une étiologie certaine, nos choix seraient plus éclairés. Je résumerai ici ce que j'ai développé à ce sujet dans mes précédentes leçons. Il y a deux hypothèses anciennes et opposées sur la cause de la scoliose, celle de Glisson et celle de Mayor. Celle de Glisson vise les os et celle de Mayor les muscles. Glisson incrimine l'inégale nutrition des vertèbres, Mayor prétend que les muscles jouent à l'égard de la colonne vertébrale le rôle de cordes tirant inégalement sur un axe flexible. Delpech et Bouvier se sont rangés du côté de Glisson. En effet, dans les rares autopsies de scoliotiques qu'il a faites, Bouvier remarque qu'il n'a jamais trouvé de rétractions musculaires analogues à celles du torticolis ou du pied-bot. La théorie de Glisson a bénéficié également des recherches de Sabatier et de mon ami le docteur Pierre Bouland sur la courbure latérale normale du rachis par la pression de l'aorte. Cette influence si claire sur les vertèbres molles des rachitiques se comprend également chez les jeunes sujets chlorotiques, anémiques, scrofuleux et même, en dehors de toute diathèse, sur l'ossature de l'enfant, dans son état incomplet de développement. Nous nous rangeons du côté de Glisson et de Bouvier, et ce choix aurait son importance, si nous étions encore à l'époque où la section tendineuse sous-cutanée était appliquée au traitement de la scoliose. Il est évident que comme il n'y a pas de rétraction musculaire, la section tendineuse n'a pas de sens. La gymnastique suédoise semblerait aussi en défaut pour un motif analogue. Elle s'appuie sur la théorie de la paralysie des muscles antagonistes. Or, cette paralysie, excepté dans quelques cas très nets où elle est l'affection principale, comme la paralysie du rhomboïde et du grand dentelé, ne se rencontre pas plus que la rétraction. Nous n'écarterons pas pour cela de notre traitement la gymnastique dite suédoise qui, comme la gymnastique médicale en général, pourra nous fournir d'excellents moyens.

La scoliose est souvent un vice héréditaire. Elle n'est pas toujours avouée par celui des auteurs qui l'a transmise mais à quoi bon cet aveu? Vos yeux, s'ils savent observer, vous dispenseront d'un interrogatoire qui pourrait être mal accepté. Pendant que la mère dispose son enfant pour votre examen, regardez-la elle-même, très souvent l'origine du mal éclatera à vos yeux et vous découvrirez chez elle la trace indiscutable de l'ennemi caché. C'est bien ici le cas de l'appeler la trace du serpent. Disons en passant que la clairvoyance maternelle qui a noté chez l'enfant les premiers symptômes encore inaperçus ou niés par des observateurs moins prévenus, est ainsi amplement expliquée. On s'explique en même temps l'énergie déployée par la mère pour préserver son enfant d'une affection dont elle a elle-même souffert plutôt moralement que physiquement. Il faudra bien des mécomptes pour qu'elle se déclare vaincue dans cette lutte, dans laquelle vous êtes appelé à être son auxiliaire, discret par devoir professionnel, et impassible, si vous pouvez, car la longue pratique n'engendre pas toujours cette indifférence.

Ainsi la scoliose est souvent héréditaire. Résulte-t-elle de certaines attitudes mauvaises? Après avoir professé que ces attitudes pouvaient amener la scoliose, Bouvier n'accuse plus ni le piano, ni le dessin, ni l'écriture; je crois qu'il a raison.

Beaucoup de jeunes filles et je puis ajouter de jeunes gens se tiennent dit-on de travers dans la station debout et se hanchent, c'est-à-dire que le poids du corps, au lieu de s'équilibrer exactement sur les deux membres inférieurs, se porte alternativement en se déplaçant sur l'un ou sur l'autre. C'est là, je me hâte de le dire une position familière à tout individu qui se tient longtemps debout; je dirai plus, c'est une position indispensable, nécessaire, sans laquelle une station debout, longtemps prolongée serait intolérable et qui, par conséquent, ne peut en aucune façon déterminer une déviation du rachis chez un sujet absolument sain. Il en est de même des reproches que l'on a adressés à la position vicieuse qu'affectent les enfants en écrivant, on sait en effet que leur position d'élection consiste à s'appuyer largement sur le bras droit à pencher la tête du même côté et par conséquent à donner au rachis une inclinaison marquée. Sans doute, je crois à cette cause considérée comme adjuvante; sans doute j'approuve de tout mon cœur les tentatives qui ont été faites dans le but de réformer les bancs et les pupitres; mais je ne puis accepter l'idée sérieusement émise que les scolioses étaient moins fréquentes autrefois qu'aujourd'hui parce que, dans les anciennes classes on ne connaissait point les tables ni les pupitres et que l'on y écrivait comme l'installation de cet amphithéâtre vous a conservé le privilège de le faire, sur ses genoux. Si cette cause avait de la valeur vous seriez les derniers des jeunes Français préservés de la scoliose, mais vous seriez tous cyphotiques.

Une croissance rapide a pour nous une importance beaucoup moins discutable; et il est rare de n'avoir pas à constater son influence dans la grande majorité des cas.

Je passe légèrement sur les causes générales qui n'ont pas pour nous beaucoup d'intérêt. Une de ces causes mérite pourtant d'être mentionnée, c'est le séjour dans les grandes villes. Il est certain qu'on trouve plus de scoliotiques à Lyon et à Paris que dans les campagnes. On dit qu'elle n'existait ni chez les Caraïbes, ni chez les habitants indigènes du Mexique. La race nègre en est exempte. Cela paraît être un mal de civilisation, résultant de l'excès d'agglomération dans les grandes villes. Souvent aussi la scoliose se déclare après les maladies graves, parce qu'alors la colonne vertébrale a beaucoup moins de ressort pour résister à l'action constante des causes qui la sollicitent : la pesanteur et la pression latérale aortique.

L'alimentation, qui a été l'objet de peu de recherches par rapport à l'étiologie des déviations du rachis, me semble au contraire être d'un grand poids dans la question, et je regrette qu'il soit si difficile de grouper un nombre assez considérable de faits pour qu'ils fassent autorité dans le débat. Il pourrait bien se faire que l'allaitement cessé trop vite, comme dans les grandes villes on a une fâcheuse tendance à le faire, qu'une nourriture trop animalisée, donnée de trop bonne heure à des estomacs mal habiles à la digérer, que l'abstention systématique de certains aliments phosphatés, il pourrait bien se faire, dis-je, que ces diverses causes réunies eussent pour résultat le développement inégal de l'une des moitiés latérales du rachis, le défaut de résistance dans les pièces qui le composent et par suite, la pesanteur aidant, sa déviation latérale et sa torsion.

Je ne puis quitter ce sujet de l'alimentation sans vous témoigner la tristesse toujours croissante que me cause l'abandon dans lequel l'État et les particuliers laissent, quand il s'agit de la race humaine, un art qui donne de si beaux résultats quand on l'applique aux animaux; je veux parler de l'élevage, aussi solidement établi en théorie et en pratique à Alfort ou dans les herbages normands que l'éducation publique et privée de la race humaine est en général dépourvue de principes et de règles fondées sur l'expérience. L'élevage des animaux est dominé par une opération préparatoire qui est, je l'admets, difficile à pratiquer dans l'état actuel de nos mœurs, je veux parler de la sélection, du choix des auteurs. Admettons que la race humaine trouve au-dessous d'elle d'appliquer sa prudence trop vantée à former des unions d'après les principes qui la guident dans le rapprochement des couples reproducteurs. Admettons que les scrupules d'une délicatesse hautement affichée et des calculs sordides soigneusement laissés dans l'ombre empêchent un père de famille d'écarter un gendre scrofuleux, syphilitique, entaché d'hérédité par rapport aux maladies mentales, difforme à quelque degré ou simplement âgé. Admettons que la jeune fille ait été assez éloignée de la nature par son éducation pour qu'une répugnance invincible ne lui fasse pas refuser l'union avec un individu inférieur à elle. Admettons encore que cette incurie est sans remède, il n'en est que plus nécessaire de veiller soigneusement à l'alimentation des rejetons produits par des couples aussi mal choisis. Il n'est pas douteux que la scoliose qui nous occupe aujourd'hui, qu'elle qu'en soit la cause prochaine, suppose une certaine faiblesse congénitale de la colonne vertébrale. Cette faiblesse n'a pas besoin, pour produire tous ses effets, de procéder d'un auteur scoliotique. Un des parents, les deux parents âgés, suffisent pour expliquer cette aptitude. Mariez un homme de cinquante ans avec une fille de dix-huit ans, le produit de cette union aura beaucoup de chances de mort ou de maladies; de même, si vous unissez deux sujets lymphatiques, ils engendreront presque forcément des scrofuleux, c'est-à-dire des descendants plus malades que les générateurs même. Vous aurez un résultat semblable en unissant des individus atteints d'un autre vice; ils reproduiront leur vice à la troisième ou la quatrième puissance. A défaut de saines maximes et surtout de mœurs solides pour empêcher une procréation si malencontreuse, il faudrait que le second facteur de l'élevage, l'alimentation vînt réparer ce qui est réparable dans les conséquences de l'appareillement défectueux des auteurs. Vous savez qu'il n'en est pas ainsi, malheureusement, et que la fausse sentimentalité, tout aussi bien que la plus coupable indifférence règlent à leur gré le régime de ces petits êtres, honteusement ballottés entre l'indigestion et la famine. Voici comment les choses se passent habituellement :

Le plus souvent, l'enfant qui naît à Paris naît bel enfant. La mère le nourrit ou le confie à une nourrice ; quelquefois la mère voudrait bien le nourrir, mais au bout de huit jours il se déclare une crevasse au sein et l'on donne à l'enfant une nourrice, quand il a déjà pâti pendant huit ou quinze jours. A huit mois l'enfant à nourrice est admirablement préparé au rôle d'omnivore : il n'a plus d'expériences à faire sous ce rapport et les parents peuvent dire avec orgueil : notre enfant est superbe ; il mange de tout. C'est par ce succès que débute sourdement la maladie qui tue plus d'enfants en France que l'ange exterminateur n'en détruisît en Égypte ; l'ange, du moins, ne s'adressa qu'aux aînés : c'est la gastro-entérite chronique, l'athrepsie, l'indigestion combinée avec la faim. Est-il besoin de dire combien il serait facile de faire cesser ces hécatombes d'êtres innocents qui compromettent l'avenir du pays ? Si vous pouvez avoir de bonnes nourrices, faites teter les enfants indéfiniment, c'est-à-dire jusqu'à ce qu'ils aient toutes leurs dents. Si vous donnez ce conseil si pratique, si sage, vous ferez jeter les hauts cris, d'autant qu'il y a un obstacle. Une nourrice habitant chez elle peut prendre un nourrisson lorsque son lait a déjà trois mois et mener ce nourrisson jusqu'à ses vingt dents, mais lorsqu'elle est à la ville et vit de la vie bourgeoise, son lait se tarit beaucoup plus tôt. Le problème est bien facile à résoudre : si une nourrice ne suffit pas on en prend deux. Telle est la première condition pour créer chez l'enfant un bon squelette, et si vous réfléchissez combien ce point d'étiologie importe non seulement pour la scoliose mais pour le rachitisme et les autres affections des os, vous comprendrez pourquoi je traite ce point avec une complaisance qui ne m'entraînera pas pourtant jusqu'à en faire une digression. Il faut donc, au point de vue de l'élevage, faire aux enfants des os forts. Quand ils ont été manqués à ce premier degré de l'entraînement et n'en sont pas morts, on s'efforce de réparer cette lacune, en leur donnant des phosphates qui sont bien indiqués; mais il y a quelque chose de meilleur que les phosphates : c'est une alimentation naturellement phosphatée. Laissez-moi vous dire combien la déplorable manie de pousser les enfants à la viande et à la viande saignante, à l'anglaise, prétend-on, a contribué à former de mauvais os. Faites manger à l'enfant un peu de viande et beaucoup de pain. Si le pain déplaît pour un moment, donnez du gâteau. Le pain est pour la seconde enfance ce que la nourrice devrait être pour la première. C'est à l'abus du pain que le pauvre doit une partie de sa supériorité physique sur le riche : c'est le pain qui fait vivre le soldat, le paysan. J'ai fait à ce sujet des expériences sur les animaux; j'ai pris deux petits chiens d'une même portée, provenant de terriers anglais. J'en ai nourri un avec de la viande crue (rappelez-vous que le chien est un carnivore), et l'autre avec du pain. Le premier produit a conservé la ténuité de ses générateurs; l'autre est devenu énorme, et pesait cinq à six fois plus que le premier.

L'alimentation me paraît donc être d'un grand poids dans la question de l'étiologie de la scoliose. L'allaitement cessé trop vite, une nourriture trop animale, l'abstention systématique de certains aliments phosphatés pourraient favoriser le développement inégal des deux moitiés latérales du rachis. Un régime alimentaire mieux entendu, une observation générale des règles de l'hygiène me semble donc la seule prophylaxie possible de la scoliose; quant au traitement prophylactique proprement dit, je ne trouve pas qu'il y ait lieu de le décrire. Je n'admets pas qu'on entreprenne la guérison d'un affection qui n'existe pas encore.

L'erreur assez commune, même parmi les médecins, de considérer la scoliose comme une des manifestations de la scrofulose, a fait accorder une importance trop grande aux *ingesta* et aux *circumfusa*. L'huile de foie de morue, le vin de quinquina ne sont pas très utiles; les préparations phosphatées sont mieux indiquées; quant aux bains de mer, qui ont un effet si bienfaisant sur la scrofulose, ils produisent les résultats les plus déplorables sur les petits scoliotiques qui sont souvent des enfants d'un tempérament nerveux. Les bains d'eau douce et l'hydrothérapie sont moins nuisibles, quand la réaction est suffisamment bien faite, mais jamais scoliose n'a été guérie par l'emploi de ce moyen isolé.

Arrivons aux moyens réellement efficaces. Permettez-moi, messieurs, une comparaison qui nous aidera peut-être dans leur classification. On a comparé la colonne vertébrale infléchie à un arc. Pour redresser un arc, deux moyens sont à notre disposition : exercer une *traction* sur les deux extrémités de l'arc ; ou faire une *pression* sur le point culminant de la courbure avec *contre-pression en sens inverse* sur les deux extrémités de l'arc. Compliquez à plaisir toutes les déviations de la colonne vertébrale, à simple ou à double courbure, à droite ou à gauche ; vous serez forcés de faire rentrer dans l'un ou l'autre de ces procédés tous les moyens thérapeutiques proposés. Cette comparaison nous servira de plus à établir un point fondamental sur lequel j'aurai bien souvent occasion de revenir, à savoir que les moyens de redresser un arc étant limités aux deux moyens susdits, ces moyens ne nous permettront que le redressement dans un sens et que, si en poursuivant la comparaison, nous supposons l'arc tordu sur lui-même, les moyens employés ne pourront corriger cette disposition et n'agiront que pour redresser la courbe, mais sans pouvoir agir sur l'axe même de la courbe, que celle-ci soit régulière ou plus ou moins tordue sur son axe. De là, cette vérité émise par Bouvier dont on pourrait sans exagération faire un aphorisme : que les moyens employés pour le traitement de la scoliose peuvent agir sur l'élément flexion ; mais restent toujours impuissants contre l'élément torsion? L'élément torsion du rachis est donc plus rebelle que l'élément flexion et les pressions latérales, ou les divers moyens qu'on emploie contre la torsion restent l'accessoire du traitement, tant comme procédés que comme résultats.

N'oublions pas que l'action de la pesanteur sur un organe flexible comme la colonne vertébrale est un des facteurs les plus constants de la scoliose. Rappelons-nous que les scolioses résultant seulement d'une mauvaise attitude se corrigent immédiatement quand nous faisons asseoir ou coucher le sujet; que les scolioses, mêmes confirmées, se modifient presque toutes, momentanément au moins, par le décubitus dans certaines conditions, et nous serons préparés à attendre de grands résultats du décubitus pur et simple. Il ne s'agit pas ici de tirer sur les extrémités de l'arc, ni même de peser sur sa convexité pour obtenir le redressement ; par la seule position du corps, la courbe tend à s'effacer et en même temps, avantage capital, nous arrivons à soustraire notre arc à l'action de la pesanteur. Le poids de la tête et de la partie supérieure du tronc ne vient point agir sur son extrémité supérieure. La logique et l'expérience affirment la grande supériorité de ce procédé. Aussi, nous prescrivons comunnément le décubitus sur le dos, sur le ventre, rarement sur le côté, pour éviter l'attrition du coude, sur le sol, recouvert d'un tapis ou sur une banc légèrement rembourré, pendant quatre et même sept heures. Ce traitement, appliqué dans ces limites, rend de tels services que bien souvent je me suis demandé ce que ce serait si l'on mettait résolûment le malade dans une gouttière Bonnet, et si on le tenait immobile pour six mois, comme dans un mal de Pott ou dans une coxalgie? L'expérience de plus en plus grande que j'ai de l'emploi de ce moyen dans les terribles affections qui condamnent le malade à le subir m'a fourni des réponses aux nombreuses objections qu'il rencontre. Il n'entrave pas la croissance, il n'altère pas la nutrition. J'ai vu des dyspepsies infantiles guéries comme par enchantement dans la gouttière Bonnet; ces gouttières vertébrales avec ou sans système de suspension (fig. 62 et 63) ont été rendues encore plus

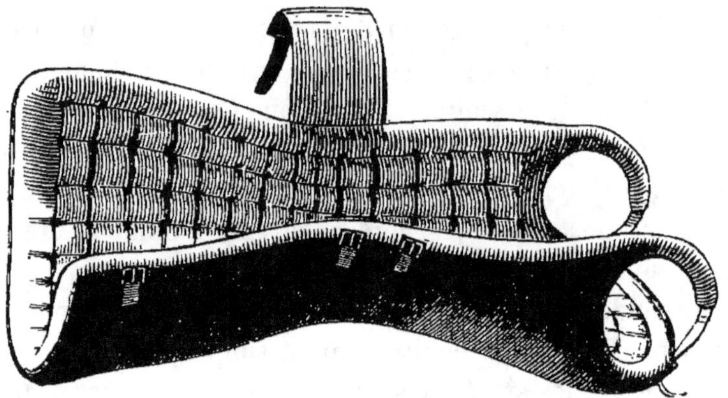

Fig. 62. — Gouttière vertébrale de Bonnet.

efficaces par leur nouvelle construction. J'ai vu l'agitation et le délire nocturnes calmés, sans qu'on l'ait prévu dans cette gouttière; j'ai vu, le plus surprenant de tout, les jeunes malades s'y plaire tellement qu'ils pleuraient quand on voulait les en faire sortir. La grosse difficulté c'est de décider les parents qui ne s'y font jamais. Pour cela il a fallu jusqu'à présent la crainte de la mort de leur enfant. Il y en a qui s'y décideraient aussi par la crainte de voir leur enfant bossu. Supposez qu'il se présente un cas de scoliose faisant des progrès rapides chez une jeune fille très souple, très anémique, au moment même où la menstruation s'établit chez elle d'une manière pénible. Je n'hésite pas à promettre un succès éclatant au praticien qui osera prescrire l'immobilité dans la gouttière Bonnet, pendant le temps du moins qu'il faudra pour que la menstruation se régularise, trois mois, six mois. Faire exécuter une telle prescription suppose une autorité peu commune ; mais on a tort de ne pas oser assez dans ce sens quand on a

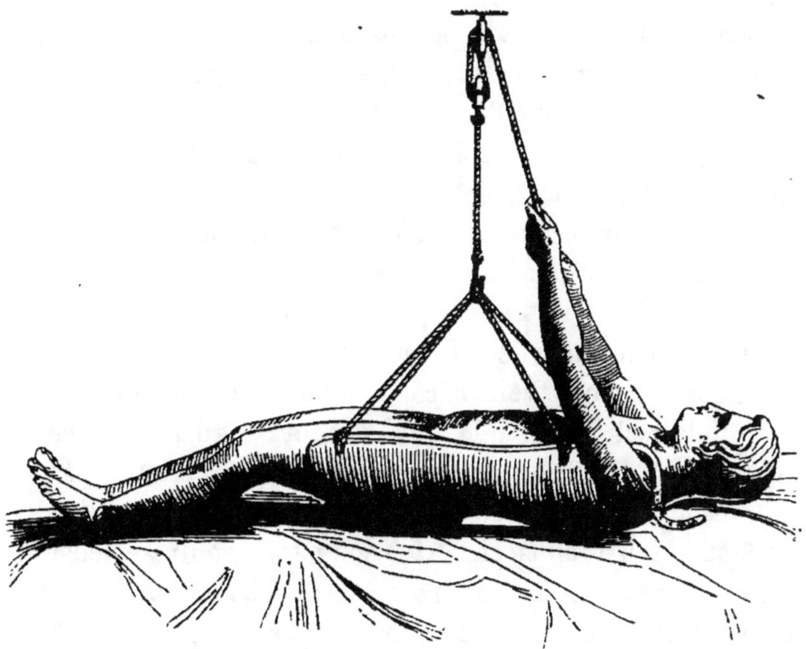

Fig. 63. — Appareil de Bonnet avec système de suspension, pour l'immobilisation du tronc

pour soi la conviction d'être utile. La position horizontale sur le ventre permet même au patient de ne point rester inactif ; et beaucoup de leçons ont été apprises ; beaucoup de lectures ont été faites dans cette position. On m'a demandé souvent si dans cette position le malade avait la licence de s'appuyer sur les deux avant-bras fléchis, appliqués sur le sol par leur face antérieure, et par suite de fléchir légèrement en avant la colonne vertébrale. Je ne vois aucun inconvénient à ce système et je le crois même absolument nécessaire si l'on exige l'application du décubitus durant un certain temps, sans pourtant avoir été provoqué par un danger pressant à recourir à l'extension sur le dos dans la gouttière de Bonnet que l'on réservera pour les scolioses rapidement progressives, avec inclinaison du tronc du côté de la voussure.

Après avoir essayé de la position horizontale comme moyen principal de traitement de la scoliose, on n'a pas tardé à s'aider de deux moyens dont l'ensemble constitue les lits orthopédiques, je veux parler de l'extension horizontale et des pressions. Rappelez-vous aussitôt notre arc. Nous tirons sur ses deux extrémités et nous pressons sur son sommet. Ce moyen a été réalisé de diverses façons; mais les procédés divers se rapportent tous à un collier qui fixe la tête et à des bretelles passées sous les aisselles, qui maintiennent en haut la partie supérieure du tronc. Voilà la contre-extension; quant à l'extension, on la réalisera à l'aide d'une ceinture solidement fixée au bassin, et à laquelle sont attachés des liens bilatéraux opérant l'extension; je me hâte de dire que l'on peut renverser l'ordre des facteurs et remplacer l'extension par la contre-extension, et cela sans le moindre inconvénient. Si vous ajoutez à ce système des pressions latérales exercées par des pièces mobiles garnies de coussins et se rapprochant des parties saillantes à l'aide de vis; vous avez le lit orthopédique tel que Goldschmidt (de Berlin) en a construit un qui a l'avantage de s'appliquer aux couchettes ordinaires (fig. 64.) Je me hâte de le proclamer hautement, là est le véritable traitement de la scoliose, et je ne crains pas d'affirmer que cette affection, prise au début, a les plus grandes chances de guérir ainsi; j'ajouterai même que dans la scoliose confirmée on arrive par ce moyen à des redressements notables. Pourquoi le lit orthopédique est-il introuvable aujourd'hui? C'est, il faut bien le dire, parce que ce moyen de traitement exige le séjour constant du malade dans un établissement dit maison de santé et que la maison de santé, si l'on en excepte les maisons spéciales où l'on s'occupe d'aliénation mentale, a aujourd'hui fait son temps ne pouvant lutter avec succès contre les frais considérables qu'elle nécessite.

Le décubitus horizontal pur et simple, le décubitus avec

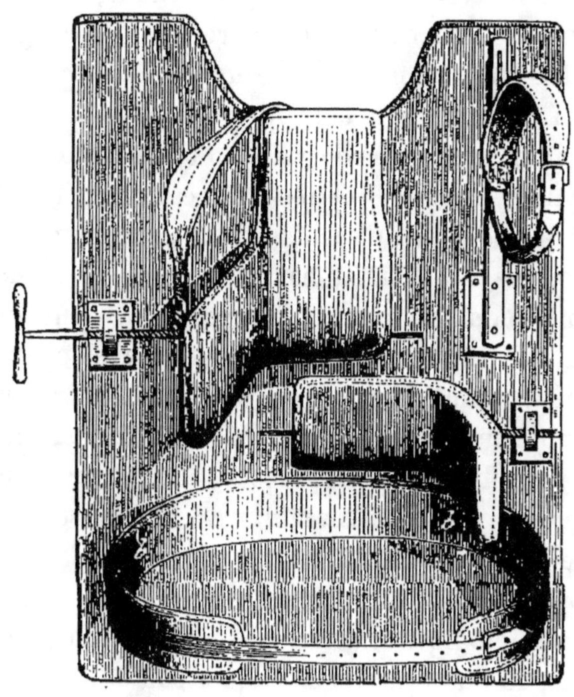

Fig. 61. — Lit orthopédique à pressions latérales de Goldschmidt, pour le traitement des déviations du rachis.

extension forcée et pressions latérales sur le lit orthopédique sont donc les meilleurs moyens de traiter la scoliose. On a cru obtenir les mêmes résultats et laisser au malade la liberté d'aller et venir en inventant les corsets. Ici plus de traction sur les extrémités de notre arc ; mais pression plus ou moins continue sur le sommet de la courbe. Certes je n'entreprendrai pas l'histoire des corsets. Cet historique a été fait d'ailleurs, d'une façon supérieure, par notre maître Bouvier, et ce que je pourrais dire serait bien pâle à côté de ce qu'il a écrit.

Aussi, me contenterai-je de vous faire observer que les corsets ou ceintures agissent tous soit par pression soit par inclinaison ; je m'explique : Supposons un scoliotique placé devant nous et nous présentant le dos. Il a, je suppose, une dorsale principale droite et naturellement une lombaire secondaire gauche. Si j'applique lourdement ma main droite sur la courbure dorsale et ma main gauche sur la courbure lombaire et que j'appuie en faisant deux pressions contraires, l'une de droite à gauche, l'autre de gauche à droite, j'obtiendrai, séance tenante, sous mes yeux, un redressement du rachis. — De cette manœuvre dérivent les corsets à pelotes à barrettes, etc., de quelque nom qu'on veuille bien les appeler. Supposez au contraire, étant donnée toujours la première déviation, qu'enveloppant la courbure principale d'une large courroie je vienne, en prenant mon point d'appui sur le bassin, à exercer sur elle une traction constante en venant fixer les extrémités de la courroie à un tuteur rigide et solide, nous avons la ceinture à inclinaison dont l'objectif est de peser fortement sur le sommet de la courbure et dont l'utopie, disons-le dès à présent, a été de renverser les courbures pathologiques. Cela posé, quelle est la valeur de ces instruments, au point de vue de la guérison de la scoliose.

Absolument nulle si l'on se sert exclusivement de corsets ; grande au contraire, si l'on considère les corsets comme les agents destinés à conserver, à confirmer ce qui a déjà été obtenu par d'autres moyens, et à empêcher le rachis de reprendre la position vicieuse dès qu'il est livré à lui-même.

Quel choix maintenant fera-t-on parmi les corsets, et quel soin faudra-t-il apporter à leur exécution ainsi qu'à leur application ? Le corset devra, pour être bon, réunir trois conditions : un point d'appui solide sur le bassin, deux tuteurs solides munis de béquillons destinés à combattre l'influence de la pesanteur et une pression constante exercée à l'aide de plaques plus ou moins mobiles ou de barrettes. Aucun corset ne devra, comme le demandent la plupart des femmes et des jeunes filles, être ouvert par devant; on devra au contraire le fermer de ce côté, soit à l'aide d'un lacet soit, au moyen d'un tissu élastique assez solide pour résister, assez souple pour se prêter aux mouvements d'inspiration ou d'expiration, et le lacer par derrière, à l'aide d'un long lacet passé dans des œillets pratiqués de chaque côté.

La mesure du corps devra être prise par le constructeur devant le chirurgien chargé du traitement; et celui-ci aura soin de signaler l'étendue de la flèche, le degré plus ou moins considérable de torsion, et la pression plus ou moins énergique qui devra être exercée sur chacune des courbures; il devra déterminer le nombre de barrettes qui seront nécessaires, ou l'étendue de la plaque destinée à la pression.

Dans une seconde séance le corset sera essayé à l'état de squelette et la courbure des tuteurs sera déterminée. Cette opération importante s'exécute à l'aide de tuteurs de fer doux que l'on peut manier puis souder facilement et qu'on trempera ensuite. Le tuteur placé du côté saillant devra s'appliquer exactement sur ce côté et ne point blesser la crête iliaque au point où il la contourne; le tuteur du côté opposé devra au contraire s'écarter du tronc dans une certaine mesure qu'il est assez difficile de déterminer d'une manière exacte; mais qui peut être limitée au double de la flèche que nous avons mesurée d'abord.

Une troisième et dernière séance devra être consacrée à l'essai définitif du corset, lequel cette fois est garni, bordé et prêt à être porté. Je conseille même souvent au fabricant de faire porter son appareil à la malade durant trois ou quatre jours et de ne me l'amener qu'après. De cette façon on constate beaucoup mieux l'efficacité de l'appareil; on détermine avec beaucoup plus d'exactitude les points qui peuvent blesser et rougir la peau. L'essai doit consister en ceci : 1° s'assurer que les barrettes ou la plaque portent exactement sur la partie saillante et la compriment doucement sans l'écraser; 2° se convaincre en plaçant le doigt sur les béquillons et faisant ensuite baisser le bras que l'on avait d'abord relevé que les béquillons sont assez élevés et ne le sont pas trop; ce qui aurait l'inconvénient de faire trop hausser les épaules; 3° constater que les hanches ne sont point blessées par la courbure des tuteurs et que la malade peut se baisser et ramasser quelque chose à terre sans la moindre difficulté ; 4° s'assurer que les goussets sont assez larges pour les seins et que la base antérieure ne vient point s'arcbouter avec une trop forte pression sur le sternum.

Si tous ces points sont satisfaisants, le corset pourra être porté avec avantage; il sera toutefois nécessaire de recommander à la personne chargée de l'appliquer, de le lacer avec le plus grand soin, sans jamais passer d'œillet, et de lacer un peu serré à la taille pour laisser au contraire l'écartement qu'il faut à la partie supérieure et à la partie inférieure.

Il arrive le plus souvent, quand un corset est parfaitement fait, qu'il ne gêne qu'en un point : je veux parler des aisselles. La région axillaire supporte en effet difficilement la pression constante des béquillons et rougit avec une grande facilité. J'ai l'habitude dans ce cas de faire frotter chaque matin le creux de l'aisselle à l'aide d'une poudre astringente à base de tannin et de camphre, et je remarque, au bout d'un certain temps, que la peau ainsi préparée ne s'altère que difficilement.

Un corset, si bien fait qu'il soit, se détériore assez vite; et il est nécessaire de le faire visiter tous les trois mois. Il sera nécessaire alors d'examiner s'il y a un progrès obtenu ou si les choses sont restées dans le *statu quo* et en même temps d'exécuter les réparations nécessaires.

Le modèle auquel je donne la préférence dans la scoliose ordinaire ou moyenne, c'est-à-dire dont la flèche ne dépasse pas 2 centimètres et demi est le corset dit *d'attitude* ou à *barrettes;* c'est celui que Ducresson a fabriqué pour l'illustre Villemain et qui est maintenant exécuté couramment par tous les constructeurs (Voy. fig. 65).

Quand la déviation est plus considérable et qu'elle dépasse 2 centimètres et demi on doit alors avoir recours à la *ceinture*

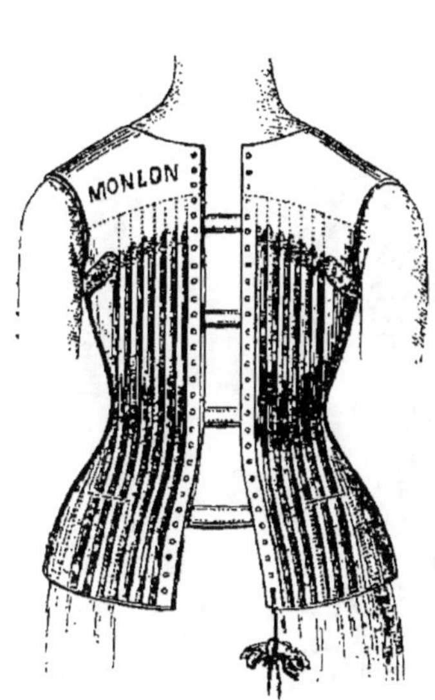

Fig. 65. — Corset d'attitude
ou à barrettes.

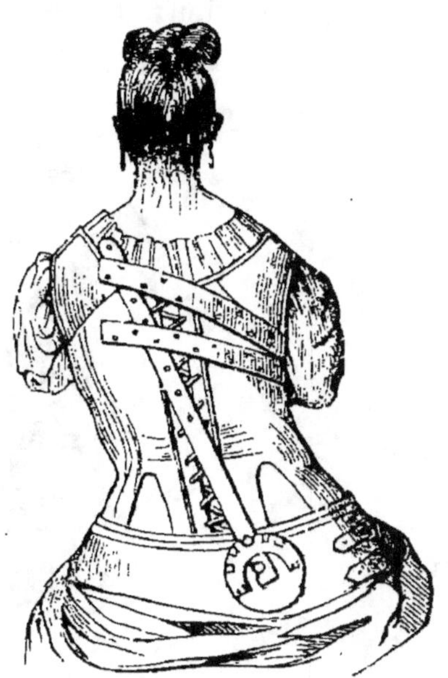

Fig. 66. — Ceinture à inclinaison
de Hossard.

dite à inclinaison. Elle consiste, ainsi que je l'expliquais plus haut, en une ceinture moulée exactement sur le bassin, en un fort tuteur partant de la région lombo-sacrée et s'élevant jusqu'à la région cervicale et en une large sangle de cuir partant de ce tuteur pour aller envelopper la partie saillante du thorax et se relier ensuite à la ceinture au niveau de la crête iliaque. La ceinture de Hossard (fig. 66) est le type classique de cet appareil qui, comme tous les corsets d'ailleurs, doit être considéré plutôt comme un moyen de contention que comme un agent de redressement.

La gymnastique, tour à tour prônée et conspuée, n'a une valeur thérapeutique dans la scoliose qu'à condition d'être maniée avec la plus grande prudence. Sans doute, si nous considérons l'effet général produit sur la constitution, l'usage de la gymnastique générale, banale, si vous me permettez l'expression, sera précieux et vous verrez après plusieurs mois de

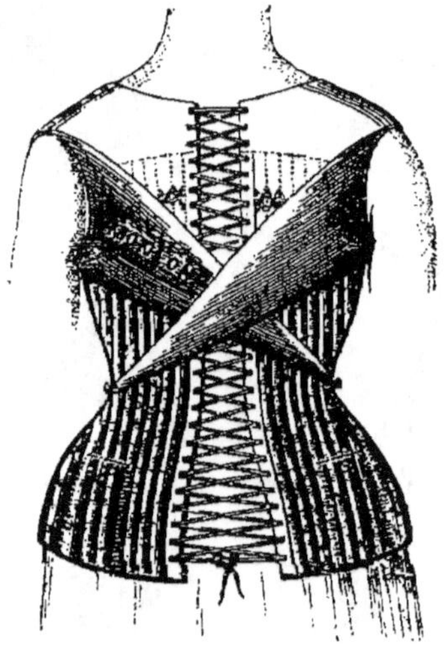

Fig. 67. — Corset de maintien.

trapèze, de barres parallèles ou de leçon de plancher, vos scoliotiques plus frais, plus forts, plus agiles; mais, examinez leur colonne vertébrale et vous constaterez, neuf fois sur dix, que la déviation a augmenté dans de notables proportions. La gymnastique générale est excellente, au point de vue de la constitution de l'individu, mais elle ne donne que de mauvais résultats au point de vue de la scoliose; il faut donc une gymnastique spéciale. En quoi consistera-t-elle?

Les exercices dans la position horizontale sont excellents. Ils ont été mis en lumière par Dubreuil (de Marseille) : c'est un orthopédiste empirique, ignorant des choses de la médecine et de la chirurgie, comme il l'a montré dans mon service, en confondant un mal de Pott avec une scoliose simple, ce qui exposait grandement le jeune malade, si je l'avais abandonné aux manœuvres de force qui auraient été la suite de cette erreur ; mais enfin, sa méthode ingénieuse et son habile pratique peu‑vent donner de très bons résultats, sous la direction d'un homme de l'art expérimenté. Voici en quoi elles consistent. Le malade est couché latéralement, soit sur une table, soit sur les genoux de l'opérateur, de manière que sa crête iliaque affleure le bord de la surface de soutien. Il vous semble d'abord que l'avant-train ainsi suspendu dans l'espace va être situé de façon que son poids combatte les effets de la courbure principale et qu'il efface cette dernière en s'inclinant graduel‑lement. Dubreuil admet cet effet, mais ce n'est pas sur cela qu'il compte. Il fait travailler également les deux côtés (2 mi‑nutes et demi chacun, par exemple) et opère le redressement, non par l'inclinaison en sens contraire, mais par l'élongation de l'axe spinal. Il prétend agir en tirant sur les deux extré‑mités de l'arc et je dois dire qu'il y réussit dans une certaine mesure. Des séances de flexions latérales, suivies de l'appli‑cation d'un bon corset, pourront être plus efficaces que le corset appliqué seul.

Un exercice excellent à faire dans la position horizontale est la natation, je le conseille en toute saison, en eau douce ou en mer durant l'été, à sec sur un tapis ou sur une couverture dans la saison rigoureuse. Il est pourtant de toute nécessité que cet exercice soit fait régulièrement, classiquement, pour ainsi dire ; et pour cela je conseille de faire commencer les enfants par la leçon à la ceinture ; de manière que les mouvements parfaite‑ment rythmés soient absolument bilatéraux.

Il serait en effet mauvais, sauf quelques cas tout à fait exceptionnels de faire nager les malades par le bras droit ou par le
bras gauche, comme cela se pratique dans le mode de natation
dit à la marinière.

Nous arrivons maintenant aux exercices que l'on fait pratiquer dans la station. Avant d'en faire l'étude critique déblayons
le terrain d'un erreur déjà bien ancienne et qui est soutenue
aujourd'hui encore, non seulement dans le public, mais même
par quelques praticiens. Je veux parler de l'erreur qui consiste
à faire travailler les muscles du côté gauche quand on a affaire
à une dorsale principale droite. Nous le savons pertinemment
aujourd'hui, la contracture des muscles spinaux n'existe pas;
pas plus du reste que leur relaxation, laquelle est la base de la
gymnastique dite suédoise. Aussi avons-nous remarqué (et cela
nous a été facile, grâce à une gymnastique de chambre sur
laquelle nous avons essayé patiemment un à un tous les exercices préconisés pour redresser les courbures scoliotiques)
que ces exercices, si bien combinés qu'ils soient, donnent, dans
la station, une exagération des courbures rachidiennes. Ce
n'est pas à dire qu'ils soient tous inutiles : on doit tenir surtout compte à la gymnastique suédoise des généreux efforts
qu'elle a faits pour vaincre l'élément le moins réductible de la
scoliose, la torsion; mais rien ne nous oblige à combattre sous
cette bannière.

Nous nous bornerons à passer en revue les exercices de
gymnastique spéciale qui donnent les meilleurs résultats sous
la main ou sous la surveillance d'un médecin, sans tenir particulièrement compte de leur provenance. Nous nous proposons
en effet, ne l'oublions pas, de diminuer la courbure de l'axe en
tirant sur ses deux extrémités. Suspendons le malade par les
bras à une barre fixe et nous croirons le résultat obtenu.
Varions à l'infini cet exercice à l'aide du trapèze, des anneaux et des cordes lisses ou à nœuds; ce ne sont que des

modifications du même procédé. Examinons si vous le voulez bien ce qui se passe dans le dos du patient que vous venez de suspendre à la barre fixe : au début, vous triomphez, tant que les muscles agissent en se contractant et que le malade reste suspendu à l'aide de ses avants bras fléchis ; mais bientôt les muscles se fatiguent, les avant-bras se détendent ; la suspension ne se fait plus que par les poignets ; les articulations scapulo-humérales se relâchent et la scoliose se reproduit ; la suspension est donc un bon moyen, mais d'une valeur peu durable et qu'il ne faudra pas prolonger trop longtemps. Les béquilles, si difficiles à introduire dans une famille, donnent aussi à la station debout, avec possibilité de déplacement, presque tous les avantages de l'extension forcée dans le décubitus dorsal, par la grande facilité que le malade possède de s'élever, de se rétablir, pour ainsi dire, sur ses poignets, en même temps que son tronc, étayé sous les aisselles, est soustrait à l'action de la pesanteur. Enfin, mon excellent confrère et ami, le docteur Pierre Bouland m'a recommandé un exercice dont j'ai obtenu les meilleurs effets. Il consiste en une contracture provoquée des muscles spinaux d'un seul côté, correspondant à la courbure et cela de la manière suivante qui nécessite de la part du malade une certaine intelligence ou tout au moins une tension d'esprit, quelque peu comparable à celle qu'on demande à ses muscles rachidiens.

Le malade étant placé vis-à-vis de vous, le dos tourné de votre côté, vous l'engagez à redresser doucement le corps comme s'il voulait toucher le plafond avec sa tête, sans s'élever sur ses pointes. Quand ce résultat a pu être obtenu facilement et qu'il a compris, modifiez quelque peu la manœuvre en l'engageant à chercher à toucher le plafond non plus avec le sinciput ou le sommet de la tête, mais bien avec une des bosses pariétales ; la droite, si nous avons affaire, à une dorsale principale droite ; la gauche, si nous avons à traiter une dorsale principale gauche. Quand cet exercice est bien fait, l'effet en est satisfaisant. La contraction des muscles spinaux du côté correspondant s'exécute sous nos yeux et le redressement s'effectue en quelque sorte par la volonté du malade.

Il y a une cinquantaine d'années, un médecin norwégien, le docteur Kjœlstad, a commencé un traitement des déviations de l'épine dorsale fondé tout entier sur l'emploi de la volonté et le redressement du malade par lui-même. Ce traitement continué actuellement par le docteur Tidemand, de Christiania, n'a rien de commun avec la gymnastique suédoise. Il est avéré que Kjœlstad ne connaissait pas le système de Ling.

Voici le principe du traitement tel que le docteur M. Roth de Londres l'a interprété : intéresser le malade à son état, le faire participer à sa cure. Pour cela, il faut lui faire voir qu'il n'est pas droit, lui indiquer, lui faciliter les moyens de se redresser.

Ordinairement, le sujet affecté de scoliose se tient la tête inclinée du côté opposé à la direction de la convexité de sa courbure dorsale. Le docteur Roth le place les yeux fermés devant une glace, lui dit de se tenir droit, lui fait constater en rouvrant les yeux qu'il a la tête penchée et régularise sa position ; le malade est d'abord très gêné, puis enfin, même les yeux fermés, se met naturellement comme il faut de lui-même, et s'y maintient sans fatigue.

Le docteur Kjœlstad apprenait à ses malades à se figurer devant eux aussi clairement que possible deux lignes formant une croix, dont la ligne transversale devait être à la hauteur des épaules, en se tenant debout sur le plancher, les talons joints et les pieds ouverts à l'angle droit. La longueur du corps devait être exactement dans le sens de la ligne verticale de la croix imaginée, pendant que le malade s'appliquerait à faire lentement avec les bras différents mouvements qui devaient correspondre à la ligne horizontale. Il vit que ces mouvements

étaient *beaux* et *intenses* (textuel) et avaient une influence ré_
gulatrice sur la forme du corps et le système musculaire. Plus
tard, il perfectionna la figure formée par les deux lignes croisées et la remplaça par un schéma plus compliqué qu'il appelle l'idée normale. Il attribua aussi une grande importance
à ce que le malade arrivât à avoir conscience de son nombril,
et parvint même à se figurer un poids, comme un fil à plomb
suspendu au nombril, avec la volonté de le porter. Attachons-
nous au fond plutôt qu'à la forme; c'est un procédé ingénieux
pour donner à l'extension du tronc une direction et le maximum d'efficacité par une contraction énergique des muscles
abdominaux.

Le docteur Kjœlstad a ausssi utilisé deux machines : l'une,
qui s'applique au malade debout, a pour principe de soulever
la tête et de tirer en bas les hanches, l'autre rappelle beaucoup
les lits mécaniques. La tête est fixée au moyen d'une sorte de
cravate. Une ceinture de cuir placée autour des hanches sert à
la contre-extension; deux poignées sont fixées à cette ceinture
qui peut servir à répéter les efforts d'extension volontaire dans
la station verticale.

Tel est en gros le système de Kjœlstad[1] appliqué actuellement par A. Tidemand, de Christiania, dont les résultats,
représentés par un album de photographies, ont obtenu une
médaille d'or à Bruxelles en 1876. Mon ami le docteur Mercier,
qui partage avec moi le travail de publication de ces leçons,
en a fait dernièrement sur ma prescription et sous ma surveillance la plus heureuse application, sur une jeune scoliotique
âgée de quatorze ans, dont l'affection très sérieuse a été prodi-
gieusement améliorée en deux mois de traitement.

Que dirai-je de l'équitation? Elle ne peut, je crois, donner

1. V. A. Tidemand. *Om Distrikslâge Kjœlstads Selfretningsorthopœdi*, Christiania. — M. Roth, de Londres. *On the use of the Will in the treatment of
many spinal deformities.*

que de mauvais résultats, si on la pratique sans tenir compte des indications. Quant au moyen qui consiste à faire monter les jeunes filles sur une selle de femme mise au rebours, c'est-à-dire, de façon que ce soit la cuisse gauche et non la cuisse droite qui soit soulevée et mise en avant, je crois que, théoriquement, on a pu songer à produire ainsi une incurvation dorsale dirigée en sens inverse de la déviation principale et à créer pour un moment une dorsale principale gauche, au lieu d'une droite; mais outre les résultats problématiques d'une pareille manœuvre, la succussion considérable qu'elle imprime au rachis, la difficulté de la faire exécuter et la répugnance qu'y apportent les jeunes malades l'ont fait absolument rejeter.

L'escrime, pratiquée de la main droite ou de la main gauche, suivant le sens de la déviation rachidienne, a également eu ses partisans; j'estime que ce moyen peut être dangereux en raison de l'effort musculaire considérable qu'il nécessite et qui n'est pas, le plus souvent, en rapport avec la résistance que l'on peut demander aux muscles des scoliotiques.

Un mot au sujet de l'électricité. On sait que cet agent précieux dont on est encore si loin de connaître toutes les ressources a été préconisé pour le traitement de l'affection qui nous occupe sous forme, soit de courants continus, soit de courants faradiques. Je ne pense pas que les premiers soient aptes à rendre ici de grands services; car j'estime que leur action est surtout efficace contre les contractures et l'on sait qu'il n'y en a pas dans la scoliose. Quant à la faradisation je crois qu'il n'y aura pas d'inconvénient à en faire l'essai pour provoquer des contractions, passagères d'abord, prolongées ensuite, dans les muscles spinaux correspondant à la courbure principale (côté convexité). Ce moyen devra donner de très bons résultats dans une complication de la scoliose que j'ai fréquemment observée et que l'on nomme l'atrophie du grand dentelé et du rhomboïde. Le principal symptôme de cette affection est la saillie de l'angle de l'une des omoplates ou de toutes les deux. La faradisation dans ce cas agira pour le moins autant qu'une friction stimulante énergique et pourra donner de bons résultats si l'on ne cherche pas à aller trop vite, en employant des courants trop forts. Dès que vous faites intervenir, en pratiquant la faradisation, l'élément douleur, vous dépassez le but; vous provoquez des contractions plus ou moins violentes dans des groupes musculaires que vous ne voulez pas atteindre et vous reculez au lieu d'avancer. Il faut que le courant faradique soit très faible et détermine à peine un léger fourmillement. Les séances, dans ces conditions, pourront se faire tous les jours. Leur durée sera de cinq minutes environ.

Après avoir envisagé les divers moyens de traitement de la scoliose, et avoir discuté leur valeur, j'arrive, et c'est par là que je termine, aux moyens qu'il ne faut pas employer.

Ces moyens sont la myotomie ou la ténotomie rachidienne et l'extension verticale.

Dussé-je le répéter à satiété, Bouvier a démontré victorieusement par les autopsies qu'il a pu faire que la contracture, ou mieux la rétraction musculaire n'existe pas, même dans les scolioses les plus anciennes et les plus considérables. Il est évident que là où il n'y a pas de rétraction, il n'y a pas non plus de myotomie possible. Que diriez-vous d'un chirurgien qui, après avoir constaté à l'aide de l'anesthésie que le sterno-mastoïdien d'un malade n'est point rétracté, proposerait d'en faire la section sous-cutanée? Que penseriez-vous d'un praticien qui, après s'être convaincu que le tendon d'Achille, dans une position vicieuse du pied, n'offre aucune résistance en opérerait la section. Je crois que les adversaires de la myotomie rachidienne en ont exagéré les inconvénients et les dangers et que cette opération, comme toutes les ténotomies sous-cutanées jouit d'une grande immunité; mais j'estime que toute opération inutile est nuisible et, comme je suis absolument convaincu qu'elle ne peut rendre aucun service, je n'en admets pas l'emploi.

J'arrive à une méthode qui, bien que fort ancienne, a eu dans ces derniers temps une sorte de renouveau, et qui, mise en lumière d'une manière habile, a pu donner le change à quelques bons esprits, je veux parler de l'extension verticale. Depuis longtemps, et il faut remonter pour cela au collier de Nuck et à l'escarpolette de Glisson, on avait songé à utiliser le poids du corps pour allonger le rachis, et si nous nous reportons en esprit à la comparaison de l'arc que j'employais au début de cette séance on comprend facilement le mécanisme de cette méthode. Le malade étant suspendu par le cou, toute action de la pesanteur cesse sur l'arc rachidien, en même temps que tout le poids des régions inférieures exerce une traction considérable sur l'extrémité inférieure de la courbe. Je dirai plus, tous ceux qui, partisans de l'extension, ont voulu justifier théoriquement leur sympathie, ont parlé de ces deux moyens d'action; le premier agirait mécaniquement et directement en écartant les deux extrémités de l'arc; et le second en lassant la tonicité rétractile des muscles contracturés; nous savons le cas qu'il faut faire de ce dernier mobile; insistons au contraire sur le premier et voyons s'il est pratique.

Théoriquement l'extension verticale est efficace, à la condition toutefois que le système musculaire s'y prête; et j'ai eu occasion de dire ce que je pensais de ce moyen thérapeutique à l'occasion des exercices gymnastiques consistant dans la suspension par les bras à la barre fixe. Là, en effet, nous avions besoin de faire entrer en ligne de compte l'action musculaire puisque le sujet se suspendait lui-même par les mains et avait besoin de se tenir pour ne pas tomber. Ici, rien de tout cela. Le sujet est absolument passif; il est suspendu par le cou, hissé à une certaine distance du sol, et nous pouvons en effet, constater que le rachis s'allonge et que la courbure a notablement diminué. Or, quelle que soit la facilité avec laquelle, grâce au système du licol et de la courroie sous-maxillaire, les malades supportent pour la plupart cet exercice, il faut bien, au bout de quelques minutes, en cesser l'usage. Vous voyez alors, dès que le malade vient à toucher terre, le rachis reprendre exactement sa forme et la déviation redevenir ce qu'elle était. Sans parler de ce qu'il adviendra lorsque nous chercherons à fixer dans un appareil la colonne vertébrale ainsi redressée, cet exercice pourra-t-il convenir en tant qu'exercice quotidien? je l'ai, pour ma part, employé souvent. Je ne sache pas avoir jamais enregistré une amélioration appréciable, et j'ai assisté plusieurs fois à des accidents qui m'ont donné à réfléchir. Le premier est la syncope : j'ai vu certains enfants nerveux, impressionnables, pâlir, demander à se reposer, puis tomber en syncope dès qu'on les avait délivrés de leur licol.

Chose plus grave, chez une jeune fille atteinte d'une scoliose qui d'ailleurs a résisté à tous les moyens employés, l'extension verticale produisit à un moment donné une douleur persistante tellement vive dans la région cervicale du rachis, que je pus craindre une lésion sérieuse et dus interdire formellement cette manœuvre.

Éclairés probablement par quelques faits de ce genre, les partisans de l'extension cervicale ont proposé d'aider l'extension cervicale par la traction pratiquée sous les aisselles. Je préférerais de beaucoup ce moyen de suspension, bien que les résultats immédiats soient beaucoup moins satisfaisants; mais si l'on en venait à la suspension axillaire, je ne vois plus alors la grande supériorité du procédé sur les moyens déjà connus, tels que la suspension sur des béquilles ou sur la petite plateforme du chariot flamand. En somme, je ne crois pas à l'efficacité pratique de l'extension verticale et je lui reconnais de nombreux inconvénients.

Nous arrivons maintenant à un autre point de la question. Il s'agit de juger la valeur de la suspension verticale unie à la surprise, si vous me passez cette expression, du tronc étendu, dans un appareil plâtré.

Certes, la mise en scène est imposante et le trompe-l'œil fort ingénieux :

Un enfant scoliotique est amené au milieu d'un amphithéâtre bien garni, où quelques hommes compétents *rari nantes* peuvent se compter au milieu d'une foule d'assistants parfaitement étrangers à la question.

L'enfant est montré sur toutes ses faces, et présente une superbe déviation latérale. On le place devant une toise et l'on constate que sa taille mesure, je suppose, $1^m,42$. Aussitôt la mentonnière et le licol sont appliqués. L'enfant s'élève dans les airs et, grâce à quelques répétitions préalables, supporte bien cette ascension. Aussitôt des aides se précipitent et l'enrobent dans un appareil plâtré, dont je décrirai minutieusement le mode d'application dans une autre leçon, et qui, grâce à un petit artifice, sèche avec une étonnante rapidité. L'appareil, une fois sec, on repose l'enfant à terre ; on le ramène devant la toise : il mesure $1^m,45$. Résultat : 3 centimètres de gagnés. Enthousiasme général. Apothéose. Triomphe éphémère, messieurs. Retournez voir le malade quelques jours après. Confiant dans cette extension qui a redressé le rachis, dans ce merveilleux appareil plâtré qui a saisi, pour ainsi dire, le torse dans sa correction, vous avez laissé marcher l'enfant : la pesanteur a repris ses droits ; le plâtre a subi ce retrait qui lui est habituel ; et le tissu cellulaire, comprimé de toutes parts, a, comme il arrive toujours, subi également un certain affaissement ; le malade *ballotte* dans son appareil ; retoisez-le alors ; vous êtes revenu tout doucement à $1^m,42$.

Il est vrai que vous êtes, pour constater ce résultat négatif, ou tout seul ou accompagné de quelques élèves. L'amphithéâtre n'est plus là. Vous ne pouvez plus ressaisir tous les enthousiastes de la veille et leur montrer le néant du résultat merveilleux. Leur siège est fait. Ils ont assisté à un miracle et vont partout propageant l'erreur.

Je concède encore que tout veuille bien se passer; que le corset plâtré se borne à être inefficace et ne détermine pas de ces eschares profondes sur le compte desquelles je reviendrai, au sujet du mal de Pott. Conclusion : La suspension verticale est parfois dangereuse, toujours inutile. Le corset plâtré n'a qu'une efficacité passagère et ne peut donner de résultat durable au moins dans le traitement de la scoliose.

Dès 1879, j'ai été appelé à donner mon opinion sur la méthode de M. Sayre et mon avis ne s'est pas beaucoup modifié depuis [1]. Tout en me défendant contre un engouement irréfléchi, j'ai été loin d'atteindre le degré d'humour auquel s'est élevé un de nos confrères anglais qui résumait la méthode dans cette formule *hanging a man and then taking a cast of him*, pendre un homme et prendre son moulage. On n'est pas obligé d'accepter en bloc un succès dans lequel la mode a sa part et s'il est permis de prendre et de laisser ici, je limiterai, comme il suit, mon adhésion. Il y a trois choses dans cette méthode de M. Sayre : une suspension, une surprise et un corset. La suspension et ses agents ne sont pas de lui, et nous avons dit ce que nous en pensons. La surprise a sa valeur pourvu que ce ne soit pas une surprise de l'opinion. J'ai déjà fait de l'appareil de M. Sayre cet éloge, qu'il multiplie les points de contact, *surprend* pour ainsi dire les espaces intercostaux dans une inspiration prolongée. Quant au corset, sous des réserves que j'ai déjà exprimées, c'est décidément un

[1]. *Union médicale*, septembre 1879.

bon corset qui a sur les autres l'avantage de s'appliquer mieux et de rester forcément en place. Mais ce n'est qu'un corset, c'est-à-dire, rappelez-vous-le bien, un moyen contentif et pas un moyen curatif.

Comme tel, c'est un excellent adjuvant pour la méthode de l'extension subie par le malade ou résultant de sa volonté. On place à la fin du traitement le corset pour confirmer, maintenir les résultats obtenus. Tel est actuellement pour moi le meilleur traitement de la scoliose vraie. Il est applicable aux scolioses légères dont il fait promptement justice ; il exerce une action curatrice sur l'élément courbure des scolioses vraies avec torsion. Quant aux modifications heureuses de la torsion, elles sont limitées et dépendent de l'habileté de l'opérateur, de son savoir, de son intelligence, de son application, et aussi de la docilité, de l'intelligence du sujet, qu'on fera toujours bien d'intéresser à son traitement. Les scolioses énormes, de quatre à cinq centimètres de flèche, devront être maintenues à l'aide de la ceinture à inclinaison, sans qu'on puisse espérer autre chose qu'un arrêt dans le progrès de la déviation.

En résumé, concluons pour le traitement de la scoliose :

1° Certaines scolioses énormes de 4, 5 et 6 centimètres de flèche avec torsion considérable et disparition du rachis derrière l'omoplate correspondante devront être maintenues à l'aide de la ceinture à inclinaison, sans qu'on puisse espérer autre chose qu'un arrêt dans la déviation ;

2° Dans la scoliose confirmée avec légère voussure d'un des côtés du thorax de 5^{mm} à 1 centimètre et demi de flèche, le corset d'attitude devra être appliqué le jour seulement, le repos diurne devra être observé durant 4 à 5 heures, et l'on pratiquera les petits exercices gymnastiques qui se résument dans la natation à sec et les élévations du tronc décrites plus haut.

DIX-SEPTIÈME LEÇON

CYPHOSE ET LORDOSE

Cyphose et lordose. — Fréquence très inférieure à celle de la scoliose. — Courbures physiologiques antéro-postérieures de l'épine. — Courbures pathologiques. — Se rencontrent très fréquemment dans le rachitisme. — Diagnostic de la cyphose avec le mal de Pott. — Traitement gymnastique et appareils. — La lordose est souvent secondaire; elle est fréquemment liée au rachitisme. — Lordose paralytique. — Traitement.

Messieurs,

La tradition ou si vous le préférez la routine veut qu'après avoir étudié la scoliose, affection d'une fréquence extrême et d'une importance énorme, on traite de la cyphose et de la lordose, ce qui pourrait faire croire que la colonne vertébrale peut s'infléchir avec la même facilité dans tous les sens et qu'entre ces deux malformations et les déviations latérales il n'y a, au point de vue de la fréquence, qu'une nuance peu appréciable. Il n'en est rien. La cyphose et la lordose sont excessivement rares ; aussi, comme ces leçons sont destinées aux praticiens et non aux savants, ne vous étonnez pas du peu de temps que je consacrerai à leur étude.

Vous vous rappelez, messieurs, que nous avons, à propos de la scoliose, étudié les déviations normales du rachis dans le sens de la latéralité, sans y attacher peut-être autant d'importance que Bouvier et mon ami le Dr Bouland, par rapport à la genèse de l'affection ; les courbures normales du rachis dans le sens antéro-postérieur nous inspireront plus de confiance, pour expliquer la production de la lordose et de la cyphose.

Les courbures n'existent point à la naissance, malgré la position incurvée en avant qu'a affectée le fœtus dans le sein de la mère et si aussitôt après la parturition vous placez un enfant couché sur le dos et étendu sur un plan résistant comme une table, vous ne tardez pas à vous convaincre que le dos de l'enfant est en contact avec la table depuis le haut jusqu'en bas ; ce n'est que plus tard que les courbures antéro-postérieures se produisent par un système de compensation et pour maintenir l'équilibre de l'axe spinal, à l'encontre des inclinaisons que cet axe est provoqué à prendre par diverses causes, parmi lesquelles l'action de la pesanteur est la plus importante. Il vous est certainement arrivé d'essayer de construire, à l'aide de dominos, des colonnes plus ou moins élevées. Arrivé à une certaine hauteur, vous avez dû arrêter votre construction ; parce que votre colonne absolument droite oscillait sur sa base et finissait par tomber. Si vous preniez au contraire la précaution de ménager vers la base de votre colonne des saillies dont vous corrigiez aussitôt le défaut par des rentrées ou des courbures de compensation, vous arriviez par ce moyen à construire plus haut et plus solide. Tel est évidemment le mécanisme de la formation des courbures normales antéro-postérieures du rachis, mais ces courbures ne prennent un aspect définitif qu'à la longue. Nous en avons alors une à convexité antérieure au niveau du cou, une dorsale à convexité postérieure, et une lombaire à convexité antérieure, cela fait donc trois courbures en sens inverse qui, se compensant mutuellement, respectent la direction verticale de l'axe spinal et, suivant un théorème connu de mécanique, augmentent sa résistance au tassement.

La permanence de ces courbures ne peut s'établir que par

une modification correspondante de certains organes. Les frères Weber pensent qu'au cou et aux lombes, la courbure dépend principalement de la forme des disques intervertébraux, et au dos de la forme en coin du corps des vertèbres.

Hirschfeld, au contraire, affirme que jamais il n'a trouvé de différences notables entre les hauteurs des faces antérieures et postérieures des vertèbres. Pour lui ce sont les ligaments jaunes ratatinés au cou et aux lombes qui maintiennent dans leurs courbures les vertèbres de ces régions. La vérité d'après Noël Coulomb[1] est que la principale cause des courbures physiologiques réside dans l'affaissement alternatif en avant et en arrière des disques intervertébraux, et celle de la persistance des courbures dans l'action des ligaments jaunes, augmentée encore par la rétraction de plus en plus prononcée des surtouts ligamentaux antérieur et postérieur et par le poids des parties supérieures.

Cette dernière cause qui joue un rôle prépondérant dans la formation des courbures agit encore après cette formation sur la colonne et tend perpétuellement à la modifier. Après l'abbé de Fontème, Chassaignac a parfaitement démontré l'effet de la poussée exercée du haut en bas pendant la station, sur les dimensions aussi bien que sur la forme de la colonne et nos conscrits qui pourtant n'ont jamais lu ces auteurs, quand ils veulent réduire leur taille pour échapper à la loi de recrutement, savent fort bien porter des fardeaux sur la tête ou se priver de l'extension avec repos au lit la nuit qui précède l'examen du chirurgien.

Voilà la cause des courbures antéro-postérieures qui se rencontrent dans l'état sain et qui jouent certainement un rôle dans la production des courbures pathologiques dont elles déterminent la direction et qui le plus souvent naissent par

1. Noël Coulomb, Thèse de Lyon, 1881.

l'action répétée ou non compensée des mêmes causes. Nous avons déjà parlé des courbures latérales ou scolioses, nous parlerons aujourd'hui des cyphoses et des lordoses, c'est-à-dire des courbures à convexité antéro-postérieure. On est étonné de lire dans Bouvier que ces dénominations d'origine grecque, empruntées aux œuvres hippocratiques sont peu usitées chez nous, car je ne crois pas qu'un seul étudiant en médecine en ignore le sens. Une étude lexicographique du sens comparé de ces termes qui, paraît-il, a quelquefois varié, ne servirait donc qu'à obscurcir la notion très claire qu'il représente pour vous.

Nous parlerons d'abord de la cyphose qui, quoique beaucoup moins fréquente que la scoliose, et d'une importance bien moindre en orthopédie, est plus fréquente et plus importante que la lordose. La cyphose (*excurvation* des Anglais, Pravaz et Delpech ont adopté ce mot bien fait) est une déviation antéro-postérieure de la colonne vertébrale dont les formes légères ou moyennes constituent le *dos voûlé*, le *dos rond*, et dont l'exagération, propre surtout à l'âge sénile, peut revêtir l'apparence de la bosse; elle n'a réellement d'intérêt pour le clinicien, que par les erreurs de diagnostic auxquelles elle peut donner lieu. La lordose est plus pauvre encore. Elle est ou peu considérable et alors c'est un signe de race, un cachet d'origine qui ne peut constituer une véritable malformation, ou très notable et, dans ce cas, elle est presque constamment le complément, le corollaire d'une autre affection bien curieuse; je veux parler de la luxation congénitale coxo-fémorale droite ou gauche.

La cyphose se divisera au point de vue pratique, en infantile, juvénile et sénile. Nous aurons à examiner dans quels cas elle est toute l'affection et dans quels cas elle n'est qu'un symptôme d'une autre affection.

La cyphose infantile est le plus souvent liée au rachitisme et, dans ce cas, elle a pour siège invariable l'union de la région dorsale à la région lombaire. Nous avons déjà, à propos de la scoliose, insisté sur la mobilité toute particulière de cette partie de la colonne qui se prête aussi bien à la forme *excurvée* qu'à la forme incurvée, dans un âge où les courbures naturelles du rachis ne sont pas encore très marquées. A la longue, l'usure des disques intervertébraux en avant tend à transformer cette attitude vicieuse en une attitude permanente. Un moyen bien simple permet de reconnaître à la fois l'âge et le degré de curabilité de la voussure cyphotique. Soulevez par les pieds l'enfant couché sur le ventre, comme je vous ai déjà appris à le faire et relevez avec précaution son bassin; les voussures légères d'origine rachitique s'effaceront et laisseront même reparaître un peu de la lordose physiologique qui est l'aspect habituel de la région; celles qui auront eu le temps de se confirmer aux dépens des corps vertébraux antérieurs, sans disparaître entièrement, diminueront d'amplitude et de volume. Dans les deux cas, un phènomène qui semble n'avoir rien de commun avec ceux qui nous occupent guidera votre attention vers le rachitisme comme la cause de la voussure, c'est la dyspnée considérable que vous remarquerez dans le sujet. La dyspnée complète pour l'esprit, ce qu'un œil exercé ne peut manquer de lire sur le tronc d'un rachitique. Elle résulte de plusieurs éléments qui manquent rarement : faiblesse des muscles sacro-spinaux; chute du tronc en arrière vaincue par un effort qui le rejette en avant et l'y laisse pour ainsi dire retomber d'où la voussure en arrière; poumons comprimés par ce poids dans une cage thoracique déformée contre un diaphragme refoulé par le ventre rachitique qui, comme vous vous savez, est proéminent.

Mais le plus souvent votre examen vous mettra à même de faire une découverte beaucoup plus importante. Cela est triste à dire, mais vous trouverez que vingt-cinq sur trente des enfants qu'on vous amènera comme atteints de voussure dorsale sont atteints du mal de Pott, tandis que la cyphose rachitique n'est pas relativement fréquente et que la cyphose essentielle est une rareté. Je ne parle pas naturellement du mal de Pott des autres régions de l'épine. Le siège seul de l'affection vous empêcherait de la confondre avec la cyphose infantile mais un mal de Pott dorso-lombaire, en supposant que le pointement ou les pointements caractéristiques ne viennent pas vous renseigner, comment le distinguerez-vous d'une voussure cyphotique de la même région? Toujours en élevant les pieds et le bassin de l'enfant couché sur le ventre? Si la voussure ne s'efface pas ou ne tend même pas à s'effacer, si la courbe qui la circonscrit se résout à peu près en une ligne brisée, imprimez quelques secousses au bras du levier que représente le membre inférieur de l'enfant soulevé par vous et vous provoquerez au niveau du mal une douleur caractéristique qui terminera votre doute. Vous serez en présence du mal de Pott. Défiez-vous donc toujours beaucoup de la cyphose prétendue essentielle de l'enfance. Dans l'immense majorité des cas, vous aurez affaire au mal de Pott ou au rachitisme.

La cyphose juvénile, constituant à elle seule toute l'affection est au contraire extrêmement fréquente. C'est elle surtout qui peut être considérée comme l'effet accumulé des mêmes causes qui produisent les courbures normales de la colonne, mais elle profite aussi de l'opportunité que lui fournissent l'idiosyncrasie, l'hygiène, les maladies intercurrentes; voilà pourquoi nous observons plus particulièrement la cyphose chez les jeunes filles moins robustes que les jeunes garçons; voilà pourquoi aussi nous la signalons dans la convalescence des longues maladies, alors que la faiblesse est restée extrême et que le rachis n'offre qu'une résistance très relative. Parmi les causes adjuvantes de la cyphose, il en est dont l'influence, qu'on a peut-être un peu exagérée, n'en est pas moins réelle.

Ce sont en première ligne les contractions musculaires, volontaires ou réflexes; les attitudes habituelles comme l'inflexion caractéristique du tronc, que l'on rencontre chez les personnes adonnées aux pratiques religieuses, comme l'attitude courbée des myopes. Certaines habitudes pédagogiques absolument détestables doivent entrer également en ligne de compte. Il est certain que l'habitude qu'on donne aux enfants de réciter leurs leçons debout, les bras croisés sur la poitrine, l'obligation qu'on leur impose de garder longtemps cette même posture, soit debout, soit à genoux, quand on les punit, l'usage de tables trop basses relativement aux bancs et particulièrement l'exercice du piano sur un petit siège mobile sans dossier peuvent être considérés comme un puissant adjuvant dans la genèse de l'affection qui nous occupe. Dans tous ces faits d'habitude, c'est la contraction musculaire continue et exagérée qui joue toujours le principal rôle.

Arrivons maintenant aux symptômes. N'oubliez pas que le signe vrai, caractéristique, pathognomonique de l'affection est une courbure régulière qui s'étend depuis la région moyenne de la colonne dorsale jusqu'à la colonne lombaire. J'appelle tout particulièrement votre attention sur la régularité de cette courbe dans laquelle vous ne verrez pas de ces petits renflements, de ces nodosités que l'on trouve dans le mal de Pott. Si nous ajoutons que le rachis n'est jamais douloureux, quel que soit le point que l'on explore, nous aurons donné les deux meilleurs signes diagnostiques que l'on puisse trouver. — Autres signes adjuvants : le décollement symétrique des deux épaules (les *scapulæ alatæ*) la forme ailée des omoplates dont le bord interne au lieu d'être énergiquement appliqué sur le thorax s'en écarte au contraire symétriquement avec son congénère d'une manière plus ou moins considérable. Le cou est tendu en avant et donne à la marche une tournure grotesque. La poitrine paraît étroite sans pourtant présenter de déformation. Cette étroitesse réelle ou apparente tient à l'attitude des malades qui, en raison même du décollement du scapulum, ont une tendance constante à porter le moignon de l'épaule en dedans et en avant. J'insiste sur ce fait : la poitrine n'est jamais déformée et ne présente dans aucun cas cette forme en carène que l'on observe chez les rachitiques.

J'ai hâte d'arriver au traitement et je vous demanderai la permission d'aborder ce point important sans attendre que nous nous soyons expliqués sur la cyphose sénile à laquelle nous reviendrons. C'est entre l'âge de 6 à 20 ans que les enfants et les jeunes gens sont surtout sujets à contracter une cyphose le plus souvent curable, ou susceptible de grande amélioration ; nous allons passer en revue les moyens qui peuvent amener ce résultat.

Je n'ai pas jugé utile de vous faire à part l'histoire de la cyphose symptomatique. Il est bien évident, par rapport au traitement, qu'il faut tenir compte des indications fournies par un diagnostic précis de toutes les circonstances étiologique du cas. Ainsi le rachitisme et le mal de Pott, quand on les découvrira, seront l'objet du traitement particulier dont je vous parlerai à propos de ces deux affections. Les paralysies et les contractures peuvent, par un mécanisme inverse, amener la cyphose, quoique la lordose en résulte plus communément. Les rhumatismes, les névralgies les douleurs thoraciques de toute origine peuvent produire une voussure cyphotique en provoquant des attitudes vicieuses suivies ou non de roideurs articulaires.

Mais le traitement que je vais vous exposer s'adresse surtout à la cyphose juvénile telle que l'action prolongée des causes mécaniques secondée par la débilité constitutionnelle la produit. Cette débilité joue un rôle trop considérable dans la production de la cyphose juvénile pour ne pas fournir une indication importante au traitement. On lui opposera les moyens

appropriés à la constitution de chaque sujet. L'huile de foie
de morue, les préparations phosphatées, ferrugineuses, les
bains de mer, les eaux chlorurées sodiques fortes, les eaux sulfureuses ou à leur défaut les bains dits de Barèges serviront à
titre de reconstituants. La débilité musculaire localisée dans
certains groupes de muscles et en particulier dans les sacro-
spinaux pourra être combattue par l'hydrothérapie, les frictions stimulantes, le massage et les applications de courants
interrompus. Les attitudes vicieuses qui auront pu contribuer
à la production de l'affection seront soigneusement scrutées
dans leurs causes et seront l'objet d'une surveillance assidue
mais, c'est sur la gymnastique et avant tout sur la gymnastique suivie d'hydrothérapie que nous compterons pour produire à la fois des effets généraux et locaux.

La gymnastique, comme pour la scoliose, devra seulement
être maniée avec le plus grand soin et dans le choix des exercices on devra toujours se guider sur l'expérience et non sur
la théorie que nous trouverions souvent en défaut. Un exemple
à l'appui de ce que j'avance : Shaw[1] et avec lui plusieurs
auteurs de traités d'orthopédie ont imaginé, pour corriger la
cyphose, de charger avec excès la tête des malades et de les
faire marcher jusqu'à la fatigue avec leur fardeau. Suivant lui,
le malade supportant péniblement le poids qui l'excède devrait
réagir avec plus ou moins de force et se redresser pour le
combattre. L'expérience a donné tort à cette théorie en dé-
montrant, jusqu'à l'évidence, que dans cet exercice l'enfant
cède, ne réagit pas, ne se redresse pas et qu'au contraire sa
voussure dorsale s'accentue de plus en plus. Je n'en dirai pas
autant de la méthode suédoise qui, basée cependant sur le
même principe, donne les meilleurs effets.

1. Shaw, *On the nature and treatment of the Distorsions to which the spine
and Bones of the chest are subject.* London, 1823. — *Further Observations.*
London, 1825.

Cette méthode dont nous avons eu déjà l'occasion de dire un mot à propos de la scoliose se compose d'une série d'exercices dont le principal, pour ce qui a trait à la cyphose, consiste à appliquer la main derrière la nuque du malade et à le forcer à pencher la tête en avant de manière à mettre le menton en contact avec le sternum. L'enfant a la consigne de lutter contre cette pression et fait contracter violemment dans cette lutte les muscles spinaux. Ce procédé souvent répété a donné de bons résultats.

L'échelle orthopédique consiste en une large échelle séparée dans le milieu de son axe par une planche. L'enfant montant à reculons jusqu'à l'extrémité supérieure se pend par les mains à la renverse le dos appuyé sur le plan incliné que représente la planche.

L'attelage est peut-être le moyen gymnastique qui m'a donné les meilleurs résultats. Les appareils spéciaux destinés à l'exécuter étant à la fois forts chers et très difficiles à trouver j'ai souvent tourné la difficulté à l'aide du système suivant : Étant donné un mur résistant et non une simple cloison, je fais planter et assujettir solidement quatre poulies de renvoi dont deux sont fixées en bas sur la cimaise et séparées par une longueur d'un mètre ; les deux autres sont fixées en haut du mur et écartées de la même longueur. Une longue corde ou mieux deux longues cordes parallèles s'enroulent sur les poulies de façon à ce que les bouts inférieurs munis de poignées solides traînent horizontalement sur le sol, alors que les bouts supérieurs pendent verticalement soutenant par leur extrémité un sac contenant de la grenaille de plomb. A l'état de repos ces sacs reposent à terre près des poulies inférieures.. L'enfant se baissant jusqu'au sol le dos tourné au mur, tient à pleine mains les deux poignées et, se roidissant avec force, tout en se portant en avant, démarre et enlève littéralement les deux sacs de plomb. Il faut que dans ce mouvement les avant-bras fléchis sur les bras soient accolés au tronc, en un mot que l'enfant ait les coudes au corps. Le mouvement ascensionnel des sacs commence à se produire; il s'accentue bientôt et ne s'arrête que lorsque les sacs touchent le plafond. L'enfant s'arrête alors et portant en arrière ses deux bras étendus et les épaules effacées retourne à reculons et à petits pas prendre sa place le long du mur. Cet exercice que l'on exécutera facilement à la condition d'avoir une chambre assez grande pour que la piste soit suffisante devra être répété une douzaine de fois de suite à chaque séance. Les poids doivent être réglés de telle façon, que l'enfant puisse à la rigueur démarrer, mais au prix d'un effort assez considérable.

L'exercice du bâton tenu par les deux bouts et porté ensuite par-dessus la tête en avant et en arrière donnera également de bons résultats.

J'arrive aux appareils destinés à remédier à la cyphose juvénile. N'oublions pas que tout appareil sérieux devra prendre son point

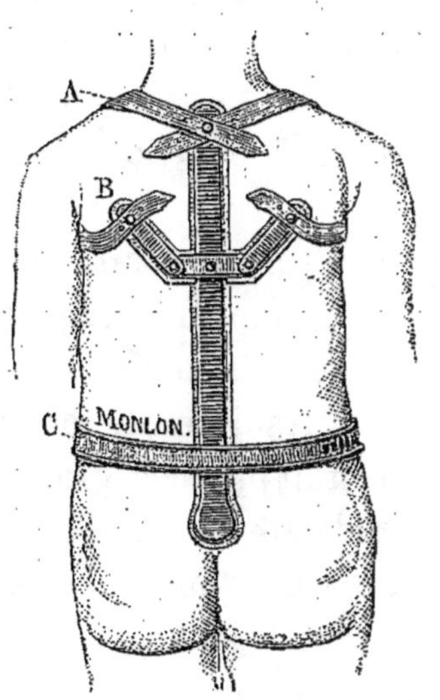

Fig. 68. — Appareil de soutien.

d'appui sur le bassin et proscrivons, dès à présent, tous ces prétendus soutiens exotiques, qui, tout en forçant les coudes à se rapprocher en arrière, donnent au tronc une attitude essentiellement vicieuse. Je préférerais de beaucoup, si la cyphose n'exigeait pas une trop forte pression, le petit appareil que M. Lebelleguic a dernièrement fait construire sous le nom d'*appareil de soutien*. Dans cet appareil aussi léger qu'efficace, une tige médiane est appliquée sur le rachis, se moule sur lui et s'élève jusqu'à l'extrémité de la région cervicale.

Cette tige est fixée à la taille par une petite ceinture, et présente, vers le milieu de la région dorsale, deux tiges obliques qui se ramifient sur la première et viennent presser sur les deux omoplates. Celles-ci sont fixées par des épaulettes. Cet appareil, qui se met en un clin d'œil, peut s'appliquer par-dessus la robe. C'est une heureuse modification de la plaque dorsale de Bonnet, dont la construction a l'inconvénient d'être d'un prix relativement elevé. Quant aux corsets, dont l'utilité a été tour à tour contestée et exagérée ; on peut affirmer qu'ils constitueront un puissant adjuvant pour le traitement de la cyphose. Ceux que l'on devra choisir pour la circonstance sont le corset de Taylor et le corset à tuteurs postérieurs.

La cyphose sénile occupe avec raison une place restreinte dans la plupart des auteurs qui ont traité le sujet qui nous occupe, et nous n'avons pas l'intention d'innover en ce point sur la tradition. Le but que nous poursuivons est surtout un but pratique, et la grande objection que nous avons à faire à l'étude approfondie de la cyphose sénile, c'est le peu d'espoir qu'il y a de modifier cette affection. Ce n'est pas que cette étude soit dénuée d'intérêt ; elle éclaire l'étiologie de l'affection et comme elle est riche en documents nécropsiques, elle permet par analogie de soupconner ce qui se passe chez les jeunes, quand une simple attitude vicieuse se transforme en une déformation permanente. L'influence de l'habitude est incontestable : les vieux militaires marchent cambrés, le ventre en avant et seraient plutôt portés à la lordose qu'à la cyphose. Ceux que leur profession oblige à se tenir penchés, comme les gens de bureau, tombent dans l'excès contraire et se voûtent. Quant aux laboureurs et surtout aux vignerons qui binent entre leurs jambes sur un plan incliné, ils retournent à la terre, comme ils disent eux-mêmes dans un langage pittoresque. Les femmes se voûtent généralement quand la coquetterie les

abandonne et qu'elles cessent de porter un corset. Ces remarques que d'habiles observateurs ont fait porter jusque sur
les animaux associés aux labeurs de l'homme, ne laissent aucun doute sur le rôle prépondérant des attitudes dans la genèse
de la cyphose. La débilité générale de l'âge avancé et l'affaiblissement musculaire sénile des extenseurs du tronc achèvent
le tableau et complètent la chute en avant de la partie supérieure du corps. Séraphin, le fameux montreur d'ombres chi-
noises, qui a tant amusé l'enfance de nos pères, avait acquis
dans son théâtre, où il restait perpétuellement courbé, une
cyphose dont la pièce, conservée au musée Dupuytren (n° 652)
empêchera son nom de périr. Elle est remarquable en ce que
la courbure englobe toute la colonne vertébrale y compris les
convexités antérieures cervicale et lombo-sacrée. A ce degré
la cyphose peut porter le centre de gravité en avant, au point
de compromettre l'équilibre. Le vieillard ainsi déformé est
obligé d'élargir sa base de sustentation au moyen d'un bâton :
c'est alors qu'il devient proprement cet animal à trois pieds
mentionné dans l'énigme du sphinx. La forme du thorax est
altérée par la cyphose sénile, arrivée à ce point : la cage thoracique rétrécie transversalement et raccourcie, s'incline en
avant, aux dépens du sternum qui se courbe sur lui-même. On
comprend quel risque cette espèce d'involution thoracique fait
courir à la vie du vieillard, et à quels dangers d'asphyxie lente
ou même en de certains cas, rapide, il est exposé.

Les lésions de la cyphose sénile reproduisent celles que nous
connaissons déjà : la déformation des vertèbres, l'affaissement
des corps vertébraux, l'aplatissement des disques inter-arti-
culaires, l'écartement des lames, la distension des ligaments
jaunes, mais la colonne vertébrale de Séraphin nous offre un
beau spécimen des lésions d'un autre ordre, qu'on trouve ordinairement dans les autopsies de cyphoses séniles, et qui jet-
tent un grand jour sur les transformations pathologiques de

l'axe spinal (fig. 69). Les ligaments sont ossifiés, certains corps vertébraux se sont réunis par une sorte de cal osseux, les arcs vertébraux sont soudés entre eux, des adhérences osseuses se sont formées entre les côtes et le rachis. Ce travail d'ossification qui procède généralement par stalactites ou ponts osseux je-

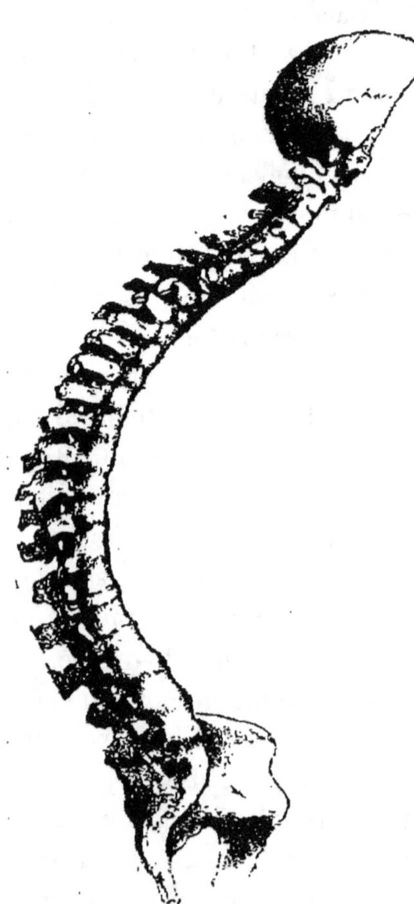

Fig. 69. — Colonne vertébrale de Séraphin.

tés d'une surface à l'autre, pourrait bien être le même que celui que nous avons signalé dans l'arthrite déformante du torticolis osseux. C'est à rompre ces adhérences que tendrait le procédé de redressement brusque de M. Delore (de Lyon) que nous avons examiné à propos du traitement du torticolis et dont nous n'avons admis l'emploi que sous les plus expresses réserves.

Vous comprenez bien pourquoi je n'insiste pas sur le traitement de la cyphose sénile; Bouvier, si informé des choses de l'antiquité, nous apprend que l'empereur Antonin luttait contre l'affaiblissement de sa poitrine en y appliquant une planchette de sapin; pourquoi n'entrerions-nous pas dans la voie tracée par ce sage empereur? Un corset, bien construit et muni d'un busc pas trop serré pour ne pas aggraver la dyspnée, serait peut-être le meilleur secours que l'on pourrait offrir au vieillard cyphotique.

Si la cyphose ne présente relativement à la scoliose qu'un intérêt secondaire, la lordose essentielle est absolument dans dans le même cas par rapport à la scoliose et même à la cyphose. C'est une déformation due à l'exagération des courbures cervicale, dorsale et lombaire : la *lordose dorsale*, qui d'ailleurs n'est jamais idiopathique, se rencontre très peu.

La *lordose cervicale* est aussi fort rare; on ne la voit guère et pour un temps que chez les enfants à la mamelle. Certains enfants sont vantés par leurs mères ou leurs nourrices parce qu'ils tiennent leur tête bien droite. Il n'en est malheureusement pas toujours ainsi, et la tête trop volumineuse d'un certain nombre d'enfants pendant que les extenseurs du cou sont encore débiles, retombe en arrière de manière à simuler une lordose cervicale. Je dis simuler, parce que leur tête tombe aussi en avant dans une autre position. Le meilleur appareil, pour obvier à cette difformité, est le petit matelas piqué dont on se sert en Allemagne; cette pièce de maillot donne une grande sécurité à l'enfant contre les chocs fâcheux le long des portes, et maintient de plus, la tête dans l'horizontale. Son application est des plus commodes; il se place par-dessus le maillot ordinaire auquel on le fixe; et le crin qui entre dans sa composition empêche qu'il ne se déforme.

J'arrive maintenant à la *lordose lombaire*. La lordose lombaire pathologique ne se distingue souvent de la courbure normale dorso-lombaire que par une nuance imperceptible. L'exagération de cette dernière est souvent un trait de physionomie propre à certaines races; elle est très marquée chez les femmes cubaines, et n'est pas toujours dénuée d'une grâce toute féminine. Vous avez pu la constater dernièrement au jardin d'acclimatation sur les naturelles de la Terre de Feu et

à un degré qui est bien près de la difformité. Il y a une lordose acquise qui se rapproche davantage de l'état pathologique, c'est celle qui résulte des attitudes propres à certaines
professions, chez les blanchisseuses, par exemple, qui, à peine
pubères, portent d'énormes paniers de linge ; les marchandes
ambulantes qui, par le progrès général de l'aisance, roulent
maintenant une voiture, portaient autrefois devant elles d'é-
normes éventaires et se courbaient dans le sens de la lordose
pour réagir contre ce poids. Wenzel cite le cas, tristement comique, d'un homme qui avait contracté une lordose étant
enfant, en se cambrant pour échapper, par une retraite de
corps, aux coups de poing que son père lui administrait au
bas des reins [1] ; il y a une lordose des clowns, résultat de certaines poses qu'il est inutile de décrire parce qu'elles font
partie d'un répertoire immuable et universellement connu.
Bouvier n'a pas dédaigné de nous faire savoir sur l'autorité de
Procope, que l'impératrice Théodora, *cum vestes inter mimos
exuisset* (je cite sans traduire) *in mediis stabat, lumbos incur-
vata* (λορδουμένη). Il suffit d'avoir été quelquefois au cirque pour
se représenter cette attitude peu digne d'une impératrice. Les
femmes grosses, surtout celles qui portent l'enfant en avant,
marchent cambrées, le dos renversé en arrière, et cette démarche
n'a rien qui dépare une jeune matrone, fière à bon droit de sa
maternité. Néanmoins, la même cause ramenant les mêmes
effets plusieurs fois de suite, surtout quand la constitution s'y
prête, quand les fatigues et les privations aggravent les inconvénients de la gestation, peuvent donner lieu à une lordose
pathologique accompagnée de douleurs. La direction du bassin
et des organes intra-pelviens en devient modifiée ; une rétroversion, qui constitue un danger pour l'accouchement et une
cause d'infirmité pour la suite, s'établit. Bref il y a quelquefois

______

(1) Wenzel, *Ueber die Krankheiten am Rückrathe*, Bamberg, 1824.

lieu de traiter la femme atteinte de lordose dans sa grossesse ou du moins de la prémunir en la faisant se reposer souvent le dos soutenu et les cuisses infléchies contre les conséquences extrêmes de son ensellure.

Il faut bien accepter ce terme si pittoresque et si exact quoiqu'il soit emprunté à l'art du vétérinaire; d'ailleurs ce qu'on observe sur les animaux affectés d'*ensellure*, de *dos ensellé*, de *courbure* ou *contre-bas* confirme entièrement ce que nous avons dit de la genèse de la lordose chez l'homme. Cette difformité est un signe de race chez les béliers mérinos de la variété dite Rambouillet; certains chiens, certains porcs et les chevaux arabes en sont marqués. Elle ne manque jamais de se produire chez les animaux de charge, quand on leur a fait porter un poids trop lourd, chez les génisses qu'on a fait vêler trop tôt.

La lordose lombo-sacrée, pathologique, est accompagnée d'un certain nombre de désordres qui sont en rapport avec ce qui se passe dans les autres déviations de l'épine. Il y a d'abord exagération de la courbure lombaire antéro-postérieure, différence entre la hauteur de la colonne en avant et en arrière, rapprochement des lames et des apophyses épineuse. Allongement des ligaments jaunes, augmentation de l'espace intervertébral en avant et ce qu'il y a de plus important à cause des erreurs de diagnostic auxquelles la palpation de l'abdomen peut donner lieu, formation d'une saillie, d'une voussure qu'on a prise quelquefois pour une tumeur. Cette voussure ne se confond pas absolument avec la saillie de l'angle sacro-vertébral qui peut se former à sa base et qui est caractéristique de la lordose rachitique. Notons aussi comme lésion secondaire l'élongation, l'amincissement des muscles de la paroi abdominale et du psoas trop fortement distendus, tandis que les muscles sacro-spinaux sont refoulés sur eux-mêmes et comme recoquevillés dans un étroit espace.

La lordose, même confirmée, n'amène jamais une chute du tronc en arrière comparable à celle que la cyphose produit en avant, excepté dans la lordose paralytique. On ne trouve pas non plus ordinairement à l'autopsie des vieillards affectés de lordose des lésions aussi importantes que celles de la cyphose, pourtant il a été signalé une ankylose articulaire et des soudures d'organes osseux ou ligamenteux soit par des ostéophytes, soit par formation d'une sorte de cal (fig. 69).

La lordose se rencontre comme épiphénomène ou comme symptôme dans un grand nombre d'affections. Souvent elle est le résultat de la tendance naturelle qui nous porte à renverser l'axe spinal en arrière pour compenser l'excès de son inclinaison en avant. Le mal de Pott, suivant les différents sièges qu'il occupe donne naissance à des voussures cervicales, dorsales, spinales qui sont compensées par des courbures inverses. Les lordoses cervicale ou lombaire compensatrices des cyphoses sacrée, dorsale, cervicale sont les plus fréquentes.

La flexion permanente des jarrets dans les contractures du membre inférieur, la coxalgie, la luxation congénitale de l'une ou des deux articulations coxo-fémorales, les courbures rachitiques des cuisses et des jambes, les changements de direction du bassin et en général toutes les attitudes permanentes, qui portent en avant le segment inférieur du corps, rejettent le thorax en arrière et produisent l'ensellure par une loi d'équilibre qu'il n'est pas difficile de comprendre. Il est plus difficile d'y remédier quand on n'a pas pu, dès le commencement, corriger l'attitude vicieuse qui lui a donné naissance. Les contractures donnent lieu aussi à des lordoses. Mentionnons comme très intéressante à cause des erreurs de diagnostic dont elle est l'occasion, la lordose cervicale produite par la contracture passagère des muscles de la nuque, assez fréquente chez les enfants.

Les contractures lombaires et dorsales sont plus rares et il faut porter le scrupule d'être complet jusqu'à un degré morbide pour faire une lordose dorso-lombaire d'une convulsion

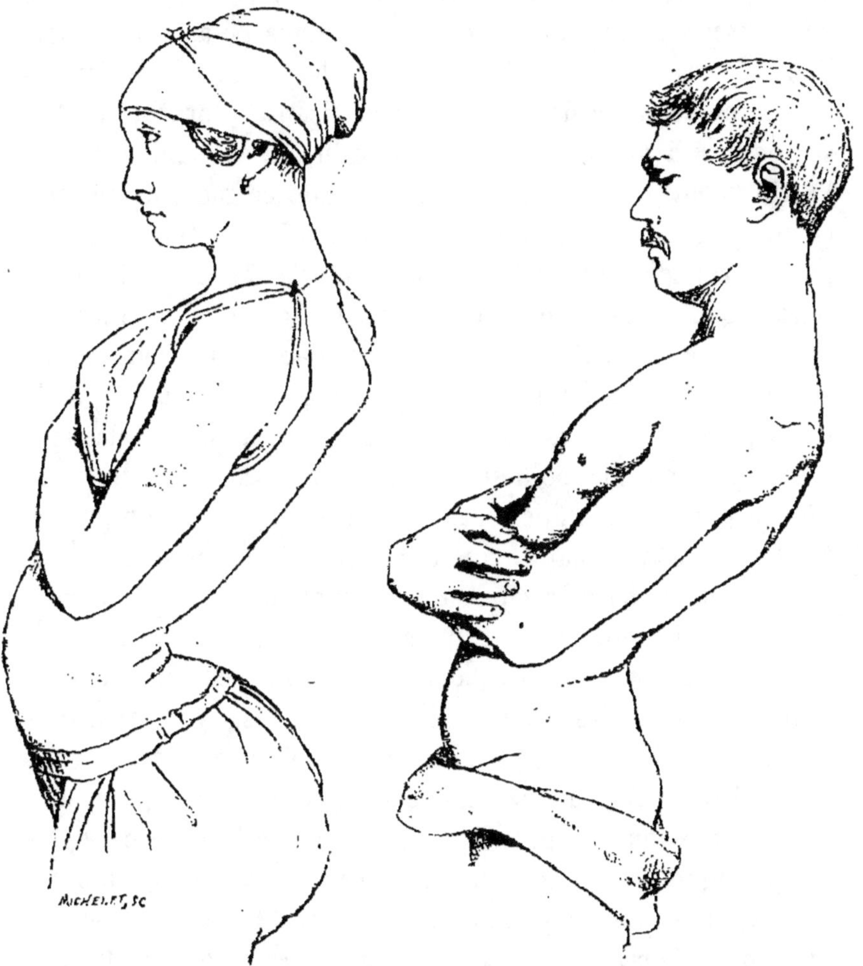

Fig. 70. — Lordose par paralysie des muscles abdominaux.

Fig. 71. — Lordose par paralysie des muscles extenseurs du bassin.

tétanique comme celle qui est connue sous le nom d'opisthotonos.

La lordose paralytique doit son intérêt à une particularité

paradoxale de son étiologie, c'est qu'elle peut naître de la paralysie des muscles extenseurs, comme de la paralysie des muscles fléchisseurs de la colonne. Bouvier a fait connaître et représenté dans son atlas un cas curieux de lordose par paralysie des muscles abdominaux (fig. 70) qui dans l'état normal sollicitent le rachis à se fléchir et dont les antagonistes (masse commune et carré des lombes) produisent la lordose lombo-sacrée quand un certain degré de faiblesse se manifeste dans l'action contraire. Rien de plus net que ce mécanisme. Duchenne (de Boulogne) a donné une explication ingénieuse d'une autre forme de lordose (sacro-spinale) (fig. 71) due à la paralysie des muscles extenseurs du bassin. Ce n'est d'ailleurs pas une lordose vraie. Il n'y a pas en effet dans cette forme d'ensellure véritable; les fesses sont effacées au lieu d'être saillantes, mais l'épine est fortement rejetée en arrière. Cela tient à ce que le malade, sollicité à tomber en avant, fait un effort pour reporter son tronc en arrière jusqu'à ce que son propre poids l'attire et le maintienne dans cette direction. Si l'on soulevait avec la main le tronc de ces malades et si on le portait graduellement en avant, il viendrait un moment où, malgré la volonté du malade, il basculerait et échapperait à son soutien. Je ne vous dirai rien de plus de la lordose symptomatique qui n'est pas le point le plus important de notre sujet. Je vous ai parlé du mal sous-occipital avec assez de détail pour être certain que vous ne prendrez pas pour une lordose cervicale idiopathique celle que vous rencontrerez comme symptômes de cette affection et je ne vous ferai pas l'injure de penser que vous pourriez vous tromper sur les caractères distinctifs d'une lordose cervicale, ou lombaire, résultant de cicatrices vicieuses. Quant à la lordose congénitale, c'est une monstruosité qui relève de l'embryologie, de la tératologie, plus que de l'orthopédie. Nous ne nous arrêterons pas à l'étude de cette curiosité et nous aborderons la question du traitement de la lordose qui répond mieux au caractère pratique de ces leçons.

Avouons tout d'abord que ce traitement n'a que peu de chose à attendre de l'art du mécanicien. Les lits orthopédiques sont un moyen puissant, dont nous avons dit beaucoup de bien à propos de la scoliose, mais ce serait souvent dépasser le but que d'appliquer cet agent d'extension forcée à une lordose sans déformation notable des disques articulaires. L'extension sans traction sur un plan horizontal qui réussit très bien contre l'ensellure des femmes grosses suffira dans la plupart des cas. Je ne suis pas également partisan de l'extension sur un lit mou qui a été recommandée, mais qui serait difficilement supportée dans le décubitus dorsal par la plupart des malades. Quant aux corsets et aux ceintures, ils sont construits d'après le principe qui préside au redressement mécanique des courbures du rachis en général et qui se formule ainsi : exercer une pression sur le côté saillant de l'arc et une contre-pression ou une traction sur ses extrémités. La pression est exercée sur l'abdomen, la contre-pression porte sur le sacrum et sur les vertèbres dorsales. Les plus connus parmi ces appareils sont : le corset de Duchenne [1], les ceintures de Bigg et d'Erichsen. Aucun de ces appareils ne m'a donné les mêmes résultats que la gymnastique : la gymnastique *jussa et ordinata* est le traitement par excellence de la lordose.

Un fait d'observation guidera le praticien dans le choix des exercices : lorsqu'un sujet sain, étant debout, se baisse comme pour ramasser quelque chose; lorsqu'il s'assied, surtout lorsqu'il s'assied sur un siège bas ou s'accroupit les genoux très infléchis, le rentrant de ses lombes disparaît et tend même à se transformer en voussure. Le même résultat est cherché et atteint suivant le plus ou moins d'importance des lésions anatomique dans le traitement de la lordose pathologique. Telle

---

1. Duchenne (de Boulogne). *De l'électrisation localisée et de son application à la pathologie et à la thérapeutique*, 3e édition, Paris, 1872, p. 1083 et suiv.

est l'origine d'un grand nombre d'exercices qui sont tous rationnels et dont un grand nombre sont utiles.

Au premier rang se place l'ascension sur un plan très incliné, les yeux fixés sur les pieds et le tronc fortement incliné en avant. Vient ensuite l'exercice du scieur de long qui a une grande valeur et donne des résultats assez rapides. Enfin j'ai réservé pour la fin le procédé qui a été imaginé, et parfaitement décrit par M. Renier. Il consiste en une série de mouvements, ou mieux, en un mouvement unique plusieurs fois répété, tendant à lutter énergiquement contre la projection de la région lombaire en avant. Voici comment on l'exécute. On a eu soin de fixer sur les deux montants d'un fauteuil solide un tube de caoutchouc, qui par ses nombreux doubles transversalement placés, divise le siège du fauteuil en deux parties, une postérieure, qui est en arrière du tube, et une antérieure beaucoup plus étroite. Quelle que soit son étroitesse, c'est sur cette partie que s'assied le sujet dont les lombes se trouvent alors en contact avec les tubes de caoutchouc. S'aidant ensuite des deux mains qui s'appuient avec force sur les montants, il pousse le tube avec ses reins de façon à venir toucher en les refoulant le dosier du fauteuil et à s'y maintenir durant quelques secondes. Cédant bientôt à la pression du caoutchouc, il vient reprendre sa première position et recommence plusieurs fois de suite le même exercice. Ce moyen basé sur le principe de la gymnastique dite suédoise m'a donné souvent d'excellents résultats.

DIX-HUITIÈME LEÇON

Retour sur la méthode de suspension et les corsets de Sayre. — Revue de l'expérimentation dans les divers pays. — Observations personnelles en faveur du corset de Sayre. — Applications plus particulièrement utiles dans le mal de Pott. — Réserves à l'égard de la scoliose. — Modus faciendi. — Précautions à prendre.

MESSIEURS,

L'homme absurde est celui qui ne change jamais. Cette proposition qui a pu sembler une excuse un peu banale pour des changements de front accomplis sur d'autres terrains que celui de la chirurgie, est absolument justifiée dans le cas qui nous occupe.

Vous ne vous rappelez sans doute pas, et c'est pour cela que je vous la rappelle certaine lettre que j'écrivis en 1879[1].

Cette lettre, écrite sous la première impression d'une démonstration du corset faite à l'hôpital des Enfants par M. Sayre et son état-major, revenant du congrès de Cork, a paru très hostile à la méthode de M. Sayre, bien qu'en la relisant, j'aie été étonné de voir combien, en somme, il faudrait y ajouter peu ou en retrancher peu pour la mettre au point qu'une expérience plus complète et assez souvent favorable de la méthode m'a fait atteindre. Cette lettre combat la théorie de

1. *L'Union médicale* (loc. cit.)

M. Sayre sur le mal de Pott, d'après laquelle cette affection serait toujours traumatique; là-dessus, il n'y a pas lieu d'y rien changer. J'ai dit qu'il serait illogique, et pis que cela, insensé, barbare, de suspendre par les aisselles et par le maxillaire, un mal de Pott en période d'état. Là-dessus, l'expérience du jour même a confirmé la véhémence de mes réserves.

Le post-scriptum de la lettre constate, en effet, que le malade sur lequel M. Sayre a opéré, n'a pu dormir dans la nuit qui a suivi l'application de l'appareil (la nuit du samedi au dimanche). Ces douleurs, moins aiguës le lundi, sont revenues avec une telle violence dans la nuit du lundi au mardi, qu'il a fallu fendre le corset plâtré et l'enlever. On a trouvé, au niveau du sommet de la gibbosité, une eschare profonde de la largeur d'une pièce de vingt centimes. Le malade n'a cessé de souffrir (ceci soit dit sans aucune insinuation funèbre), qu'une fois débarrassé du corset plâtré. Je pourrais donc dire de ce point de ma lettre, ce que Pascal disait des *Provinciales* avec lesquelles elle n'a rien autre chose de commun. C'est que, si j'avais à l'écrire encore, je l'écrirais plus forte.

Mais j'ai dit que, dans la période de réparation du mal de Pott, l'appareil de Sayre appliqué avec certaines précautions qu'il omet, était appelé à rendre de réels services. J'ai dit que, comme corset, cet appareil pouvait aussi agir sur l'élément flexion de la scoliose, sans avoir aucune action sur l'élément torsion, j'ai dit qu'il était impuissant contre la bosse latérale scoliotique; j'ai dit que la suspension verticale pourrait être utile comme exercice gymnastique ou comme manœuvre préparatoire à l'application d'un corset qui doit surprendre le tronc dans le redressement et qu'on aurait raison de s'en servir dans le cas où elle ne ferait courir aucun danger au malade; enfin, résumant mon opinion, dans une leçon plus récente sur la scoliose, j'ai dit qu'il y avait trois choses dans la méthode de Sayre : une suspension, une surprise et un corset et du bon dans ces trois choses, tout cela me paraît empreint d'une grande modération. Il m'a semblé, néanmoins, qu'il y avait lieu de revenir sur cette importante méthode et de la soumettre à un examen moins sommaire en profitant des résultats de l'expérience acquise.

Depuis le mois de novembre 1874, date de la première application, par Sayre, de bandes saturées de plâtre, au thorax d'un jeune malade atteint du mal de Pott, depuis avril 1876 où Sayre a fait son premier corset de plâtre pour une scoliose, depuis son livre en 1877, préconisant l'usage de ce moyen de traitement dans la scoliose, la méthode de Sayre a été expérimentée dans le monde entier. Le professeur Schœnborn, de Kœnigsberg, constate, en effet[1], que la méthode de Sayre, malgré ses défectuosités, prédomine sans conteste pour le traitement des affections articulaires de la colonne vertébrale, mais que les Français sont les seuls à observer, de la façon la plus conservatrice, les procédés de Sayre lui-même.

Il est donc à remarquer que la méthode de Sayre ne s'est répandue et acclimatée dans les divers pays qu'au prix de modifications importantes et sous des réserves qui confirment la majeure partie de nos critiques. Une des préoccupations constantes a été d'éviter la syncope ou les vomissements résultants de la suspension par la nuque et par les aisselles qui, d'après Willet[2] se présentent une fois sur quatre, chez les adultes, surtout chez les femmes. Willet a essayé de parer à cet inconvénient en appliquant son appareil dans la position horizontale. Mais alors que devient la suspension? La double préoccupation de conjurer les dangers de la suspension et d'en conserver l'effet utile a suggéré un certain nombre d'expédients plus ou moins ingénieux. Willet applique le bandage dans la position

1. *Jahrbuch für Kinderheilk. und physische Erziehung*, Neue Folge, 1879.
2. *Saint-Bartholomew's Hospital Reports*, 1878.

horizontale flottante, c'est-à-dire qu'il suspend son malade horizontalement à une forte traverse. Owen (anglais) ne fait pas la suspension. Barrwell suspend par la poitrine. Langenbeck, dans les cas de gibbosité prononcée, anesthésie et suspend horizontalement. Berkeley-Hill a un système de suspension à lui. Beely (de Berlin), place ses malades sous un fort tréteau et sur une table étroite à laquelle il fixe les pieds au moyen d'une ceinture. Walcker a l'idée ingénieuse, dont on pourrait tirer parti, de placer ses malades dans le décubitus dorsal, d'appliquer ses bandelettes comme un scultet. Les eschares ont attiré aussi l'attention de ces praticiens. Willet en a constaté sur les apophyses épineuses de malades dont les bandages avaient été posés à Saint-Bartholomew's par M. Sayre et par son fils (exactement comme à l'hôpital des Enfants). Quoique Anglais, et peut-être parce que Anglais, il a méconnu les avantages du *corn-plaster* qui nous a rendu de si grands

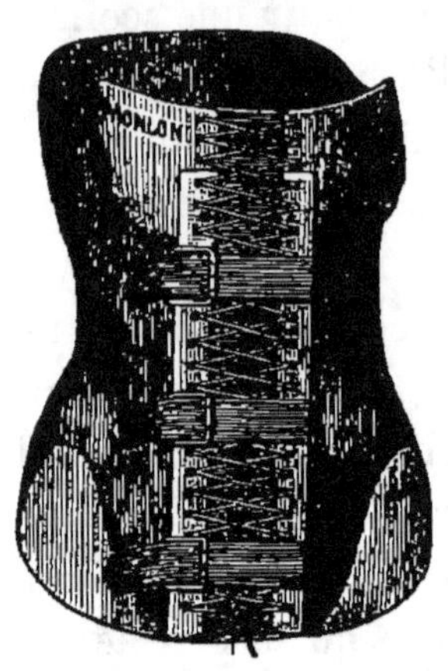

Fig. 72. — Corset en feutre poroplastique genre Sayre.

services pour éviter les eschares et il a essayé de les empêcher en coupant le bandage au niveau de la gibbosité, moyen dangereux à cause de l'hypérémie consécutive de la partie, presque inévitable. Les autres modifications de l'appareil de Sayre ont porté sur le choix des matériaux à utiliser pour sa construction. On en a fait en feutre plastique (fig. 72), en cuir, en silicate, en paraffine et en papier. On a fait des bandages, façon Sayre, dans la clinique de Bonn, en superposant trois tricots de flanelle très justes, recouverts de plâtre en bouillie avec un pinceau. Des essais moins heureux à mon sens ont été faits pour rendre l'appareil amovto-inamovible, et les Français me paraissent avoir mieux compris la méthode en l'appliquant suivant l'esprit conservateur, lisez routinier, que leur reconnaît notre confrère[1].

Le principal avantage à mon sens du corset de Sayre, est de ne pouvoir être ôté. L'application de ce corset est un mariage avant la loi du divorce ; il doit son efficacité à cette garantie contre l'esprit volage et capricieux des malades. M. Sayre aurait le droit de récuser la paternité des résultats qui ne sont pas nés sous la garantie de l'inamovibilité. Les résultats légitimes de la méthode qui ressortent nettement d'une pratique aussi étendue, sont les suivants, constatés par des observateurs de tous les pays : 1° le corset de Sayre est appelé à se classer définitivement dans l'arsenal chirurgical comme modificateur efficace du mal de Pott ; 2° la suspension par le cou et les aisselles, fait courir quelques risques aux malades, surtout aux adultes, Willet a signalé un cas de mort[2] ; 3° la gibbosité, dans le mal de Pott, ne diminue ni pendant la suspension, ni après le traitement ; 4° les douze mois que M. Sayre demande pour ce traitement sont à peine suffisants dans beaucoup de cas.

Quelle que soit l'importance de cette enquête internationale, ce n'est pas par ces considérations que j'ai été amené à examiner de nouveau avec vous la méthode de M. Sayre. La véritable raison, c'est que, depuis ma lettre écrite après une première expérience de la méthode, expérience assez malheureuse, quoique l'appareil ait été appliqué par M. Sayre en personne, j'ai eu, depuis trois ans, environ soixante fois l'occasion de faire moi-même des corsets de Sayre. De ces nombreux cas, se dégagent bien nettement quatre observations personnelles qui ont plus fait pour me convaincre de ce qu'on peut attendre du corset de Sayre dans le mal de Pott et dans certaines formes de scoliose, que tout ce qui a été écrit ou dit depuis le même

1. *Jahresbericht über die Leistungen und Fortschritte in der gesammten Medecin für* 1879, Berlin, 1880, Band II, p. 354.
2. Willett, *Saint Bartholomew's Hospital Reports*, vol. XIV, 1878.

temps sur la question. C'est par l'exposé de ces observations, que je procéderai à la revision de mon opinion antérieure.

J'ai eu, dis-je, environ soixante fois l'occasion d'appliquer le corset de Sayre. J'ai donc par devers moi soixante observations; mais je le répète, sur ce nombre respectable il s'en détache quatre très importantes dont je dois vous faire part en les commentant.

Je fus mandé il y a deux ans près d'un jeune homme de vingt-cinq ans, atteint du mal de Pott dorso-lombaire. L'origine de cette affection datait de l'âge de huit ans. La chirurgie avait épuisé sur ce pauvre garçon toutes ses ressources. L'immobilité, la cautérisation au fer rouge et à la potasse, les corsets de toute sorte avaient été employés et, sous l'influence de ces traitements divers, le mal avait paru enrayé vers l'âge de quinze ans. Le malade avait pu marcher, vaquer à ses affaires peut-être même un peu trop à ses plaisirs, vivre en un mot de la vie commune, dans ce qu'elle avait de plus complet. Les choses allaient ainsi pour le mieux, lorsque vers l'âge de vingt-trois ans se manifesta une poussée nouvelle. Des douleurs atroces se firent sentir, en ceinture, dans les reins, dans les cuisses; des phénomènes de paraplégie se montrèrent; enfin, une nouvelle saillie légère, il est vrai, apparut au-dessus de la première. Cet état motiva une nouvelle immobilisation, de nouveaux cautères, de nouveaux corsets, tous plus inapplicables ou plus insupportables les uns que les autres.

Je n'oublierai jamais l'impression que me fit ce malade la première fois que je le vis. Sur un lit dur placé au milieu de la chambre, afin qu'on pût librement circuler autour, était étendu sur le ventre, les bras en croix, un jeune homme dont les traits, fort intelligents d'ailleurs, exprimaient la plus profonde tristesse, le plus grand découragement. Il me faisait venir après tant d'autres; mais on voyait que c'était par acquit de conscience; car les insuccès antérieurs paraissaient lui ins-

pirer un scepticisme profond pour les ressources que possède
la chirurgie contre le mal de Pott. La position dans laquelle il
se trouvait permettait d'examiner facilement sa gibbosité. Sans
être par trop saillante, elle était longue et montueuse. La pression à l'aide du doigt déterminait une douleur vive, surtout à
la partie inférieure, et comme en m'approchant je heurtai par
hasard un des pieds du lit, le malade poussa un cri de douleur
tant le moindre mouvement, le moindre déplacement lui
étaient redoutables. Il me signala également ses cautères qui,
au nombre de six, suppuraient depuis deux ans, sans qu'il fût
possible de les supprimer.

La position sur le dos lui était interdite, il vivait sur le
ventre. Des sangles, ajustées à un lit mécanique, le soulevaient
doucement pour qu'il pût satisfaire aux besoins naturels. Il
mangeait ou plutôt broutait à la façon des quadrupèdes et bu-
vait de même, comme un autre Nabuchodonosor. L'existence
était absolument à charge à ce jeune homme qui avait mené
pendant quelque temps la grande vie, et à qui ses instincts
ainsi que sa position de fortune permettaient des distractions
de toutes sortes. Je fus effrayé de la sombre résolution avec
laquelle il me déclara qu'il était pressé d'en finir, et de
l'anxiété avec laquelle il me demanda si j'avais quelque moyen
de le faire marcher, de le faire vivre de la vie commune. J'eus
à ce moment l'idée du corset de Sayre ; j'en parlai au malade
et je lui racontais en quoi il consistait. La description le sédui-
sit : le moyen lui parut nouveau ; il accepta.

Je passe sous silence les négociations qu'il fallut entamer
avec la famille, les objections des amis, et les tentatives longtemps infructueuses que nous fîmes pour le faire asseoir. Nous
y parvînmes, cependant, et à partir de ce moment nous pûmes
arriver progressivement à le hisser sous les aisselles de manière à rendre le moulage praticable.

Le grand jour arriva. Le corset fut appliqué avec tout le soin imaginable et dès le soir même un soulagement marqué se manifesta. Le malade put se tourner et dormir sur le dos.

A partir de ce moment, le mieux fit de rapides progrès.

A quinze jours de là, ce malade que le moindre ébranlement faisait frémir, exécutait le voyage à Saint-Germain sans difficulté dans une bonne voiture et un mois après se promenait à l'aide d'une canne dans le jardin de la maison. Cette accalmie dura cinq mois. A ce moment nous dûmes enlever le corset, bien moins à cause de son état de conservation qui était encore très satisfaisant, qu'en raison de l'impatience du jeune homme qui, se croyant guéri voulait se débarrasser de toute entrave.

Le corset retiré, tout ce que l'on croyait avoir chassé reparut comme par enchantement; douleurs vives, extrême irritabilité, insomnies, impossibilité de trouver une bonne position pour reposer: tout revint comme de plus belle. Désolation; nouveau corset; nouvelle résurrection. A partir de ce moment je perdis le malade de vue. Les quelques renseignements que j'ai pu à grand'peine me procurer sur son compte m'ont seulement appris qu'après une série de nouvelles alternatives de mieux et de pis, des complications viscérales s'étaient produites et que le mal de Pott, si funeste chez les adultes, ne laissait que peu d'espoir de guérison absolue.

Malgré ce résultat fâcheux, nous devons cependant constater que ce malade dont l'état n'avait fait qu'empirer malgré l'immobilité absolue dans la gouttière de Bonnet, dans les moulages de gutta-percha et dans le décubitus dorsal ou abdominal avait vu presque tout à coup un soulagement immédiat, une pseudo-guérison survenir par suite de l'application du corset plâtré; et je ne doute pas que si le malade dont l'esprit inquiet et malheureusement trop excitable cherchait sans cesse de nouveaux moyens thérapeutiques avait eu la persévérance de s'en tenir au corset plâtré, une guérison durable n'eût fini par être obtenue. Un fait accessoire très intéressant s'était produit sous le corset; c'est la guérison absolue des cautères que rien auparavant n'avait pu tarir.

La seconde observation est plus consolante : il s'agit d'un jeune homme de vingt ans à peu près dans les mêmes conditions, à savoir, sous le coup d'une récidive de mal de Pott; même marasme, mêmes douleurs, même découragement; même insuccès par tous les moyens contentifs connus. Après des hésitations sans nombre, je fus mandé en Normandie où le séjour au bord de la mer n'avait rien produit de bien efficace, et je lui appliquai le corset de Sayre. Le résultat fut identique au précédent; et le malade se trouva si bien de son corset qu'il en arriva à se promener tous les jours sur la plage à l'aide d'une canne; qu'il put même chasser!! et qu'il conserva neuf mois ce même corset.

Appelé dernièrement auprès de lui pour refaire un corset plâtré identique au premier, j'ai pu constater une absence absolue de douleur dans la région lombo-sacrée, soit à la pression, soit dans les mouvements communiqués, une marche très peu hésitante, un état général parfait, et je ne doute pas que chez ce malade la guérison ne soit sinon absolue au moins bien près d'être obtenue.

Nous trouvons à l'appui du même système, dans l'excellente thèse qui a été soutenue en 1881, à Lyon, par M. le Dr Coulomb, une série d'observations auxquelles je vous renvoie[1].

Ces faits sont très concluants, moins concluants peut-être que les nôtres parce qu'il s'agit d'enfants traités lors de la première invasion du mal de Pott, tandis que nous avons eu à faire à des récidives du même mal, récidives dont le pronostic est toujours grave, mais ils nous montrent aussi des cas de

---

1. Obs. II. *Mal de Pott*, p. 16. *Thèse de Coulomb*.
 Obs. III, p. 98. Même thèse.
 Obs. IV, p. 99. Même thèse.

guérison durable chez des malades pour lesquels les autres systèmes de contention avaient échoué.

Je suis en conséquence amené par là à me demander si dans tous les cas de mal de Pott ce système est applicable.

La forme même et la situation des parties montre que la véritable indication du corset de Sayre est dans le mal de Pott dorsal inférieur et surtout dorso-lombaire, parce que dans ces cas le thorax est complètement contenu par le corset et que par l'intermédiaire de ce corset le poids de tout ce qui domine la partie affectée par le mal de Pott est reporté sur la ceinture pelvienne.

Quant au mal de Pott cervical ou dorsal supérieur je préférerais de beaucoup au corset plâtré, même muni d'un prolongement formant minerve, la minerve véritable ou mieux encore l'appareil à triple effet dont nous avons donné la description dans le chapitre du torticolis osseux.

Une forme de mal de Pott qu'il est réellement très difficile de contenir est la forme qui affecte la région dorsale à partir de la deuxième jusqu'à la cinquième vertèbre de cette région. Le collier du scapulaire et du pectoral ne descend pas assez bas et vient à peine affleurer la saillie osseuse ; le corset plâtré ne pouvant pas dépasser le niveau des aisselles ne monte pas assez haut ; je sais bien qu'on a proposé dans ce cas de compléter le corset de Sayre en faisant à l'aide d'une bande plâtrée le croisé ou le huit des épaules et du tronc ; mais, outre la gêne considérable qu'apporte à la respiration cette addition dont on semblait pouvoir attendre quelque effet, le contact du plâtre avec les aisselles d'une part et le cou d'autre part est absolument insupportable ; on sait en effet que, même dans le corset de Sayre ordinaire, on est forcé d'échancrer avec soin le plâtre au niveau des creux axillaires pour éviter les excoriations. Je me suis bien trouvé dans ces circonstances difficiles d'un appareil mixte que j'ai fait construire par M. Monlon et qui consiste en un corset à tuteurs postérieurs ordinaires sur les deux montants duquel j'ai fait adapter deux rivets solides sur lesquels viennent s'adapter deux mortaises correspondantes, pratiquées dans un collier descendant très bas. La même disposition ménagée à la partie antérieure du corset et du collier soude, pour ainsi dire, ces deux pièces d'appareil l'une à l'autre et permet d'obtenir une contention suffisante.

Voilà donc, si je me suis bien fait comprendre, une contre-indication du corset de Sayre, en raison même de la région occupée par le mal de Pott. Une contre-indication importante est encore tirée de l'âge. La ceinture pelvienne offre, au-dessus de l'âge de cinq ans, trop peu de surface pour qu'il soit possible de compter sur elle pour offrir un point d'appui suffisant au maintien du thorax. Si l'on ajoute à cette considération l'indocilité extrême de l'enfant, les mouvements désordonnés auxquels il se livre le plus souvent au moment de la suspension, les désordres qui peuvent survenir au moment de cette lutte par suite de la disjonction des deux pièces ma jointes du rachis, nous arriverons à cette conclusion que le jeune âge se prête mal à l'application de la méthode qui nous occupe. Il en sera de même de la paraplégie, complication qu'il ne sera possible de combattre efficacement qu'à l'aide de la gouttière. Et maintenant, messieurs, a-t-on perfectionné la méthode de Sayre? non, mais on l'a certainement compliquée.

Que dire en effet de ces corsets de papier gélatiné ; de *felt poroplastic*, de silicate, etc. La faculté de s'ouvrir qui donne à ces corsets une fente postérieure, rapprochée à volonté par des lacets, est au contraire, comme je vous l'ai fait pressentir, un immense inconvénient et nous fait rentrer dans tous les desiderata du corset ordinaire.

Ne perdons pas de vue en effet que le grand avantage du corset de Sayre est d'être tout d'une pièce; de ne pouvoir se retirer par cela même et de résister victorieusement à toutes les tentatives d'évasion du malade, de même qu'à toutes les investigations indiscrètes des parents. Qu'on ne vienne pas nous parler de l'absence de soins de propreté, du développement des pediculi, etc. Je n'ai jamais observé pour ma part, même après neuf mois d'usage, que l'absence forcée des ablutions corporelles ait eu de grands inconvénients et quant à la production des insectes, je n'ai jamais eu besoin pour y parer d'employer la chemise imprégnée de sublimé dont le moindre inconvénient serait d'irriter les tissus et d'amener peut être des excoriations.

Le corset de Sayre sera tel que son inventeur l'a appliqué ou il ne sera pas; car je ne compte pas comme une complication les corps isolants, tels que les cartes à jouer ou le corn plaster que dans certaines régions on applique pour protéger certaines saillies.

Nous n'avons donc pas beaucoup perdu en n'imitant pas l'élan avec lequel nos voisins plus ou moins immédiats ont innové par rapport aux matériaux employés dans la confection du corset et nous avons fait œuvre de bon sens en nous attachant à son inamovibilité qui en est, si je puis ainsi dire, la pièce essentielle. Nous avons, nous aussi, été frappé des inconvénients de l'auto-suspension par le cou et par les aisselles. Cette suspension en tous cas est intolérable pour ceux dont le poids est très grand. Il est bien entendu que le mal de Pott douloureux est entièrement hors de la question. Ainsi que j'ai déjà eu l'occasion de le dire et de l'écrire, la suspension complète serait une barbarie et une faute grave. Le malade pourra donc prendre un point d'appui sur le sol à l'aide des pointes de ses pieds et s'en trouvera très soulagé.

Arrivons maintenant au *modus faciendi,* qui est celui de M. Sayre lui-même. Avant de commencer l'opération, des préparatifs indispensables devront être faits. Le matin même de l'opération, quatre à six bandes de tarlatane de 12 mètres

chacune de longueur et de 9 centim. de largeur ont été roulées
avec soin dans du plâtre fin non éventé et l'on a eu soin de
frotter le plâtre sur la bande de façon à l'y faire pénétrer.
Le tissu a été choisi de façon à ce que la densité de l'étoffe
soit telle qu'elle lui permette, par une sorte de rigidité de
texture, de ne point s'affaisser sur elle-même, alors même
qu'elle sera mouillée. Chaque bande, roulée avec soin, est en-
fermée dans du papier et ficelée jusqu'au moment de l'emploi :
Un drap est étendu sur le sol afin d'éviter les taches de plâtre
toujours très difficiles à effacer. Le chirurgien et ses aides
enlèvent leurs paletots et se couvrent de deux tabliers : le
premier montant aussi haut que possible préserve le gilet,
le second, que l'on fait descendre presque sur les chaussures,
protège absolument ces dernières ainsi que le pantalon. Vous
riez de ces recommandations, Messieurs ; vous trouveriez
volontiers mes précautions excessives. Elles ne suffisent pas
pourtant à tel praticien américain qui, avant de commencer,
s'arme de pied en cap d'une blouse, de jambières en caoutchouc et de socques. Ai-je décrit un scaphandre ? Ne riez pas,
Messieurs, l'art de faire des choses ridicules sans s'en émou-
voir est un art qui manque à la nation française et qui la prive
de bien des succès.

Dans un vase large et profond, une grande cuvette ou mieux
un bain de pieds, on dispose une assez grande quantité d'eau
tiède pour que chacune des bandes plongée dans le liquide
soit absolument immergée ; et dans cette eau tiède est projetée
une poignée de sel. Il est essentiel que l'eau soit tiède. Froide
elle produirait une sensation des plus pénibles pour le malade.
Chaude elle nuirait à la cristallisation du plâtre et ne produirait qu'un bandage peu solide. Le patient est alors disposé
sous le trépied qui a été dressé pendant ces préparatifs
(Voy. fig. 73). L'opérateur s'assure d'une part si les trois pieds
de l'appareil mordent bien par leur pointe sur le sol et ne

peuvent pas dérayer ainsi qu'il arriverait sur un parquet et surtout sur un carreau trop ciré, et d'autre part si l'attache des moufles est solide ; pour cette expérience il se suspend lui-même. Cette précaution sera indispensable. Si à défaut de

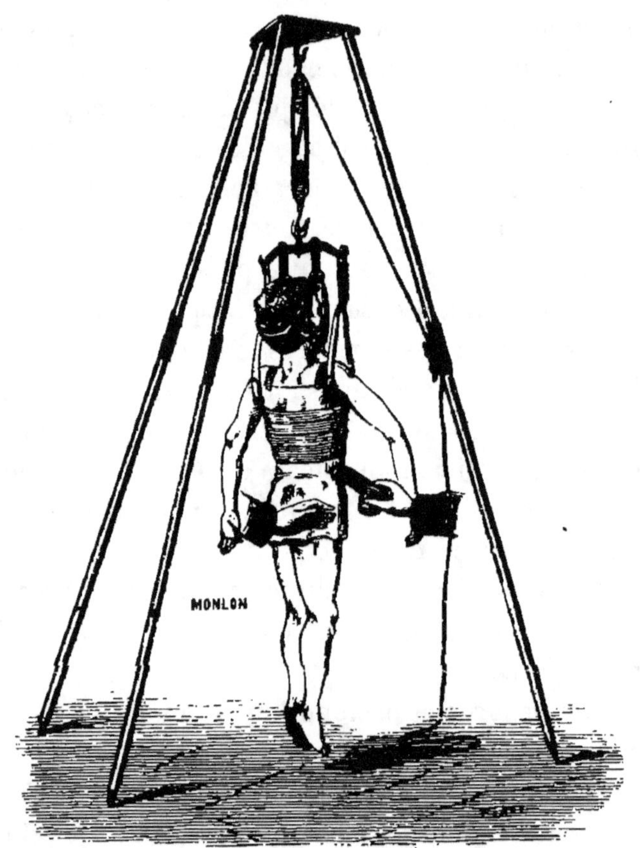

Fig. 73. — Suspension. Application de l'appareil de Sayre.

trépied on a cru pouvoir se servir d'un piton de suspension comme celui qui porte les lampes dans les salles à manger, M. Monlon, notre constructeur d'appareils, a prouvé combien cette épreuve était utile un jour qu'en la tentant il a été précipité sur le sol.

L'appareil est essayé. Le malade doit être garni. Le torse mis absolument à nu sera protégé avec du corn plaster partout où l'on pourra craindre des frottements rudes et notamment au niveau de la gibbosité, si c'est à un mal de Pott que l'on a affaire. Pour cela j'ai l'habitude de me procurer une large plaque de corn plaster enduit sur une de ses faces d'un agglutinatif analogue à celui du sparadrap. J'évide alors, à l'aide de ciseaux (du côté agglutinatif, bien entendu), la feuille de corn plaster et j'y pratique une cavité qui n'intéresse pas toute l'épaisseur de la feuille, mais qui, disposée en forme de niche, recevra complètement la gilbosité ou du moins sa saillie la plus prononcée. Le corn plaster est appliqué et adhère par son seul contact. On peut également se servir du corn plaster rendu agglutinatif à l'aide d'une solution de gomme adragante, alors il est nécessaire de mouiller à l'eau tiède l'espèce de vernis formé à la surface par cette solution. L'adhésion se fait correctement dans l'un et dans l'autre cas. Le maillot est alors appliqué. Je me sers pour cet usage, n'ayant rien trouvé de convenable à Paris, de maillots de laine fine excessivement souple qui se fabriquent en Angleterre. Ces maillots dépourvus de manches sont ajustés sur chaque épaule à l'aide de deux petites pattes que l'on noue de chaque côté. Il faut que le maillot soit très tendu, très collant. Cette tension s'obtiendra en fixant en haut les petites pattes dont je viens de parler et en tirant en bas la partie antérieure et postérieure du maillot, de façon à les faire se rejoindre au périnée et à les fixer à l'aide d'une épingle. Il ne faut cependant pas oublier que cette double traction ne doit être pratiquée que lorsque de la ouate en quantité suffisante a été glissée sous les aisselles et au niveau des crêtes iliaques et surtout, chose indispensable, lorsqu'on a appliqué le dernier *pad*. Ce petit appareil destiné à faciliter la respiration et la digestion en évitant toute compression de l'épigastre et du ventre, consiste en un mouchoir de poche

plié de façon à présenter une longueur de 25 centimètres
sur 15 de largeur environ et recélant dans son intérieur une
carde d'ouate de 4 à 5 centim. d'épaisseur. Ce coussinet est
glissé au niveau de l'épigastre, descend le long de l'abdomen
et peut même chez certaines femmes à gorge un peu volumineuse être poussé plus haut entre les seins, de façon à empêcher
sur les mamelons une compression trop énergique. Le mouchoir qui descend jusqu'au pubis permettra après la disparition
du plâtre de pratiquer l'extraction du coussinet. Un praticien
suédois, le Dr Warfwinge, propose de remplacer le *dunner pad*
par un moyen auquel je n'aurais certainement pas pensé, c'est
de distendre l'estomac du patient au moyen d'un bon dîner.

Le malade est convenablement garni; le licol et les bretelles sont bien ajustés. L'auto-extension commence doucement, lentement, et le chirurgien peut constater de visu que
la correction se produit aussitôt. A ce moment précis, l'aide
place dans le vase d'eau tiède une des bandes de tarlatane
plâtrée qu'il vient de découvrir. La bande aussitôt submergée
donne issue à un nombre considérable de bulles d'air. Dès
que le bouillonnement s'est arrêté, la bande est bonne à employer. L'aide saisit alors la bande à pleine main, la serre
assez fortement pour en chasser la plus grande partie de l'eau
qu'elle contient et la tend à l'opérateur. Au même instant,
il saisit une autre bande et la plonge dans l'eau à son tour.
L'expérience a démontré que le temps nécessaire à l'application d'une bande suffit pour la bonne imbibition d'une autre
bande; ce qui fait que chacune des quatre ou cinq bandes employées sera immergée dès que le chirurgien commencera à
appliquer la précédente. Le chirurgien commence; il a dû
choisir un poste qu'il ne devra plus quitter jusqu'à la fin de
l'opération, le côté du dos ou le côté du ventre. Son aide choisit
naturellement le côté opposé. Disons, dès à présent, qu'on a
multiplié bien inutilement le nombre des aides nécessaires pour

l'application de cet appareil. Un seul aide suffit parfaitement, et il m'est arrivé nombre de fois de m'en contenter, à la condition toutefois qu'il eût une grande habitude de cette opération.

Le chirurgien commence les applications de tour de bande en commençant par la région sous-axillaire qu'il cherchera à affleurer le plus possible. Le bandage y gagnera en solidité, en régularité, et il sera toujours temps, lorsque le plâtre sera sec, d'échancrer à l'aide d'un sécateur le bord tranchant qui pourrait gêner le malade. Quand l'opérateur a couvert le côté devant lequel il se trouve placé, il passe la bande à l'aide qui en fait autant pour la région dont il est chargé et repasse la bande à l'opérateur. L'opération continue ainsi de haut en bas jusqu'aux crêtes iliaques qu'il faut absolument recouvrir. Il est en effet absolument indispensable, pour que le point d'appui sur le bassin présente une résistance suffisante, que le corset soit aussi bas que possible. Il ne faut point exagérer cependant, et le malade doit pouvoir s'asseoir carrément. Les cinq ou six bandes ont été appliquées successivement. Tout a marché régulièrement. Tout au plus, le milieu des bandes incomplètement hydraté a-t-il nécessité le mouillage à l'aide de la main de quelques tours; mais tout est en place et le plâtre commence à prendre. Quand sa consistance est suffisante, l'opérateur moule pour ainsi dire les hanches en levrettant, pour ainsi dire, en évasant légèrement les deux fosses iliaques. Dans aucun cas, quelle que soit la région de la déformation, il ne sera permis de faire passer les tours de bandes plâtrées sur les épaules. Leur contact serait absolument intolérable.

Le plâtre va être complètement sec : on fait sauter l'épingle périnéale et on retire par des tractions douces le dernier *pad* qui se dégage petit à petit. Il ne faut cependant pas laisser le malade libre; il faut simplement relâcher l'extension, de façon à ce qu'il porte sur le sol à l'aide de ses plantes et non plus seulement de ses pointes. On pourra même au besoin le faire asseoir s'il se sent fatigué et le réconforter à l'aide d'un verre de madère ou de malaga. Je préfère la station assise au décubitus horizontal qui a été conseillé et qui a pour grave inconvénient de déformer les appareils quand le plâtre n'est pas encore suffisamment pris. Vous le voyez, messieurs, dans le courant de cette application, nous avons absolument négligé l'introduction entre les tours de bandes de ces petites attelles métalliques, préconisées par l'inventeur et dont l'usage ne me paraît d'aucune utilité. Leur inconvénient consiste en revanche dans la surcharge de poids qu'elles donnent au corset plâtré et dans les obstacles qu'elles apportent à la destruction de l'appareil à l'aide du sécateur ou de la roue dentée de Colin.

La démolition du corset plâtré a une importance égale à celle d'un temps de l'opération et mérite d'être décrite. Je crois avoir employé tous les procédés depuis la balle de plomb enfilée et introduite par le haut puis passant par le bas et permettant de conduire une scie à chaîne, jusqu'à la roue dentée de Collin et au sécateur.

Je reconnais que l'instrument de Collin est très ingénieusement construit, mais à cause de la facilité avec laquelle s'engoue la roue dentée, je lui préfère le sécateur ou mieux la pince incisive connue sous le nom de pince de Liston. Le renouvellement du corset devra être fait tous les quatre mois. Exceptionnellement j'en ai vu pouvoir durer six mois. Enfin, tout dernièrement, un jeune homme de Luc-sur-Mer a porté un corset plâtré depuis le 15 août jusqu'à la fin d'avril de l'année suivante. Pour le dire en passant le corset de Sayre n'est certes pas un appareil à bon marché. Si l'on considère en effet le renouvellement qui devient nécessaire tous les quatre mois en moyenne, les frais de préparation des pièces et leur transport, les honoraires du chirurgien et de l'aide, on arrive au contraire à ce résultat inattendu, à savoir que le corset de Sayre est de beaucoup le plus cher des corsets.

Cette considération n'aura cependant pour nous aucune influence si les services rendus à l'aide de cet appareil sont réels, s'ils sont durables, et ne peuvent être rendus par aucun autre; c'est ce que nous allons examiner.

Après m'être expliqué un peu vertement sur le compte de cet appareil dans un moment où une défiance assez naturelle pour des innovations présentées avec une certaine mise en scène et des affirmations de guérison en dehors des prétentions modestes de notre génération médicale sous ce rapport, jointes à un essai malheureux et récent expliquaient cette vivacité, on trouvera peut-être convenable qu'intervertissant les rôles, je plaide ici du côté contraire.

Je ne reprendrai pas les critiques qui ont été adressées à la méthode de Sayre au point de vue de la priorité de son procédé. Sans doute, le corset plâtré appliqué dans l'extension verticale, présenté en 1877 au congrès de Manchester, ne constitue pas une méthode de traitement absolument neuve; sans doute, la suspension verticale a été pratiquée, en 1650, par Glisson à l'aide du collier de Nucki, sans doute Levacher employa longtemps en France le même mode de traitement, et l'on trouve dans l'ouvrage de Delpech[1] la description à peu près exacte du système de suspension de Sayre; sans doute, le moulage du torse soit à l'aide de la gutta-percha, soit à l'aide du bandage silicaté a été employé isolément; mais il n'en est pas moins avéré pour nous que la combinaison de ces deux moyens et surtout l'application heureuse du plâtre à la confection du corset appartiennent en propre au chirurgien américain.

Un certain nombre de critiques plus intéressantes que l'éternelle question de priorité ont été faites en France et en Angleterre, à la méthode de Sayre et méritent d'être examinées aussi bien que les témoignages favorables qui s'y opposent.

1. Delpech, *De l'orthomorphie.* Paris, 1828.

Dans le *Bulletin de Thérapeutique* en 1879, Dally partisan de l'extension rachidienne unie à des manipulations qui ont pour effet de combattre la torsion vertébrale en assouplissant les articulations inter et costo vertébrales de la convexité, déclare que la suspension cervico-axillaire, si elle est isolée, n'a aucune valeur thérapeutique, et que, associée aux bandages de corps inamovibles elle devient aussi nuisible dans la scoliose qu'elle est utile dans la déformation angulaire aiguë du mal de Pott. Michel, dans la *Gazette hebdomadaire de médecine et de chirurgie*, du 18 septembre 1879, dit que généraliser la méthode de Sayre et en faire une sorte de panacée rachidienne constitue une exagération dangereuse.

Dans la même année, Alfred Willett cite un cas de mort par syncope, rapporté dans une note publiée dans la *Revue mensuelle de médecine* à la suite de l'application du corset plâtré pour une cyphose et dont nous avons parlé; il constate ce fait que la tendance à la syncope pendant la suspension se présente une fois sur quatre chez les adultes, spécialement chez les femmes; ce qui a motivé les tentatives d'application de l'appareil dans toutes les attitudes autresque la verticale dont nous avons parlé plus haut.

Outre des vomissements signalés par le même auteur, il a été observé des bronchites survenant longtemps après l'application de l'appareil et qui nécessitaient son enlèvement.

Bien que la paraplégie soit un phénomène très rare durant l'usage du corset qui nous occupe, Willett en cite un cas et, dans un autre ordre d'idées, Ormsby frappé de la quantité de pédiculi qui s'étaient développés sous le plâtre, recommande de tremper dans une solution de sublimé la chemise ou le maillot qui devra être en contact immédiat avec le corps du malade, précaution que nous avons reconnue inutile. Après les critiques qui précèdent, voyons, ainsi que nous nous sommes promis, les avis favorables.

Duplay, dans les *Archives de Médecine*, 1878, pense que Sayre a réalisé un progrès réel, en ce sens que, non seulement sa méthode remplit des indications thérapeutiques importantes, mais que le chirurgien peut la mettre en pratique lui-même en supprimant l'intervention du fabricant d'instruments.

M. Fochier (de Lyon) se montre très favorable à la méthode, et remarque que l'état général et en particulier la respiration est singulièrement améliorée par l'usage du corset plâtré. Se demandant ensuite si ce traitement est applicable à tous les cas de scoliose, M. Fochier n'hésite pas à trancher la question par l'affirmative[1].

Si nous résumons les diverses appréciations qui précèdent, nous devons constater, en toute impartialité, que l'appréciation générale du corset de Sayre a été beaucoup plus favorable à la méthode que celle que nous avons tout d'abord portée.

Après mûr examen nous devons d'ailleurs confesser que les applications du corset de Sayre sont plus fréquentes que nous ne l'avions cru tout d'abord et les observations concluantes que nous venons de présenter, aussi bien que celles que nous avons pu recueillir nous-mêmes, démontrent péremptoirement que les accidents consécutifs à l'application du corset plâtré sont peu de chose en comparaison des avantages que les malades peuvent en tirer.

Cherchons cependant à distinguer deux points de la question que l'on s'est plu pour ainsi dire à confondre relativement au sujet qui nous occupe : le mal de Pott et la scoliose.

Dans le mal de Pott, les services rendus sont considérables. Si nous éliminons en effet les cas de mal de Pott aigu douloureux, cas dans lesquels il faut la gouttière et rien que la gouttière; si nous tenons compte des accidents analogues à celui

---

1. C'est ce que tendent à démontrer les observations consignées à la page 106 de l'excellente thèse de M. Coulomb.

que je relatais dans la lettre reproduite plus haut et dans lesquels la production d'une eschare avait dû déterminer l'enlèvement du corset, nous devons convenir que lesdits accidents sont faciles à conjurer par les précautions minutieuses sur lesquelles j'ai longuement insisté à propos de l'application du corset, et nous devons proclamer hautement que dans le mal de Pott arrivé à la période où la gouttière ne paraît plus indispensable, le corset plâtré rend d'immenses services en permettant aux malades de vivre de la vie commune et les observations qui me sont personnelles m'ont maintes fois démontré d'une manière péremptoire que le corset de Sayre est souvent supporté alors que les autres corsets ont échoué. Lui seul agissant par une pression égale, uniforme et sur une énorme surface paraît donner aux malades la confiance et la sécurité nécessaires.

En est-il de même pour la scoliose? Je voudrais pouvoir dire que les résultats obtenus ont été aussi favorables; mais cela ne m'est pas possible.

Sans doute je concède que le succès, peut être trop immédiat pour être durable, que l'on obtient par le corset de Sayre, dans le redressement du scoliotique n'est pas, comme je l'ai pensé, dit et écrit, un pur et simple trompe-l'œil, destiné à illusionner un public d'amphithéâtre, frappé par un résultat immédiat et en apparence indiscutable; j'accorde en raison même des observations citées de certains cas observés par moi que l'on peut à l'aide de plusieurs corsets successifs, appliqués à des intervalles assez rapprochés, de deux en deux mois, par exemple, atténuer l'élément flexion; mais il est une foule de cas dans lesquels j'ai dû renoncer au corset plâtré et je suis bien loin de partager à cet égard l'engouement des chirurgiens qui le préconisent même dans le cas de torsion considérable.

Sans parler, en effet, des cas où l'inclinaison latérale est extrême et rend le plâtre inapplicable par ce que la pression de la cuirasse sur la hanche droite ou gauche déterminerait rapidement des eschares, j'ai observé deux cas qui m'ont beaucoup frappé en ce sens qu'il m'ont démontré l'inapplicabilité, voire même le danger de la méthode que nous étudions, dans certains cas de scoliose grave.

Le premier de ces faits a trait à une jeune fille atteinte de scoliose dorsale principale droite, mesurant actuellement 4 centimètres de flèche et traitée depuis de longues années à l'aide de tous les corsets imaginables, depuis le corset dit d'attitude jusqu'à la ceinture à inclinaison. Séduit par les promesses de l'appareil plâtré, je me laissai aller, malgré les difficultés que présentaient à son application les nombreuses inégalités du torse de notre malade, à lui en construire un ; elle ne put le garder 24 heures, des étouffements, une pâleur extrême, des demi-syncopes nous forcèrent, dès le lendemain, à retirer l'appareil et, comme la mère qui ne pouvait se rebuter absolument malgré ces insuccès, voulait au moins employer à titre d'exercice l'élongation quotidienne, l'auto-extension, la jeune fille fut prise à un moment donné de douleurs cervicales atroces, de faiblesse extrême des membres inférieurs, de vives douleurs dans le bras gauche. Ces phénomènes alarmants durèrent près de trois mois et ne cédèrent qu'à un repos absolu dans la position horizontale.

Un autre fait est venu, l'an dernier, corroborer ma répugnance pour les applications de la méthode de Sayre aux cas de scoliose très prononcée. Un grand jeune homme présentant une déviation dorsale principale droite des plus accentuées s'était mis, après une négligence voulue de plusieurs années, à tenter le redressement de son rachis. Très irritable, très impatient, il ne put se faire aux tâtonnements indispensables à la construction d'un bon corset, pas plus qu'aux soins méticuleux qui doivent présider à son application de chaque jour ; après plusieurs essais malheureux, il entendit parler du corset de Sayre et m'obséda jusqu'à ce que je consentisse à lui en appliquer un. Le résultat immédiat fut excellent ; le redressement s'opéra et la taille de notre malade augmenta sur le champ de 2 pouces. Enchanté de ce résultat et ravi surtout de n'avoir plus à s'occuper de lacer et de délacer son appareil, ce pauvre garçon lutta pendant quatre mois contre la douleur, la gêne, l'oppression persistantes que déterminaient cet appareil. Craignant de perdre en le retirant le bénéfice du redressement qu'il croyait obtenu, il supporta stoïquement ses souffrances et ne vint me revoir qu'au bout de quatre mois ; je ne me rappelle pas avoir vu de changement aussi complet.

Pâle, maigre, essoufflé, sans voix, redoutant la moindre fatigue, suant au moindre effort, mangeant à peine, ne dormant plus, ce pauvre jeune homme paraissait arrivé au dernier degré de l'émaciation ; et je suis convaincu que, si à ce moment, une affection intercurrente, une bronchite par exemple, était venue compliquer la situation, il n'aurait pu arriver à en guérir. Le corset fut aussitôt retiré, je n'ai pas besoin de le dire, et le malade revint rapidement à la santé. Inutile d'ajouter qu'instruit par l'expérience, nous avons renoncé chez lui à toute contention trop immédiate, et que nous nous sommes borné à l'application d'un corset de maintien.

Si après ce long exposé des pièces qui peuvent constituer le dossier du procès du corset plâtré et de la méthode dite de Sayre nous étions appelés à fournir des conclusions, voici celles auxquelles nous nous arrêterions.

Dans les cas de mal de Pott douloureux, l'auto-extension et le corset plâtré sont inapplicables et dangereux. Dans ces cas, la gouttière de Bonnet est le seul traitement rationnel.

Dès que le mal de Pott a cessé d'être douloureux, le corset plâtré rend de très grands services, à la condition d'être appliqué dans toutes les règles ; et un grand nombre de malades ne peuvent être réellement soutenus que par ce moyen.

Pour ce que est de la scoliose, je tiens à établir que je reviens sur ma première impression, laquelle avait été défavorable à la méthode et que l'application du corset plâtré jointe à l'auto-extension rendront de grands services, tant au point de vue du redressement de la flexion qu'à celui de l'état général du malade. Cet hommage rendu à la vérité, je dois cependant faire une restriction relative aux scolioses à énorme courbure et à torsion considérable. Dans ces cas, le corset plâtré est difficile d'application et m'a paru non seulement intolérable à cause des pressions trop considérables qu'il exerce sur un point très limité du tronc, mais encore incompatible avec la conservation du libre exercice de la digestion et de la respiration, en un mot avec le maintien de la santé.

L'auto-extension, c'est-à-dire l'allongement du tronc par le poids du corps dans la suspension verticale, me ramène à l'examen d'une question que j'ai déjà soulevée en temps et lieu, je veux parler de l'application de la gymnastique au traitement du mal de Pott. Bien que ces deux mots gymnastique et mal de Pott semblent protester de se trouver accolés et qu'il semble absolument illogique de songer à communiquer des mouvements à une colonne vertébrale pour laquelle on doit en général ne chercher que le repos et l'immobilité, je vous déclare ici que la gymnastique m'a donné les meilleurs résultats dans le traitement du mal de Pott, à la condition toutefois de ne traiter ainsi le mal de Pott qu'à une certaine période et de n'employer qu'une certaine gymnastique. Certes, si l'on ne considérait que les accidents; je dirai plus, les désastres que l'on a enregistrés quand on a imprimé des mouvements violents et brusques à une déviation angulaire en période d'état ou d'augment (et je ne puis que rappeler ici le cas de paraplégie immédiate produit sous nos yeux par une flexion bilatérale intempestive) on serait tenté de repousser bien loin toute application de moyens gymnastiques au traite-

ment du mal de Pott. Il ne faudrait pas cependant se priver
ainsi d'un moyen qui m'a rendu et me rend au contraire
tous les jours de si grands services.

Quand le mal de Pott est absolument guéri; quand la gibbosité est bien acquise, quand des stalactites, des contreforts,
des revêtements solides ont à jamais assuré la solidité du rachis
au point qui naguère présentait une mobilité si inquiétante, il
y a un intérêt majeur à relever l'état général, à aider le sujet à
reprendre sa direction verticale, il faut, en un mot, sefforcer,
quand on est absolument sûr que la gibbosité est complètement
acquise, de produire, au-dessus et au-dessous de cette gibbosité, une saillie en avant, une sorte de double lordose qui
redresse par sa résultante le tronc trop infléchi. Je me suis
servi avec succès dans ce sens non pas de la gymnastique banale
qui, en raison même des efforts musculaires qu'elle exige, ne
saurait être applicable qu'aux études indispensables au pom-
pier ou à l'acrobate, mais bien de certains exercices très lents,
très doux, maniés avec la plus grande précaution. Dans ce sens
l'auto-extension doit être mise au premier rang, l'exercice de
l'attelage, l'échelle orthopédique, les mouvements de flexion
et d'extension pratiqués lentement et en cadence, seront
également appliqués avec succès.

Si l'on complète ces diverses manœuvres par un massage
bien exécuté des muscles des gouttières vertébrales, du
grand dentelé, du rhomboïde et du carré des lombes ; si par
des exercices tendant à développer les pectoraux et à effacer
les épaules toujours quelque peu *ailées* dans le mal vertébral,
on termine par une douche chaude de Barèges, dirigée en
éventail sur ces diverses masses musculaires, on arrivera rapidement à des résultats de redressement surprenants, mais, je
ne saurais trop le répéter avec Bouvier : *Primùm non nocere*
doit être notre principe et la lenteur, la douceur la plus grande
devront présider à l'application de ces différents moyens.

DIX-NEUVIÈME LEÇON

Imperforation de l'anus. — L'opération d'urgence qu'elle nécessite n'a rien de
commun avec l'opération de l'anus artificiel. — Considérations embryologiques.
— Origine différente de l'anus et du rectum. — Atrésie incomplète, complète,
ano-rectale (ses variétés). — Atrésie recto-urinaire, recto-vaginale. — Signes
de la proximité plus ou moins grande de l'ampoule rectale. — Opérations diverses. — Leurs indications et leurs conditions de succès.

MESSIEURS,

Nous avons dans nos salles deux petites filles atteintes
d'anus contre nature. C'est un sujet très intéressant à traiter
et que je compte développer devant vous. Mais il est auparaa-
vant une question non moins intéressante et non moins importante qui s'impose à nous, je veux parler de *l'imperforation de l'anus*, de ses *vices de conformation* et des moyens
d'y remédier. Nous allons nous en occuper aujourd'hui.

Je n'ai pas besoin de vous dire de ne pas confondre l'opération d'urgence à laquelle l'imperforation de l'anus peut
donner lieu avec l'opération de l'anus artificiel. Cette dernière
est une opération de haute chirurgie. Pour la pratiquer on a
tout son temps, on peut s'entourer d'aides, de conseils; tandis
qu'un praticien de campagne, seul dans sa bourgade, peut être
appelé, au moment où il ne s'y attend pas, et sans le secours
d'autrui, à remédier à une imperforation de l'anus. C'est

donc un point de pratique très important que je vais m'attacher à élucider avec tout le soin qu'il mérite.

Pour bien se rendre compte de la valeur des différents procédés employés, il faut connaître l'anus. On peut définir l'anus une filière assez étroite que le bol fécal doit traverser pour être expulsé. Il est situé en quelque sorte au fond d'une vallée ou sillon limité par les fesses, sur la ligne médiane du périnée, à deux centimètres en avant du coccyx chez l'homme, à trois centimètres chez la femme. Généralement fermé, en raison de la tonicité des muscles qui le constituent, il ne s'ouvre que par la puissance des muscles abdominaux, antagonistes des sphincters.

On se tromperait grossièrement si on considérait l'anus comme ayant la forme d'un anneau ou d'une bague. C'est un véritable canal de deux centimètres de long qui termine en haut le rectum et qui présente en bas le spectacle curieux de la fusion entre la muqueuse rectale et la peau du périnée. Encore cette union ne se fait-elle pas suivant une ligne circulaire, et tandis que la fusion de la peau et de la muqueuse buccale se fait par une ligne harmonieuse, celle de la peau du périnée et de la muqueuse rectale s'accomplit par une sorte d'aspiration réciproque; au lieu de former une courbe régulière, elle est constituée par une série d'arcades, véritables nids de pigeons, de godets à concavité supérieure que séparent des promontoires cutanés appelés colonnes de Morgagni. Ces godets peuvent retenir des matières dures et constituer des inflammations, des fistules.

La peau qui entoure l'anus, désignée dans une étendue de deux centimètres environ, sous le nom de marge de l'anus, a une coloration bistrée qui rappelle celle du mamelon et du scrotum. Elle présente une quantité considérable de plis radiés, d'autant plus profonds que l'anus est plus contracté. On y trouve des follicules sébacés, à sécrétion très odorante et des poils assez fournis chez l'homme, rudimentaires chez la femme.

Deux anneaux appelés sphincters qui constituent la tonicité de l'anus existent en dehors de la peau et de la muqueuse. Le premier, le sphincter interne n'est pour ainsi dire pas un muscle. Formé par une accumulation des fibres lisses circulaires de la tunique musculeuse du rectum, il n'obéit pas à la volonté. Il n'en est pas de même du sphincter externe; c'est un faisceau très épais de fibres musculeuse rouges qui ferme sur une hauteur de deux centimètres environ l'extrémité inférieure du rectum. Les fibres inférieures de cet anneau ellipsoïde naissent, comme les peauciers, en général, de la peau, derrière le scrotum et, contournant l'orifice anal, vont s'insérer à la région coccygienne. Quant à ses fibres supérieures, elles s'insèrent en avant, à la lame fibreuse médiane ou anobulbaire du périnée et en arrière à une sorte de ligne blanche ano-coccygienne. La circonférence supérieure de l'ellipse se continue directement avec le releveur de l'anus, tandis que sa circonférence inférieure adhère intimement à la peau.

La contraction du sphincter externe, principal obstacle à la sortie des matières fécales, est une contraction tonique, mais elle peut être singulièrement accrue par la volonté. Elle cède à la sensation que produit le bol fécal sur la muqueuse au-dessus des sphincters. Il y là une impression particulière qui triomphe de la tonicité de ceux-ci. Elle peut également céder à une émotion violente telle que la peur.

Voyons maintenant quel est le développement de l'anus.

Chez l'homme, de même que chez tous les mammifères, le canal digestif a son orifice terminal, uniquement affecté à son propre usage. Mais il n'en est pas ainsi dès le début de l'évolution embryogénique. C'est ainsi qu'à une période moins avancée du développement on trouve une disposition analogue à celle que l'on rencontre chez les oiseaux et les monotrèmes,

un vestibule génito-excrémentitiel, un véritable cloaque. Si
nous nous rapprochons davantage de la période rudimentaire,
nous trouvons une séparation complète entre l'extérieur et
l'intérieur. Du côté de la cavité ventrale, l'intestin et le canal
uro-génital aboutissent à une logette sans issue. Du côté de
l'extérieur ou de la paroi ventrale, une dépression en doigt de
gant se produit à la région ano-génitale et s'enfonce de l'extérieur vers l'intérieur marchant vers la logette que nous avons
mentionnée.

On voit par là que l'anus et le rectum ont une origine absolument distincte. L'anus se creuse dans le cloaque externe en
s'isolant et en se confondant avec le sillon uro-génital qui
deviendra plus tard le vagin et l'urèthre. Il s'abouche progressivement avec le rectum. Celui-ci, de son côté, communiquant,
à un moment donné, avec l'utérus et la vessie, s'avance en
s'isolant de l'intérieur vers l'extérieur, c'est-à-dire, vers
l'anus.

Ces données succintes d'embryologie suffisent pour expliquer presque tous les cas de vices de conformation de l'anus,
à quelque hauteur qu'on les considère et quelles que soient
les complications qu'ils présentent. Supposez que cette cloison
qui sépare le cloaque supérieur du cloaque inférieur persiste,
vous aurez l'imperforation ano-rectale contre laquelle viennent
échouer les procédés opératoires les plus ingénieux. Supposez
que la cloison recto-vaginale n'existe pas et vous avez une communication entre ces deux organes, c'est-à-dire l'atrésie recto-
vaginale. Bon an mal an, je vois en moyenne huit à neuf imperforations de l'anus : ce chiffre pourrait nous donner l'idée
d'une fréquence supérieure à celle qui existe réellement, si
nous ne réfléchissons pas que le service chirurgical d'un hôpital d'enfants est un centre d'attraction, en quelque sorte,
unique pour les cas de ce genre. En effet, les résultats de la
statistique générale ne confirment pas ceux de notre statistique

particulière. Sur 75 000 accouchements, en réunissant les chiffres relevés par Couture (du Havre), Collin (de Dublin), Sohré (de Vienne) et Trélat à la Maternité de Paris, on compte sept cas seulement d'imperforation anale. Vous voyez donc que cette malformation est rare.

Étudions maintenant l'atrésie incomplète. Ce n'est pas, à proprement parler, une imperforation, mais un rétrécissement. L'orifice anal est ou à sa place normale ou en avant; il est pour ainsi dire effilé. C'est à peine s'il laisse pénétrer un

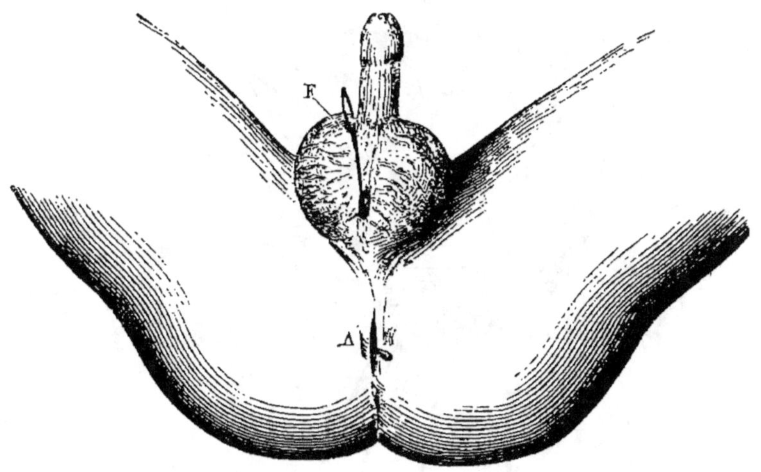

Fig. 74. — Imperforation de l'anus.
A. Ouverture périnéale; F, pointe du stylet sortant par cette ouverture.

stylet de trousse; le méconium ne sort qu'à la faveur de pressions prolongées sur le périnée. L'orifice se trouve quelquefois à la base du scrotum ou sur tous les points de la région pénienne. J'ai observé à la Maternité un cas très curieux dans lequel l'extrémité inférieure du tube digestif contournait le pénis et venait s'ouvrir en avant de la verge; il ressemblait à un épispadias. La moindre obstruction suffit dans ce cas pour amener la dilatation de l'ampoule rectale et tous les symptômes de l'étranglement.

Dans l'atrésie complète il n'y a pas d'orifice anal. La peau lisse, amincie, pellucide, présente l'aspect d'une simple membrane. Dans un cas observé par Danyau à la Maternité (fig. 74), cette membrane s'était rompue et laissait écouler le méconium par un petit orifice. Dans un autre cas, Roux (de Brignoles) a agrandi immédiatement cet orifice avec le bistouri [1] (fig. 75). Dans quelques cas toutefois, on trouve à la place

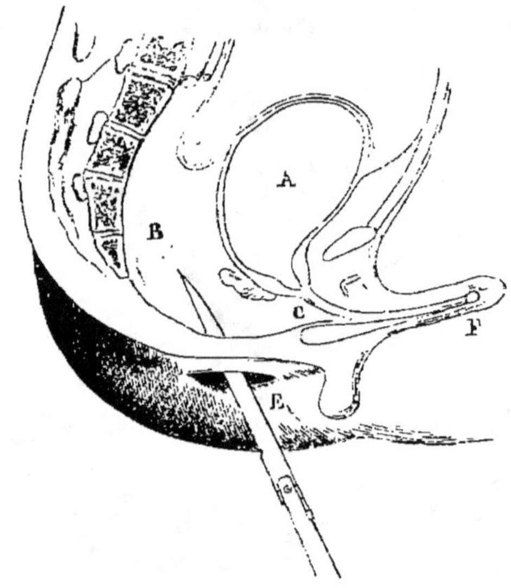

Fig. 75. — Imperforation de l'anus.

A, intérieur de la vessie; B, intérieur du rectum; C, terminaison supposée du rectum, en avant du col de la vessie; D, excavation de l'abdomen, tapissée par le péritoine; E, incision des téguments; F, ouverture du méat. (*Roux, de Brignoles*).

de l'anus un stigmate tel qu'un pli froncé ou une cicatrice frangée. Parfois les tubérosités ischiatiques très rapprochées dénotent un rétrécissement considérable inférieur du bassin. Quand ce rétrécissement n'existe pas et que la peau est lisse et même arrondie on peut presque affirmer que l'ampoule rectale n'est pas loin.

1. Roux (de Brignoles). *Observation d'imperforation de l'anus. Mémoires de l'Académie de médecine*, tome IV, p. 183, avec planche.

Il n'en est pas de même de l'atrésie ano-rectale. Ici l'anus existe : on peut y introduire une sonde de femme et même le petit doigt, dans une étendue de trois centimètres environ ; mais on est arrêté par une cloison plus ou moins épaisse (fig. 76) ; en effet, l'intestin oblitéré peut être adossé au cul-de-

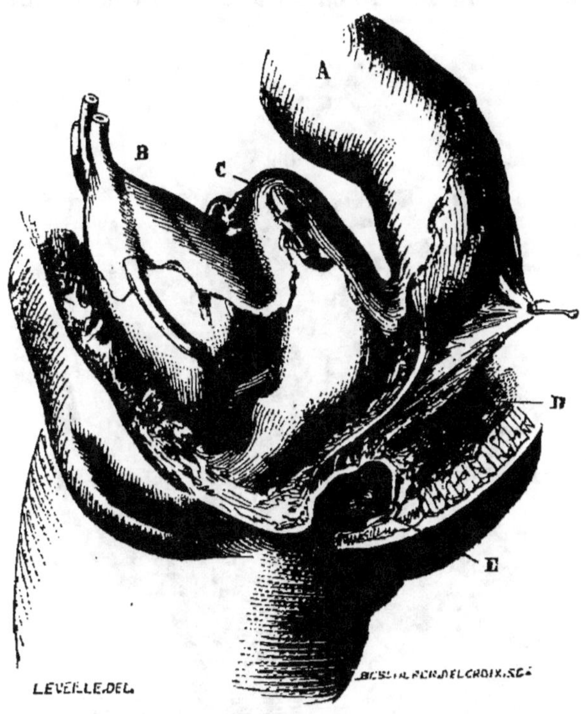

Fig. 76. — Atrésie ano-rectale chez une fille, communication du rectum avec l'anus au moyen d'un cordon fibro-musculaire.

A, rectum ; B, vessie ; C, utérus ; D, cordon musculaire contenant les fibres du rectum se terminant sur le vagin et sur le cul-de-sac anal ; E, cul-de-sac anal.

sac anal. Dans d'autres circonstances, au contraire, il aboutit au milieu du sacrum (fig. 77) et même jusqu'au bord supérieur du bassin. Une particularité à noter c'est que dans certains cas d'atrésie ano-rectale la vessie et chez les petites filles le vagin, se développent et se dilatent en arrière vers le sacrum comme le montre bien une planche d'Amussat (fig. 78).

Enfin, dans quelques cas exceptionnels, on a vu l'intestin communiquer avec la partie inférieure par un long canal fibreux du volume d'un tuyau de pipe (fig. 79), mais ce n'est qu'un cordon plein qui rend toute opération inexécutable.

Je cite simplement pour mémoire les faits curieux de rétrécissements congénitaux du canal ano-rectal dans une étendue

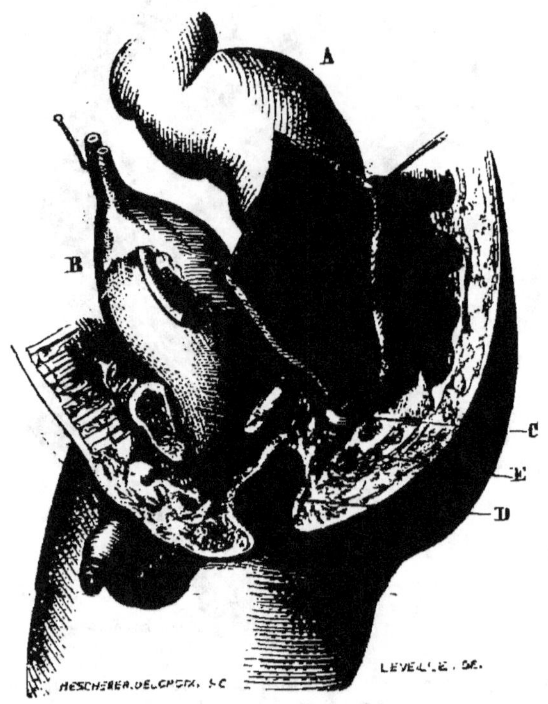

Fig. 77. — Atrésie ano-rectale. Terminaison du rectum au milieu du sacrum. A, rectum ouvert jusqu'à l'ampoule terminale ; B, vessie ; C, cul-de-sac rectal ; D, cul-de-sac anal ; E, espace fibro-celluleux entre l'anus et le rectum. (Giraldès, *Nouveau dictionnaire de médecine et de chirurgie*, art. Anus.)

de 15 à 20 millimètres. Dans ces cas la vessie et le vagin, prenant un développement tout à fait anormal, simulent une véritable fluctuation entre les deux culs-de-sac et peuvent donner le change à l'opérateur. Ajoutons que quand l'atrésie ano-rectale se fait très bas, le cul de sac péritonéal descend très bas aussi, ce qui explique les lésions du péritoine dans un certain nombre d'opérations malheureuses.

Arrivons maintenant à deux vices de conformation beaucoup plus rares, je veux parler de l'atrésie recto-urinaire et de l'atrésie recto-vaginale. L'atrésie recto-urinaire plus fréquente

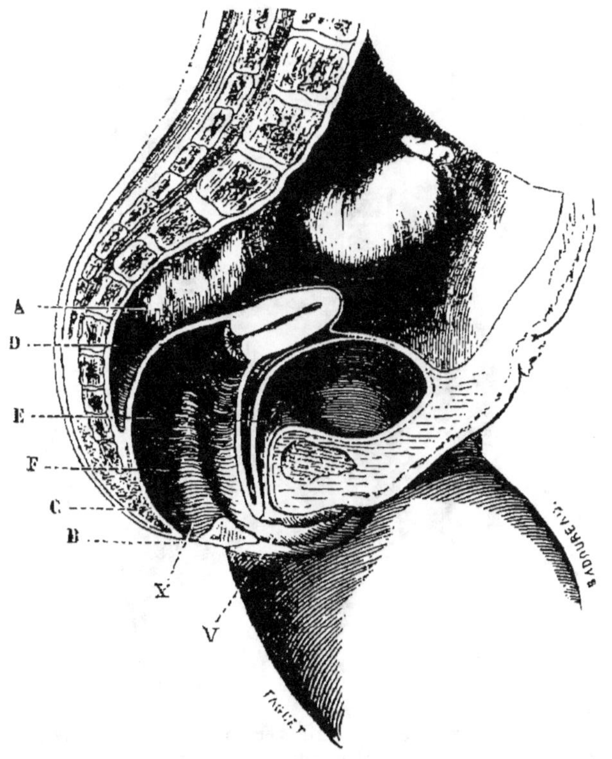

Fig. 78. — Atrésie ano-rectale pour montrer la position et le développement de la cavité vaginale chez le nouveau-né imperforé.

A, ampoule rectale, arrêtée au tiers supérieur du sacrum ; BC, extrémité coccygienne ; D intervalle celluleux rétro-vaginal ; EF, cavité exagérée du vagin ; X, ouverture artificiell dans le périnée conduisant dans la cavité vaginale ; V, ouverture vulvo-vaginale (*Amussat*).

chez les garçons, présente un certain nombre de variétés au point de vue du siège de la communication. Tantôt il y a communication avec le corps de la vessie, tantôt avec son bas-fond, tantôt avec le col vésical. On a vu des cas dans lesquels l'urèthre représente le point de communication. On conçoit que plus ce point de communication est étroit plus le pronostic est grave. Quant à l'atrésie recto-vaginale, la communication a lieu soit près de la vulve, soit près de la fourchette en dehors de l'hymen, plus rarement à une certaine hauteur dans le

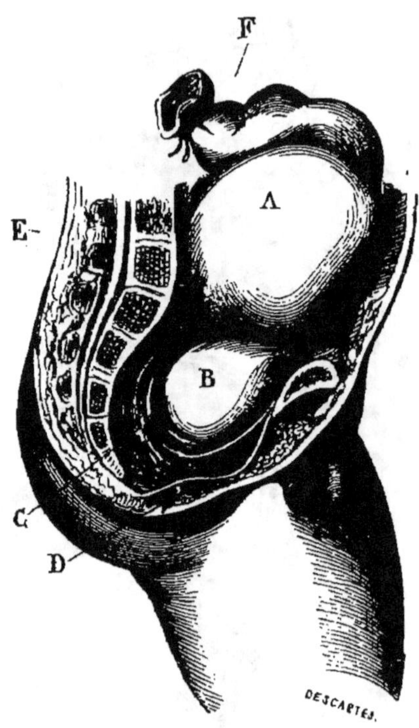

Fig. — 79. Atrésie ano-rectale, l'intestin rectum oblitéré au niveau de la symphyse sacro-iliaque se continuant par un cordon musculaire jusqu'à l'ampoule cutanée.

A, ampoule rectale ; B, vessie ; C, cordon musculaire ; D, cul-de-sac cutané ; E, terminaison de l'ampoule rectale, F, partie de la courbure sigmoïde du côlon (*H. Danyau*).

vagin. Cette malformation n'est pas incompatible avec la vie, ni même, malgré le dégoût qu'elle inspire, avec les rapports sexuels.

Passons maintenant à la question délicate du diagnostic.

Lorsqu'on vous présente un nouveau-né n'ayant pas de

garde-robes, la promptitude dans l'application du moyen thérapeutique est un élément de succès; aussi doit-on établir
vite et bien à quelle malformation on a affaire. Du reste,
aussitôt après la naissance on doit examiner un enfant des
pieds à la tête. Il faut faire des questions précises le lendemain au sujet des selles et, si celles-ci n'ont pas eu lieu, on se
sert d'une sonde de femme ou d'un stylet mousse pour éclairer son diagnostic.

Je suppose qu'avec la sonde ou le doigt, on rencontre un
orifice infranchissable, mais que le stylet passe et revienne
chargé de méconium, il est évident qu'on est en présence d'un
rétrécissement du rectum. Si, au contraire, les instruments
même gros passent mais reviennent sans méconium, si une
injection est rendue sans présenter de teinte spéciale, on doit
admettre qu'il y a une oblitération intestinale au-dessus du
rectum; le plus souvent à la fin de l'intestin grêle ou au commencement du côlon; on doit aussi conclure que l'obstacle
existant très haut, il n'y a rien à faire.

Examinons les différents cas qui peuvent se présenter. S'il
n'y a pas d'anus, vous devez penser qu'il existe un abouchement de l'intestin à la verge, à la vulve, au périnée ou au scrotum et qu'il y a une atrésie soit recto-urinaire, soit recto-
vaginale. Dans l'hypothèse du premier cas, il faut examiner
l'urine. On pourrait même, suivant que toute l'urine ou seulement la première partie qui s'écoule est teintée de méconium,
diagnostiquer avec Roux (de Brignolles), l'abouchement vésical
ou uréthral, mais il vaut mieux pratiquer le cathétérisme qui
vous donnera des résultats satisfaisants et vous permettra de
mesurer à quelle profondeur descend l'ampoule rectale dans
l'excavation. Si le cathéter n'amène pas de méconium, vous
êtes en droit de penser à une atrésie rectale simple et d'user,
mais seulement à titre d'exploration, d'un trocart que vous
ne devrez pas enfoncer à plus de quatre centimètres.

Dans certains cas, la transparence de la peau du périnée vous permettra presque de voir à travers son épaisseur le méconium accumulé.

Nous ne ferons aucun fond de prétendus symptômes, tels que le refoulement du coccyx en arrière, les signes fournis à l'auscultation par le périnée : ces signes n'ont aucune valeur par rapport à la proximité plus ou moins grande de l'ampoule rectale. Il n'en est pas de même du rapprochement des ischions; c'est le signe de l'arrêt de l'ampoule à l'angle sacro-vertébral; c'est une malformation si considérable qu'elle désarme en quelque sorte le chirurgien.

Le diagnostic présente les plus grandes difficultés quand l'anus est bien conformé et quand l'obstacle siège à une certaine hauteur. Le cathétérisme vaginal et vésical peut alors vous éclairer approximativement sur le degré d'abaissement de l'ampoule rectale, mais il faudra encore y regarder à plusieurs fois et n'entreprendre que des opérations lentes, à marche graduelle, permettant toujours de s'arrêter à temps.

Vous comprenez que, les conditions se trouvant à peu près identiques à celles de l'étranglement intestinal, les symptômes présentent le plus grand rapport avec ce dernier état. La décomposition des matières fécales retenues dans le gros intestin produit des gaz qui ballonnent l'abdomen, compriment le diaphragme et gênent la respiration. La circulation étant entravée par ce fait, le sang n'est plus hématosé, et les viscères se congestionnent. Si l'on joint à ces considérations la fragilité si grande de l'enfant nouveau-né on ne s'étonnera pas de l'état grave qu'il présente. Aussi observe-t-on du tympanisme, de la dyspnée, une coloration plombée de la face, le cri long et plaintif, le refroidissement des extrémités. Les vomissements, quoique n'étant pas constants, sont fréquents, d'abord bilieux, puis fécaloïdes. Les convulsions arrivent et la mort survient le 3ᵉ, 4ᵉ, 5ᵉ ou 6ᵉ jour, ce qui est assez rare. La région abdominale est sonore à la percussion, distendue de façon à former une éminence, arrondie au milieu, quelquefois plus large à la partie inférieure. On signale la présence d'anses intestinales sous la peau.

La marche de tous ces phénomènes est très variable. Dans certaines circonstances, il survient de véritables accalmies ; on dirait que l'enfant va mieux, ce qui tient généralement à une perforation qui se forme entre le rectum d'une part, le vagin ou la vessie d'autre part.

Je n'insisterai pas sur l'état des enfants morts sans être opérés ou opérés trop tard. On trouve à l'autopsie toutes les lésions d'une péritonite généralisée. L'intestin baigne dans une sérosité purulente ; les poumons, le foie, les reins sont gorgés d'un sang noir et poisseux. Quant à la partie imperforée de l'intestin, elle est largement distendue, remplie de matières et présente même parfois une hypertrophie assez marquée de ses parois musculeuses.

Vous comprenez que le pronostic doit être des plus sombres. On a conclu, d'après Boyer, à la non-viabilité des enfants porteurs d'imperforations anales. Vous voyez d'ici toute la gravité de cette décision. C'est là une erreur profonde qu'il importe de ne pas laisser s'accréditer et la plupart des chirurgiens, Giraldès entre autres, ont plaidé contre cetteappré ciation. En effet la statistique prouve que certains sujets opérés à temps ont pu atteindre jusqu'à l'âge de quarante-huit ans. On ne peut donc en bonne conscience déclarer non-viable un enfant qui, s'il était livré à lui-même, serait, il est vrai, voué à une mort certaine, mais qui, avec le secours de l'art, peut arriver à dépasser les limites de la vie moyenne. Une des conditions de succès pour l'opération est certainement la rapidité dans la décision. Il ne faut pas temporiser ; il ne faut pas, comme on n'est que trop porté à le faire, attendre que l'ampoule rectale dilatée par les efforts de l'enfant descende à un niveau qui permette de l'atteindre plus facilement.

J'arrive au traitement. La première question que l'on doit se poser est la suivante : Doit-on intervenir en cas d'atrésie incomplète? Cela dépend de la facilité avec laquelle sortent les matières. Si une difficulté notable est constatée il faut intervenir et l'opération aura pour objectif soit de dilater le conduit trop étroit, soit de créer un anus à sa place normale ou dans un point quelconque de la région abdominale.

Doit-on faire l'anus là où vous le voyez toujours, doit-on le faire dans un autre point du tronc, soit au niveau de l'arcade de Fallope, soit au niveau de la région lombaire?

Dans le choix d'une de ces méthodes, il est de bonne chirurgie d'être guidé par le diagnostic probable du siège de l'ampoule rectale. Or nous savons déjà que l'on peut espérer trouver cette ampoule à une faible distance des téguments quand on ne trouve point d'anus ou qu'on en trouve seulement un léger stigmate et lorsque la distance qui sépare les ischions est normale, quand aussi le cathéter, introduit dans la vessie du petit malade, n'est pas facilement senti au niveau du périnée par la main de l'explorateur.

Si au contraire vos recherches vous amènent à supposer que l'ampoule rectale est située très haut, vous devez vous attendre à de grandes difficultés, il n'y a pourtant pas hésiter; il faut créer un orifice anal ou dans la région abdominale ou dans la région lombaire. Cette opinion généralement admise a été longtemps combattue par moi. Je me souviens d'avoir longtemps donné à mes élèves le conseil de faire tous leurs efforts pour établir l'anus artificiel périnéal; mais en cas de difficultés extrêmes, d'abandonner la partie et de laisser l'enfant succomber. Je me fondais en cela sur l'état misérable de saleté et d'isolement auquel vous condamnez les gens sur qui vous avez pratiqué l'opération de Littre ou de Callisen. Sans doute la situation de ces malheureux n'a rien d'enviable; il leur serait facile de vous reprocher le déplorable service que vous leur avez rendu en les arrachant à la mort; mais, généralement, ils s'en gardent bien, et si l'on réfléchit d'une part à la tendresse profonde de la plupart des parents pour leurs enfants, même les plus disgraciés; d'autre part aux services que peut être appelé à rendre à la société un être dont l'avenir peut être plein de promesse, on en arrive à cette conviction à laquelle je me suis arrêté maintenant, qu'un chirurgien n'a pas le droit de condamner à mort un de ses semblables, par une abstention coupable. Ainsi donc, dût-il assumer la responsabilité des dégoûts et des déboires que son opéré pourra lui reprocher un jour, il ne doit pas se laisser égarer par cette considération, et se confiner, au contraire, dans le devoir étroit d'empêcher un être confié à ses soins de succomber. Mais avant d'opérer, et quel que soit le procédé à employer, il faudra couvrir convenablement l'enfant de manière à empêcher un refroidissement toujours funeste dans ces conditions et employer la méthode antiseptique.

Quels sont les instruments nécessaires? D'abord un bistouri convexe, un bistouri boutonné, des ciseaux courbes, des pinces à dents de souris, à érignes, deux écarteurs, des aiguilles courbes, des fils d'argent et surtout l'aiguille de Reverdin sur les mérites de laquelle je me suis déjà longuement étendu et qui nous rendra encore ici de signalés services. N'oubliez pas non plus des pinces hémostatiques absolument nécessaires ici.

Il y a trois cas à considérer au point de vue opératoire, ce sont les suivants :

1° L'atrésie incomplète avec ou sans déplacement de l'orifice anal ;

2° L'atrésie complète ano-rectale ;

3° L'atrésie recto-vésicale.

Traitons de suite, pour n'y plus revenir, la question de l'atrésie incomplète. Défiez-vous de la simplicité trompeuse que

nous offre la dilatation simple ou même le débridement du point
rétréci. Ces moyens sont infidèles, incomplets, insuffisants. Il
faut de toute nécessité débrider largement l'ouverture anale
en arrière vers la pointe du coccyx, saisir la muqueuse rectale
et la suturer sur les bords de l'incision cutanée. A-t-on affaire
à une atrésie incomplète avec déplacement de l'anus et communication avec la partie inférieure du vagin, je vous conseille
d'abord de ne point compter sur cet orifice vaginal que le
moindre corps un peu volumineux obstruera; mais au contraire de créer au niveau du périnée un orifice anal de toutes
pièces, puis ensuite de faire sauter à l'aide de ciseaux le pont
qui sépare cet orifice de l'anus vaginal, puis de profiter de ces
deux surfaces cruentes pour faire une suture solide et complète. Ce procédé, employé par Nélaton, par Giraldès et par
moi, a souvent donné d'excellents résultats.

Nous arrivons aux atrésies complètes qui exigent la création
d'une voie nouvelle, soit dans la région périnéale, soit ailleurs.

Nous avons à notre disposition trois régions :

1° La région ano-périnéale;

2° La région antérieure de l'abdomen;

3° La région lombaire.

Commençons par le rétablissement de l'anus dans sa position
normale. Défiez-vous, messieurs, de deux procédés fort répandus,
je ne dirai pas parmi les chirurgiens, mais parmi les médecins
et les accoucheurs. Le premier consiste à plonger un trocart
dans la région périnéale et d'aller ainsi, au petit bonheur, au
jugé, au-devant de l'ampoule rectale. Sans parler des cas innom-
brables dans lesquels l'ampoule n'a pas été perforée; mais où la
vessie l'a été, sans parler des cas de pénétration dans le cul-de-
sac péritonéal et d'autres accidents; je ne saurais trop m'élever
contre un procédé aveugle, brutal, que rien ne justifie si ce
n'est son extrême simplicité. Aussi, même dans les cas les
plus simples où il est manifeste que derrière la peau pellu-

cide se trouve l'ampoule rectale chargée de méconium, répudié-
je l'usage du trocart, dont le moindre inconvénient, même
dans les cas les plus faciles, est de fournir une ouverture absolument insuffisante, et par
suite tendant à s'obstruer à
chaque instant (fig. 80). Réser-
vons donc au trocart le rôle
d'explorateur que lui a assigné
M. Trélat, et encore c'est un
mauvais instrument d'exploration. Il en est de même de la
méthode qui consiste à se servir
du bistouri, à diviser les tissus
couche par couche, jusqu'à 3 ou
4 centimètres de profondeur,
à ouvrir en ponctionnant l'ampoule rectale, à introduire dans
cet orifice une canule en gomme
élastique et à s'en tenir là. Ce
procédé que j'ai maintes fois
employé à mes débuts est absolument mauvais. Il est insuffisant
quand l'ampoule est profonde
et crée dans les tissus du périnée un chenal cicatriciel dont
le rétrécissement est la règle.

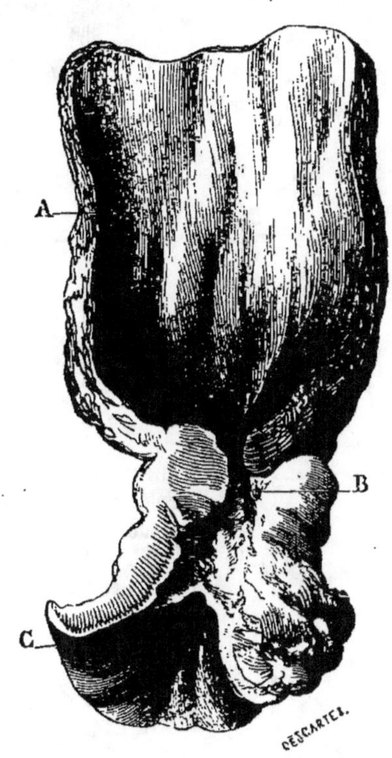

Fig. 80. — Atrésie ano-rectale, opérée par ponction. A, rectum ouvert; B, espace fibro-cellulcux,-
parcouru par le trocart; C, cul-
de-sac cutané.

Préférons-lui et adoptons le procédé imaginé par Amussat,
suivi par Dieffenbach et préconisé par Friedberg (fig. 81, 81',
81" et fig. 82). Ce procédé qui demande une certaine adresse
de main, une certaine minutie dans l'exécution est d'autant
plus remarquable dans les résultats qu'il fournit, qu'il est applicable aux atrésies anales complètes, aux atrésies recto-va-
ginales et ano-rectales.

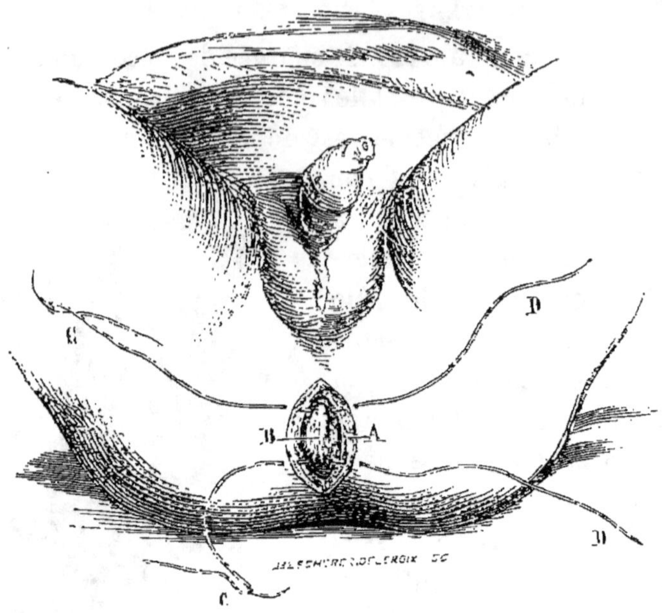

Fig. 81. — Position de l'enfant, et divers temps de l'opération d'Amussat dans le périnée. Premier temps de l'opération.

A, plaie cutanée; B, ampoule intestinale découverte au fond de la plaie, C,C,D,D, fils d'argent armés d'aiguilles passant dans l'ampoule et dans la plaie.

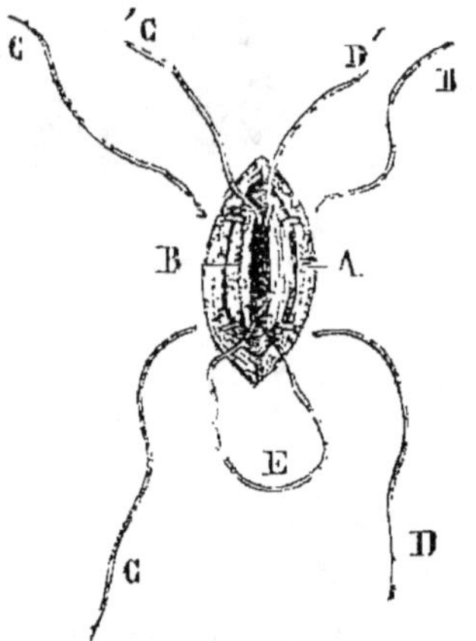

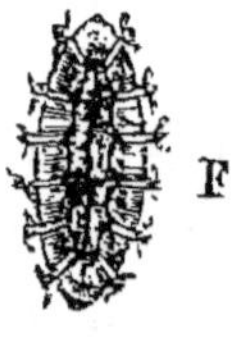

Fig. 81'. — Deuxième temps de l'opération.

Fig. 81''. — Troisième temps. — Opération terminée.

A, plaie cutanée; B, ampoule ouverte; C, fils passant des lèvres de la plaie intestinale à travers la plaie cutanée; D, anse de fil coupée; E, anse de fil.

F, la plaie intestinale réunie à la plaie cutanée au moyen de fils métalliques dont les chefs sont tordus.

L'enfant est couché sur le dos dans la position de la taille.
L'opérateur assis après avoir soigneusement exploré le périnée,
même à l'aide du cathétérisme vaginal ou vésical, fait une incision sur la ligne médiane depuis le scrotum jusqu'à la pointe
du coccyx. Cette incision de cinq centimètres environ intéresse
la peau, le tissu cellulaire sous-cutané et le plan musculaire,
s'il existe. Le doigt plonge dans la plaie, cherche l'ampoule.
L'opérateur continue à inciser lentement sur la ligne médiane
explorant de temps à autre les régions latérales et surtout la

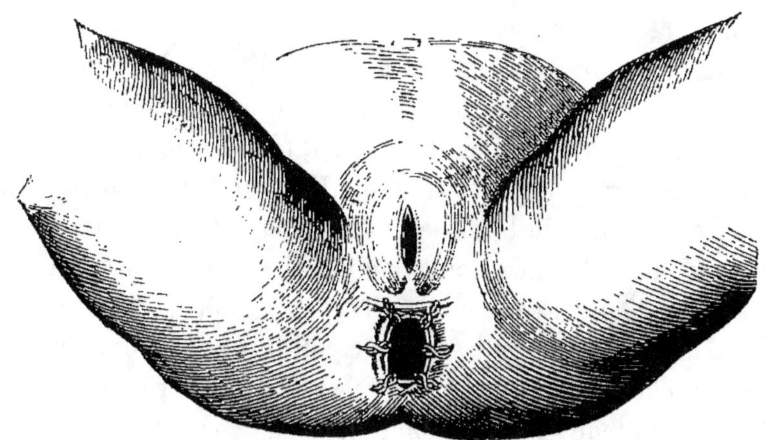

Fig. 82. — Établissement d'un anus artificiel (autre opération terminée).

partie antérieure dont il devra se défier. Là en effet, il trouvera la vessie presque toujours procidente et qui par la sensation fluctuante qu'elle lui fournit pourrait l'induire en erreur
et le solliciter à une ponction intempestive. Arrivé à 3 centimètres, il devra, s'il n'a encore rien trouvé, chercher vers la
base du sacrum; et si rien n'apparaît encore, abandonner
cette voie devenue dangereuse. L'intestin une fois à découvert,
est facilement reconnu, à son aspect *sui generis*, à sa coloration
brune. Le chirurgien l'attire doucement vers le périnée en le
détachant sur les parties latérales et à la partie antérieure où il

a parfois des adhérences assez intimes et, se servant de l'aiguille
de Reverdin, il passe deux anses de fil métallique au centre
même de l'ampoule ; seulement alors il divise ladite ampoule
avec le bistouri et la vide complètement. Cela fait, on voit au
fond de l'ouverture que l'on vient de créer les deux anses métalliques, on les saisit à l'aide d'une pince et on les attire par
la boutonnière rectale. Quand elles sont arrivées à l'extérieur,
on les coupe au niveau de leur plicature et l'on se trouve en
face de quatre anses métalliques sous-tendant au pourtour de
l'anus nouveau, la peau et la muqueuse. La réunion est alors
facile, on la pratique aussitôt.

Je ne reviendrai pas sur ce que j'ai dit sur la conduite à
tenir en cas d'atrésie ano-vaginale et que je résume ainsi :
créer comme ci-dessus l'anus artificiel, faire sauter le pont ano-
vaginal et suturer la plaie vaginale. Un mot seulement, relatif
au cas où l'ampoule très élevée a dû être tirée d'assez loin
pour affronter l'orifice anal. Comme il est nécessaire que la
surface qu'elle devra affronter soit cruente et que cette condition
ne se trouverait pas réalisée par le conduit anal muqueux qui
préexistait à l'opération, il est nécessaire d'aviver celui-ci.

Si vous ne trouvez pas l'ampoule, il faut recourir à la méthode de Littre. Cette méthode, proposée par Littre en 1710, ne
fut ni décrite, ni réalisée par lui. Combattue par Van Swiéten
et Berlin, elle fut appliquée pour la première fois, en 1783,
par Antoine Dubois sur un enfant qui ne survécut pas. En 1793
Duret (de Brest) la pratiqua pour la seconde fois avec succès.
Depuis, Mériel (de Brest) compte cinq succès, Jules Rochard un
succès.

Bien que la discussion sur un pareil sujet paraisse au moins
étrange et que les anciens chirurgiens, d'accord avec le bon
sens, eussent toujours désigné comme lieu d'élection la région
inguinale gauche, Huguier jeta la confusion dans le camp des
opérateurs, en préconisant la région inguinale droite qui per-

mettait, disait-il, d'arriver beaucoup plus aisément sur l'S
iliaque, mais des recherches anatomiques nombreuses, faites
surtout par Curling et Bourcart, ont établi que 117 fois sur 150
l'S iliaque se trouve à gauche, et ont, par conséquent, réhabi-
lité l'opinion ancienne, un moment ébranlée.

Les préceptes à poser avant tout, sont les suivants :

1° Faire l'incision abdominale la plus petite possible ;

2° Ne pas introduire ses doigts dans l'abdomen ;

3° S'abstenir de fixer le mésentère à l'aide d'un fil.

L'enfant est placé sur le dos, les membres allongés. On pratique dans la région inguinale gauche une incision de 2 cent.
1/2, qui, commençant au niveau de la partie moyenne de l'arcade
crurale, se dirige obliquement vers l'épine iliaque antérieure
et supérieure. La peau, le tissu cellulaire sont divisés couches
par couches ; les muscles sont sectionnés autant que possible
transversalement. On joint le fascia transversalis, puis le péritoine avec la pince à dents de souris et on les coupe en dédolant ; la plaie est ensuite élargie à l'aide des ciseaux courbes.
Aussitôt l'intestin fait hernie dans la plaie et tend à sortir sous
l'influence des cris de l'enfant. L'intestin, reconnu gros intestin, à cause de ses bandes longitudinales, est fixé à la peau en
haut et en bas par l'aiguille de Reverdin munie de fil d'argent ; on l'ouvre ensuite et on pratique les sutures périphériques. Le pansement de Lister est ensuite appliqué. L'hémorrhagie, si elle se produit, ne devra pas être négligée. Des
pinces hémostatiques placées dans le cours de l'opération, et
plus tard des fils, permettront de s'en rendre maître.

Les soins consécutifs, qui ont ici une importance énorme,
consistent dans le séjour au milieu d'un air non vicié, l'en-
tretien de la liberté du ventre et l'application fréquente d'é-
mollients destinés à combattre l'inflammation érythémateuse
qui se produit souvent.

Une des suites de l'opération qu'on ne peut passer sous si-

lence, est la tendance constante qu'a l'intestin au prolapsus ;
si bien que le bourrelet intestinal des premiers jours, assez
semblable comme on l'a dit à une anémone de mer, grossit de
jour en jour et finit par présenter une masse de $0^m,10$ de saillie
frangée et offrant à ses deux extrémités des orifices d'entrée et
de sortie. Ce développement, souvent gênant, sera combattu
avec succès par une plaque de gutta-percha qui, percée au
centre pour la sortie des matières, exercera sur l'intestin prolabé
une compression efficace.

Beaucoup d'enfants opérés in extremis succombent peu
d'heures après cette opération. On cite cependant un nombre
respectable de cas de survie qui varient depuis dix jours jusqu'à quarante-neuf ans.

J'arrive au procédé de Callisen. Pas plus que le procédé de
Littre, le procédé de Callisen n'a été inauguré par Callisen lui-
même ; il ne l'a même pas imaginé ; mais n'a fait que rappeler
la proposition émise par d'autres chirurgiens d'ouvrir à l'intestin une voie artificielle par la région lombaire.

Cette opération considérée comme téméraire par Callisen,
regardée comme peu applicable par Sabatier et Duret, fut au
contraire, après essai sur le cadavre, approuvée par Allain qui
pensait que les suites en seraient moins gênantes pour le malade. C'est encore à Amussat que revient l'honneur d'avoir tiré
de l'oubli ce procédé qui est basé sur la possibilité de pénétrer dans le côlon descendant sans léser le péritoine.

Faisons observer tout d'abord que le côlon lombaire présente
de nombreuses variétés chez le nouveau-né. Placé au-devant du
carré lombaire dans la zone graisseuse qui entoure le rein, il
est situé à côté et au-devant de cet organe et se trouve en grande
partie couvert par lui en arrière. Le péritoine lui forme un mésentère qui laisse un intervalle plus ou moins large par lequel
faut passer pour ne pas entrer dans la cavité abdominale.

L'enfant est placé non plus sur le dos, mais sur le ventre,

les membres légèrement fléchis et le tronc un peu incliné à droite. On fait alors à la région lombaire gauche une incision de 3 centimètres. Le cadre de l'opération sera constitué par les fausses côtes, la crête iliaque, le sacro-lombaire et en dehors une ligne étendue de l'épine iliaque antéro-supérieure aux fausses côtes. On obtient ainsi un carré de surface très restreinte. La peau, la graisse et les muscles superficiels sont divisés. On arrive en dehors du muscle carré lombaire; on divise le transverse et on pénètre dans la graisse qui entoure le rein, parfaitement visible au fond de la plaie. On cherche alors l'intestin en dehors du rein; mais il est parfois en avant et si on ajoute à ces variétés de situation cette considération grave que parfois le mésentère n'existe pas, on arrive à comprendre comment, dans cette opération si laborieuse, le péritoine et le rein ont été si souvent blessés.

Quant à la fixation de l'intestin au dehors, on emploie la pince à cadre comme pour le procédé de Littre et on suture avec des fils d'argent. Le procédé dit de Callisen veut une incision longitudinale, celui d'Amussat une incision transversale, celui de Baudens une incision oblique.

La complication de la procidence muqueuse existe également par le procédé de Callisen; le premier malade qui a survécu et qui appartient à Amussat, n'a pas dépassé l'âge de huit ans. Bien qu'il soit impossible de comparer exactement la méthode de Littre et celle de Callisen, bien plus rarement pratiquée, on peut établir que la méthode de Littre est aussi plus facile, l'ouverture inguinale plus commode pour les divers usages de la vie que l'ouverture lombaire, et enfin on a observé souvent à la suite de l'opération de Callisen un rétrécissement de l'orifice ainsi créé.

Donc, messieurs, si vous échouez par le premier procédé que je vous ai indiqué, je vous engage à recourir de préférence au procédé de Littre.

VINGTIÈME LEÇON

MALFORMATIONS DE L'OMBILIC ET HERNIES CONGÉNITALES

Développement de l'ombilic et des parois abdominales. — Classification des hernies abdominales, très diverses. — Mécanisme de la formation de ces hernies. — Examen et critique des opinions diverses exprimées sur ce point. — Symptomatologie et diagnostic. — Pronostic très variable. — Explication des cas de guérison. — Traitement. — Compression et bandages. — Opération, d'urgence, dans quelques cas. — Dans quel cas, susceptible d'être retardée. — Expectation et sa valeur.

MESSIEURS,

Les hernies ombilicales congénitales sont, comme leur nom l'indique, antérieures à la naissance. Elles sont dues à une malformation de l'ombilic et ne doivent pas être confondues avec les hernies ombilicales des nouveau-nés dont l'étiologie toute différente doit être uniquement recherchée dans un vice de cicatrisation du cordon.

Cette distinction nous conduit tout naturellement à l'étude de la formation de l'ombilic destinée à éclairer certains points encore obscurs dans la genèse de la hernie ombilicale congénitale. La cicatrice ombilicale vulgairement appelée ombilic, résulte de la chute des éléments du cordon après la naissance, mais l'ombilic lui-même résulte du rapprochement concentrique des divers feuillets du blastoderme qui, vers le 3ᵉ mois de la vie intra-utérine, après avoir formé la paroi abdominale antérieure, circonscrivent une ouverture, par laquelle sort le pédicule de l'allantoïde, chargé des vaisseaux nourriciers qui forment avec ce dernier le cordon ombilical.

Après que l'allantoïde a constitué le placenta, une gaîne dépendant de l'amnios entoure les vaisseaux du cordon et se continue au pourtour de l'ombilic avec les parois plus ou moins incomplètes de l'abdomen.

Pour rendre plus compréhensibles les affections de la région ombilicale et en particulier la hernie congénitale, il est nécessaire d'entrer dans quelques détails au sujet du développement de l'ombilic et des parois abdominales. L'embryon est primitivement constitué par les trois feuillets du blastoderme. Après la formation de la gouttière médullaire, le feuillet moyen se dédouble en deux feuillets secondaires, l'externe s'accole au feuillet externe ou ectoderme, l'interne à l'endoderme. Ces deux lames sont séparées par une cavité pleuro-péritonéale. La lame externe du feuillet moyen s'appelle lame musculo-cutanée, la lame interne, lame fibro-intestinale. La réunion de la lame externe avec le feuillet externe du blastoderme constitue la somato-pleure. La réunion de la lame interne avec le feuillet interne du blastoderme, la splanchno-pleure. A cette période, l'embryon offre la forme d'une gouttière; peu à peu les lames ventrales dont nous venons de voir la constitution se recourbent en dedans et tendent à se rapprocher l'une de l'autre, de manière à former une cavité. Selon Velpeau et Bérard, dans la période allantoïdienne, l'anneau que forment ces lames est encore très lâche; l'intestin communique largement avec la vésicule ombilicale (vésicule blastodermique), mais le rapprochement continuant, il y a pour ainsi dire étranglement; il reste néanmoins une ouverture de communication entre ce qui sera l'intestin et la vésicule ombilicale. L'appendice iléo-cœcal sera le vestige de ce canal de communication. Jusqu'au troisième mois, l'ouverture ombilicale n'est pas fermée, en un mot il n'y a pas d'anneau ombilical; une portion de l'appareil digestif est en dehors de la cavité abdominale et renfermée dans la gaîne du cordon : puis, peu à peu les viscères sont refoulés dans l'abdomen par les parois qui se rapprochent. Alors la cavité abdominale est fermée de toutes parts et, l'ombilic constitué ne renferme plus que les vaisseaux qui s'oblitèrent après la naissance, à la chute du cordon. Duplay[1] distingue deux périodes dans le développement de la région ombilicale : 1° la période embryonnaire, pendant laquelle les parois abdominales manquant complètement, les intestins sont libres au dehors; 2° la période fœtale, période qui s'étend depuis le troisième mois après la formation de l'ombilic. Gosselin et Debout admettent ces deux périodes ; en effet, elles correspondent à deux espèces de hernies ombilicales, celles qui ont lieu avant la formation du cordon et celles qui ont lieu après.

Duplay comprend sous le nom de hernie ombilicale « toute tumeur en rapport avec l'ombilic et contenant dans son intérieur un ou plusieurs viscères de l'abdomen. » Il range dans la classe des hernies ombilicales congénitales, toutes celles qui sont antérieures à la naissance. Debout, de son côté, dit que parmi les nombreux vices de conformation que l'enfant peut présenter à la naissance, la hernie ombilicale congénitale, est un de ceux dont l'étude laisse le plus de lacunes à combler, quoique les cas n'en soient pas rares, parce qu'un petit nombre d'entre eux est recueilli; même lorsque les observations en sont publiées, la synonymie de ces lésions est tellement étendue qu'il devient difficile de rassembler tous les faits inscrits.

Les dénominations adoptées par les auteurs sont nombreuses et diverses. Celles qui sont le plus généralement employées tirent leur nom de la région occupée : Exomphale, ompha-

---

1. Duplay, thèse d'agrégation, 1866. *Des hernies ombilicales.*

locèle, hernie ombilicale congénitale. D'autres tirent leur origine du contenu des hernies (hépatomphale, hépatocèle). Enfin, ceux des auteurs qui rapportent le vice de conformation à un arrêt de développement de la paroi abdominale, le désignent sous le nom de hernie ventrale, d'éventration ombilicale congénitale. Debout conseille aux auteurs d'adopter un même titre gé-

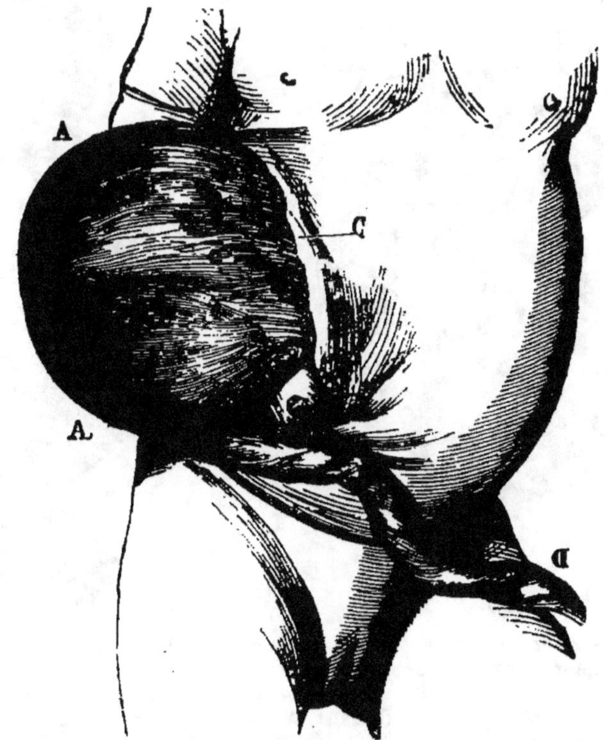

Fig. 83. — Hernie ombilicale congénitale.
A. enveloppe de la hernie. C, ouverture abdominale. D, cordon ombilical (*Bull. de thérap.*, t. LXI, p. 405).

néral pour leurs observations et d'y ajouter comme sous-titre des noms qui précisent la nature de la hernie : le mot hépatocèle, si le foie fait hernie ; le mot éventration, si l'ouverture ombilicale a une vaste étendue. Gosselin (dans sa clinique chirurgicale) divise la hernie ombilicale congénitale en trois catégories :

1° La hernie est volumineuse, le foie, les intestins forment la tumeur. C'est plutôt une éventration qu'une hernie dans le sens propre du mot (Voy. les fig. 83, 84 et 85);

2° La hernie est modérément volumineuse, renfermant le foie avec une partie de l'intestin seul (Voy. fig. 86 et 87);

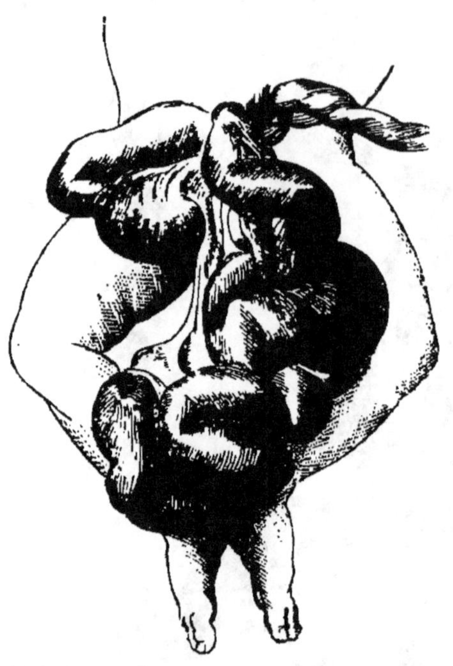

Fig. 84. — Hernie ombilicale congénitale après rupture des enveloppes du cordon (Moreau in Debout, *Mémoires des concours et des savants étrangers*, Bruxelles, t. V et *Bull. de thérap.*, t. LXI, p. 396).

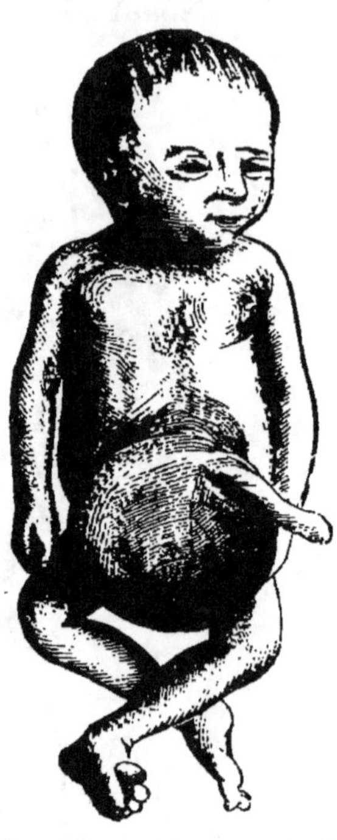

Fig. 85. — Fœtus mâle à terme affecté de hernie ombilicale (musée Dupuytren, lésions du tube digestif, n° 149).

3° La hernie est petite; elle a le volume d'une noisette, d'une noix, d'une pomme d'api; elle est arrondie, réductible et laisse voir par transparence les organes qui la composent.

Duplay, dans sa thèse[1], ne forme que deux grandes catégories:

1° Les hernies embryonnaires, par arrêt de développement

1. S. Duplay, *De la hernie ombilicale*, thèse de concours pour l'agrégation, Paris, 1866.

formées avant la fin du troisième mois de la vie intra-utérine ;

2° Les hernies fœtales, se developpant après le troisième mois, lorsque l'anneau ombilical est constitué.

Dans la première catégorie, les parois de l'anneau ombilical manquent et, dans la deuxième, les parois et l'anneau sont normalement constitués. Cette division est, je crois, importante et rationnelle ; car elle sépare nettement deux espèces d'affections qui n'ont de commun que le siège, et diffèrent au point de vue de la pathogénie et, ce qui est plus important, au

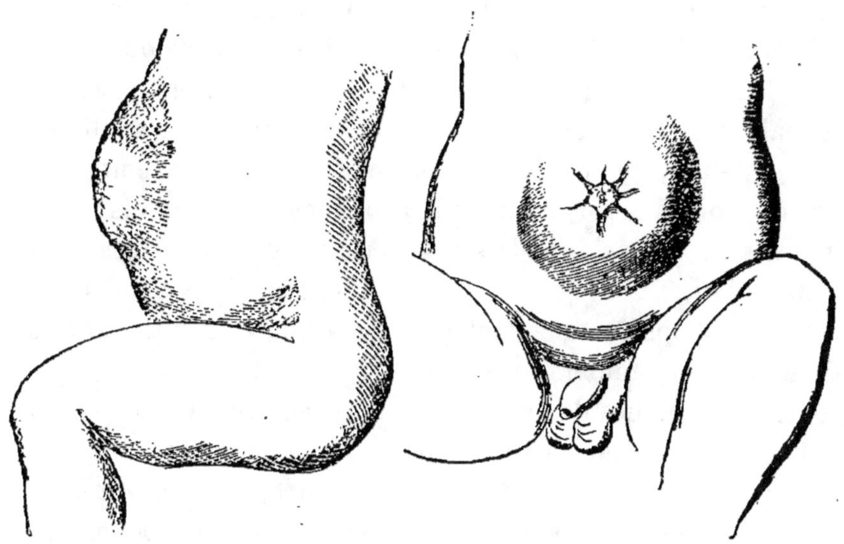

Fig. 86. — Hernie ombilicale   Fig. 87. — Hernie ombilicale
(vue de profil).   (vue de face).

point de vue du traitement. Dans le premier cas, c'est plutôt une malformation, une anomalie de la région ombilicale qu'une véritable hernie ; car si l'on remonte à l'origine et au mode de formation de l'affection, on voit qu'il n'y a pas sortie à proprement parler des viscères, mais qu'une partie de ces organes s'est développée hors de l'abdomen. Dans le deuxième cas, ou hernie de la période fœtale, l'anneau étant constitué, la hernie doit nécessairement forcer le passage ; elle est recouverte par le péritoine, dans l'autre genre il n'y a qu'une membrane de la période embryonnaire qui tapisse le sac. Tous les auteurs antérieurs à 1860, considéraient cette membrane comme le péritoine ; mais Debout, en 1861, se fondant sur la différence de nature de l'inflammation qui survient à la chute du cordon dans ces cas, et la péritonite localisée à la région qu'on y observe, a émis des doutes à ce sujet qui l'ont provoqué à faire de nouvelles recherches. Duplay, tout en reprenant la suite des recherches de Debout, a voulu voir les faits par lui-même, ce qui donne une grande valeur à son opinion, et d'après les faits qu'il a observés, il n'hésite pas à dire que ceux qui regardent la membrane interne de la hernie comme de nature péritonéale sont complètement dans l'erreur ; ceci ne s'applique, bien entendu, qu'aux cas de hernies de la période embryonnaire, produites par arrêt de développement des parois abdominales. Duplay s'est adressé à l'embryologie pour trancher cette question dont je ne veux pas aborder ici les détails ; on peut voir l'opinion de Duplay énoncée tout au long dans sa thèse [1] ; notons toutefois ce résultat de ses observations, « que toutes les couches de la paroi ventrale permanente se forment *pari passu* dans leur accroissement vers la ligne médiane antérieure, sans jamais se dépasser l'une l'autre. » Et c'est précisément sur ce mode de développement de la paroi abdominale qu'il se fonde pour nier la nature péritonéale à la membrane interne de la hernie. En effet, dit-il, toutes les fois qu'il y aura arrêt de développement ou défaut dans la paroi abdominale, toutes les tuniques de cette paroi seront frappées du même arrêt de développement, comme s'il n'y en avait qu'une, dans la base du cordon élargie et étendue.

Dès lors, il est permis de douter que ce soit le péritoine qui forme la membrane interne de la paroi de la hernie. Cette

1. Duplay, Thèse de concours pour l'agrégation, Paris, 1866, p. 10.

membrane primitive, pour Duplay, n'est autre que celle qui est connue sous le nom de membrane de Rathke. L'aspect de la tumeur est assez variable; tantôt elle est peu volumineuse et fait à peine saillie au-dessus des téguments; tantôt, au contraire, elle est énorme et mesure jusqu'à 29 centimètres de circonférence, comme dans deux cas cités par Debout. De même la coloration, la transparence varient ainsi que la consistance, suivant la nature des organes qui sont herniés.

M. Gosselin dans ses leçons sur les hernies abdominales, divise les hernies en trois types principaux : 1° La hernie se présente sous la forme d'une tumeur arrondie occupant le centre de la région de l'ombilic, elle est réductible et peut être formée de divers organes, tels que le foie, l'estomac, l'intestin. Le deuxième type se présente sous forme d'une tumeur arrondie, occupant ordinairement le centre des côtés de la région ombilicale; cette tumeur renferme l'intestin avec le foie, ou le foie seul, irréductible par suite d'adhérences. Ces adhérences rappellent la théorie de l'inflammation, résultant, d'après Simpson, d'une péritonite locale. La troisième variété est volumineuse; le foie et une partie plus ou moins considérable de l'intestin forment la hernie; la paroi abdominale manque. La composition des enveloppes qui constitue le sac de la hernie varie avec les espèces. Nous allons donc aussi étudier les hernies, au point de vue des enveloppes du sac, en les divisant en deux grandes classes : 1° les hernies de la période embryonnaire; 2° celles de la période fœtale. La première classe se forme avant le troisième mois de la vie intra-utérine; la deuxième après ce troisième mois. Les deux premières variétés de Gosselin répondent à la première classe.

Dans le vice de conformation appelé éventration sus-ombilicale, il y a soit arrêt de développement des parois abdominales,

1. Gosselin, *Leçons sur les hernies abdominales*, recueillies par le docteur Léon Labbé, p. 419, 1865.

soit défaut d'union entre les deux moitiés de ces parois; ce dernier cas semble, à ce qui paraît, être le plus fréquent. Il en résulte l'existence sur la ligne médiane d'une fissure par laquelle passent en partie ou en totalité, les viscères abdominaux. Tantôt on constate au moment de la naissance que les parois non soudées sont réunies par une membrane mince qui se continue avec l'enveloppe du cordon, et qui forme un sac aux viscères; tantôt cette membrane paraît faire défaut; il n'en existe alors qu'une petite portion qui, de la circonférence de la fissure, va bientôt se perdre à la surface externe des viscères. Quelquefois cette faible membrane se déchire par suite du développement des organes qui remplissent l'abdomen, ceux-ci nagent alors dans le liquide amniotique. Dans ce cas, le péritoine n'entre pas dans la constitution de l'enveloppe herniaire. C'est sur la constitution de cette membrane d'enveloppe, que les auteurs sont divisés.

En général, ceux qui sont antérieurs à Debout et Duplay pensent qu'elle est formée par la continuation du péritoine. Nous avons vu ce qu'il faut penser de cette opinion.

La première variété de hernie embryonnaire, celle qui emporte l'arrêt de développement le plus considérable, offre donc un volume variable, selon l'étendue de l'arrêt de développement, selon l'importance du manque de soudure des parois. Il ne s'agit pas là d'une véritable hernie, car les viscères ne sont pas sortis de l'abdomen ; ils sont recouverts par la membrane transparente dont nous venons de parler. Cette membrane dépend de l'amnios et se continue avec les éléments du cordon : c'est entre ses deux feuillets que se trouve la gélatine de Warthon, tissu conjonctif de la vie embryonnaire. Dans l'autre espèce de hernie, le péritoine forme la paroi interne du sac. L'enveloppe du cordon se continue avec le tégument superficiel de la paroi abdominale; il forme un bourrelet au niveau de la fusion de ces deux enveloppes. Quant à la position du cordon, tantôt le cordon semble implanté au sommet de la tumeur ; alors, comme le dit Gosselin, les vaisseaux du cordon forment un trépied et s'écartent pour embrasser la tumeur qui alors peut paraître trilobée. Lorsque le cordon est déjeté sur le côté de la tumeur, Cruveilhier a fait remarquer qu'il est la plupart du temps à gauche. Dans ce cas, les vaisseaux du cordon ne sont pas dissociés comme dans le cas précédent.

La composition des hernies est complexe : dans les éventrations considérables, on peut y trouver la plus grande partie des viscères de l'abdomen. Voici ce que dit Giraldès[1], du contenu des hernies ombilicales congénitales compliquées, hernies dues à l'écartement de la ligne blanche ou à son absence : « Le contenu de ces tumeurs est complexe ; le foie, l'estomac avec une étendue notable du canal intestinal, concourent à leur composition. Leurs enveloppes sont généralement amincies, distendues et tombent en gangrène avec facilité. »

Il est bien évident que le nombre et la quantité d'organes viscéraux contenus dans une hernie doivent varier, suivant que la paroi abdominale est présente ou fait défaut pour contenir les viscères, ou suivant le degré d'écartement et de laxité de l'anneau ombilical, lorsque cet anneau existe ; car, au moment de la naissance, cet anneau, quoique nettement constitué, est très lâche. Les faisceaux aponévrotiques semi-circulaires, que signale M. le professeur Richet dans son *Traité d'anatomie chirurgicale*, faisceaux qui circonscrivent l'anneau ombilical, manquent chez l'enfant. Le cœur, lui-même, suivant le témoignage de certains auteurs, aurait fait hernie à travers l'ombilic. Bien entendu que dans ce cas, fort rare du reste, il n'y avait pas d'anneau ombilical, c'est-à-dire que l'affection appartenait à la période embryonnaire.

On a aussi observé des hernies diverticulaires de l'appendice

---

1. Giraldès, *Leçons de clinique chirurgicale à l'hôpital des Enfants* (loc. cit.).

iléo-cœcal, accompagnées ou non de hernie d'une autre portion d'organe, de l'intestin par exemple. Tiedmann, cité par Duplay, en a observé un cas chez une petite fille de 8 mois 1/2, où l'appendice vermiculaire seul était contenu dans le sac. Il a pu étudier par la nécropsie, la position de l'organe par rapport au sac, l'enfant étant morte d'une maladie étrangère à l'affection qui nous occupe. L'appendice pénétrait dans le sac herniaire et mesurait 3 centimètres de longueur.

Parmi les causes diverses qui produisent les hernies ombilicales congénitales, il faut placer au premier rang l'arrêt dans le développement normal de la paroi abdominale antérieure, arrêt qui, aidé de circonstances variées, produira la hernie de la période embryonnaire. « Nous savons, dit Duplay, qu'à un moment donné, la paroi abdominale est formée par une membrane transitoire, membrane primitive de Rathke. Si les autres membranes de la paroi s'arrêtent dans leur développement il y a hernie plus ou moins considérable des organes abdominaux, suivant l'étendue de l'anomalie. »

Mais, ajoute-t-il, il y a une autre espèce de hernie, formée d'une autre manière. A un moment donné, c'est-à-dire avant le troisième mois de la vie embryonnaire ou fœtale, une partie de l'intestin se développe hors de l'abdomen dans la base du cordon. — La paroi abdominale, continuant à se développer, enserre la portion d'intestin non rentrée dans l'abdomen ; mais on ignore quelle est la cause qui empêche les organes de rentrer dans l'abdomen. La plupart des auteurs ont cherché à trancher la question. Pour Simpson[1] (d'Edimbourg) l'arrêt du développement serait produit par une péritonite adhésive, qu'il serait difficile d'admettre à moins d'une extrême bonne volonté, puisque le péritoine n'entre pas dans la constitution de la hernie. Scarpa et Cloquet ont une théorie qui a une grande

____

1. Simpson, *De la péritonite chez le fœtus, Clinique obstétricale*, trad. par Chantreuil, Paris, 1874.

analogie avec celle de Simpson, J. Guérin parle d'une contracture des muscles qui constituent la paroi abdominale, consécutive à une maladie nerveuse du fœtus. Cruveilhier met en
avant la compression du fœtus, soit par suite de chocs sur l'u-
térus (coups ou chute), ou par suite des contractions du muscle
utérin, ou par toute autre cause tendant à comprimer le liquide
amniotique. Il parle aussi d'une attitude vicieuse du fœtus.

Bérard, Vidal de (Cassis[1]), Debout, admettraient jusqu'à un
certain point ces opinions, mais seulement dans la période embryonnaire. La traction du cordon par enroulement autour
du fœtus serait aussi une cause de hernie congénitale d'après
ces auteurs. La persistance à l'état d'appendice creux du canal
de la vésicule ombilicale est cause de la hernie diverticulaire
de l'appendice ileo-cœcal. De même l'omphalocèle urinaire
est produite par la persistance anormale du canal de l'allantoïde. On trouvera la théorie exposée dans le *Dictionnaire encyclopédique des sciences médicales* à l'article OMBILICAL, par
Nicaise. Debout fait jouer un certain rôle à la veine ombilicale dans la production de l'hépatocèle.

Tout ce que nous venons de voir ne s'applique qu'aux
hernies de la période embryonnaire, hernies qui ne traversent
pas l'anneau ombilical, puisqu'il n'est pas formé. Les hernies
produites pendant la deuxième période, ou hernies fœtales,
sont obligées de traverser l'anneau ombilical plus ou moins
distendu. Cette hernie se développe après la formation de l'ombilic, c'est-à-dire après la fin du troisième mois. Elle se diffé-
rencie complétement par son mode de développement, de celles
que nous avons étudiées jusqu'ici. Il s'agit d'une hernie véritable, d'une sortie des viscères de la cavité abdominale par
l'ombilic, avec formation d'un sac doublé de péritoine; c'est
une hernie pour ainsi dire acquise, elle peut varier dans son vo-

---

1. Vidal (de Cassis) *Des hernies ombilicales et épigastriques,* Thèse de concours, Paris, 1848.

lume et contenir divers organes, comme le foie, les intestins. Dans ce cas, l'anneau est plus grand, la ligne blanche parfois élargie. Cette forme est favorisée par les dimensions de l'anneau, par sa faiblesse, par la disproportion dans le développement des viscères abdominaux et dans celui de la paroi abdominale. Des tumeurs peuvent produire un exomphale congénitale. M. Boissenet cite un cas dans lequel la hernie a été produite par une tumeur sanguine considérable de la capsule surrénale. On réduisit la tumeur en employant quelque peu de violence. La mort survint et on trouva la tumeur rompue. Scarpa fait d'ailleurs remarquer que si, sur un fœtus au septième mois, on porte le doigt à l'intérieur du ventre tout le long de la ligne blanche, on sent, lorsqu'on arrive à l'ombilic, que ce point offre moins de résistance que les autres. Il suffit de comprimer légèrement d'arrière en avant pour enfoncer le péritoine dans l'anneau. Alors, si on tire légèrement sur le cordon, cette invagination, ou plutôt cette pénétration du péritoine dans l'anneau s'accentue. Il ajoute, en outre, que le cordon tiraillé peut produire une hernie, surtout s'il y a une compression de l'abdomen en même temps. Giraldès attribue la hernie à la pression abdominale agissant sur un orifice en retard dans son développement. De plus, il dit que les hernies ombilicales sont plus nombreuses chez les garçons que chez les filles, dans la proportion de 8 à 3. Martin (de Lyon) parle du cordon volumineux comme cause efficiente. On a encore invoqué la position horizontale imposée au nouveau-né par la nourrice, les cris, une application maladroite d'un bandage sur le cordon, pressant latéralement sur les côtés du nombril, mais Giraldès[1] s'élève contre ces opinions.

Hâtons-nous de passer à l'examen du malade. On trouve à l'ombilic une tumeur plus ou moins volumineuse, variable

---

1. Giraldès, *Clinique chirurg. des enfants, loc. cit.*

dans sa forme, dans sa couleur, dans sa position par rapport au cordon, transparente, à moins de contenir le foie, dans lequel cas la couleur est sombre, semblable à celle de l'organe en question.

La tumeur augmente par les cris et les efforts de l'enfant. Elle est réductible, à moins d'être trop volumineuse. Dans la hernie de la période embryonnaire, il y a péritonite adhésive, d'où hernie irréductible; si la hernie est petite, c'est une hernie diverticulaire; une hernie de l'anse vitelline, si elle a le volume d'une noix. L'irréductibilité peut tenir à un défaut de capacité de l'abdomen comme dans le cas de Moissenet. En effet, la paroi de l'abdomen se développant moins vite que les viscères, ceux-ci tendent sans cesse à sortir, et ne peuvent rentrer. Gosselin dit que dans l'entérocèle adhérente on trouve de la sonorité et qu'en saisissant entre deux doigts la partie transparente de la tumeur; on peut la plisser et adosser ses parois si c'est l'intestin; qu'au contraire, quand c'est le foie, on a la sensation d'un corps dur, irréductible dans son volume et sa consistance, et d'une coloration brunâtre. Il dit de plus, que l'insertion du cordon sur le côté gauche indique une hépatocèle, ou du moins est un signe de probabilité dans ce sens. Dans l'omphalocèle urinaire (ou exstrophie de la vessie), on a une tumeur fluctuante, transparente avec rétention d'urine. Dans les hernies intestinales on a quelquefois des symptômes d'étranglement intense, des rétentions de matières fécales, des vomissements, de la péritonite localisée. La hernie diverticulaire coexiste presque toujours avec une autre espèce. Cependant Tiedemann cite un cas de cette hernie seule.

Le pronostic des hernies ombilicales congénitales est des plus variables, tantôt des plus graves et presque fatal, d'autrefois des plus bénins. Mais en général, il dépend de la période à laquelle appartient la hernie. Car autant il est favorable pour une hernie de la période fœtale, autant il est sombre

pour une hernie de la période embryonnaire; de même il varie
avec le volume de la tumeur, les organes qu'elle renferme et
sa réductibilité. Lorsque la tumeur est petite, la guérison spontanée est ordinaire; tout au plus la hernie a-t-elle de la tendance à reparaître dans l'enfance. Mais les exemples appartenant à la période fœtale se terminent, par contre, souvent
par la mort : le cordon tombe, les enveloppes se détruisent et
une péritonite généralisée termine la scène. La plupart des
médecins antérieurs à Debout et Duplay regardaient l'exomphale embryonnaire comme une cause de péritonite fatalement
mortelle. Bérard n'admettait pas de guérison[1]. Il pensait que le
cordon tombé, la péritonite était inévitable. Néanmoins les
exemples de guérison spontanée, de vastes éventrations dans
lesquelles une grande partie ou la totalité de la région ombilicale manquait, ne sont pas tout à fait rares pour ne pas dire
qu'ils sont assez fréquents. Debout en cite une quinzaine de
cas et même des cas où la tumeur était volumineuse. Lorsque
la guérison doit se faire, aussitôt après la chute du cordon, la
hernie est presque à nu, la péritoine en est la seule enveloppe
protectrice; peu à peu il se forme un travail réparateur, des
bourgeons charnus recouvrent le péritoine, il y a cicatrisation
plus ou moins rapide et ces guérisons peuvent être définitives,
car on en a vu après treize, quatorze et même dix-neuf ans.
Mais il y a des cas dans lesquels on a vu des hernies apparaître
en d'autres points après la réduction de la première. Duplay fait
remarquer que, dans ces cas, la capacité de l'abdomen n'était
pas en rapport avec le volume de la masse intestinale. Requin,
cité par Debout, rapporte un cas de guérison spontanée d'une
hernie du volume du poing. On réduisit, puis on appliqua un taffetas ciré arrosé d'huile d'amandes douces sur la tumeur et au
cinquante-sixième jour, après quelques accidents du côté de la

---

1. Bérard, *Dictionnaire de médecine* en 30 volumes Paris, 1840, t. XXII.

séreuse, l'enfant se portait bien, sauf une plaie d'un pouce de long sur 56 lignes de large[1]. Goyrand cite le cas d'une hernie de 23 centimètres de circonférence dans sa portion renflée et de 17 centimètres dans ses divers diamètres[2]. Le cordon tomba les premiers jours. Il se forma du pus entre les enveloppes; la plus superficielle se détacha, et le travail de cicatrisation marchait bien lorsque l'enfant mourut au bout de quatre jours avec des symptômes d'étranglement. Goyrand attribua la mort à un iléus déterminé par la compression, Debout au contraire pensa à une péritonite, fréquente, dit-il, dans ces lésions. Thélu rapporte aussi un cas de hernie volumineuse mais réductible par un bandage compressif; le cordon tombé, on réduisit; l'ouverture n'avait plus que 3 centimètres de diamètre au bout de dix jours et au bout de vingt-sept jours il y eut guérison complète; quatorze ans après il n'était pas encore survenu d'accidents. De même Stoltz rapporte un cas[3] de guérison au quarantième jour, avec cicatrice ressemblant à l'ombilic, mais faute de soins, d'autres hernies apparurent à l'aine. Herrgtto rapporte un cas de guérison[4]. Guersant cite une guérison en deux mois d'une hernie de la grosseur d'une pomme. Getto, en 1840, cite un autre cas très intéressant: une paysanne du Palatinat accoucha d'un enfant trois semaines avant terme, avec hernie ombilicale; on fit de la compression après avoir appliqué sur la hernie un linge huilé; il y eut des alternatives dans la marche de l'affection, mais enfin, l'enfant guérit. La *Gazette des Hôpitaux* du 28 avril 1847 rapporte une observation curieuse de Marguariteau. Ce médecin appelé dans une famille de St-Sylvain pour faire un accouchement, constata une tumeur de la dimension d'un gros œuf de poule à axe trans-

---

1. *Gazette médicale de Paris.*
2. Goyrand, *Annales de la Chirurgie*, Paris, 1844, tome X, p. 13.
3. *Bulletin de thérapeutique*, Paris, 1857, t. LIII, p. 467.
4. Herrgott, cité par Stoltz, *Bulletin de thérapeutique*, 1861, t. LXI, p. 455.

versal à l'ombilic du nouveau-né; aussi porta-t-il un diagnostic grave auquel s'associa son confrère d'Angers. On résolut de ne rien faire et on se contenta d'appliquer sur la tumeur un plumasseau de charpie enduite de cérat; l'ampoule et le cordon ne tombèrent que le dix-huitième jour. Le malade guérit et (au bout de huit ans) il n'était pas survenu d'accident. Stoltz cite un cas dans lequel il obtint la guérison au moyen de bandelettes de diachylon[1], c'est-à-dire au moyen de la compression; Buchholz, Baël, Hamilton obtinrent le même succès par les agglutinatifs, et Cruveilhier mentionne dans le tome Ier de son *Anatomie pathologique* un cas observé à l'hospice de Ferrare, cas dans lequel l'anneau ombilical fut avivé et les bords de cet anneau réunis à l'aide de points de suture, par la suture après avivement des bords de l'anneau.

Ces exemples, montrent que, quels que soient et l'étendue de la tumeur et les organes qu'elle renferme, on ne doit jamais désespérer de sauver le malade, car on voit des cures merveilleuses, dans les cas même les plus désespérés. Il ne faut donc pas abandonner un enfant atteint d'une hernie volumineuse de ce genre sous prétexte que tout traitement est inutile. C'est pour cela que Debout blâme la conduite de deux médecins qui, en présence de hernies ombilicales congénitales volumineuses, compliquées d'anus imperforé, ont refusé le secours de leur art.

Le traitement doit varier avec les espèces de hernies, leur volume et leur réductibilité ou leur non réductibilité. Si à la naissance on voit une tumeur peu volumineuse et facilement réductible à la base du cordon, il n'y a aucun inconvénient à réduire la petite portion d'intestin sortie de la cavité abdominale. On fait ensuite la ligature du cordon et on applique un appareil légèrement compressif. Autant que possible, et même

---

1. *Bulletin de thérapeutique*, Paris, 1857, t. LIII, p. 467.

dans tous les cas, il faudra se dispenser d'employer le bandage fabriqué par les marchands d'instruments, parce que, dit Giraldès, ce bandage, construit pour des adultes, ne peut rester en place sur l'enfant dont l'abdomen a la forme conique. On se sert, après Giraldès, d'une petite plaque en gutta-percha qui se moule plus ou moins facilement sur les parties; on la capitonne avec de la ouate de manière à former un plan qui ne blesse pas le malade et par-dessus le tout on applique une bande de diachylon, large de 4 centimètres et pouvant faire deux à trois fois le tour du corps de l'enfant; la pelote en caoutchouc remplie d'air a rendu des services; des compresses pliées en quatre et tout autre moyen de compression peuvent être employés avec autant de succès.

Tous les cas de hernies ombilicales congénitales ne se présentent pas avec cette simplicité : elles peuvent être pédiculées et irréductibles; dans ce cas l'expectation n'est plus de saison, car la nature abandonnée à elle-même ne fait rien et la guérison est dans la main du chirurgien. Opérez sans retard et n'attendez pas l'étranglement et la péritonite qui ne tarderaient pas à survenir. Le chirurgien procédera sobrement, se bornera au maximum de débridement nécessaire, puis suturera ou rapprochera les deux lèvres de la plaie par des agglutinatifs. Bérard, imbu des idées de son temps, était porté pour la suture dont Gosselin constate l'abandon presque complet de nos jours. Si le sac était ouvert, on le fermerait avec des agglutinatifs, avec du collodion.

Surveillez la chute du cordon, car c'est là la complication la plus à redouter dans l'affection qui nous occupe, car le cordon tombé, la hernie est à découvert, le péritoine à nu; c'est alors qu'on peut craindre la péritonite ou toute autre complication non moins fâcheuse. Il faut aider la nature dans ces cas compliqués et fâcheux, soustraire l'enveloppe de la hernie au contact de l'air, par un corps gras, empêcher la chute trop prompte du cordon, en saupoudrant sa surface avec un mélange de quinquina et de charbon à parties égales, ainsi que le conseille Debout.

Duplay se demande s'il faut réduire promptement. On cite, dit-il, des cas de guérison, car Storch (1749-1751), Hey, Bucholz, cités par Debout, ont eu des succès. Mais certaines considérations importantes doivent empêcher de réduire promptement la hernie. Dans certains cas, les organes herniés ayant crû en dehors de la cavité abdominale, celle-ci ne s'est développée que dans certaines limites, s'adaptant parfaitement avec les organes contenus dans sa cavité. Il est impossible de faire rentrer d'autres organes dans la cavité abdominale sans apporter quelque gêne dans ceux qu'elle contient, ou tout au moins quelque compression des autres viscères. Debout et Duplay s'opposent, dans ce cas, à toute manœuvre tendant à faire rentrer la hernie. Une conduite contraire pourrait amener d'autres hernies sur des points divers et des complications graves, comme dans le cas de Moissenet (rupture d'une tumeur vasculaire sanguine des capsules surrénales). Il convient d'employer un bandage médiocrement serré et de faciliter l'ampliation du ventre par de courtes manœuvres de foulement. On appliquera un pansement simple, pendant la période de suppuration et de cicatrisation.

Il faut proscrire la suture. « De semblables moyens, dit Duplay, devraient être tentés seulement dans les cas désespérés et comme dernière chance de salut. » Hubbauër, dans une exomphale du volume de la tête d'un fœtus, qui s'était rompu, réduisit les viscères et sutura, mais l'enfant mourut. Désormeaux rapporte une observation de guérison dans un cas analogue.

Ainsi les hernies ombilicales congénitales de la période embryonnaire ont un pronostic beaucoup plus sombre que les hernies de la période fœtale, mais nous avons vu que les cas

de guérison spontanée ne sont pas rares et sont même fréquents. Il faudra donc s'obstenir de tout traitement actif et
ne faire que favoriser la marche de guérison naturelle. Dans
le cas d'éventration, il faut retarder la chute du cordon, pour
donner aux parties sous-jacentes, le temps de commencer le
travail de cicatrisation. Il ne faut intervenir chirurgicalement
que dans le cas d'étranglement et employer les agglutinatifs de
préférence à la suture. Lorsque le cordon est tombé, il faut
recouvrir la tumeur d'un pansement légèrement compressif,
enduit d'un corps gras. Dans les cas de hernie étranglée, on
doit opérer avant qu'aucune inflammation ait eu le temps de
se produire et lorsque la tumeur, quoique volumineuse, est réductible, ne pas se presser de réduire et surtout ne pas employer la violence. En général, le moyen consistant dans l'expectation est le plus sage, car comme le dit Giraldès; « dans
le traitement de ces affections il faut agir avec prudence et
faire plutôt de la chirurgie expectatrice que hardie. »

VINGT-ET-UNIÈME LEÇON

EXTROVERSION DE LA VESSIE

Synonymie de l'extroversion de la vessie. — Hiatus congénital de Holmes. —
Très rare. — Sa description. — Malformations qui lui sont communément
associées. — Fonctions génito-urinaires des sujets ainsi affectés. — Étiologie
très discutée. — Traitement, surtout palliatif. — Appareils. — Opération chirurgicale pour dériver les urines vers le rectum. — Procédés autoplastiques
bien supérieurs.

Décrite sous les différents noms de hernie de la vessie, de
prolapsus, d'inversion de la vessie, cette affection, qui est un
vice de conformation, doit sa dénomination actuelle d'extroversion ou exstrophie à Chaussier et à Breschet. Elle avait été
entrevue dès 1640, par Schenck et par Ruffin, mais ce n'est
qu'au xviiie siècle, en 1767, que Devilleneuve démontra le
premier la véritable nature de cette tumeur. Enfin ce n'est que
dans le courant de ce siècle que la question a été étudiée à un
point de vue véritablement chirurgical et thérapeutique.

On peut définir l'extroversion de la vessie un vice de confor-
tion congénital du réservoir urinaire, caractérisé par l'absence
de paroi antérieure de cet organe et par la saillie à l'hypo-
gastre de sa paroi postérieure. Il en résulte, suivant l'expression de Holmes, un véritable hiatus congénital de la vessie.

Ce vice de conformation est relativement rare. D'après Puech
on l'aurait observé 7 fois sur 70 000 naissances. Il est beaucoup plus fréquent chez les garçons que chez les filles.

Le premier point qui frappe l'observateur dans l'extroversion de la vessie, c'est la présence d'une tumeur formant au dessus du pubis une saillie plus ou moins prononcée. Toutefois la lésion peut se borner à uns simple fente occupant le même plan que les téguments abdominaux ou même logée dans une légère dépression. D'autres fois cette tumeur peut atteindre le volume d'une très grosse pomme avec un diamètre de 8 à 10 centimètres ; dans ce dernier cas, elle est comme pédiculée ; sa forme est arrondie, quelquefois bilobée. Sa surface, d'un rouge plus ou moins foncé, se plisse facilement et présente quelquefois un suintement sanguin. Elle peut aussi prendre un aspect cutané et se recouvrir d'un épiderme très fin. A la partie supérieure de la tumeur, on aperçoit deux papilles d'un volume variable présentant à leur sommet ou à leur face postérieure l'orifice des uretères, généralement étroit quelquefois sinueux. Au-dessous de ces orifices, la muqueuse offre généralement un aspect d'un rouge très vif. L'écoulement de l'urine se fait goutte à goutte, quelquefois d'une manière intermittente. Pendant un effort ou un accès de toux, l'urine s'échappe en un jet ordinairement continu. D'après Le Fort, la titillation légère de la muqueuse au voisinage des uretères semble provoquer la contraction de ceux-ci et amène un afflux d'urine plus considérable.

L'ombilic n'est pas nettement marqué ; mais il est d'ordinaire remplacé par une sorte de cicatrice, qui s'étend en haut à une distance variable du bord supérieur de la vessie exstrophiée. Il existe là un véritable arrêt de développement qui persiste définitivement. L'absence de la dépression ombilicale à son niveau normal avait même fait croire aux premiers médecins qui observèrent cette affection, que les enfants ainsi affectés naissent sans cordon ombilical. Dans les cas fort rares où l'ombilic existe, il est situé beaucoup plus bas qu'à l'état normal. Il est bien plus marqué à la face postérieure de la paroi antérieure de l'abdomen. Quoi qu'il en soit la veine ombilicale est beaucoup plus longue que normalement; les artères ombilicales sont très grêles, plus courtes que dans l'état habituel. Enfin si la cicatrice de l'ombilic descend jusqu'au niveau de la tumeur, l'ouraque aura disparu.

Les organes génitaux eux-mêmes ne présentent pas des caractères moins intéressants. Cruveilhier a, l'un des premiers, fait ressortir leur déformation. Chez l'homme, la verge manque parfois totalement. Le plus souvent, elle est à l'état rudimentaire, cachée plus ou moins par la tumeur. Elle est aplatie transversalement, présente des corps caverneux peu volumineux, susceptibles cependant d'érection, et réunis par une membrane assez mince qui représente le tissu spongieux de l'urèthre. En somme, il y a épispadias. Le gland, en effet, est représenté par deux éminences aplaties, au-dessous desquelles pend un large prépuce.

Chez la femme, déformations analogues. Les grandes lèvres, les deux racines du clitoris et les petites lèvres sont écartées à leur partie supérieure. En poussant plus loin les recherches on a même constaté la bifidité du vagin et de l'utérus.

L'examen anatomique ne doit pas s'en tenir à l'étude des lésions qui frappent l'œil. Si, en effet, on recherche à quel niveau se trouve la tumeur vésicale, on s'aperçoit qu'elle occupe l'emplacement normal de la symphyse des pubis. On trouve entre ceux-ci un écartement qui peut aller jusqu'à 12 centimètres, réunis toutefois par un très fort ligament; ces os sont en outre atrophiés dans toutes leurs parties constituantes; le trou ovale est rétréci. La base du sacrum se porte en avant, d'où diminution du diamètre antéro-postérieur du détroit supérieur. Par contre, le bassin serait élargi.

Les muscles du périnée n'existent qu'à l'état rudimentaires bien que la région qu'ils occupent soit toujours plus large qu'à l'état normal. Les vésicules séminales absentes ou atrophiée, présentent, dans ce dernier cas, des canaux éjaculateurs dont on voit les orifices à l'union de l'urèthre et de la vessie, en même temps qu'il existe une dépression probablement formée par l'utricule prostatique.

Les uretères ss rendent quelquefois à la vessie par une ligne très courbe, plongeant d'abord dans le petit bassin pour remonter se terminer dans la paroi vésicale. Le plus souvent, cependant, leur direction est rectiligne. Il n'est pas rare de les voir dilatés, soit l'un d'eux, soit tous les deux; cette dilatation pent atteindre les dimensions d'une anse intestinale. Les parois de ces organes sont plus épaisses qu'à l'état normal; la membrane fibreuse est très résistante, ce qui semble être la conséquence d'une inflammation ancienne.

La paroi postérieure de la vessie exstrophiée est tapissée par le péritoine souvent épaissi à son niveau. Les muscles droits de l'abdomen sont écartés pour livrer passage à la tumeur, la ligne blanche est amincie. Aussi voit-on souvent, au moment de la naissance, ou plus tard, à la suite de cris et d'efforts, apparaître une exomphale, la peau devient très mince par suite de la distension qu'elle subit, ce qui devient une circonstance défavorable au point de vue de certains procédés opératoires.

Que deviennent les fonctions génito-urinaires chez un individu porteur de cette malformation?

Au point de vue urinaire, on constate que l'écoulement de l'urine se fait ordinairement goutte à goutte. Mais on a observé un assez grand nombre de faits dans lesquels l'urine coulait par jet et avec intermittence. On s'en rend facilement compte par l'existence des fibres musculaires de la partie inférieure de l'uretère. De plus, la dilatation des uretères et du bassinet permet à l'urine de s'y accumuler en quantité notable, avant d'être expulsée brusquement. De l'écoulement continuel de l'urine, suite inévitable de l'exstrophie, résulte une incommodité permanente. Les malades répandent autour d'eux une odeur urineuse; de plus l'écoulement du liquide sur les téguments détermine de l'érythème et même des ulcérations très rebelles.

Quant aux fonctions génératrices, elles sont à peu près nulles chez l'homme; bien que les désirs vénériens ne soient pas toujours abolis chez celui-ci, il lui est impossible de procréer. Il n'en est pas de même de la femme. La thèse d'Herrgott[1] contient des faits d'accouchements chez des femmes atteintes de cette infirmité. Dans tous les cas, on a constaté la production d'un prolapsus de la matrice ce qui peut s'expliquer par le défaut de soutien de cet organe dû à l'absence de symphyse pubienne.

Les causes de l'extroversion de la vessie ont donné lieu à de nombreuses controverses. Sans nous arrêter à la fameuse théorie des émotions morales qui joue toujours son rôle dans les recherches de toutes les malformations, nous arrivons d'emblée à deux ordres d'opinions :

1° La rétention d'urine fœtale ;

2° L'arrêt de développement.

En faveur de la première opinion on a invoqué d'une part l'imperfection de l'urèthre, soit à son extrémité, soit dans sa profondeur ; d'autre part l'hydropisie de l'allantoïde. Bonn, Duncan, Müller et Rokitansky ont adopté la première manière de voir. Forster et M. Lancereaux[2] se sont rangés à l'idée de l'hydropisie de l'allantoïde. Les travaux de Depaul et de Gillette ont suffisamment réfuté ces théories. De plus il est un point capital qui oppose une barrière à l'idée de l'imperforation uréthrale, c'est la coexistence de l'épispadias, celui-ci ne manque jamais et cependant il n'aurait aucune raison d'exister, ni avec une imperforation de l'urèthre ni avec l'imperforation de l'ouraque.

Reste l'opinion qui veut que l'extroversion vésicale soit le fait d'un arrêt de développement. Elle s'accorde parfaitement

<hr>

1. Herrgott, *Thèse de la faculté de médecine de Nancy.*
2. Lancereaux, *Traité d'anatomie pathologique.* Paris.

avec la présence de l'épispadias. Dès 1832, M. de Quatrefages[1] se fondant sur la présence de cicatrices qu'on observe parfois sur la tumeur et sur les parties latérales, à sa jonction avec la paroi abdominale, arrivait à cette conclusion que l'exstrophie était due aux adhérences établies entre le placenta et la paroi abdominale du fœtus, au niveau de la région génito-urinaire. Plus récemment, en 1875, Thiersch admettait aussi un arrêt de développement en faveur duquel les voies urinaires ne viendraient pas s'ouvrir dans le cloaque fœtal, d'où distension de la vessie et rupture de celle-ci au niveau des enveloppes du cordon ombilical. Enfin Jamain se fondant sur le développement symétrique de toutes les parties de l'embryon, pense qu'un arrêt de développement empêche la soudure des deux portions de la face antérieure de la vessie[2].

En résumé, l'idée d'un arrêt de développement étant celle que nous admettons, par quel mécanisme expliquerons-nous la genèse de la malformation? C'est ce qu'il est difficile d'expliquer dans l'état actuel de la science.

Arrivons plutôt au traitement et disons dès maintenant que celui-ci n'aura jamais d'autre but que d'être palliatif. En effet l'étendue du délabrement congénital, l'absence des sphincters de la vessie et de l'urèthre s'opposerait à un traitement véritablement radical, bien que celui-ci ait été tenté.

On a d'abord imaginé plusieurs appareils pour empêcher l'écoulement incessant de l'urine sur les vêtements et sur la peau. Le seul appareil qui soit encore en honneur est le réservoir de Bonn et Jurine, qui consiste en une cuvette d'argent dont les bords s'adaptent très exactement au pourtour de la tumeur et descendent jusque vers l'anus. Elle est munie d'une tubulure à robinet permettant de faire écouler les urines dans un second réservoir appliqué contre la cuisse.

1. De Quatrefages, *De l'extroversion de la vessie*. Thèse Strasbourg, 1832.
2. Jamain, *De l'exstrophie ou extroversion de la vessie*. Paris, 1845.

De la sorte, les sujets mâles qui étaient obligés de porter des habits de femme peuvent, suivant la remarque des anciens chirurgiens, revêtir les habits de leur sexe.

Le traitement chirurgical de l'extroversion de la vessie comporte deux ordres de procédés. Dans le premier, on a tenté de faire arriver les urines dans le rectum, cavité naturelle et fermée. Dans le second, on s'est proposé de compléter le réservoir vésical en lui laissant un seul orifice. Faisons d'abord justice du premier procédé, qui ne donne pas de brillants résultats.

Les premières tentatives sont dues au chirurgien anglais Simon, et si son procédé n'a pas été couronné de succès, il a du moins le mérite d'être ingénieux. A l'aide d'un cathéter pourvu d'un stylet terminé lui-même par une aiguille, il perfora l'uretère aussi haut que possible, fit passer l'aiguille dans le rectum et sortir le fil par l'anus. Il porta ensuite, de la même manière, un second fil dans l'uretère et le fit sortir du rectum à un demi-pouce au-dessous de l'uretère ; les deux fils furent réunis et il obtint ainsi une anse destinés à maintenir le rectum appliqué à l'uretère. La même opération fut faite sur l'autre uretère et au bout de six jours, l'urine passait dans le rectum. Malheureusement, chez le malade de Simon, l'urine n'en continua pas moins à sortir en partie par l'embouchure des uretères. Il tenta alors l'occlusion de ces orifices ; mais le malade, épuisé par ces différentes tentatives, et quoique d'un âge qui lui permettait de résister plus longuement, mourut au bout d'une année ; l'autopsie révéla de la pyélo-néphrite et de grosses concrétions calculeuses dans les uretères.

Les procédés de communication recto-vésicale imaginés par Lloyd, à l'aide d'un trocart ; par Holmes, à l'aide d'une pince qui avait pour but de mortifier toutes les parties comprises entre le rectum et la vessie n'ont pas donné de meilleurs résultats que la méthode de Simon.

Nous arrivons aux différents procédées autoplastiques qui

ont pour but de tranformer la vessie en une véritable cavité.

Gerdy, l'un des premiers, conçut le projet d'aviver les bords de la solution de continuité et de les réunir au moyen d'une suture enchevillée jusqu'au pubis, en disséquant la peau dans les cas où la tumeur serait trop considérable. Il échoua complètement et son malade mourut d'une néphrite suraiguë.

J. Roux (de Toulon) ne fut pas plus heureux dans ses tentatives d'autoplastie. Il essaya, à l'aide d'un vaste lambeau cutané, taillé sur le scrotum considérablement élargi par deux hydrocèles, de couvrir la tumeur vésicale. La gangrène détruisit la plus grande partie de son lambeau, et il ne resta qu'une bande cutanée à la partie inférieure, qu'il utilisa en formant avec elle un canal cutané propre à maintenir sur la tumeur un appareil capable de recevoir les urines.

Quelque temps après, Richard, s'inspirant en partie des idées de Roux, taillait sur la paroi abdominale un lambeau capable de recevoir toute la surface de la vessie. Ce lambeau renversé, présentait à l'intérieur sa face cutanée et à l'extérieur un lambeau taillé sur la peau du scrotum. L'accollement des deux lambeaux se fit rapidement, mais le malade succomba malheureusement à une péritonite.

D'autres procédés ont été tentés sans grand succès, en France et à l'étranger. Il en est deux cependant qui paraissent donner entière satisfaction : celui de Thiersch et celui du professeur Le Fort[1].

Thiersch se sert de deux lambeaux qui, dit-il, sont presque toujours à peine suffisants. Les deux lambeaux latéraux sont pris sur la peau abdominale de chaque côté de la tumeur; retenus seulement à l'abdomen par leur attache inférieure, ils sont rabattus transversalement sur la tumeur vésicale; on pratique les sutures et ne on laisse qu'un orifice tenant lieu de

---

1. *Bulletin de l'Académie de médecine* 1875. — *Manuel de médecine opératoire de* Malgaigne, 8e édit. Paris, 1877, t. II, p. 526.

méat dans lequel on place une soude d'argent. Le traitement, qui dure en général une année, comporte cinq temps. Dans le premier, on dissèque le premier lambeau latéral qui reste toutefois pendant plusieurs semaines en communication avec les téguments par ses bords supérieur et inférieur. Dans le second temps, on détache le bord supérieur de ce premier lambeau et on l'applique sur la partie inférieure de la vessie. Dans le troisième temps, on peut suturer le prépuce avec le bord inférieur de ce lambeau. Dans le quatrième et le cinquième temps on détache à son tour et on applique l'autre lambeau latéral. Quand tout est solidement réuni, Thiersch place sur l'orifice vésical un compresseur destiné à retenir l'urine dans la vessie.

Le procédé du professeur Le Fort comprend un plus grand nombre de lambeaux. Il commence par détacher de la face inférieure de la verge le prépuce et la peau voisine, dans une étendue de 2 centimètres. Puis il dissèque un vaste lambeau abdominal sus-vésical et demi-circulaire, par une incision en croissant, descendant sur les côtés jusqu'au milieu de la vessie. Ce lambeau est rabattu sur la tumeur. Le prépuce est divisé en deux feuillets au moyen d'une incision parallèle à ces faces et entre ces deux feuillets on place et on suture les bords libres du lambeau abdominal De chaque côté, il reste une fente à combler par un lambeau pris aussi de chaque côté[1]. Il ne reste à la fin, comme dans le procédé de Thiersch, qu'un orifice urinaire obturé aussi par un appareil spécial.

Un dernier point important à connaître est celui de l'âge auquel on doit opérer. En raison des difficultés de l'opération, de l'aide que le malade doit prêter au chirurgien, de l'immobilité à laquelle il doit s'astreindre pendant plusieurs mois, il ne faut tenter l'autoplastie que vers l'âge de huit à dix ans. En attendant, on emploiera le traitement palliatif.

1. Le Fort, *Bulletin de l'Académie de médecine*, 1875. — Gillette, *Chirurgie journalière des hôpitaux de Paris*, Paris 1878.

VINGT-DEUXIÈME LEÇON

HYPOSPADIAS

Hypospadias balanique, pénien, scrotal (péno-scrotal et perinéo-scrotal). Description. — Inconvénients de cette malformation. — Étiologie probable. — Traitement palliatif. — Curatif, par l'antoplastie, inauguré par le professeur Bouisson. — Procédés de Bouisson, de Montet, de Théophile Auger et de Duplay. — Description de l'opération. — Ses excellents résultats.

Messieurs, l'hypospadias est un vice de conformation consistant dans une ouverture anormale et congénitale occupant la paroi inférieure de l'urèthre.

La plupart des auteurs en admettent trois espèces :

1° L'urèthre, au lieu d'arriver jusqu'à l'extrémité du gland, s'arrête et s'ouvre à la racine du frein, au niveau de la fosse naviculaire (hyposp. balanique).

2° L'urèthre est ouvert sur un point intermédiaire entre le scrotum et le gland (hyposp. pénien).

3° L'urèthre s'ouvre au milieu du scrotum divisé longitudinalement en manière de vulve, malformation qui a beaucoup d'analogie avec l'hermaphrodisme (hyposp. scrotal) comme dans la figure 88 où les deux moitiés du scrotum, séparées par une fissure, ressemblent beaucoup à deux grandes lèvres. Duplay divise cette dernière espèce en (*a*) péno-scrotale et (*b*) périnéo-scrotale; il n'existe dans aucun cas de paroi inférieure de l'urèthre en avant de l'ouverture anormale. La portion de canal absente est constituée tantôt par une surface

plane, assez large, le gland étant comme étalé; tantôt par une
rigole assez profonde. Quelquefois les deux lèvres du méat
urinaire sont assez bien conservées; d'autres fois, elles sont
effacées, réunies par des brides laissant entre elles de petites
ouvertures qu'on pourrait prendre au premier abord pour
l'entrée de l'urèthre. Il n'existe pas de frein. Le prépuce
s'arrête sur les côtés du gland et, comme le prépuce du
clitoris, ne recouvre que sa face dorsale; il peut manquer
complètement (voy. fig. 88). Le prépuce est en partie divisé sur

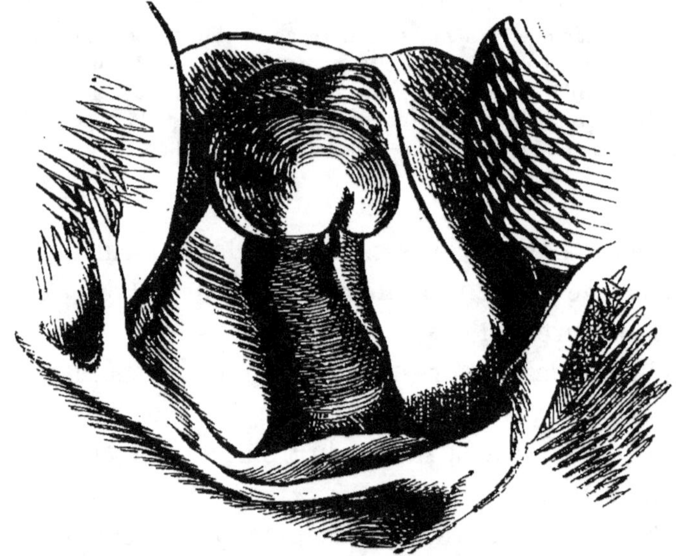

Fig. 88. — Vices de conformation du pénis.

L'urèthre s'ouvre un peu en arrière du gland (hypospadias); le prépuce est difforme et
surabondamment développé, et l'organe tout entier est dévié latéralement, de telle sorte
que sa face inférieure regarde lo cuisse gauche. Le dessin a été fait sur un enfant de
Saint George's Hospital.

sa face inférieure, tandis que, du côté dorsal, il est comme ra-
massé en deux lobes. La verge a ordinairement ses dimensions
normales; le gland peut participer à ses érections dans les cas
d'hypospadias balanique; mais dans les autres variétés, les érections sont généralement incomplètes; une partie du corps spongieux de l'urèthre ayant disparu, ce qui ne permet pas au sang,

d'après Morgagni, de parvenir facilement jusqu'au gland. La verge peut présenter sa direction normale ; mais le plus souvent, cette direction est vicieuse. Dans notre figure 88, exécutée d'après un dessin fait sur un enfant de Saint-George's Hospital, la surface inférieure du pénis, renversée par une sorte de torsion, regarde du côté gauche. En effet, ou bien le gland seul est un peu recourbé en bas, ou bien l'organe entier subit cette déviation due généralement à la présence d'un cordon ou d'une bande fibreuse qui fixe le pénis au scrotum. Il en résulte différents inconvénients : d'abord la miction est incommode ; le jet de l'urine se porte en bas. Si le malade relève un peu trop sa verge, il tiraille l'espèce de valvule cutanée qui forme la paroi inférieure du canal uréthral au niveau de l'orifice anormal. Le coït est difficile, douloureux, impossible dans les cas les plus compliqués. Cependant la fécondation est souvent possible dans les variétés balanique et même pénienne.

C'est surtout dans la forme périnéo-scrotale qu'on observe une disposition vraiment particulière des organes et des troubles fonctionnels importants. Dans ce vice de conformation spécialement étudié par S. Duplay, les testicules occupent les deux poches formées par la bifidité du scrotum ; ces organes sont souvent atrophiés ou même n'ont pas toujours accompli leur migration régulière (inclusion inguinale ou abdominale). Pour examiner l'ouverture de l'urèthre, il faut relever la verge qui, au premier abord, semble normale, mais on constate bientôt que sa face inférieure est ou absente ou considérablement diminuée d'avant en arrière et remplacée par la bride fibreuse que nous avons déjà indiquée. La verge étant donc relevée, on aperçoit au fond de l'infundibulum formé par la fente scrotale l'ouverture de l'urèthre sous forme d'une petite fente allongée d'avant en arrière, bordée par deux replis cutanéo-muqueux. Au moment de l'érection, la verge, dit Bouisson de Montpellier, au lieu de se redresser, s'incurve à sa partie inférieure, se double pour ainsi dire, de telle sorte que le gland se porte de plus en plus en arrière et s'enfonce entre l'écartement du scrotum.

J.-L. Petit et plus tard Bouisson ont fait ressortir le rôle que joue l'arrêt de développement des corps caverneux à leur partie inférieure dans cette incurvation.

On comprend facilement que si l'émission spermatique est possible dans ces cas, soit par le fait de tentatives infructueuses de coït, soit sous l'influence de manœuvres anormales, la fécondation par contre soit absolument impossible.

Les plus grands chirurgiens ont pendant longtemps considéré l'hypospadias comme une affection inaccessible aux efforts de la chirurgie. Le professeur Bouisson semble être le premier qui ait fixé par des règles précises un traitement chirurgical raisonné. Nous ne nous arrêterons pas aux procédés infructueux de Dupuytren, de Maisonneuve, etc., qui consistent essentiellement dans la formation d'un canal artificiel créé de toutes pièces dans l'épaisseur du gland et des corps caverneux à l'aide d'un trocart ou d'un cautère. C'est à l'uréthroplastie, comme l'ont fort bien démontré Bouisson[1] et S. Duplay[2], qu'il faut avoir recours pour la création d'un nouveau canal. Dans ce but, Bouisson a emprunté au scrotum le lambeau auto-plastique « en le taillant assez long pour qu'il pût non seulement être ramené d'arrière en avant sur la face inférieure de la verge où il doit former le plancher du nouveau canal, mais pour qu'il pût ensuite être renversé d'avant en arrière sur sa propre longueur en s'accolant par sa surface saignante et par conséquent en se doublant lui-même, de manière à présenter deux surfaces épidermiques. Deux incisions longitudinales pratiquées sur les parties latérales

1. Bouisson, *De l'hypospadias et de son traitement* in *Tribut à la chirurgie*. Paris, 1861, t. II, p. 489.

2. Duplay, *Archives générales de médecine*, mai 1874.

de la verge doivent recevoir les bords du lambeau scrotal doublé, qui donne ainsi une paroi uréthrale épaisse et circonscrit avec la portion correspondante de la paroi inférieure de la verge un nouveau canal complet au fond duquel aboutit l'ouverture désormais cachée de l'hypospadias. » — Le procédé de Bouisson n'a pas donné les résultats qu'il en attendait, j'en dirai autant du procédé de Moutet qui consiste à prendre également sur le scrotum un vaste lambeau quadrilatère qui, appliqué sur la face inférieure de la verge par sa surface épidermique, est lui-même doublé d'un second lambeau emprunté à la peau du pubis.

Th. Anger[1] et S. Duplay empruntent leur lambeau autoplastique à la peau même de la verge. C'est la méthode qui a donné les meilleurs résultats et nous allons décrire le procédé auquel s'est arrêté ce dernier chirurgien qui compte déjà de nombreux succès.

Le professeur Duplay établit tout d'abord ce principe que l'idée de vouloir restaurer d'un seul coup la totalité de l'urèthre absent expose à des échecs presque constants. Il faut donc procéder par temps successifs qui peuvent être répartis de la façon suivante :

1° Le redressement de la verge et la restauration du méat.

2° La création du nouveau canal uréthral, depuis le gland jusqu'au voisinage de l'ouverture hypospadienne qui doit rester libre pour donner issue à l'urine jusqu'à l'époque de la constitution définitive du nouveau canal.

3° L'abouchement des deux portions du canal uréthral.

Comment arrive-t-on à délivrer la verge de ses attaches inférieures de manière qu'elle puisse se relever vers l'abdomen et prendre pendant l'érection une direction qui permette le coït ? Tout simplement en sectionnant transversalement la bride qui unit le gland à l'ouverture hypospadienne. Cette section se fait

---

1. Th. Anger, *Bulletin de la Société de chirurgie.*

au niveau de la partie moyenne de la bride, couche par couche, en comprenant non seulement l'enveloppe fibreuse du corps caverneux, mais encore celui-ci ainsi que la cloison jusqu'à ce que toute incurvation de la verge ait disparu. Il en résulte une plaie losangique sur la face inférieure de la verge ; les bords de cette plaie seront réunis par quelques points de suture. Ces points de suture seront disposés horizontalement pour les angles aigus du losange et verticalement pour les angles obtus (Voy. nos figures 89 et 90 pour la forme de la plaie et la dis-

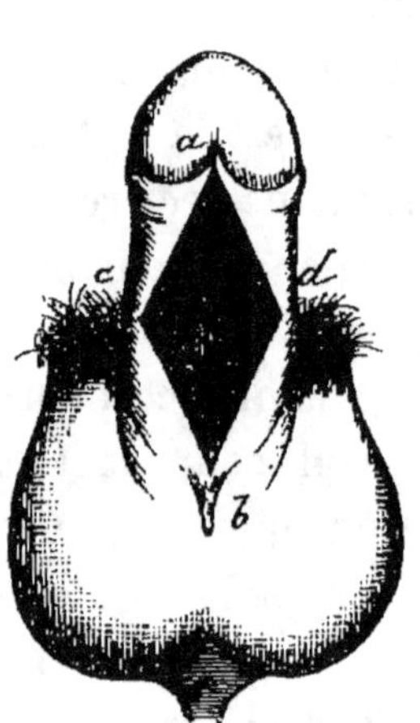

Fig. 89. — Redressement de la verge, section de la verge présentant à sa face inférieure une plaie losangique *abcd*.

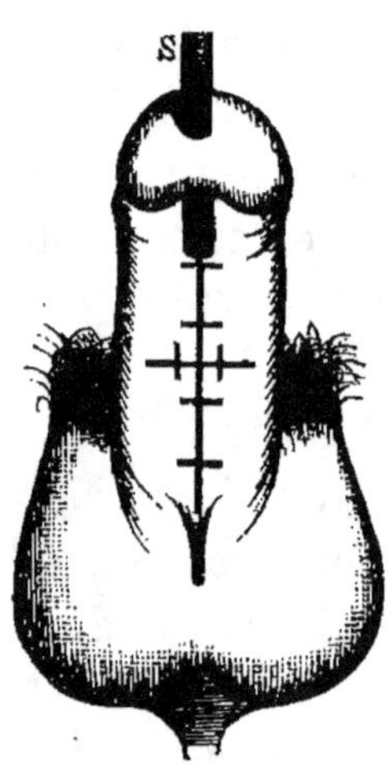

Fig. 90. — Redressement de la verge, suture de la plaie de la verge en forme de croix.

position des sutures), afin de diminuer autant que possible le tissu cicatriciel. Du reste, le chirurgien aura soin de surveiller attentivement la cicatrisation ; il fixera la verge sur l'abdomen à l'aide de banderettes de diachylon. — De ce premier temps de l'opération, résulte un avantage : l'érection devient normale et le malade peut pratiquer le coït.

Ce n'est pas tout. En même temps qu'on opère le redressement de la verge, il est une autre opération préliminaire que l'on peut d'ores et déjà entreprendre, quoiqu'elle ait été souvent différée et attribuée au second temps de l'opération, c'est la restauration du méat urinaire (fig. 91, 1, 2, 3).

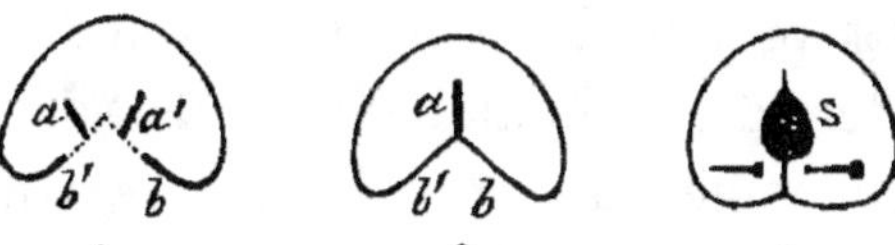

Fig. 91. — Divers temps de la restauration du méat.

S. Duplay avive à leur partie inférieure les deux lèvres de l'échancrure qui représente le méat (fig. 91, 1, 2), puis plaçant entre ces deux lèvres un petit bout de sonde (fig. 91, 3), il réunit par-dessus les parties avivées à l'aide d'un ou deux points de suture. Quelquefois, pour rendre l'échancrure plus profonde, on doit pratiquer dans l'épaisseur du gland une incision médiane ou deux petites sections latérales (fig. 91, 2, 1)

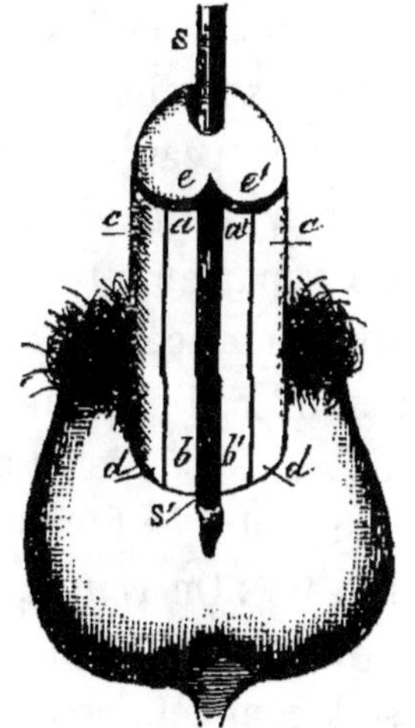

Fig. 92. — Restauration du canal, taille des lambeaux.

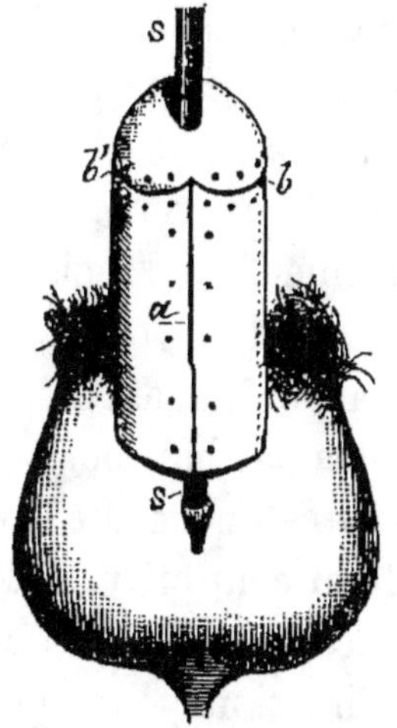

Fig. 93. — Restauration du canal, suture des lambeaux.

qui permettront de loger un bout de sonde suffisamment volumineux pour obtenir un méat d'un diamètre convenable.

Le second temps de l'opération de l'hypospadias est certainement le plus long, le plus délicat et le plus difficile. Avant d'y mettre la main, le chirurgien aura eu soin d'attendre un temps suffisant (six à huit mois en moyenne) pour s'assurer qu'il ne surviendra aucune rétraction secondaire. Alors seulement il entreprendra la confection du nouveau canal uréthral depuis le conduit balanique jusqu'au voisinage de l'ouverture hypospadienne qui, nous l'avons déjà dit, doit rester provisoirement libre. Pour cela on trace sur la face inférieure de la verge, de chaque côté de la ligne médiane, et à quelques millimètres en dehors de cette ligne, une incision longitudinale dont on dissèque à peine la lèvre interne de façon à l'incliner en dedans vers la sonde, mais sans chercher à la couvrir entièrement. Au contraire, la lèvre externe de chaque incision doit être largement disséquée, de manière à pouvoir faire basculer les deux lambeaux et à renverser leur surface cutanée sur une sonde qu'on a introduite dans le méat. La surface cruente des lambeaux qui est tournée vers l'extérieur, est ensuite mise en rapport avec deux autres lambeaux correspondants, obtenus par le glissement de la peau des parties latérales de la verge dont la dissection a été facilitée par le prolongement de l'incision supérieure appartenant aux premiers lambeaux (voy. fig. 92). Ces quatres surfaces, ainsi mises en contact et formant deux groupes, sont fixées l'une sur l'autre et réunies par leur bord externe par dessus la sonde au moyen de la suture enchevillée avec des fils d'argent très fins distants d'un demi-centimètre environ (voy. fig. 93). On réunit, sur la ligne médiane, par des points de suture, la lèvre externe de chaque incision pour que la sonde soit complètement recouverte. Le contact des surfaces cruentées doit être parfaitement exact; aussi la suture exige-t-elle une attention particulière. Les extrémités de chaque fil sont passées dans des trous pratiqués à des distances convenables à travers des bouts de sonde, et lorsque la constriction est jugée suffisante, les fils sont assujettis par des tubes de Galli. Il peut arriver que la réunion échoue en quelques points ; mais il est facile d'y remédier par une ou plusieurs opérations complémentaires. Si les surfaces adossées laissent un peu d'écartement à l'extérieur, il est bon de pratiquer quelques points de suture superficielle.

Le troisième et dernier temps qui consiste dans l'abouchement des deux portions de l'urèthre ne doit être entrepris que lorsque la réunion des parties constituantes du nouveau canal étant complètement opérée, celui-ci n'offre aucune tendance à la rétraction. L'opération est assez simple, elle consiste à pratiquer au pourtour de l'ouverture hypospadienne un avivement analogue à celui que nous venons de décrire, sur une étendue de près d'un centimètre. On applique ensuite des points de suture absolument semblables ; on laisse la sonde à demeure pendant deux ou trois jours, en ayant soin qu'elle ne s'obstrue pas et en recommandant au malade de se tenir couché sur le côté, pour favoriser l'évacuation de l'urine, à mesure qu'elle se forme. Le concours intelligent de l'opéré sera d'autant plus assuré à l'opérateur, que ce dernier aura su attendre qu'il ait atteint l'âge de raison pour accomplir une restauration dernière.

Tel est le procédé employé pour la guérison de l'hypospadias et c'est bien une guérison, car M. Duplay a constaté que le nouvel urèthre, au lieu d'être sujet à la rétraction, suit la verge dans son mouvement de croissance, exactement comme l'urèthre normal.

Les complications qui peuvent se présenter sont, en dehors de l'érysipèle, assez peu graves. Rarement il survient un gonflement de la verge, assez considérable pour faire craindre des accidents sérieux. On maintiendra des compresses imbibées d'eau froide ou alcoolisée en permanence sur le pénis aussitôt après chaque temps de l'opération.

Ce mode de restauration rend non seulement à la verge ses formes extérieures normales, mais encore ses fonctions urinaires et génitales.

VINGT-TROISIÈME LEÇON

Messieurs,

Bouvier définit très bien le rachitisme : une affection primitive, un vice d'ossification, avec ramollissement, courbure et déformation des os. Cette définition est claire, précise, moderne, fondée sur une lésion et un siège anatomiques bien caractérisés; on ne pourrait que l'altérer en visant à l'éclaircir comme fait Bouvier lui-même, lorsqu'il appelle par surcroît le rachitisme une lésion dynamique, vitale, qui s'attaque au cœur même de l'os.

Vous savez que cette espèce a été constituée, il y a un peu plus de deux cents ans, dans des circonstances qui confinent au roman ou tout au moins à la légende, avec cette particularité d'être à la fois vraie et légendaire. Les tables mortuaires de la Grande-Bretagne ayant mentionné pour la première fois vers 1630 une maladie jusque-là inconnue dans le pays et qu'on appelait vulgairement *the rickets*, plusieurs médecins mirent leur tête ensemble, comme disent nos voisins, pour rassembler leurs documents sur cette maladie et chargèrent trois d'entre eux, Glisson, Bate et Regemorter, sous la haute direction de Glisson, le plus illustre d'entre eux, de publier le résultat de leurs observations. De là est sorti le *Tractatus de Rachitide* dont la date de publication n'est pas bien connue, mais qui eut certainement une seconde édition en 1650. Notre siècle de peu de foi trouve un air de merveille à l'accord et à l'abnégation de ces praticiens anglais; l'éclosion spontanée et subite d'une affection nouvelle dans le champ pathologique, au moment où le rachitisme fut décrit et nommé, a paru une autre merveille dont l'exactitude historique a été contestée.

Tout a été mis en doute sur ce point. On a dit qu'il y a toujours eu dans l'espèce humaine du rachitisme, même alors que cette affection n'avait pas été scientifiquement dénommée. La littérature a fait vivre jusqu'à notre temps les types de Thersite et d'Ésope, qui paraissent avoir été des bossus d'origine rachitique car, vous savez que la bosse a plus d'une genèse : le langage constate aussi l'antiquité du rachitisme : dans toutes les langues on trouve des mots correspondants aux mots français *cagneux, bancal,* qui ont servi de tout temps à désigner des difformités rachitiques. On appelait *riquets* en Normandie certains bossus, de là peut-être les *rickets* anglo-normands qui ont contribué par alliération à nommer le *rachitis* glissonien. Si ce mot n'avait pas eu l'avantage de résumer une tradition, il devrait être abandonné par ce qu'il semble localiser dans le rachis, une affection dont les manifestations rachidiennes sont de beaucoup les moins importantes, mais il rachète cet inconvénient par d'autres avantages : issu du langage populaire, il systématise les résultats de l'expérience; Van Swieten le trouvait distinctif, sonore et facile à retenir. Nous conserverons son dérivé *rachitisme* bien préférable à des termes qu'on a essayé de lui substituer, comme ceux de *cyrtonose* oublié aujourd'hui et d'*ostéomalacie*, qui convient surtout à une maladie des adultes, peut-être entièrement différente, à coup sûr, très distincte du rachitisme.

On a dit que le rachitisme, outre qu'il a existé de tout temps a été décrit bien avant l'œuvre du groupe glissonien. Beylard, auteur d'une thèse remarquable sur le rachitis, la fragilité des os et l'ostéomalacie (Paris, 1852), dit que la maladie avait été décrite par Hippocrate et Galien, qu'elle avait fait l'objet de nombreux travaux antérieurs à celui de Glisson, publiés par Whistler, par Bootius, par M. A. Severin de 1645 à 1650. Il n'y a pas de bel historique sans Hipppocrate et Galien; admettons qu'on puisse trouver dans ces auteurs quelque chose d'applicable au rachitisme, surtout quand on le met dans le même groupe avec la fragilité des os et l'ostéomalacie; pour les autres travaux, Trousseau fait très bien remarquer, que comme on ignore la date de la publication de la première édition du *Tractatus de rachitide* dont la 2ᵉ parut en 1650, rien n'indique que leurs auteurs n'avaient pas connue l'œuvre glissonienne[1].

L'apparition d'une sorte de constitution médicale rachitique en Angleterre dans la première moitié du xviiᵉ siècle et l'établissement de l'espèce pathologique correspondant à cette affection de 1645 à 1650, restent donc des faits acquis à l'histoire. Le groupe anglais à eu en somme l'avantage rare d'être à la fois à l'honneur et à la peine, car le rachitisme a été longtemps désigné sous le nom de *morbus anglicus* par le monde savant en Europe; les Allemands l'appellent encore *englische Krankheit* (maladie anglaise) : en France on dit d'un enfant rachitique qu'il est *en chartre*, prononcez en châte), c'est-à-dire en prison, expression énergique qui désigne d'ailleurs aussi d'autres formes de langueur infantile. On dit encore que l'en-

1. Trousseau, *Clinique médicale de l'Hôtel-Dieu*, 6ᵉ édition. Paris, 1882, t. III.

fant rachitique est *noué*, expression très heureuse comme nous,
le verrons par la description des symptômes. J'ai entendu dire
par la mère d'une petite fille qu'elle avait eu le *demi-nœud*
pour dire qu'elle avait été un peu nouée. Ce demi-nœud est
une véritable fleur de nomenclature populaire.

Tous les auteurs s'accordent à reconnaître que le rachitisme
est une maladie de la première enfance et que son début
coïncide ordinairement avec la crise de la dentition dans les
six derniers mois de la première année ou des six premiers de
la deuxième. Il est rare que l'affection débute de 5 à 12 ans;
exceptionnel qu'elle débute à d'autres âges, quoiqu'elle soit
quelquefois congénitale et soit représentée chez les adultes par
l'ostéomalacie que nous aurons à en distinguer. Disons-le tout
d'abord l'ostéomalacie n'est pas le rachitisme vrai : quand
celui-ci se rencontre chez les adultes c'est à l'état de rachitisme guéri, remontant à l'enfance.

L'enfant rachitique, qu'il soit couché dans son lit ou sur
le bras de sa nourrice garde une attitude profondément
affaissée; il craint le mouvement et pousse, quand on le dé-
range, des cris qui cessent seulement quand il a repris possession d'un repos absolu. On a peine à le faire se tenir sur ses
jambes, lors-même qu'il aurait antérieurement commencé à
marcher.

Il est, quelque soit exactement son âge, très en retard pour
la croissance. Sa tête est d'un volume exagéré avec une saillie
des bosses frontales et pariétales qui s'explique par la persistance des fontanelles, même au-delà de la deuxième année,
mais elle n'atteint jamais le volume de celle des hydrocéphales.
Ces derniers d'ailleurs sont peu intelligents tandis que les petits rachitiques sont très-bien doués de ce côté, ce qui donne
un cachet tout particulier à leur face triste et pensive, à leurs
propos qui dépassent la portée ordinaire de leur âge.

Un des traits les plus caractéristiques du jeune rachitique

est l'état de ses dents. Quelquefois il n'en a pas encore, bien après l'époque ordinaire de la dentition ; quelquefois il garde celles qui étaient poussées et n'en acquiert pas de nouvelles ; quelquefois enfin, il perd celles qu'il avait antérieurement, soit par carie, soit par déchaussement.

N'oubliez donc jamais dans l'examen d'un enfant suspect de rachitisme de vous renseigner sur l'état de ses dents. N'en a-t-il aucune ; en a-t-il une ou deux seulement vers le milieu de sa seconde année ; a-t-il, à l'âge de cinq ans, la bouche garnie de quelques chicots clairsemés, c'est très probablement un rachitique. Ce retentissement du rachitisme sur la dentition, outre qu'il marque les malades d'un trait significatif, a une grande importance étiologique, parce qu'il rappelle l'âge d'élection pour le début du rachitisme ; c'est bien, comme je vous l'ai dit, celui de la première dentition.

Quand vous avez été suffisamment édifiés par ce premier aspect et que vous croyez au rachitisme, faites déshabiller vos petits malades. En première ligne apparaissent le *chicken breast*, la poitrine en carène de vaisseau et le chapelet rachitique, signes fournis par l'aspect de la partie antérieure du tronc. Le grand diamètre de l'ovale formé par la cage thoracique, au lieu d'être perpendiculaire à l'axe antéro-postérieur du corps, se confond avec cet axe ; la poitrine bombe démesurément et se creuse sur les côtés d'un sillon assez profond borné en avant par l'insertion sternale des cartilages costaux, en arrière par leur insertion costale, c'est à ce point que les extrémités costales renflées forment une série de nodosités, qu'on appelle le chapelet rachitique. La projection des épaules en avant peut compléter l'air rétréci qui domine dans l'aspect de la partie supérieure et antérieure du tronc. Cette colonne, étroite se dilate tout à coup à sa base en entonnoir, pour loger les viscères abdominaux. Vous connaissez trop bien le mécanisme des flexions vicieuses du rachis pour hésiter sur le sens et le siège de la déformation qu'amènera à la longue la réaction contre la projection en avant du thorax et la chute du corps entraîné dans le même sens par le poids des viscères abdominaux; il est clair que c'est de la lordose qui doit en résulter et qui en résulte réellement. En effet, quoiqu'il y ait des lordoses non rachitiques, le rachitisme est la cause la plus importante de la lordose pathologique non essentielle. La gêne de la respiration, des catarrhes bronchiques tenaces et analogues à ceux des vieillards, des troubles circulatoires tenant à l'anoxhémie sont sous la dépendance du tronc rachitique et sont engendrés par un mécanisme qu'il ne nous serait pas difficile d'expliquer si nous n'étions pas attirés par d'autres points plus en rapport avec le but pratique de nos leçons.

Le bassin des rachitiques subit des modifications qui jouent un rôle dans l'histoire des dystocies et dont les variétés ont été minutieusement décrites par les accoucheurs, car il y a un rachitisme des accoucheurs qui a le bassin pour théâtre. Le rachitisme des médecins a pour siège le tronc et pour manifestations les troubles respiratoires ou circulatoires qui dérivent de la compression des organes par la déformation du thorax. Le rachitisme du chirurgien orthophédiste embrasse cette déformation même, celle du bassin et celle des membres. Il résulte de ce groupement des idées quelquefois singulièrement étroites et, si j'ose le dire, des préjugés professionnels, contre lesquels j'ai voulu vous prémunir par une vue d'ensemble assez complète quoique très sommaire.

On a comparé le jeune rachitique à un huit de chiffre, à une gourde. Ces comparaisons peignent assez bien l'aspect d'ensemble produit par l'union d'un thorax rétréci avec un gros ventre et un bassin large. Joignez à cela des cuisses incurvées en dedans avec saillie considérable de leur convexité en dehors et en avant, des jambes à convexité interne ou externe, suivant que le sujet est cagneux ou bancal et que les genoux se touchent ou s'écartent; ajoutez un trait important des articulations gonflées comme si un lien avait été posé au-dessus du niveau où elles résident, ce qui constitue la nouure; constatez l'aspect analogue des bras surtout chez les enfants qui se sont aidés de leurs membre supérieurs pour remplacer la locomotion ordinaire; notez la flaccidité musculaire, la résorption du tissu cellulo-adipeux, a coloration livide de la peau et vous aurez un portrait, plus ressemblant que flatté, du rachitique complet. Inutile d'insister sur un point : c'est que la perfection du rachitisme est aussi rare que celle de choses beaucoup plus belles. C'est bien rarement que vous trouverez tous ces traits réunis dans le même sujet, mais les connaissant bien, vous pourrez reconnaître à première vue un rachitique, ne présentât-il que quelques-uns d'entre eux.

J'ai cherché à vous mettre une image sous les yeux, en sacrifiant quelques détails pour arriver à un effet d'ensemble. L'anatomie pathologique du rachitisme va nous faire pénétrer les dessous de cet aspect général, passez-moi cette expression, et nous en faire connaître les causes.

Les autopsies ne laissent pas de doute sur le siège du rachitisme : c'est bien, comme nous le disions en commençant, le système osseux. C'est une marche anormale de l'ossification dans presque toutes les parties du squelette, et qui peut donner lieu aux déformations les plus étendues, les plus variées (fig. 94). Il n'avait pas échappé à Glisson et aux auteurs du siècle dernier que ces lésions évoluent en partant du ramollissement des os pour aboutir à leur consolidation, mais les travaux de Rufz[1], de Jules Guérin[2] et en dernier lieu de Broca[3]

1. Rufz, *Recherches sur le rachitisme chez les enfants* (*Gazette médicale de Paris*, 1834, p. 65).

2. Jules Guérin, *Mémoire sur les caractères généraux du rachitisme* (*Bull. de l'Acad. de médecine*, Paris, 1837, t. I, p. 98; *Gazette médicale de Paris*, 1839).

3. Broca, *Bulletins de la Société anatomique*, 1852.

ont permis de constater dans la marche du rachitisme trois périodes bien distinctes.

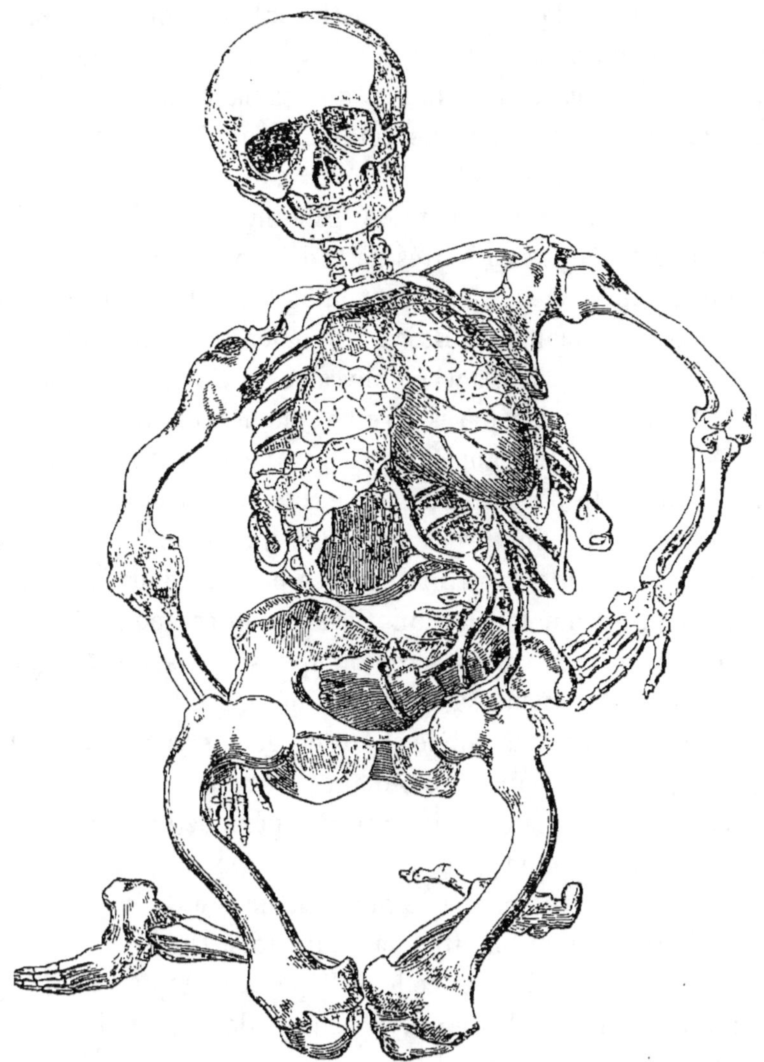

Fig. 94. — Squelette d'un sujet âgé présentant les déformations et les déviations les plus étendues du rachitisme.

La première période est celle de la résorption interstitielle. Les aréoles du tissu spongieux s'agrandissent, ses lamelles

s'effacent, le tissu compact s'amincit, celui qui forme la diaphyse des os longs se creuse de cellules, par l'écartement des
couches concentriques qui le constituent. En somme, l'os se
raréfie, comme chez le vieillard, mais il s'assouplit en même
temps, et devient flexible plutôt que cassant, en raison de la
prédominance du parenchyme celluleux sur l'élément calcaire
dans l'ossature de l'enfant.

On sait que l'accroissement des os longs se fait principalement au niveau des extrémités de la diaphyse. Ce travail n'est
pas interrompu par le rachitisme, mais les conditions en sont
altérées d'une façon que Broca a signalée avec une précision
remarquable. Le cartilage épiphysaire et l'épiphyse osseuse
sont, à l'état normal, séparés par une couche très mince, à peine
visible à l'œil nu, très analogue au cartilage, du côté cartilage
et à l'os, du côté os; cette dernière couche est le tissu *spongoïde* de Jules Guérin. Broca a montré que dans le rachitisme
la couche spongoïde de nature osseuse pénétre dans la couche
cartilagineuse pour former un tissu chondro-spongoïde très
visible mais dont la richesse est trompeuse. C'est une accumulation de couches insuffisamment ossifiées.

Bouvier, rapporteur fidèle et exact de ces recherches, n'a
pas manqué de signaler l'abondance des vaisseaux sanguins
des os et du périoste dans la première période du rachitisme,
mais peut-être qu'un peu trop préoccupé des travaux plus
récents, il n'a plus donné à ce phénomène toute l'importance,
qu'il mérite et qu'on lui attribuait autrefois. On appelait avant
lui cette première période, celle de l'épanchement; on l'appel-
lerait aujourd'hui celle de l'hypérémie; de la vascularisation
exagérée. Ces deux points de vue n'ont rien de contradictoire,
la vascularisation des os étant toujours en raison inverse de
leur densité. L'ancienne appellation avait l'avantage de fournir,
dès la première période, une explication des phénomènes
congestifs qui commencent la nouure.

La seconde période est dite fibroïde, ou de ramollissement ou encore de déformation. Dans cette période, l'os perd tous ses phosphates ; le parenchyme celluleux seul persiste ; il devient souple et analogue aux ligaments ou aux aponévroses ; la diaphyse des os longs, aussi bien que les os courts et les os larges, participe à cette transformation qui est accompagnée d'un épaississement du parenchyme. Cet épaississement se traduit par une augmentation de volume pour les os larges ; il simule une exostose sur la diaphyse des os longs. On a d'abord pris les couches ainsi formées pour des néoplasmes osseux; mais il est facile de voir que ces couches sont entièremeut dépourvues de sels minéraux et qu'au lieu d'augmenter l'épaisseur de l'étui osseux, elles se forment à ses dépens et réduisent l'os véritable à une mince pellicule naturellement très fragile, de là vient la fréquence des fractures chez les sujets rachitiques.

Chez ces malades, la fragilité forme une combinaison singulière avec la flexibilité. La flexibilité résulte du manchon fibreux qui enveloppe le dernier vestige de l'os aux dépens duquel elle s'est formée ; la fragilité est naturellement le fait de cette mince table osseuse et les fragments étant maintenus en présence par le tissu fibroïde aussi bien que par le périoste épaissi, il n'est pas toujours facile de constater une fracture de ce genre ; ce à quoi elle ressemble le plus, c'est à un cal fibreux à une pseudarthrose. La troisième période est caractérisée par une reprise de l'ossification. Ce travail réparateur, comparable à la formation du cal dans les fractures est une véritable régénération de l'os ; ce serait une guérison complète si elle ne restait pas en deça du but en un point et si elle ne le dépassait pas en d'autres points. Dans les os longs, les parties profondes subissent la transformation calcaire et des couches osseuses, de plus en plus superficielles, succèdent au tissu fibroïde; ces couches, de consistance éburnée, surprenant l'axe osseux dans la forme qu'il a prise, ne le redressait pas ;

elles l'immobilisent au contraire, le clichent pour ainsi dire, dans sa déformation. Le tissu éburné de nouvelle formation entrave la croissance ultérieure de l'os en étouffant la circulation, en fondant l'épiphyse avec la diaphyse et en supprimant cette zône cartilagineuse intermédiaire dans laquelle s'accomplissent les phénomènes de la croissance des os longs. Aussi, les membres qui ont été affectés de rachistime ne grandissent pas à proportion de ceux qui n'en ont pas été touchés.

Vous avez tous vu des sujets pourvus d'un torse respectable monté sur des jambes courtes noueuses et arquées comparables aux bassets dans le règne animal, espèce de nains que la dystocie, liée à la conformation des sujets féminins ainsi affectés, a peut être seule empêchés de devenir les anteurs d'une race. Ce sont des rachitiques et des rachitiques guéris. Sans aller jusqu'à cet extrême, on rencontre bien des sujets qui sont plus ou moins déformés par la même affection. A quel âge s'établit cette disproportion entre les divers segments d'un corps humain? Cela depend évidemment de l'époque d'invasion du rachitisme. Il faut même, pour que la disproportion s'accentue que la croissance générale n'étant plus entravée par l'affection ait eu le temps de développer notablement les parties qui n'ont pas été touchées. On a noté l'âge de trois ou quatre ans, quelquefois celui de neuf ou dix ans. Chose curieuse, l'évolution complète du rachitisme, y compris l'éburnation des os raccourcis, contournés, aplatis paraît s'accomplir quelquefois pendant la vie intra-utérine. M. le professeur Depaul a fait à l'admission d'un rachitisme intra-utérin cette objection que le rachitisme étant justement le retour du squelette de l'enfant à l'état fœtal ne saurait être imputé au fœtus dont il serait en quelque sorte, l'état normal. Cet argument est plus spécieux que solide, au moins sou la forme sommaire que nous lui donnons. En effet, l'ossification du fœtus commence et progresse dans de certaines limites. Si ce commencement

est d'abord retardé et si ce progrès est ensuite accéléré en
dehors de toute proportion, il peut résulter de cette marche
anormale un rachitisme véritable à évolution rapide, avec cette
particularité, très bien notée par M. le professeur Depaul[1],
qu'il entrave d'abord la formation des os sur le fœtus, au lieu
de s'attaquer comme chez l'enfant, à des os déjà formés.

Le rachitisme présente dans les diverses régions des caractères anatomo-pathologiques bien tranchés qui se détachent
parmi les lesions générales du tissu osseux et forment pour
ainsi dire la substruction de l'aspect extérieur. A la tête, il
y a persistance et laxité des fontanelles. Ainsi la fontanelle
fronto-pariétale, généralement fermée à deux ans et demi,
persiste chez presque tous les rachitiques au delà de l'âge de
trois ans. Les sutures du crâne se forment et s'effacent tardivement. Le crâne rachitique a beaucoup de rapports avec le
crâne hydrocéphale et d'ailleurs l'hdrocéphalie se présente
souvent dans le rachitisme. L'ossification des os crâniens procède de la même façon dans les deux affections, par îlots
envoyant des prolongements les uns vers les autres, mais
circonscrivant des intervalles membraneux qui persistent.
Cette disposition a donné naissance à l'occiput mou, décrit par
Elsesser. Le rachitisme respecte assez le rachis que son nom
semblait devoir lui livrer en proie. Il affecte le plus souvent la
colonne lombaire que le reste de l'axe spinal; mais c'est, dans
l'immense majorité des cas, de la lordose qu'on remarque.
Il se produit quelquefois à ce même niveau tout l'opposé,
c'est à dire une voussure qui a son intérêt, parce qu'elle peut
être prise pour un mal vertébral ou pour une cyphose lombaire, mais on ne peut considérer comme rachitique la scoliose
qui se montre chez les sujets rachitiques, bien qu'elle emprunte
une gravité exceptionnelle dans cette affection au relâche-

1. Depaul, *Bulletin de l'Acad. de méd.*, janvier 1851, t. XVI, p. 378.

ment des ligaments spinaux, des muscles sacro-lombaires.

Le rachitisme du thorax explique le chapelet rachitique et la dépression latérale qui l'accompagne ainsi que la déformation connue sous le nom de *chicken-breast*, par l'altération qui se produit à l'union de l'extremité antérieure des côtes avec le cartilage. Le rachitisme du bassin qui est la terreur des accoucheurs n'affecte pas tous les bassins et ne les affecte pas tous de la même façon. D'abord on ne doit pas le confondre avec l'ostéomalacie qui est le rachitisme des adultes et qui cause au bassin des déformations considérables étrangères à notre sujet. Mais, quand il prolonge son influence au delà de la puberté, il entrave le développement du bassin d'une façon toute particulière. Il le comprime par trois points différents : le rachis et les deux cavités cotyloïdes, produisant un rétrécissement dans les diamètres antéro-postérieur, oblique, bi-antéro latéral et transversal. Un des rétrécissements les plus funestes pour l'accouchement est celui qui fait dans l'axe antéro-postérieur par la saillie de l'angle sacro-vertébral. Le bassin lui-même, selon le sens des poussées devient réniforme, *oblique ovalaire* de Nægelé, trilobé, *en feuille de trèfle*, latéralement aplati. L'étude de ces formes se trouve dans les traités d'accouchement.

Les membres se dévient pendant la période de ramollissement. L'étendue de leur déviation dépend de l'état de l'ossification et du poids que les membres ont à porter. Le sens de leur courbure est déterminé par la direction des forces musculaires et la courbure naturelle des os. Sans attacher d'importance à la prétendue loi du *bas en haut* d'après laquelle on a dit qu'évoluait le processus rachitique, on peut remarquer ce qui n'a pas échappé à Glisson, que les membres inférieurs se courbent avant les supérieurs, à cause du poids du corps. Mais, en même temps que les jambes se prennent, et quelquefois avant, apparaît, dans les régions supérieures le chapelet rachitique qui reste le signe pathognomonique de l'affection. La

clavicule poussée par l'humérus et rivée au sternum se cour-
bera dans le sens de ses courbures naturelles. L'humérus
se déviera, suivant son axe, dans le sens antero-postérieur,
entraîné par le biceps et par le triceps. Le radius et le cubitus
accusent à leur extrémité inférieure un gonflement qui donnera
naissance au *nœud* caractéristique. Le fémur est constamment
incurvé avec exagération de ses courbures normales. Le tibia
et le péroné se coudent de deux façons différentes dans le sens
latéral, de manière à former des *bancals* ou des *cagneux*.
Ce ne sont pas là les seules difformités qui résultent du rachitisme du membre inférieur; quelquefois les deux membres
inférieurs ne sont pas symétriquement affectés et il en résulte
des boiteries.

Quelle est maintenant la cause des lésions rachitiques ? Il y
a cent ans, Navier et Morand croyaient que la maladie était produite par un principe acide, une sorte de levain rachitique;
des hommes aussi remarquables que Boerhaave ont partagé
cette opinion avec laquelle semblait concorder la présence
du phosphate de chaux dans les urines. Il est certain que les
os rachitiques sont pauvres en sels calcaires. Est-ce alors que
ces sels manquent dans l'économie ou que leur élimination
se produit trop abondamment par une sorte de diabète phosphatique, ou que la trame cellulo-fibreuse des os ne peut retenir les phosphates? Tout cela n'est pas encore très bien
éclairci. Le levain rachitique, le principe acide ont fait leur
temps, mais il n'en reste pas moins probable que le rachitisme
résulte d'un vice de la nutrition générale et qu'il est doué
d'une sorte de spécificité. On a signalé d'autres causes comme
l'hérédité, les influences débilitantes, les fièvres éruptives, les
entérites les tubercules, la scrofule, quoiqu'il y ait beaucoup
d'enfants cachectiques ou minés par des maladies chroniques
et indemnes de rachitisme. L'humidité, les logements insa-
lubres, la malpropreté, le manque d'air et de lumière sont

aussi des causes puissantes du rachitisme, moins pourtant que l'alimentation vicieuse.

Est-ce à dire qu'il y ait un rapport direct entre la formation des os et une alimentation de telle ou telle nature? Est-ce le lait de certaines nourrices, pauvre en sels calcaires qui rend leurs nourissons rachitiques, comme on l'a affirmé? Peut-on rendre des oiseaux rachitiques en les mettant à un régime extrêmement pauvre en sels calcaires? A-t-on rendu des porcs rachitiques en leur donnant du petit-lait, et des petits chiens en leur donnant de la viande au lieu de lait? Il y a là des faits d'expérimentation qui demanderaient à être vérifiés par des expériences critiques, mais il n'y a pas besoin d'invoquer la disette phosphatique pour expliquer la plupart des faits de rachitisme chez l'enfant soumis à une mauvaise alimentation. Celui qu'on élève au biberon, au lieu de lui donner longtemps le sein d'une bonne nourrice, celui auquel on donne trop tôt de la viande, ou auquel, sous prétexte de lui fournir des forces, on donne de la viande en excès dans son second âge ont des chances de devenir rachitiques, non parce qu'ils ont été privés de phosphates mais parce que étant omnivores, ils n'ont pas pu être nourris avec une seule sorte d'aliments, sans tomber dans un espèce de cachexie.

Ce que nous avons dit sur l'aspect général du rachitique et sur le rachitisme des régions nous dispense de revenir sur le diagnostic de l'affection. Elle a une physionomie tellement tranchée que, la connaissant, vous ne la confondrez ni avec l'hydrocéphalie, ni avec l'ostéo-malacie, ni avec le *genu valgum* de cause non rachitique, ni avec la laxité articulaire. Vous ne confondrez pas les déviations rachitiques de la colonne vertébrale avec les autres déviations de l'axe spinal. Vous vous rappellerez que la déviation spinale par excellence du rachitisme est la lordose, quoiqu'il y ait de la lordose non rachitique et que la lordose rachitique elle-même puisse être accompagnée par d'autres déviations compensatrices étrangères au rachitisme.

Que ferons-nous pour nos rachitiques?

Laissez-moi inscrire en tête de leur traitement deux maximes empruntées à deux maîtres illustres :

Quand la maladie est dans son état, dit J.-L. Petit, l'art a moins de part à sa guérison que la nature.

Le rachitisme, disait Guersant, guérit de lui-même, par les seuls efforts de la nature, lorsque la constitution se fortifie à mesure que le développement a lieu.

Quelle que soit l'autorité des deux grands noms que je viens de citer, vous entendez bien que je me détermine plutôt à suivre leur opinion par des motifs d'expérience, que par le souci peu moderne, de *jurare in verba magistri*.

L'évolution naturelle du rachitisme tend à la guérison ; aussi tout le guérit quand le moment est venu, et rien ne le guérit lorsque le traitement est intempestif. Je renonce à épuiser la liste des médicaments qui ont été préconisés contre cette affection : l'huile de morue (Trousseau), le chlorure de cuivre ammoniacal ou *ens Veneris* (Boyle), la ciguë (Storck), la garance (Levret), les bains froids (Floyer), le mercure (Portal), Un médicament qui a pris une grande importance dans ces derniers temps, le phosphate de chaux, mérite un examen plus sérieux. Est-ce à tort ou à raison qu'on donne maintenant dans le rachitisme le phosphate de chaux sous toutes les formes ? Vous pressentez que je ne l'admets pas comme l'élément directement réparateur de la déphosphatation des os. Le phosphate de chaux agit comme le quinquina, l'huile de foie de morue, le fer, qui sont loin d'être sans action, et dont je n'ai mis en doute plus haut que la prétendue spécifité ; ce sont des modificateurs de la nutrition et le nombre de ces modificateurs n'est jamais trop grand. Quand l'un paraît avoir épuisé son action, on a recours à un autre, quitte ensuite à revenir au premier. Le phosphate de chaux occupe une très bonne place parmi ces divers reconstituants, mais il n'a pas la spécificité que son nom semblerait indiquer.

Le traitement hygiénique a une plus grande valeur. L'air, la lumière, la chaleur, la nourriture sont les adjuvants naturels de la guérison; les eaux minérales, reconstituantes, sulfureuses ou salées, pourront être utilisées, sans admettre pour les eaux sulfureuses plus de spécificité que pour les autres médications réparatrices. Un traitement qui nous importe plus que tous les autres, c'est celui des difformités consécutives au rachitisme; les plus importantes sont les incurvations, les déviations des membres, sur lesquelles nous aurons à revenir à propos du *genu valgum*. Il y a là un moment à saisir dont l'opportunité s'explique d'elle-même. Il ne faut pas tenter le redressement au-dessous de trois ans mais il ne faut pas non plus attendre que la période de ramollissement soit passée et que la période d'éburnation ait débuté. Après trois ans, les appareils redresseurs donnent des résultats splendides. La ténotomie, en raisonmême du rôle prédominant des os dans les affections rachitiques, est le plus souvent inutile. A propos du *genu valgum*, nous aurons à examiner la valeur des opérations qui se pratiquent sur les os des membres, pour les redresser, quand les appareils ont échoué.

VINGT-QUATRIÈME LEÇON

Genu valgum. — Définition. — Genu valgum de l'enfant et de l'adolescent. — Leurs différences spécifiques. — Historique. — Marche ordinaire du progrès en orthopédie. — Anatomie pathologique très pauvre. — Genèse de l'affection contestée. — Théories ligamenteuse, musculaire, osseuse. — Symptomatologie. — Marche. — Traitement interne, son importance. — Redressement lent. — Bandages et appareils. — Seuls ou avec sections tendineuses, ligamenteuse, musculaire. — Redressement brusque. — Ostéoclasie manuelle de Delore. — Emploi des machines. — Ostéotomie. — Discussion de sa valeur.

MESSIEURS,

Le *genu valgum*, comme son nom l'indique, est une difformité des enfants ou des adolescents consistant dans la projection de la jambe en dehors, avec saillie en dedans du membre au niveau du genou. C'est, comme la plupart des déviations du tronc et des membres, l'exagération d'une disposition anatomique normale, très facile à constater à première vue, sur tous les sujets, surtout sur les femmes. C'est elle qui constitue, ce qu'on appelle vulgairement les genoux cagneux. Il est évident que cet aspect du genou peut être amené par de nombreuses causes et à tous les âges. De même que la débilité infantile et le rachitisme ou la croissance trop rapide, les hydarthroses, l'arthrite fongueuse ou sèche, les traumatismes (fracture, luxation, entorse du genou), peuvent devenir le point de départ d'une difformité de ce genre. Nous éliminerôns les arthrites, les hydarthroses et les traumatismes pour ne nous attacher qu'aux déviations résultant d'une modification spontanée du squelette de l'article et des extrémités des diaphyses fémoro-tibiales, que nous confondrons dans une description commune, quoique à la rigueur on puisse les rapporter à une cause différente; nous réserverons surtout notre attention pour la variété qui se présente chez les enfants de un à dix ans et qui est due à l'incurvation le plus souvent rachitique des os. Cette variété est presque toujours bilatérale. Nous étudierons aussi la variété ordinairement unilatérale qui résulte d'une altération des os au niveau des épiphyses, de dix à vingt-cinq ans. Cette variété fait partie des troubles nutritifs des os liés à la croissance et rappelle les trochomtérites de l'épiphyse supérieure, qui donnent quelquefois le change pour des coxalgies. Nous ne nous occuperons pas du *genu valgum* dans l'âge mûr qui est peu disposé à contracter une difformité de ce genre quand elle n'a pas été acquise antérieurement. Quant à la forme sénile, due à une arthrite sèche de l'articulation du genou et comparable au *morbus coxae senilis*, nous la laisserons également de côté, non pas qu'elle ne constitue par elle-même une affection très intéressante, mais parce que l'âge des sujets se prête moins aux manœuvres de redressement et aux opérations qui sont l'objet tout particulier de l'orthopédie chirurgicale.

L'histoire du *genu valgum* n'est pas vieille. Elle ne remonte pas à plus d'une cinquantaine d'années. La question a été traitée par Mellet, le premier, en 1835[1], développée dans les travaux de Jules Guérin de 1836 à 1843[2]. Entre ces deux dates il faut citer les thèses de Monthus, 1838; Despréaux, 1840; Ovion, 1841; Hauser, 1842; Drozdowski, 1843. Elle fut l'objet

1. Mellet, *Manuel pratique d'orthopédie* ou *Traité sur les moyens de prévenir et de guérir toutes les difformités du corps humain*. Paris, 1835.

2. Jules Guérin, *Mémoires sur les déviations latérales de l'épine et sur les difformités du système osseux*. Paris, 1839-1843.

d'un mémoire important de Duval (1883); Giraldès[1], Malgaigne[2] et Bouvier[3] ne la traitèrent que superficiellement, Broca s'en est occupé, mais Ollier lui a donné un nouvel essor et la monographie très remarquable de Delore, au congrès de Lyon, en 1873[4], a marqué une date dans cette étude. Depuis, l'ostéotomie pratiquée brillamment par Langenbeck, Bœckel, et sur laquelle l'expérience n'a pas encore dit son dernier mot, est venue se joindre aux moyens employés jusqu'alors pour combattre la difformité des cagneux. Vous pourrez lire dans les *Comptes rendus de la Société de chirurgie* les discussions auxquelles a donné lieu cette nouvelle pratique, discussions auxquelles ont pris part MM. Lannelongue, Verneuil, Tillaux et Anger et qui ont été parfaitement analysées dans une *Revue critique* de MM. Marchand et Terrillon en 1877[5].

Je vous ai dit, Messieurs, que l'orthopédie pure et simple ne sortait de l'ornière de l'empirisme que grâce aux coups de collier, permettez-moi cette expression, que la médecine ou la chirurgie, la chirurgie surtout, donnent de temps en temps à son profit. La ténotomie, bien qu'elle n'ait pas tenu tout ce qu'elle avait promis, surtout à propos des déviations spinales, a fait entrer dans la voie du traitement curatif un certain nombre d'autres affections insuffisamment palliées jusque-là. C'est ainsi que le strabisme, le torticolis et le pied bot (je ne nomme que les principales) forment une sorte de groupe naturel thérapeutique dont la ténotomie est le lien, de

1. Giraldès, *Leçons cliniques sur les maladies chirurgicales des enfants.* Paris, 1869.

2. Malgaigne, *Leçons d'orthopédie* professées à la Faculté de médecine, recueillies par Guyon et Panas. Paris, 1862.

3. Bouvier, *Leçons cliniques sur l'appareil locomoteur*, professées à l'hôpital des Enfants-Malades. Paris, 1858.

4. Delore, *Du mécanisme du genou en dedans et de son traitement par le décollement des épiphyses.* (Congrès de Lyon, 1873).

5. *Revue mensuelle de médecine et de chirurgie*, 1877.

façon que l'histoire de la ténotomie se trouve comprendre celle des plus grands progrès accomplis dans notre siècle par l'orthopédie. Quel que soit le jugement définitif qui soit porté plus tard sur le redressement chirurgical du *genu valgum*, par l'ostéoclasie, l'ostéotomie, il n'en est pas moins vrai que cette tentative est digne du plus haut intérêt, qu'elle est comparable à celle à laquelle nous devons la ténotomie, quelques réserves que notre expérience personnelle nous suggère encore de faire à ce sujet.

La première période du *genu valgum* se rencontre, avonsnous dit, de un à dix ans. Elle rappelle le rachitisme avec lequel le *genu valgum* a tant de liens, surtout à cet âge, parce qu'elle coïncide avec les débuts de l'enfant dans la marche et aussi avec le développement de la dentition. Parmi les causes du *genu valgum*, on en a indiqué un certain nombre qui se rapportent plus particulièrement à ce temps de la première et de la seconde enfance : la marche commencée trop tôt, surtout dans le cas de débilité musculaire et de rachitisme, la laxité ligamenteuse. On s'est demandé s'il y avait un *genu valgum* congénital; cela est peu probable. Ce qu'il y a de certain c'est qu'il y a du rapport entre le *genu valgum* et le pied bot valgus. Quelques causes sont plus particulièrement propres à la seconde période, à celle qui s'étend de dix à quinze ou plutôt à vingt-cinq ans, car les déviations osseuses du membre inférieur ne deviennent définitivement très rares que quand la soudure des épiphyses avec les diaphyses est un fait accompli. L'apprentissage, avec les fatigues qu'il impose dans certaines professions, et surtout la station debout pèsent particulièrement sur cet âge. La preuve c'est que les garçons sont plus sujets à devenir cagneux que les filles. Cette période est celle du *genu valgum* unilatéral et un fait qui confirme bien l'importance de la fatigue dans l'étiologie de l'affection c'est que le côté droit est plus souvent pris que le gauche.

L'anatomie pathologique du *genu valgum* est très pauvre. Vous vous rappelez qu'à l'état normal le condyle interne du fémur descend un peu plus que l'externe. Cette disposition est exagérée dans l'état pathologique ; le condyle interne augmente en hauteur, tandis que le condyle externe est aplati, écrasé, raccourci ; de plus il y a un peu d'incurvation fémorale et tibiale, un peu d'exagération de la cavité glénoïde interne du tibia ; cette cavité est à la fois plus large et moins profonde. Les ligaments aussi sont altérés : l'interne est allongé, élargi, aminci, l'externe est plus gros, plus court et comme ratatiné. Parmi les muscles, le biceps crural, le tenseur du fascia lata, le poplité sont raccourcis ; les autres muscles en général sont plus longs et plus minces. Ces faits n'ont pas été interprétés par tout le monde de la même façon.

Les uns ont voulu qu'il y ait en même temps rétraction du ligament latéral interne et relâchement du ligament latéral externe. Jules Guérin a vu que, le plus souvent, la rétraction du ligament latéral externe est primitive et qu'elle est suivie par la contracture du biceps et du tenseur, du fascia lata. Malgaigue admet bien cet état des ligaments, mais il attribue la plus grande importance au relâchement du ligament latéral interne et croit que ce ligament a toujours été attaqué consécutivement à une entorse du genou. Pingaud et Dubrueil [1] admettent l'influence de cette cause, aggravée par le poids du corps. Billroth admet à la fois le relâchement du ligament latéral interne, la rétraction de l'externe et consécutivement la contracture du biceps crural. Owen va si loin dans ce qu'on a appelé la théorie ligamenteuse qu'il refuse à l'hypertrophie du condyle interne le caractère de fait initial ; pour lui, cette hypertrophie résulte du relâchement du ligament interne, car dit-il. « Si le ligament interne avait été distendu par le condyle,

1. Dubrueil, Journal l'*École de médecine*, 1874. — *Éléments d'orthopédie*, Paris, 1882.

il en serait rempli, il serait tendu au lieu d'être relâché. » Pour Reeves, au contraire, ce serait le ligament externe qui serait primitivement trop court et amènerait consécutivement l'atrophie du condyle externe. Il y a dans ces efforts, pour localiser la déformation dans le tendon, une préoccupation qui pourrait bien avoir pour principal but la ténotomie à outrance. Nous admettons l'allongement d'un côté et le raccourcissement de l'autre, mais nous croyons que ces deux faits sont consécutifs.

La théorie musculaire a trouvé des appuis illustres dans Duchenne (de Boulogne)[1], Bonnet (de Lyon), Verneuil, Jules Guérin et Palasciano. Pour que le genou soit bien conformé il faut qu'il y ait équilibre entre les forces antagonistes, le biceps (rotateur en dehors) d'une part; le droit interne et le demi-tendineux (rotateurs en dedans) de l'autre. Dans le *genu valgum*, disent les partisans de la théorie musculaire, il y a contracture ou hypertrophie du biceps crural, tandis que le droit interne et le demi-tendineux sont atrophiés. A quelle cause imputer cette atrophie? à la paralysie infantile limitée à certains muscles; on ne peut nier du reste que cette affection ne soit susceptible de jouer de semblables tours. A l'appui de cette opinion, Bonnet (de Lyon) fait remarquer que la section du demi-tendineux facilite le redressement, mais que la cagnosité, revient par la suite; cet aveu est la condamnation de la théorie dont le but est évidemment un traitement, du moment où l'insuffisance de ce traitement est reconnu. Nous n'admettrons donc pas la théorie musculaire, quoique Jules Guérin constate aussi la contracture du biceps et du fascia lata, et que Verneuil ait admis l'existence d'une forme de *genu valgum* tout à fait étrangère au rachitisme et propre à l'âge de quinze ans, dans laquelle il y aurait de l'atrophie du droit interne et une contracture du biceps.

1. Duchenne (de Boulogne), *De l'électrisation localisée et de son application à la pathologie et à la thérapeutique.* Paris, 1872, chap. XVI.

La théorie dite osseuse est celle qui réunit le plus de suffrages. Les lésions osseuses sont tellement manifestes qu'elles
n'ont échappé à personne et qu'elles ne sont pas niées par les
partisans des théories tendineuse et musculaire, seulement il
les ont considérées comme secondaires, comme consécutives
(J. Guérin). Déjà Mellet, l'un des premiers historiens de l'affection, avait constaté la déformation des condyles et l'avait
regardée comme primitive. Ollier, Tripier, Delore et Tillaux
sont venus confirmer cette théorie. Mais le rachitisme n'est
pas la seule cause qui puisse produire cette déformation épiphysaire. La déviation des condyles peut dépendre de l'incurvation du tiers inférieur du fémur et du tibia qui, en abaissant
le condyle interne de 1 à 3 centimètres, produit quelquefois
des écarts de 9, 14 et même 17 centimètres, sur une jambe qui
mesure en tout 20 centimètres; il est bien évident que là c'est
le rachitisme qui est la cause directe de la déformation. Mais
dans le cas de développement épiphysaire anormal, la lésion se
produira à la jonction de l'épiphyse à la diaphyse et s'aggravera par le poids du corps (Ollier); elle pourra affecter le
fémur ou le tibia (Verneuil).

Il ne faut pas croire qu'en admettant la théorie osseuse, on se
condamne à ne pas voir cette déformation en dehors du rachitisme dont il n'est pas toujours facile, même dans le premier
âge, de prouver l'existence. L'ostéite épiphysaire, maladie de
l'adolescence, aggravée par la croissance, le poids du corps, les
attitudes professionnelles, trouve parfaitement sa place dans la
théorie osseuse qui paraît la plus propre d'ailleurs à fournir
des indications utiles pour le traitement.

Les signes physiques du genu valgum sont la projection
de la jambe en dehors et la saillie du genou en dedans; cette
saillie est due surtout au fémur; mais le tibia concourt aussi à
la former; dans ces cas on voit apparaître entre les deux tubérosités une ligne, une gouttière intermédiaire. La rotule reste

quelquefois à sa place, maintenue par le triceps, chez les sujets excessivement musclés; quelquefois elle est entraînée en dehors où elle est encore accompagnée par le tendon du triceps qui se dévie; quelquefois elle paraît complètement luxée, mais elle reprend sa place dans la flexion. Divers moyens sont en usage pour évaluer le degré de déviation de la jambe en dehors. Au bureau central on emploie un procédé dont on attribue à tort, paraît-il, la paternité à Dubrueil qui consiste tout simplement à tendre une cordelette entre le grand trochanter et la malléole externe et à mesurer avec un double décimètre la flèche qui réunit cette corde au sommet de l'angle formé par le genou. Quelquefois, amenant les deux genoux au contact, on mesure la distance qui sépare les deux malléoles internes. On voit facilement que la mesure de l'espace intermalléolaire ne dit rien quand un des deux genoux est plus dévié que l'autre. C'est à quoi ont voulu parer Marchand et Terrillon en proposant de mesurer l'angle formé par l'axe fémoral avec l'axe tibial, mensuration assez délicate à pratiquer. On peut mesurer l'intervalle malléolaire sans chances d'erreur, en mettant en contact avec le périnée une règle plate, placée sur champ et en faisant rapprocher les genoux du sujet contre la règle. L'espace intermalléolaire se trouve ainsi divisé en deux parties proportionnelles au degré de déviation de chaque genou pris à part, dans le cas où cette déviation ne serait pas égale pour les deux genoux.

En somme, tous les procédés de mensuration sont bons, quand le même observateur les répète sur le même sujet; ils permettent parfaitement d'apprécier le progrès, la décroissance ou l'état stationnaire de la déformation; la difficulté commence au moment où il s'agit de comparer des mesures prises par différents observateurs et avec des procédés différents.

Un fait bien curieux à constater, c'est que la flexion forcée fait disparaître la déviation du genou en dedans. Lannelongue a cru pouvoir expliquer ce phénomène par la disparition des ligaments croisés qui permettrait une rotation plus prononcée des deux surfaces articulaires et le rétablissement momentané des rapports, malheureusement cette disparition des ligaments est jusqu'à présent une hypothèse. Ce qu'il y a de certain c'est que les mouvements de latéralité sont plus accentués dans le genu valgum que dans l'état sain. Il y a constamment une saillie prononcée du biceps crural et du tenseur du fascia lata causée par la contracture de ces muscles.

On a quelquefois constaté le pied bot valgus comme complication du genu valgum et cette déviation du pied ne se corrige qu'après guérison de celle du genou. Ceux qui ont donné comme d'autres complications l'entorse, l'hydartrose du genou et l'arthrite sèche ont pris, à tort à mon avis, le contre-pied de ceux qui considèrent ces affections comme la cause même de la déformation. Je n'insiste pas parce que nous avons éliminé de notre cadre les difformités ainsi constituées.

Les symptômes fonctionnels sont, l'on s'en doute, la difficulté de la marche plutôt que la claudication ; il y a de la gêne, de la douleur même, dans la station prolongée, et cette douleur qui varie dans son siège, portant tantôt sur l'épiphyse inférieure tantôt sur l'interligne articulaire mais toujours du côté interne peut être aussi provoquée par la pression. La forme de la marche a été définie d'une façon pittoresque par le langage populaire : « le malade bat le briquet. » J'aurai tout dit sur les symptômes quand je vous aurai fait remarquer qu'une scoliose résulte ordinairement de l'attitude habituelle du sujet. Quant à la marche de l'affection, elle présente une particularité qui éclairerait, pour les yeux, les plus prévenus, son origine rachitique, si elle n'était pas démontrée par tant d'autres signes. La déviation après avoir constamment progressé, s'arrête quelquefois d'une manière brusque et définitive, on peut dire, dans la plupart des cas, quand les os ont passé de la période de ramollissement à la période d'éburnation; dans les autres cas où la déviation paraît être surtout sous la dépendance du décollement épiphysaire lié à la croissance, on peut espérer l'arrêt de la déviation au moment où les diaphyses et les épiphyses des os se seront définitivement soudées.

Voyons maintenant quel traitement il convient d'appliquer au genu valgum. Le traitement médical a plus d'importance qu'il ne paraît appelé à en prendre, à l'égard d'une déviation qu'on s'imaginerait volontiers justiciable des moyens mécaniques tout seuls. Il est au contraire très important de ne pas tenter des manœuvres de redressement avant que de s'être assuré que l'organisme est en état de les supporter. Le phosphate de chaux, l'huile de morue et les modificateurs du système osseux en général seront très utiles pour répondre à cette indication.

Les manœuvres de redressement peuvent avoir lieu de deux manières : par les bandages, les appareils et les machines, ou par les opérations chirurgicales, la section du ligament latéral externe et la ténotomie, l'ostéoclasie, l'ostéotomie. Quand vous vous serez rendu compte de l'étendue, de la sécurité des résultats que l'on peut obtenir par les premiers moyens et des dangers que comportent les seconds, vous ne serez pas surpris de me voir dans beaucoup de cas donner, dans mon service, la préférence à d'anciennes méthodes un peu trop délaissées peut-être aujourd'hui.

Étant donnée la direction vicieuse du genou propre au genu valgum, on voit en quoi peut consister en général l'appareil destiné à redresser cette difformité. Une attelle externe, une bande disposée de manière à attirer la jambe en dehors, en immobilisant l'articulation. Tel est le programme auquel répondent plus ou moins les appareils redresseurs dont plusieurs sont excellents. Dans l'appareil de Verneuil, la jambe et

le tiers inférieur de la cuisse sont revêtus d'une bande sili-
catée. La compression, la traction en dehors sont exercées par
une bande de caoutchouc embrassant le genou et l'unissant à
une attelle externe. L'appareil à tuteurs, usité à la consultation
du bureau central et qui permet la marche est souvent
employé par moi avec succès. Cet appareil est formé de deux
montants en fer réunis par une équerre intercalée dans la
chaussure ; le montant externe remonte jusqu'au bassin auquel

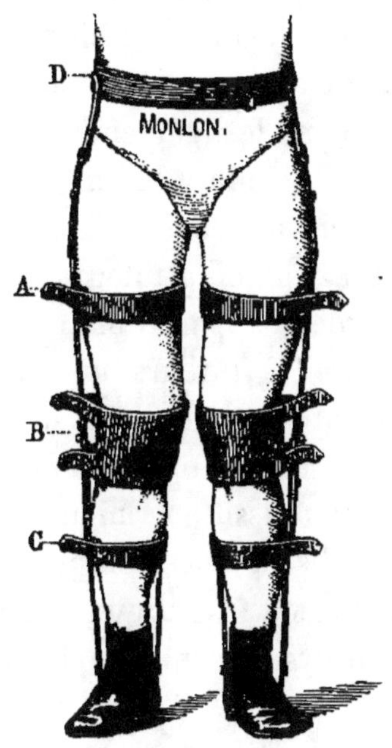

Fig. 95. — Appareil à tuteurs pour
le *genu valgum*.

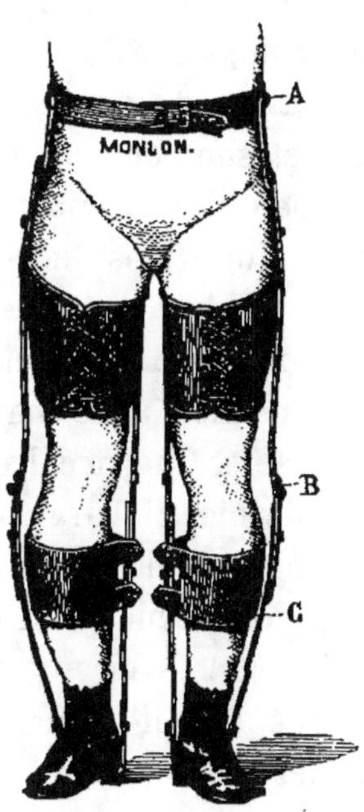

Fig. 96. — Appareil redresseur
pour déviation rachitique latérale des jambes.

il est fixé par une ceinture, tandis que le montant interne ne
s'élève qu'au niveau du genou. Une fronde ou des embrasses,
selon que l'application de la force doit porter sur les diaphyses
ou sur le condyle, exercent une traction du côté interne vers le
côté externe. Dans l'appareil de la figure 95. la pression est
exercée sur les condyles au moyen de frondes. Dans celui de la

figure 96, elle porte sur les diaphyses fémoro-tibiales au moyen
d'embrasses articulées à la cheville et au genou : mais exigez
toujours du constructeur, quand vous prescrivez cet appareil,
que l'articulation du genou soit immobilisée. N'oubliez pas
que cette précaution est une des parties importantes du traitement et que l'immobilisation du genou, même dans une position vicieuse, a donné quelquefois à elle seule d'excellents résultats.

Jules Guérin a pratiqué la section du ligament latéral externe
soit seule, soit associée à la ténotomie des tendons du biceps et
du tenseur du fascia lata. Langenbeck avait sectionné purement et simplement du dehors en dedans le ligament latéral
externe qui est toujours rétracté dans le genu valgum. Après
l'opération, Jules Guérin mettait son malade dans un appareil
plâtré pendant six mois, puis dans un appareil à tuteurs pendant un an. Langenbeck ne faisait garder l'appareil plâtré que
six semaines, mais maintenait l'appareil à tuteurs un an et
demi. Jules Guérin et Langenbeck eurent de nombreux insuccès
et ce dernier chirurgien n'a pas osé conseiller l'opération pour
des sujets adultes. Bonnet (de Lyon) ne réussit pas mieux avec
la section du biceps et du tenseur du fascia lata; Tamplin, en
sectionnant le biceps, coupa un jour le nerf sciatique poplité
externe, ce qui donna lieu à une paralysie de huit à dix semaines.

Tous les procédés que nous venons de décrire se rattachent
au redressement lent; nous allons passer maintenant à ceux
qui ont essayé de produire le redressement brusque soit par
des manœuvres, soit par des appareils, soit par des opérations.
C'est Delore qui le premier a préconisé le redressement brusque.
Cette méthode appelée redressement par les mains ou ostéoclasie manuelle, s'applique de la manière suivante : le malade
étant complètement anesthésié est placé sur un lit dur, le
membre à redresser tourné dans la rotation en dehors, de ma-

nière que la rotule regarde en haut; la malléole externe repose sur la table ou bien est soutenue par un aide un peu au-dessus du plan du lit et l'opérateur produit de petites secousses avec pression d'une intensité variée pour aplanir la saillie formée par le genou. Cette pression et ces secousses sont faites jusqu'à ce que quelques craquements soient entendus, et ces craquements sont généralement suivis de redressement, Tillaux procède d'une façon inverse. Au lieu de maintenir le genou appuyé sur son côté externe, il place le membre à redresser de manière que le condyle interne porte sur le bord d'une table, la jambe dépassant le bord de toute sa longueur puis, pendant que la cuisse est maintenue vigoureusement par un aide, il saisit à pleines mains la cuisse et la jambe et, s'en servant comme d'un levier, exerce des pesées progressives pendant quinze à trente minutes, jusqu'à ce que le craquement caractéristique se fasse entendre. Mais à quoi est dû ce craquement? à beaucoup de causes et peut-être pas toujours à la même. Delore a fait environ deux cents opérations de ce genre, sur lesquelles un seul cas de mort s'est produit, et encore il a été, je me hâte de le dire, imputable à la scarlatine. Voici ce qu'il trouva à l'autopsie : les ligaments intacts, une disjonction considérale au niveau de l'épiphyse du tibia et du fémur, le décollement du périoste jusqu'au tiers inférieur du fémur; de l'écrasement, du tassement du condyle interne. La tête du péroné même a été arrachée. En voilà plus qu'il ne faut pour permettre d'interpréter les craquements.

Les expériences de Saurel, Barbarin et Barbier confirment les résultats de Delore. Dans ces expériences pratiquées sur des cadavres d'enfants âgés de quinze mois à deux ans, on a trouvé l'épiphyse fémorale détachée sept fois toute seule et deux fois avec l'épiphyse tibiale; cette dernière détachée seule, trois fois; la rupture du ligament latéral externe, trois fois. Il semble résulter de ces expériences, ce que Billroth avait déjà inféré de sa propre clinique que les ligaments se rompent moins facilement que les épiphyses ne se disjoignent. L'inverse paraît se produire sur les cadavres des adolescents, d'après les douze expériences de de Santi. Le ligament latéral externe fut rompu neuf fois; deux fois le condyle externe céda et enfin fut fracturé une fois dans l'articulation. Delore a dit que la disjonction de l'épiphyse n'empêche pas le développement de l'os, et Barbarin a prouvé que dans la fracture de l'extrémité inférieure de la diaphyse, le cartilage épiphysaire restant attaché à l'épiphyse pourvoit à sa nutrition. N'oublions pas de mentionner qu'après l'opération, Delore place le membre pendant six mois dans un appareil inamovible en silicate ou en plâtre qu'il remplace ensuite par une attelle et une bande roulée. La roideur du membre qui n'est pas une ankylose est ensuite combattue par le massage et l'exercice. Il est absolument indispensable de se servir de béquilles, pendant un an au moins.

En théorie l'ostéoclasie manuelle doit être suivie seulement d'une légère réaction fébrile et de quelques douleurs fugaces, mais en réalité l'arthrite subaiguë est très fréquente à la suite de cette opération; quelquefois une luxation et des mouvements prononcés de latéralité résultent de la rupture d'un ligament. Le décollement périostique a donné lieu à une périostite phlegmoneuse qui a failli enlever le malade ; enfin l'hydarthrose se produit fréquemment mais avec peu de gravité. Tillaux a cité des cas de pyohémie, mais il faut bien dire que, dans l'immense majorité des cas, ces accidents graves ne se produisent pas, surtout si l'on tient compte des indications particulières à l'âge. L'expérience a constaté que les épiphyses se disjoignent plus facilement chez les enfants que les ligaments ne se rompeut. C'est donc cet âge, celui de la période de ramollissement, qui est le plus favorable au succès de l'opération puisque de toutes les lésions que peuvent produire les manœuvres opératoires, le décollement épiphysaire est justement

celle qui est la plus propre à amener le redressement et à être
accompagnée des moindres désordres. Plus tard, dans la période éburnée et bien avant l'âge de dix-huit ans que Delore
fixe comme la limite après laquelle l'opération ne doit plus
être tentée, c'est la rupture des ligaments, surtout du latéral
externe, et la fracture des condyles qui sont la règle et le
moindre inconvénient qui peut en résulter est la laxité articulaire. L'ostéoclasie manuelle et le redressement forcé en général sont donc loin d'être une méthode inoffensive et sur laquelle l'expérience ait dit son dernier mot. Son principal
inconvénient est qu'on ne sait jamais au juste ce qui va arriver :
vous entendez un craquement et vous dites tout va bien, mais
vous ne savez pas, autrement que par des inductions souvent
trompeuses, si c'est l'épiphyse qui se décolle à souhait ou si
c'est un ligament qui est arraché ou, ce qui est beaucoup plus
grave, si c'est un condyle où la diaphyse qui se brise. Une des
choses qui sont encore difficiles à régler, c'est la somme de
force physique qu'il convient de dépenser. Quelques chirurgiens, Kœnig en particulier, ont procédé graduellement en
plusieure séances. Delore a utilisé jusqu'à huit aides et a souvent terminé en cinq minutes. De cette incertitude est née
l'idée de remplacer la force physique pa la force des machines
qui, si elle est aveugle, a au moins l'avantage de pouvoir être
exactement mesurée, c'est l'idée qui a donné naissance à l'appareil de Collin. Cet appareil appartient au redressement forcé
et à l'ostéoclasie, mais pas à l'ostéoclasie manuelle.

L'appareil de Collin est formée d'une planche sur laquelle
sont fixés deux arcs métalliques rembourrés destinés à recevoir
le membre. Le genou est fixé dans un cadre métallique garni
de pelotes latérales et d'une supérieure concave pour la rotule.
Une pression est exercée sur cette pelote par une vis. La traction en dehors qui doit se combiner avec cette pression est
exercée par deux leviers réunis entre eux par un système de

moufﬂes dont la corde est entre les mains du chirurgien. Cet appareil est applicable dans les cas où il y a besoin de déployer une grande force.

Arrivons maintenant à l'ostéotomie qui n'a pas jusqu'à présent obtenu beaucoup de faveur sur le sol français : jusqu'à présent en effet le redressement forcé a paru aux chirurgiens de notre pays le *summum* de hardiesse auquel on pouvait s'élever, tandis que l'ostéotomie est pratiquée en grand en Allemagne, en Italie et en Angleterre. Au dernier congrès international médical de Londres, l'ostéoclasie manuelle défendue par M. Fochier ne trouva pas une seule voix en sa faveur. En revanche, en France, il n'y a que trois chirurgiens qui aient appliquée l'ostéotomie à la cure du genu valgum, ce sont MM. J. Bœckel (de Strasbourg), Beauregard (du Havre) et M. Tillaux. Voyons s'il n'y a pas d'une part un peu d'engouement irréfléchie et de prudence excessive d'autre part.

L'ostéotomie dont les indications sinon très nombreuses sont du moins variées puisqu'elle a été appliquée à la rectification des cals vicieux et au redressement de l'ankylose remonte à Paul d'Egine et Albucasis. Elle a été reprise en 1852 par Meyer (de Würtzbourg), Langenbeck a ensuite essayé de l'ostéotomie sous-cutanée pendant la guerre du Schleswig-Holstein, au moyen d'une petite scie droite et pointue. Brainard avait fait, en 1860, la perforation multiple et sous-cutanée du fémur au moyen d'un perforateur introduit sous les tissus. L'ostéotomie sous-cutanée, comme l'ostéotomie à ciel ouvert, donnant lieu à des suppurations profondes, l'opération continuait à être redoutée comme trop dangereuse par la plupart des chirurgiens et il a fallu que l'adoption de la méthode antiseptique vint les rassurer. On peut considérer le développement de l'ostéotomie comme intimement lié à celui de la méthode antiseptique. C'est Volkmann qui le premier obtint deux succès complets publiées dans l'*Edinburgh medical Journal* (1875) en appliquant l'ostéotomie antiseptique à deux jeunes filles âgées de treize ans, pour une ankylose du genou.

Deux des principaux adhérents de l'ostéotomie la pratiquèrent par le procédé antiseptique, Mac Ewen de Glasgow, en 1875, sur une petite fille de six ans atteinte d'une ankylose osseuse du genou droit[1] et Ogston d'Aberdeen, en 1876, sur un cas de genu valgum. Barwell la fit à Londres la même année. Ogston a donné son nom à la condylotomie, c'est-à-dire à l'opération qui consiste dans la section du condyle interne. Reeves sectionne également le condyle mais ménage le cartilage diarthroïdal destiné à empêcher la communication de la fracture avec l'articulation. Cheyne se borne à faire l'excision d'une portion cunéiforme du même condyle : le redressement s'opère en faisant plier le pont osseux qui rattache le condyle à l'os. Mac-Ewen fait la section transversale de l'extrémité inférieure du fémur et nous paraît, en adoptant cette conduite se placer sur le terrain le plus ferme qu'on puisse adopter pour soutenir l'ostéotomie. Vous vous rappelez que le décollement de l'épiphyse est le résultat le plus favorable que l'on puisse obtenir par l'ostéoclasie manuelle et que la critique la plus importante que l'on adresse à ce même procédé c'est d'être assez infidèle dans la réalisation de ce décollement, soit dans la période de ramollissement, parce que des fractures de la diaphyse ont donné le change, soit dans la période d'éburnation, parce que la rupture du ligament latéral externe ou d'autres lésions ont répondu aux violences exercées par le chirurgien en sectionnant transversalement l'extrémité inférieure du fémur. Mac Ewen produit un effet très analogue au décollement de l'épiphyse, mais il le produit sûrement et d'une façon applicable à tous les âges. Billroth partant du même principe a pratiqué la section sous-cutanée du tibia.

1. Mac Ewen, *Ostéotomie* avec recherches sur l'étiologie et la pathologie du genu valgum, du genu varum et des autres difformités osseuses des membres inférieurs trad. par Demons, 1882.

Indépendamment du siège même de l'opération, certains points du manuel opératoire ont leur importance propre. Il paraît prouvé que l'incision n'a nul besoin d'être sous-cutanée et même que l'incision sous-cutanée n'est ici qu'un trompe-l'œil. En effet, il ne s'agit pas ici d'une ténotomie qui peut être faite avec le ténotome lui-même; il faut donner à la plaie du tissu externe et aussi des tissus profonds des dimensions suffisantes pour qu'elle admette des instruments comme la scie ou le ciseau. D'ailleurs la manœuvre de ces mêmes instruments à travers une plaie de cette importance est faite pour introduire au fond de la plaie tout l'air qu'on a prétendu en exclure. Pour atteindre sûrement le point sur lequel la section doit être faite, les incisions les plus franches sont les meilleures. On incisera donc les parties molles soit longitudinalement soit transversalement : la plaie longitudinale est préférable et doit se faire d'un coup jusqu'au périoste. Le périoste une fois atteint doit être décollé transversalement. Il s'agit alors d'opérer la division de l'os. Deux instruments sont en présence qui résument tous les autres : la scie et le ciseau. Scie de Langenbeck, scie d'Adams, scie à chaîne. Le plus grand inconvénient des scies en général c'est qu'elles sont difficiles à placer, qu'elles nécessitent des dénudations considérables et surtout qu'elles laissent dans la plaie de la sciure d'os qui est un grand obstacle à la réunion immédiate; elles lacèrent aussi les tissus ambiants et favorisent l'entrée de l'air dans les tissus par une sorte d'aspiration résultant de leur va et vient. La même objection n'atteint pas le ciseau, l'ostéotome, la gouge. C'est pourquoi Billroth semble avoir avec raison appelé le ciseau le bistouri des os.

Le ciseau est un instrument analogue à celui du charpentier. La lame ne formant qu'un avec le manche est d'un seul biseau, la trempe en doit être modérée pour qu'il ne se brise pas en laissant des fragments dans l'os. L'ostéotome est fait à peu près comme le ciseau, mais sa lame n'est pas plate d'un côté et biseautée de l'autre; elle est à deux biseaux. On se sert généralement d'instruments de plus en plus minces, à mesure que l'opération progresse.

Le traitement qui suit l'ostéotomie est celui d'une fracture compliquée que le pansement de Lister fait bénéficier du pronostic d'une fracture simple. On se sert pour rectifier la déviation d'attelles de diverses formes et de longueur différente. On applique un appareil plâtré. Bœckel a conseillé de mettre cet appareil sur les ligaments mêmes en interposant seulement un nuage d'ouate. Quant aux plaies elles sont réunies par première intention. L'appareil doit être laissé de cinquante à soixante jours en place et c'est seulement après cette période que la véritable difficulté commence. Il ne faut pas en effet laisser l'opéré marcher avant un temps très long, mais on peut exercer son membre inférieur par les divers moyens qui soulagent ce membre du poids du corps en tout ou en partie, comme les béquilles, le chariot flamand; tous ces exercices devront être attentivement surveillés, si l'on veut éviter de graves mécomptes.

Nous avons examiné avec l'impartialité la plus grande, les diverses méthodes qui ont été usitées pour le traitement du genu valgum mais cette impartialité ne doit pas nous empêcher d'exprimer en terminant, des règles de conduite fixes qui puissent vous servir dans toutes les occurrences de la pratique. Nous vous avons déjà montré tout ce qu'on peut attendre du redressement simple, du redressement manuel sans violence sur de très jeunes sujets, avant la période d'éburnation. Vous pourrez voir à la consultation du bureau central, un grand nombre de cas de genu valgum qui ont été redressés par l'appareil à tuteurs tel que je vous l'ai décrit. Le redressement forcé suivant la méthode de Delore réussirait aussi probablement très bien à cet âge mais il n'est pas suffisamment indiqué pour que vous encouriez la responsabilité des risques qu'il faut subir. Quand l'âge du sujet dépasse douze ans, vous êtes en présence d'une dissidence grave entre l'opinion de la plupart des chirurgiens français et celle qui paraît régner actuellement dans le monde entier. Avec le redressement forcé, vous avez à craindre d'abord l'arthrite du genou, la périostite phlegmoneuse du fémur, l'hydarthrose, puis la laxité articulaire, l'impotence fonctionnelle du membre ; cette crainte devrait vous conduire d'emblée à pratiquer l'ostéotomie, mais il y a une objection très grave contre cette opération, qui a donné de fort beaux résultats entre d'habiles mains et par des procédés très différents, c'est qu'elle est encore trop insuffisamment réglée. Il s'en faut même de beaucoup qu'elle soit aussi généralement acceptée hors de France qu'elle semble l'être, si l'on tient compte seulement des têtes choisies qui se sont prononcées en sa faveur dans les divers pays et cela tient à la même raison partout c'est qu'elle n'est pas de pratique courante et qu'elle est, si je puis ainsi dire, entachée de virtuosité. Opérer comme le conseille Mac Ewen dans certains cas, la double et même la triple ostéotomie, c'est-à-dire la division du tibia, du fémur et du péroné est un haut fait capable de tenter un chirurgien éminent aussi habile que savant. Mais cette opération, dût-elle parfaitement réussir, n'entrera pas sans discussion dans la pratique française, alors que le doute plane encore sur un point aussi important que celui de son lieu d'élection et quand on ne sait pas encore si la section d'un condyle présente plus de danger que la section de l'extrémité supérieure du tibia. Pour ma part, j'incline beaucoup en faveur de ce dernier siège de l'opération et j'estime qu'il y a lieu d'admettre plus largement qu'on ne l'a fait jusqu'ici l'ostéotomie au contrôle de notre pratique dans la cure du genu valgum, dans la période d'éburnation.

VINGT-CINQUIÈME LEÇON

ROIDEURS ARTICULAIRES

Thérapeutique de ces roideurs, souvent consécutives aux fractures et aux luxations. — Elles ne résultent pas de l'immobilité seule. — Ankyloses vraies et fausses. — Difficultés de leur diagnostic. — Appellation préférable. — Petites et grandes roideurs. — Traitement des petites roideurs. — Expectation, manipulations, massage. — Règles du massage. — Rôle des douches et bains sulfureux. — *Bains de sang.* — Leur mode d'emploi. — Leur efficacité. — Grandes roideurs. — Redressement forcé mais pas brusque. — Applications à diverses articulations. — Redressement violent. — Ostéotomie préférable à ce dernier.

Messieurs,

Je vais aujourd'hui traiter devant vous la question des roideurs articulaires.

Je m'occuperai surtout du côté thérapeutique de la question. Vous vous rappelez, sans doute, que je vous ai souvent montré de ces roideurs et vous m'avez certainement vu à ma visite, infliger à de pauvres enfants le supplice quotidien d'une extension ou d'une flexion plus ou moins forcée du genou ou du coude pour remédier à des affections de ce genre.

D'où venaient ces roideurs si difficiles à vaincre ? le plus souvent d'une fracture ou d'une luxation guéries ; aussi m'avez-vous vu le plus souvent commencer les manœuvres de mobilisation au moment même où je venais d'enlever au petit malade l'appareil qui avait tenu longtemps son membre dans une étroite captivité et vous avez pu vous demander si la roideur, contre laquelle j'entreprenais de lutter, n'était point le fait de l'appareil immobilisateur lui-même bien plus que de la lésion pour laquelle l'appareil avait été appliqué.

Cette pensée est assez naturelle et assez spécieuse, mais n'en réclamez pas la priorité ; bien d'autres l'ont eue avant vous et vous en retrouverez la trace dans la répugnance si marquée des parents contre les méthodes d'immobilisation dans le traitement du mal de Pott, des coxalgies et de toutes les affections articulaires graves. C'est un préjugé généralement répandu dans le monde et qui devrait être détruit au moins dans l'école, résultat qui est loin d'être atteint, comme l'attestent les nombreuses discussions auxquelles donne encore lieu chaque jour entre les doctes ce point d'étiologie.

La première question est celle-ci : l'immobilité prolongée peut-elle faire naître l'ankylose dans une articulation saine ? Par rapport à cette seule question, les chirurgiens se partagent en deux camps les *ankylophobes* et ceux qui ne le sont pas. Je me range sans hésiter, messieurs, dans le dernier groupe à la tête duquel combat depuis longtemps M. Verneuil. Non, messieurs, je ne saurais trop vous le répéter et j'ai la conscience qu'en le répétant je vous rends un grand service ainsi qu'à vos malades, non, messieurs, en immobilisant un membre sain, on ne crée pas d'ankyloses.

Consultez l'expérience clinique de chaque jour et le bon sens qui sont pour le vrai chirurgien, la loi et les prophètes. Ne nous avez-vous pas vu plus d'une fois retirer de la gouttière de Bonnet un enfant atteint de mal de Pott, après un séjour de neuf à douze mois ? Certes cet enfant a les genoux raides et cette raideur est, à n'en pas douter, le résultat du séjour dans la gouttière, mais elle va disparaître, s'effacer en quelques jours sans laisser de trace ; c'était une roideur passagère, fugace, parce que l'immobilisation avait été appliquée à des articulations.

Vous avez eu par contre l'occasion de constater le résultat de certaines lésions articulaires résultant directement d'affections articulaires elles-mêmes, comme les luxations, les arthrites ou indirectement des lésions de voisinage, comme dans les traumatismes, les fractures. Lors même que le chirurgien, négligent ou timoré, a craint d'employer une immobilisation absolue; vous trouvez à la sortie des appareils une raideur persistante résultant d'une soudure plus ou moins intime des extrémités articulaires et contre laquelle viendraient se heurter inutilement tous les moyens thérapeutiques connus. C'est qu'ici la roideur ou l'ankylose a été déterminée par un travail inflammatoire plus ou moins intense analogue à celui qui se développe et que l'on cherche même à provoquer dans la coxalgie, travail dont l'appareil fixateur est complètement innocent.

Voulez-vous une preuve irréfutable de la vérité de cette proposition? Examinez les deux membres d'un coxalgique après un an de séjour dans une gouttière de Bonnet. Le membre inférieur droit, que je suppose malade, présente les caractères bien nets d'une ankylose complète; tous les mouvements articulaires de flexion, d'abduction, de rotation, sont abolis et doivent l'être, si le traitement a porté ses fruits, car le malade doit bénéficier de cette ankylose salutaire, voulue et obtenue dans une bonne attitude. Examinons par comparaison le membre gauche, c'est-à-dire le côté sain. Là pas d'ankylose; tout au plus une certaine roideur qui disparaîtra au bout de quelques jours. Et pourtant la même immobilité a été appliquée aux deux membres; et si le repos prolongé pouvait faire naître l'ankylose, les deux membres devraient être ankylosés.

Je vais plus loin. Remarquez que si du côté droit la roideur articulaire règne d'une manière absolue à la hanche, elle fait défaut au genou et au cou de pied droits qui fonctionnent comme devant : donc le repos dans lequel ils sont restés ne

les a pas ankylosés, parce qu'ils n'étaient pas dans un état inflammatoire préalable ; donc le repos, si prolongé qu'il soit,
ne crée ni l'ankylose, ni même une raideur d'une certaine
durée dans une articulation saine.

Jusqu'ici tout est clair, facile, indiscutable. D'un côté nous
trouvons l'ankylose qui est toujours le résultat d'une inflammation idiopathique ou sympathique de l'articulation et de
l'autre, soit une raideur fugace, soit même l'état sain. Le problème ne se complique que par l'entrée en scène d'un nouveau
terme qui joue un grand rôle dans les discussions innombra-
bles auxquelles le sujet a donné naissance, je veux parler
de la dénomination de *fausses* ankyloses, appliquée à certaines
roideurs articulaires.

Quelle est la différence qui sépare une ankylose vraie d'une
ankylose fausse ? Anatomiquement, cette différence est très
nette : dans la première, en effet, il y a soudure intime des parties osseuses qui constituent les extrémités articulaires, que
cette soudure se fasse au centre même de ces surfaces ou à leur
périphérie, qu'il se développe même entre elles un tissu intermédiaire assez analogue au cartilage dans l'origine et franchement, absolument osseux, à la terminaison.

Dans la fausse ankylose, au contraire, la cavité articulaire
est restée intacte ; mais les ligaments des muscles sont indurés,
ossifiés même dans quelques circonstances.

Suivant que ce défaut de motilité sera dû à une lésion des
éliments propres de l'article, ou a une affection intéressant
les muscles par exemple, bien qu'en apparence la fixité soit la
même, nous diagnostiquerons l'ankylose vraie de la fausse
ankylose.

Cette distinction si anatomique, si féconde en applications
cliniques, n'a pas été adoptée par tous les auteurs. Ainsi J.-L.
Petit appelle fausse ankylose, l'ankylose fibreuse ou incomplète, et Malgaigne, reservant pour l'ankylose périphérique le

nom de roideur articulaire ou fausse ankylose, divise l'ankylose vraie en deux variétés, la fibro-cellulaire et l'osseuse. Nous acceptons cette dernière classification, sans insister sur les deux formes d'ankylose vraie que Malgaigne a cru devoir signaler.

Considérant comme un point essentiel l'existence ou l'absence de la cavité articulaire, nous verrons que, dans l'ankylose vraie, la cavité est comblée par un tissu fibreux ou osseux; dans la fausse, au contraire, la roideur sera due à l'ossification des ligaments des parties molles périphériques, et ce résultat que, dans certaines circonstances, nous chercherons à éviter sera, dans d'autres cas au contraire, le but vers lequel tendront tous nos vœux. Quand nous avons dit, nous rangeant à l'opinion du professeur Verneuil que l'immobilité, à elle seule, ne peut amener l'ankylose d'une articulation saine et quand nous avons considéré l'inflammation idiopathique ou sympathique, comme la condition *sine quà non* de la production de cette lésion, nous avons été loin de méconnaître l'influence adjuvante de l'immobilité et prédisposante d'une autre condition dont on a eu le tort, tour à tour, d'exagérer ou de nier, de parti pris, l'importance, je veux parler des diathèses. L'immobilité d'une articulation amène la roideur par le fait même des ligaments. Étant donnée une position fixe, certains ligaments sont relâchés et, en vertu de la rétractilité de leur tissu, tendent à revenir sur eux-mêmes; dès que cette rétraction s'est produite, l'allongement devient extrêmement douloureux.

L'immobilité a aussi des effets indiscutables sur la sécrétion synoviale de l'article, soit qu'elle amène de l'hypersécrétion séro-sanguine, comme le prétend Teissier, soit qu'au contraire la cessation de la succion que les mouvements produisent sur la synoviale, en déterminant dans l'articulation une tendance au vide, appauvrisse, supprime la sécrétion normale de la synovie. L'influence des diathèses, même de celle qui semble avoir été inventée pour les besoins de la cause, et qui s'appelle la diathèse ostéophytique ne saurait être niée, quand on voit plusieurs articulations prises de la même façon sur le même sujet; les diathèses goutteuse, rhumatismale, et la syphilis qui est la diathèse hyperplastique par excellence, ne seront pas non plus mises légèrement hors de cause par le clinicien. Rien ne s'oppose donc à ce que nous admettions le trépied non pas symptomatique, mais étiologique ainsi constitué; inflammation, immobilité, diathèses, pourvu que vous vous rappeliez que l'immobilité et même les diathèses ne produisent jamais l'ankylose vraie sans le concours de l'inflammation qui, d'ailleurs, est souvent liée par un rapport intime avec ces mêmes diathèses.

Nous voilà en possession d'une classification assez nette des ankyloses vraies et fausses, et d'un caractère bien tranché de différenciation pour les distinguer. Cela irait à merveille s'il était aussi facile auprès d'un malade que sur la table d'autopsie, et surtout dans un livre, de mettre à part, ce qui est lésion intra-articulaire ou péri-articulaire. Rien, au contraire, n'est plus difficile. Malgaigne, pour la mémoire duquel je professe le plus grand respect, a donné un signe avec lequel le diagnostic devrait se faire tout seul. Or j'y ai fait souvent appel, et je dois l'avouer, sans résultat. Supposons une ankylose du coude, fausse ou vraie dans l'extension. Se gardant bien d'endormir le malade puisqu'il aura besoin de la perception nette de toutes ses sensations, le chirurgien serre fortement d'une main le bras au niveau de l'insertion deltoïdienne, de l'autre l'avant-bras au niveau du poignet, et imprime au coude une secousse assez vigoureuse, comme pour le fléchir. Si la douleur perçue par le malade au moment de cette secousse, se manifeste au niveau de la jointure; c'est, dit Malgaigne, que l'ankylose est fausse; la douleur est-elle nulle au niveau du coude; mais existe-t-elle au niveau des deux endroits précis où la main de l'opérateur a porté, la soudure articulaire, dit toujours Malgaigne, est complète, et l'ankylose vraie. Ce signe, je le répète, n'a pas la valeur qu'on lui attribue généralement, et la douleur nulle au niveau du coude pourra parfaitement coïncider avec une fausse ankylose.

Si les difficultés du diagnostic devaient peser sur le traitement, le chirurgien se trouverait dans un grand embarras. Heureusement qu'il n'en est rien. Un malade ou un convalescent est devant vous avec un article privé de mobilité. Peu lui importe que ce soit là une ankylose vraie ou fausse, et encore moins que ce que les uns appellent ankylose vraie, soit appelé ankylose fausse par les autres; ce qu'il demande, lui, c'est la mobilité de son articulation, et ce qui vous importe le plus, au moins en ce moment, c'est de savoir si vous pouvez la lui promettre. Or, il y a des roideurs que des efforts judicieux arrivent facilement à vaincre, tandis qu'il y en a d'autres devant lesquelles échouent l'art, les machines, l'intervention chirurgicale elle-même, secondés par la patience, le courage du malade, qui risquerait quelquefois volontiers de périr, s'il pouvait espérer de guérir. Nous nous arrêtons donc à l'humble division que voici : petites raideurs et grandes raideurs, raideurs faciles à guérir, pouvant guérir, impossibles à guérir. Remarquez que si nous ne nous sommes pas déclaré satisfait du moyen de diagnostic indiqué par Malgaigne, ce n'était nullement avec l'intention de déprécier ce maître, ou d'insinuer que le sens pratique manquât à son enseignement; car la classification que nous adoptons pour notre compte, et qui plairait à un rebouteur ou à un homme du monde aussi bien qu'elle suffit à un clinicien, est précisément de lui. Toute la matière en effet qui nous occupe est comprise entre les deux termes petites roideurs et grandes roideurs, aussi bien l'engourdissement articulaire amené par le repos que la soudure des extrémités osseuses, favorisée par l'art et produite, sinon expérimentalement, du moins dans un but thérapeutique et cultivée, passez-moi l'expression, par le chirurgien, comme on le fait dans la gouttière de Bonnet, au profit d'un coxalgique.

Nous reviendrons au reste sur ce sujet, quand il s'agira d'instituer un traitement pour les ankyloses acquises dans des positions défavorables, et nous verrons que l'anesthésie, dont Malgaigne ne voulait pas se servir, nous rendra dans ce cas de signalés services au point de vue d'un diagnostic aussi sûr qu'on voudra le porter.

Examinons la conduite à tenir dans les petites roideurs articulaires.

Je prends pour type, afin de fixer vos idées, l'articulation du cou de pied ou l'articulation radio-carpienne. Dans le premier cas nous ne manquerons pas d'exemples, car vous en avez presque tous les jours sous les yeux dans cet hôpital.

Un malade s'est fracturé le tibia ou simplement le péroné, un bandage de Scultet ou un appareil inamovible ont eu raison de la fracture qui est absolument consolidée et le chirurgien, passant avec une certaine complaisance le doigt sur le siège de la lésion, constate que le cal est parfaitement régulier. Tout est pour le mieux : on signerait presque la pancarte; il faut cependant faire pour le malade l'épreuve que l'administration des ponts et chaussées exige pour les constructions; il faut constater que la solidité du résultat répond à son élégance; on fait marcher le malade et on s'aperçoit qu'il lui est impossible de s'appuyer sur la plante du pied du côté malade. On a négligé, on a oublié de mettre le pied à angle droit dans l'appareil immobilisateur; le pied, qui est resté pendant vingt-cinq, trente ou quarante jours, dans l'extension conserve la même attitude hors de l'appareil; il ne touche le sol que de la pointe; son talon est relevé; c'est, au moins pour un temps un pied bot équin qui reprendra bientôt sa mobilité et sa forme normales, par l'application de manœuvres appropriées. Voilà un exemple de petite roideur du cou-de-pied.

Passons à un autre exemple. Un malade s'est fracturé le radius. Vous avez réduit cette fracture *secundum artem*. L'appareil de Nélaton a double attelle a été aussitôt appliqué. Aujourd'hui la consolidation est parfaite. L'avant-bras élevé à la hauteur de l'œil du chirurgien ne lui révèle aucune courbure anormale et l'homme de l'art, trouverait presque le membre fracturé plus droit que celui qui est resté intact. De là à donner une cordiale poignée de main à son malade, il n'y a pas loin. La poignée de main est offerte et virtuellement acceptée par le malade, je dis virtuellement, car son poignet est immobile, sa main a la forme d'une palette de bois; les doigts, rigides, sont écartés, l'opposition du pouce est impossible, et la privation de cette opposition transforme en une patte inerte la main la plus habile, la plus déliée, fût-ce celle d'un Listz ou d'un Paganini. Pourtant ici encore, quoique dans un temps plus long, la restauration de la mobilité pourra être atteinte par des manœuvres de force et de patience.

Cette roideur disparaîtrait même toute seule sans traitement si le chirurgien, mais surtout si le malade voulaient bien attendre, se bornant, l'un à prescrire, l'autre à exécuter les mouvements de la gymnastique la plus usuelle et la plus commode[1], celle que nous commandent les besoins journaliers de la vie, gauchement d'abord puis adroitement ensuite, à la condition toutefois qu'on aura laissé le membre libre de tout nouvel appareil. Voici les moyens par lesquels il est rationnel d'espérer le prompt retour d'une articulation frappée de petite-roideur à sa mobilité naturelle.

En première ligne, plaçons le massage ou plutôt les manipulations. Vraiment il a été fait un tel abus du massage et une

---

1. Le Blond, *Manuel de gymnastique hygiénique et médical*, comprenant la description des exercices du corps et leurs applications au développement des forces à la conservation de la santé et au traitement des maladies, Paris, 1877.

telle confusion de choses diverses sous ce nom qu'on est quelquefois tenté de bannir ce terme des prescriptions pour éviter la fâcheuse assimilation qui se produit dans certains esprits entre un massage bien fait et un massage brutal. Supposons que vous alliez vous faire masser dans un de ces établissements si communs en Orient, et que la mode, peut-être plus encore que l'hygiène, a fait adopter à Paris. Votre mauvaise fortune vous a-t-elle fait tomber sur un masseur anglais taillé en athlète ou sur un de ces Arvernes déclassés dont la vraie place serait autour de la halle au blé, vous vous sentez pétri, moulu brisé et après quelques minutes d'une lutte inégale, engagée par surprise, vous êtes absolument courbaturé. Aussi bien, loin de goûter cette douce quiétude que le bain turc promet à ses adeptes, vous mettez plusieurs jours à vous remettre d'une fatigue qui ne cédera qu'à des bains prolongés, à des bains anodins, suivant la tradition de nos pères. Heureux encore, si à la suite de ces sévices, vous ne constatez pas sur quelque point de votre individu un hématôme prêt à se transformer bientôt en abcès, comme cela est arrivé à ce confrère dont je vous ai déjà parlé à propos du traitement de l'obésité et dont j'ai réellement quelque pudeur à vous transmettre si souvent les confidences.

Ce n'est pas à dire que tout soit massacre et violence dans les établissements dont nous venons de parler et sur lesquels je ne voudrais pas laisser planer cette suspicion injuste. Il y a masseurs et masseurs, comme vous pourrez le vérifier si vous avez su choisir le vôtre. Supposons que votre choix s'est porté sur un de ces hommes (s'il en reste encore et leur couleur est quelquefois un signe trompeur) sur un de ces athlètes bronzés venus d'Alger ou du Caire, nourris dans le sérail ou du moins tout auprès. Vous vous éleverez graduellement à l'idée de ce que pourrait être un massage vraiment médical. Dès le début vous êtes surpris, le masseur vous effleure à peine; il vous frôle les doigts, les fléchit, les étend, sans secousse, sans effort : tout au plus si de temps en temps un petit craquement vous annonce qu'un mouvement un peu accentué vient de se produire. Passant ensuite au bras, aux torse et aux jambes, il comprime les masses musculaires, en pesant sur elles de tout son poids sans secousses, sans saccades ; ses mains qui vous empoignent ne vous pincent jamais ; vous ne sentez jamais appuyer sur vous que la paume, et comme le faisait observer un de mes amis fort observateur et surtout grand analyseur de sensations (admettons que ce ne soit pas cette fois l'éternel confrère) il vous semble que vous êtes piétiné sur toute votre surface par un énorme chat dont les pattes souples mais puissantes vous compriment lentement et sans secousse. Le massage fait de la sorte est délassant et réparateur. C'est pourquoi je voudrais, dans l'intérêt de vos malades, que vous sachiez bien tout ce que vous aurez le droit et le devoir d'exiger des auxiliaires auxquels vous confierez l'exécution de vos prescriptions de massage médical ; à moins que vous ne préfériez les exécuter vous-même, ce qui devient chaque jour moins étranger à l'idée qu'un véritable praticien se fait de son rôle. Inspirez-vous pour le traitement des roideurs articulaires par le massage des principes que nous venons d'établir. Jamais de violence, jamais de flexion ni d'extension brusques ; vous dépasseriez le but, vous rebuteriez votre malade et le résultat serait toujours défectueux.

Je me suis souvent fort bien trouvé de faire suivre ce massage pour lequel on devra invariablement procéder des extrémités vers le centre et dont la durée au maximum ne devra pas excéder vingt minutes, d'une douche chaude de Barèges. Une saison dans certaines stations thermales où le massage, suivi ou accompagné de douches chaudes, est intelligemment institué nous rendra également de grands services. L'action tonique des eaux salines ou sulfureuses, combinée avec celle du massage m'a donné d'excellents résultats à Bourbonne-les-Bains, à Salins, à Luchon.

Je n'en dirai pas autant de la mer. Le bain de mer froid est nettement contre-indiqué dans les affections qui nous occupent, la gêne articulaire, fût-elle limitée à une seule articulation, empêchant une réaction franche. On ne sait pas assez, en dehors de la médecine et de la chirurgie des enfants, tous les inconvénients qu'ont pour ces petits malades les bains de mer où la mode pousse leurs parents à les conduire pour y chercher la force et la santé. Rien ne peut ôter de l'esprit des parents cette pensée, que plus les enfants pataugeront dans l'eau salée, pieds nus, jambes nues, sans être essuyés, plus ils prendrent de forces. Or c'est là un des points par lesquels le froid les menace, d'autant plus sûrement, quand ils sont lésés dans quelque articulation et gênés dans leurs mouvements. De là des paralysies infantiles, sévissant dans les mêmes circonstances sur un nombre assez grand d'enfants pour prendre les propositions d'une sorte d'épidémie remarquée et rapportée à sa véritable cause, par des observateurs compétents — puis des bronchites que l'agitation de l'atmosphère rend invariablement spasmodiques, coqueluchantes. — J'ai eu recours au bain de mer chauffé pour éviter quelques-uns de ces inconvénients, mais alors l'excitation a pris une telle proportion que, pour en donner à courir les risques, j'ai dû être décidé par des accidents strumeux graves. Je n'ai jamais rencontré les mêmes inconvénients dans les eaux salées fortes, surtout dans celles qui se tiennent dans une bonne moyenne de salure bien inférieure à celle de la mer (un peu moins du quart) comme celles de Bourbonne-les-Bains. Ces dernières conviennent et suffisent aux lymphatico-nerveux dont le type est heureusement beaucoup plus fréquent chez les enfants, surtout des classes aisées, que le type strumeux confirmé. Je puis dire, après avoir fait un usage prolongé et étendu de ces eaux pour ma jeune clientèle, qu'elles m'ont rendu les mêmes services que la mer sans produire aucun de ses inconvénients.

Mais le bain salé ne répond pas seul aux indications de reconstitution que présente la cure des roideurs articulaires, laquelle est généralement appliquée à des convalescents ou à des sujets déprimés par le repos au lit ou à la chambre et les appareils. Je saisis cette occasion de vous parler d'un moyen qui n'est pas nouveau, mais dont la valeur scientifique tend depuis peu à s'établir : les bains de sang. Mais dira-t-on à quoi cela peut-il servir?

Quelle différence peut-on faire entre un bain de sang chaud et un bain d'eau chaude? Tout au plus peut-on espérer ainsi agir sur l'imagination des malades. Pour moi je ne dirai pas que je suis un partisan absolu des bains de sang; je dirai que j'ai vu des preuves multiples de leur efficacité et d'autres en ont vu comme moi. Sans parler en effet de l'opinion populaire qui est depuis longtemps favorable à ces bains, je rappellerai le cas extrême qu'en faisait un de nos chirurgiens les plus distingués, les moins crédules, les mieux équilibrés, le professeur Denonvilliers. Que de fois ne lui ai-je pas entendu prescrire aux malades qui quittaient les salles de l'hôpital Saint-Louis avec des roideurs du cou-de-pied et du poignet, un bain de sang chaud ou un bain de tripes, à l'abattoir; que de fois également, n'ai-je pas vu ces gens revenir à sa consultation après quelques-uns de ces bains, complétement assouplis, alors que les douches salées ou sulfureuses n'avaient produit sur la lésion que des effets insignifiants.

Bien que le souvenir de ces résultats me fût resté en mémoire, je n'ai guère employé le bain de sang que depuis mon arrivée à l'hôpital des Enfants. J'ai commencé par envoyer à l'abattoir de Grenelle les malades atteints de paralysie infantile. Le succès fut des plus probants; j'appliquai alors le même traitement aux petites roideurs du coude et du genou, et je puis

déclarer aujourd'hui que les cas rebelles à ce traitement se
sont montrés absolument rares.

Pendant un court séjour à la campagne, j'organisai, chez le
boucher de l'endroit, des bains dans le genre de ceux que j'avais
vu donner à Paris, et les résultats que j'ai obtenus ont été
supérieurs à ceux de Paris en raison de certaines circonstances
qu'il est bon de noter. Dans les abattoirs, en effet, les enfants
sont à ciel ouvert ou exposés à de nombreux courants d'air;
des bronchites sont la conséquence d'un séjour trop prolongé
dans ces lieux mal clos. On a voulu parer à ces inconvénients en
créant, comme on l'a fait récemment des établissements spéciaux; mais c'est en dénaturant le bain de sang qu'on a pu
arriver à améliorer l'hygiène du local. Il a fallu transporter le
sang à de grandes distances et le défibriner par le battage pour
éviter la coagulation; il faut ensuite le faire réchauffer; aussi
vous ne serez pas étonnés d'apprendre que les résultats des
bains donnés dans ces conditions ont été inférieurs aux espé-
rances qu'on était en droit de concevoir.

Voici les règles que j'ai posées à ce sujet :

L'animal qui devra fournir le sang pourra être un bœuf, un
mouton ou un veau. Le sang de mouton a même l'avantage de
rester beaucoup plus longtemps fluide. Quant à la quantité
fournie, un bœuf fournit jusqu'à 15 litres de sang; le veau et
le mouton ne donnent guère que 2 à 4 litres.

Le vase destiné à donner le bain variera suivant le volume
de la région à immerger; mais, en raison de la petite quantité
de sang dont on dispose, on fera bien de faire construire
exprès un vase de zinc en forme de gouttière ou de botte qui,
tout en permettant l'introduction facile du membre à baigner,
réduira d'autant la masse de sang inutile. Le local dans
lequel on baignera les enfants sera convenablement chauffé
et séparé seulement par un mur ou une cloison de l'abattoir,
de façon à ce que le temps qui s'écoulera entre l'issue du

sang et l'immersion dans le bain soit à peine appréciable.

L'enfant étant déshabillé, on saigne l'animal, on emplit le vase destiné au bain, après l'avoir plongé plusieurs fois dans l'eau bouillante de façon à ce qu'il ne réfrigère pas aussitôt la masse de sang qu'il va recevoir, et on l'apporte dans la salle où se trouve l'enfant. Le membre malade, au besoin l'enfant tout entier est plongé dans le liquide et doit y rester jusqu'à la coagulation du sang, c'est-à-dire de vingt à vingt cinq minutes. Cela fait, on apporte dans la pièce où le bain a été pris la panse du bœuf que l'on vient de détacher et, après y avoir ménagé une ouverture suffisante, on y plonge le membre aussitôt au sortir du bain de sang. Cette opération a pour but, d'abord de prolonger l'action vivifiante du bain, en raison de la température de la panse qui s'abaisse beaucoup plus lentement que celle du sang, et ensuite de nettoyer absolument l'enfant des caillots dont l'enlèvement nécessiterait un lavage considérable. Vingt minutes sont nécessaires pour le bain de panse. Cela fait, le membre est retiré, essuyé très sommairement et lavé à l'eau savonneuse : on rhabille l'enfant et on le transporte chez lui bien enveloppé ; enfin on le couche. Ces bains peuvent être répétés facilement trois fois la semaine et leur influence ne tarde pas à se faire sentir ; en général, au bout du cinquième ou sixième bain, la roideur commence à se dissiper : les malades accusent une sorte de fourmillement de la peau au contact du sang ; ils éprouvent une chaleur qui persiste quelque temps après le bain et maintient la peau dans un état d'agréable moiteur. J'ai cru vous être utile, messieurs, en vous montrant comment, une pratique populaire, peu connue et, par conséquent, peu appréciée des médecins, peut être médicalement réglée pour le plus grand profit des malades.

Nous en avons terminé, messieurs, avec les petites roideurs. J'arrive maintenant aux grandes, c'est-à-dire aux fausses anky-loses ou même aux ankyphoses vraies suivant que la cavité articulaire existe ou n'existe plus. Il est, messieurs, très utile pour l'enseignement pratique d'avoir, à propos de chaque affection, un type présent à l'esprit qui vous la rappelle et la personnifie en quelque sorte, c'est ainsi que nous avons pris pour type de la petite roideur articulaire celle du cou de pied et celle du poignet. Le coude et le genou nous fourniront les types principaux des grandes roideurs; le coude, à la suite de tous les traumatismes dont il est affecté : contusion, fracture, luxation ou simple entorse; le genou, consécutivement à toutes les arthropathies dont il est si souvent atteint : arthrite sèche, synovite fongueuse, rhumatisme, etc.

Si nous nous remémorons dans quelle attitude nous avons le plus ordinairement observé ces types d'ankylose vraie ou fausse, nous ne tarderons pas à nous rappeler que le genou s'immobilise presque constamment dans la flexion suivant un angle qui se rapproche plus ou moins de l'angle droit, le coude au contraire, suivant un angle très obtus dont l'ouverture tend à se rapprocher de l'extension complète. Or vous le savez, messieurs, ces deux positions anormales sont absolument incompatibles avec les usages du genou et du coude. Le premier au point de vue de la marche est beaucoup plus utile dans l'extension que dans la flexion ; le coude, au contraire, dans l'extension, rend le bras et l'avant-bras absolument impropres à tout service. Il faut donc à tout prix, et tel sera notre objectif, ramener le coude dans la flexion et le genou dans l'extension.

Je suppose bien entendu épuisés les moyens de douceur dont j'ai parlé au sujet des petites roideurs.

La première chose à faire sera d'anesthésier l'enfant. Le chloroforme seul vous éclairera sur le degré de soudure dont l'article est affecté. Lui seul vous permettra les manœuvres souvent très douloureuses que vous allez entreprendre.

L'enfant bien endormi, qu'allez-vous faire? Messieurs, je regrette que dans les livres que vous avez entre les mains on se serve à chaque instant du mot redressement brusque. Le redressement, s'il est brusque, vous exposera à de véritables désastres. Si vous employez la force seule de vos bras ou, ce qui est plus déplorable encore, si vous employez les machines, véritables instruments de torture dont la machine, de Louvrier est le type, il pourra vous arriver de voir une extrémité osseuse passer à travers la peau que vous aurez fait éclater ; il vous arrivera de luxer absolument et d'une manière irrémédiable la jambe sur la cuisse. Pour éviter de pareils accidents, rappelez - vous que jamais le redressement ne doit être brusque, c'est-à-dire instantané et que dussiez-vous obtenir le redressement en une seule séance, vos manœuvres doivent toujours être lentes, progressives, pondérées et que jamais vous ne devez cesser d'être absolument maîtres de la force que vous employez.

Sans doute on a obtenu des succès à l'aide de la violence et la machine de Louvrier qui a été employée dans vingt-six cas seulement dont deux suivis de mort et un autre de gangrène, réussi à redresser des coudes. Le rebouteur qui pour fléchir un genou ankylosé dans l'extension a osé sauter à califourchon sur la jambe du patient dépassant de toute sa longueur le bord d'une table, a remporté des succès dont l'opinion publique, qui aime au fond la mystification et la violence, s'est emparée avidement; le praticien consciencieux ne peut la prémunir contre de telles surprises, mais il peut s'en défendre et ne pas se laisser imposer par la *vox populi* (qui n'est pas *vox Dei* en médecine) une conduite dangereuse. Rappelez-vous l'impression de stupeur douloureuse dont tout le monde chirurgical fut frappé au récit de cette tentative de réduction de luxation à la suite de laquelle le bras fut séance tenante littéralement arraché et vous aurez une idée de l'effet désastreux que produirait entre vos mains un accident tel qu'une luxation perpétuelle du genou ou une perforation de la peau du coude avec issue d'une des extrémités articulaires. Ne croyez pas que ces résultats soient du roman ; je les ai vus se produire : il faut donc se garder d'employer de pareils moyens.

Est-ce donc à dire que je proscrive absolument les machines.

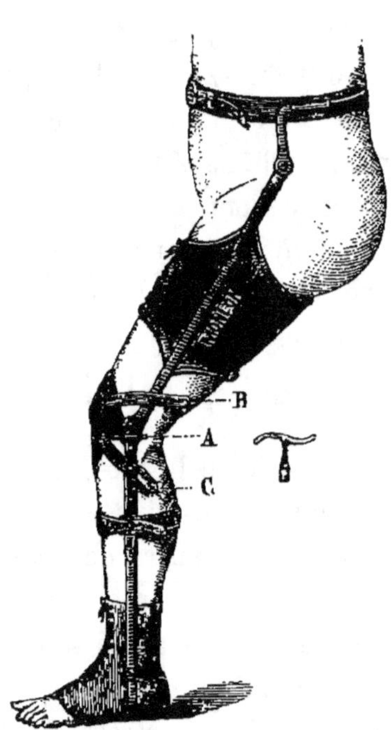

Fig. 97. — Appareil à extension continue.

Loin de là et vous m'avez vu maintes fois employer les appareils à extension continue soit à crémaillère soit à tige vissée. La figure 97 représente un bon type d'appareil à extension, à crémaillère, construit sur mes indications par Monlon.

Ce que je proscris absolument c'est la machine à redressement aveugle, instantané dont on ne peut mesurer la force et qu'on ne peut arrêter quand l'impulsion est donnée.

Vous seriez puissamment aidés, messieurs, dans le redressement des grandes roideurs par la ténotomie, dont l'application à cet usage n'est pas encore très répandue et doit sa première impulsion à notre regretté collègue Broca. Jusqu'à lui, l'opération tentée par Dieffenbach en 1832, reprise par Palasciano et par Am. Bonnet (de Lyon), n'était pas encore entrée dans la pratique courante. Tout récemment, messieurs, je fus mandé près du petit garçon d'un de nos confrères qui, à la suite d'une coxalgie ou d'une pseudo-coxalgie, présentait une roideur énorme de la hanche avec attitude essentiellement vicieuse ; c'est-à-dire avec le membre en flexion très marquée et en légère adduction. De nombreux moyens avaient été proposés, entre autres le redressement brusque suivi de la mise en gouttière. Je proposai et j'obtins de sou- -mettre le petit malade au chloroforme. A peine la résolution fut-elle obtenue que la situation fut aussitôt éclaircie : la roi- deur articulaire était très légère ; l'extension seule laissait à désirer par le fait de deux brides énormes et tenaces, l'une ap- partenant au couturier, l'autre au moyen adducteur et simu- lant à s'y méprendre une fausse ankylose de la hanche. Le père, frappé d'une indication si nette, m'autorisa immédiate- ment à pratiquer la ténotomie du couturier ; et aussitôt le membre inférieur s'allongea complétement. On mit le petit malade dans la gouttière et je ne doute pas que nous n'obte- nions ici un bon résultat.

La section du biceps crural m'a rendu parfois de très grands services pour le traitement des ankyloses du genou ; mais, avant de tenter la ténotomie, il faut, et j'insiste sur ce fait, s'être convaincu à l'aide du chloroforme qu'elle est absolu- ment indispensable, car l'anesthésie qui résout les contractures montre immédiatement si c'est à une rétraction et non à une contracture que l'on a à faire. L'observation que je viens de vous citer révèle un point instructif, c'est qu'après la section du couturier rétracté, le moyen adducteur peut être lassé par quelques efforts et finit par céder, pour permettre à la jambe malade l'écartement le plus complet.

Le plus souvent, le résultat est moins brillant que dans le fait que je viens de vous citer ; après la section des tendons, vous constatez un certain degré de roideur articulaire. Em- ployez alors l'extension ou la flexion manuelle qui a été vague- ment indiquée par les auteurs anciens, qui forme le fond de la pra- tique des rebouteurs et que Venel, Jaccard, du canton de Vaud, et Mellet, leur élève, ont réglée. Cette méthode qui consiste dans des mouvements alternatifs d'extension de flexion réussit très bien pour les raideurs d'intensité moyenne. Voyons quelle sera son application à un cas de rigidité du coude dans l'extension. Fixez solidement, comme à l'aide d'un bracelet, l'extrémité supérieure du bras à l'aide de votre main gauche. Saisissant ensuite avec la main droite l'avant-bras un peu au-dessus du poignet, essayez de le porter dans la flexion ; un petit craquement se produit ; arrêtez-vous et portez aussitôt le membre dans l'extension ; revenez alors à un degré de flexion un peu plus accentué ; mais si je me suis fait bien comprendre, entrecoupez tous vos temps de flexion d'un temps d'extension. Avez-vous affaire à un coude figé, pour ainsi dire dans la flexion, et chez lequel vous ne craignez pas de ramener par des mouvements intempestifs une phlegmasie qui compromettrait le beau résultat que vous tenez. Assis devant une table, le malade étant placé debout à votre côté gauche, vous appuyez votre propre coude sur la table ; votre main en l'air et renversée constitue une sorte de sellette dans laquelle s'emboîte solidement le coude du malade qui, solidement contenu par vous, fait naturellement la contre extension en se rejetant en arrière. Vous produisez l'extension à l'aide de votre main droite qui saisira la main du malade et doucement, lentement cherchera à ouvrir l'angle formé par son bras et son avant-bras. Cette position a cela d'avantageux que votre main gauche qui est en contact immédiat avec l'articulation a une sensation parfaite de la résistance qu'oppose l'article et la notion exacte des craquements plus ou moins considérables qui peuvent se produire. Quand vous avez obtenu ainsi un certain degré d'extension, arrêtez-vous. Si la résistance vous paraît considérable, reportez le membre dans la flexion et recommencez. J'ai vu rarement ce procédé, répété à deux ou trois jours d'intervalle, manquer son effet, surtout si vous avez eu soin dans les jours qui séparent les séances, d'entourer le coude de compresses résolutives destinées à enrayer l'inflammation qui pourrait se produire et si vous n'avez pas négligé les mouvements de pronation et de supination dont l'exécution est en général beaucoup plus facile. Il est bien entendu que dans ce procédé vous n'employez pas le chloroforme puisque vous avez besoin de la contre-extension que le malade opère de lui-même sans s'en douter, par la résistance qu'il vous oppose.

Ces moyens manuels m'ont donné de meilleurs résultats que l'application des machines. Je me suis cependant parfois bien trouvé, pour ne pas perdre dans l'intervalle des séances le terrain que j'avais gagné, de placer le coude dans l'appareil dit à clef ou à crémaillère. Cet appareil qui n'est pas précisément nouveau puisqu'il y a été décrit par Fabrice de Hilden, qui l'avait lui-même emprunté à la grande chirurgie de Walter Riff, consiste essentiellement dans deux pièces de cuir moulé, l'une brachiale et l'autre antibrachiale articulées l'une sur l-autre et manœuvrant à l'aide d'une roue dentée que vous faites mouvoir à l'aide d'un pignon. L'exécution de cet appareil demande un très grand soin, surtout au point de vue de la pièce brachiale : j'ai vu en effet la compression trop forte exercée par cette pièce sur le système artériel et veineux de la région, amener un œdème énorme du membre.

Puisque nous tenons le membre supérieur, ne le quittons pas sans dire un mot des roideurs articulaires de l'épaule qui succèdent presque constamment aux luxations de cet article. En dehors des manipulations de l'épaule que le chirurgien fera bien de pratiquer lui-même tous les deux ou trois jours, j'ai l'habitude de faire exécuter au malade lui-même une sorte d'auto-gymnastique qui a l'avantage de ne jamais dépasser le but. Arrêté par la douleur, le malade resterait plutôt en deça. Ces mouvements sont au nombre de deux : pour le premier, le malade s'assied près d'un meuble, pour que son coude y repose sans trop de peine en s'écartant du corps à angle presque droit ; une commode fait pour cela très bien l'affaire. Quand il a quelque temps supporté cette position, il se rapproche de plus en plus du sol en baissant le niveau du siège sur lequel il est assis et par conséquent en ouvrant l'angle formé par le bras et le tronc. Ce mouvement d'abaissement du siège s'obtient assez facilement à l'aide des tabourets dont on se sert pour s'assoir au piano et qui, au moyen d'un pas de vis, s'élèvent et s'abaissent à volonté.

L'autre procédé consiste en ceci : à un de ces pitons fixés dans le plafond et destinés à recevoir une suspension de salle à manger, on accroche une poulie; sur cette poulie passe une corde dont les deux extrémités descendent librement vers le sol. A une extrémité je fais adapter un petit bracelet de cuir que je fixe au poignet du membre qu'il s'agit de redresser. Cela fait le malade s'assied sur une chaise immédiatement au-dessous du piton, saisit de sa main du côté sain l'autre extrémité de la corde et tire. Le poignet, l'avant-bras et le bras du côté malade lui-même, entraînés par la corde s'élèvent jusqu'à un certain niveau. A un moment donné, une douleur se fait sentir ; le malade s'arrête, laisse doucement retomber son membre puis reprend au bout de quelques instants, en s'efforçant chaque fois de dépasser le niveau qu'il avait obtenu auparavant. Les résultats que j'ai souvent obtenus par cette gymastique, en dehors des mouvements exercés par moi-même, m'ont paru des plus satisfaisants.

Qu'avons-nous à notre disposition pour le membre inférieur? Pour ce qui concerne la hanche, je vous conseillerai la prudence la plus timorée. La roideur de la hanche, rare à la suite des réductions de luxation de cet article et qui, dans ce cas, cède facilement, est au contraire la règle à la suite des inflammations chroniques de l'articulation coxo-fémorale. Cette raideur qui pourra affecter tous les degrés, depuis le simple engourdissement articulaire jusqu'à la soudure des os,

loin d'être combattue par vous, devra au contraire être res-
pectée et favorisée, à la condition qu'elle se soit faite dans l'extension, c'est-à-dire dans une position compatible avec le libre
exercice du membre; je ne reviens pas sur ce que je vous ai
dit relativement à la ténotomie du couturier et du moyen
adducteur qui pourra vous être d'un puissant secours, dans
certains cas de rétraction musculaire, et j'arrive aux cas malheureux dans lesquels la roideur est franchement articulaire
et cela dans la flexion et l'adduction forcée. Dans ces circonstances, on est autorisé a redresser le membre, et c'est peut-
être une des rares occasions dans lesquelles, en raison même
des masses considérables à déplacer, des mouvements d'une
assez grande violence sont inévitables et par conséquent permis.

Le malade anesthésié est couché sur une table de façon à ce
que son membre inférieur dépasse le niveau de cette table, et
son bassin soit solidement fixé par un ou deux aides. Le chirurgien saisissant à pleines mains la cuisse, commence par
quelques mouvements dans le sens de la flexion et détruit déjà
par cette manœuvre quelques adhérences dont la rupture se
révèle par de légers craquements; portant alors brusquement
le membre dans la direction opposée, il cherche à l'étendre;
cette manœuvre nécessite toute la force du chirurgien et quelquefois même l'adjonction d'un aide. L'extension obtenue en
partie on passe à l'abduction. C'est souvent dans ce cas qu'un
craquement formidable porte le trouble dans l'âme des assistants, et leur fait croire à la rupture du col du femur. J'ai
eu moi-même cette illusion chez une grosse fille que j'aidais
Vincent Duval à redresser; mais heureusement il n'en était
rien. Ce bruit sinistre est dû le plus souvent à la rupture d'une
stalactite assez épaisse et le redressement ne s'en opère après
qu'avec plus de facilité.

Hatons-nous d'ajouter que plusieurs de nos collègues nous
ont apporté des faits indiscutables de fracture du col du fémur

arrivée par cette manœuvre ; et le résultat a été assez favorable pour qu'on puisse au besoin s'y résigner, sinon le provoquer. J'ai moi-même, malgré moi, dans une circonstance analogue, fracturé brusquement le col du fémur de l'enfant d'un confrère qui m'assistait dans cette opération et ne s'est jamais douté de ce que j'avais fait. La suite a d'ailleurs corroboré le rapport des chirurgiens auxquels la même chose est arrivée. La fracture s'est consolidée dans l'extension et cet enfant, qui depuis deux ans environ, marchait à quatre pattes, se promène aujourd'hui fort allègrement avec ou sans canne.

Les roideurs articulaires du genou ont une importance capitale, on a dit quelquefois que la roideur du coude dans l'extension équivalait à la perte du membre. On peut en dire autant de l'ankylose vraie ou fausse du genou dans la flexion, aussi a-t-on fait des tentatives nombreuses et hardies pour ramener des mouvements dans les genoux ankylosés de cette façon. Je blâme ces tentatives quand elles s'adressent à un genou ankylosé dans l'extension. Le genou dans l'extension, est en effet parfaitement compatible avec une marche fort acceptable, et je proposerais tout au plus pour y rémédier les moyens anodins que nous avons exposés pour la cure des petites roideurs. Il n'en est pas de même de l'ankylose du genou dans la flexion. La marche ne devient alors possible qu'à l'aide d'un haussepied plus ou moins élevé, voire même d'une jambe à sellette. Aussi, les chirurgiens se sont-il ingéniés à obtenir l'extension à tout prix, un peu trop hardiment peut-être, car tout ce que j'ai déjà dit contre le redressement brusque, en général, acquiert une nouvelle valeur quand il s'agit de l'articulation du genou. La statistique de Louvrier qui, sur 26 cas traités dès 1839 au moyen de sa machine, eut deux cas de mort par sphacèle et déchirure de la peau, un cas de gangrène par suite de la rupture de l'artère poplitée et souvent des phénomènes inflammatoires, doit donc servir d'épouvantail salutaire. En dehors de ces terribles accidents, que de fois une luxation en arrière n'a-t-elle pas été immédiatement le résultat de pareilles manœuvres! Je ne parle que pour mémoire des hydarthroses, des arthrites purulentes et des autres affections articulaires dont l'énumération serait trop longue. C'est donc encore aux procédés de douceur qu'il nous faudra avoir recours, mais sans négliger le précieux renfort que peut apporter la ténotomie pour vaincre la résistance opposée par le biceps crural et les muscles de la patte d'oie. L'extension sera continue ou progressive. La première exigera la position horizontale. La contre-extension sera inutile, le poids du malade suffisant toujours pour obtenir ce résultat. Une guêtre médiocrement serrée est appliquée sur le pied; cette guêtre peut d'ailleurs être avantageusement remplacée par des anses de diachylon qui, appliquées sur la jambe à l'aide de bandes imbriquées, viennent former sous le talon une boucle qui servira d'attache pour la traction. Dans cette boucle passe une corde qui va s'enrouler sur la double gorge d'une poulie fixée à la barre inférieure du lit et supporte un poids constitué par un sac de sable ou de plomb. Le sac dont le poids, vu la nature de sa charge, pourra varier jusqu'aux nuances suivant les besoins des cas, s'attachera ou se détachera avec la plus grande facilité. Ce système d'extension continue est excellent. Le seul inconvénient qu'il présente consiste dans la formation des escharres que rend fréquentes la finesse de la peau chez les enfants, ainsi que la fermeté stoïque et tout à fait méconnue de ceux qui les observent mal avec laquelle ils supportent sans mot dire une douleur sourde et continue. On devra en conséquence surveiller constamment le lieu d'élection de ces escharres: je veux parler du cou-de-pied.

Malgré cet inconvénient, je ne puis m'empêcher de préférer ce système à celui de l'extension par l'appareil à roue dentée, à crémaillère appelé vulgairement appareil à extension continue. Nous avons déjà eu l'occasion, à propos des roideurs du coude de mentionner cet appareil si ancien édité par Fabrice de Hilden, et perfectionné par Vincent Duval, Bouvier, J. Guérin, Phillips, Charrière (j'en passe et des meilleurs). Fabrice de Hilden avait aussi inventé un autre appareil formé par une gouttière droite matelassée, dans laquelle on enferme le membre inférieur ou supérieur qu'il s'agit de redresser; le genou est rappelé vers la ligne droite par une vis à tige et à écrou qu'on serre graduellement chaque jour de plus en plus pour rétablir la rectitude du membre. En définitive, tous les appareils destinés au redressement d'une ankylose dans la flexion tournent dans ce cercle : ou bien ils tirent sur les extrémités de l'angle, ou ils exercent une pression sur son sommet.

Supposons enfin que tous ces moyens aient échoué devant la soudure complète des os et l'oblitération de la cavité articulaire, la chirurgie ne reste point désarmée devant ces cas où l'impotence d'un membre essentiel à l'exercice de l'activité rend la vie insupportable au malade. La rupture a été conseillée dans ce cas, et des instruments ostéoclastes dont je citerai comme types les instruments de Maisonneuve, de Rizzoli, de Colin, restent pour témoigner des tentatives faites dans ce sens. Leur inconvénient à tous est de ne point donner de certitude absolue sur le lieu précis de la fracture qu'ils produisent, pas plus que sur le nombre plus ou moins considérable de fragments qui en résultent. Aussi leur préférerais-je certainement l'ostéotomie faite à l'aide d'un trait de scie ou d'un coup de ciseau suivant la pratique de Rhea Barton, continuée par Rodgers, Kearney et Maisonneuve et surtout la section cunéiforme imaginée par Rhea Barton dans le but d'obtenir un contact parfait des surfaces osseuses divisées. J'ai moi-même employé deux fois ce procédé qui ne l'avait pas été plus de treize fois de 1835 à 1865, et je n'ai eu qu'à me louer du résultat favorable obtenu par ce moyen. Velpeau considérant que

puisque la cavité articulaire n'existe plus, la gravité inhérente
à l'ouverture des plaies articulaires se trouve singulièrement
diminuée, conseilla d'exciser le coin osseux non pas au détriment d'un des deux os soudés mais bien de l'articulation elle-
même.

Cette modification qui peut être appelée à donner de bons
résultats, surtout de nos jours
avec l'admirable concours de
la méthode antiseptique, nous
amène à dire un mot des résections articulaires considérées
comme moyen de guérison de
l'ankylose. Adoptée avec enthousiasme en Allemagne, cette méthode de traitement n'a guère
trouvé de partisans en France,
malgré l'espérance d'innocuité
opératoire due à la méthode
antiseptique. Laissons d'ailleurs
parler les chiffres, qui ont ici
leur éloquence.

D'après la statistique de Nus-
baum de Munich, portant sur
242 opérations pratiquées pour
des ankyloses, 10 malades ont
succombé à des causes diverses
(tuberculisation proprement dite

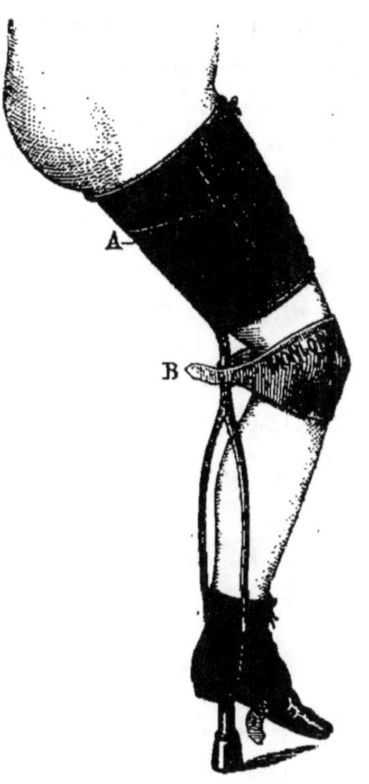

Fig. 98. — Appareil à sellette.

pyoémie); 37 ont vu la mobilité articulaire obtenue; 150
ont été seulement améliorés; 55 n'ont rien gagné à l'opération. Sur les 204 cas d'ostéoclasie, il n'y a pas eu un seul cas
de mort; il y en a eu 10 pour les 38 opérations sanglantes et
les résections en fournissent 6 à elles seules.

Vous le voyez, messieurs, quelque légitime que soit le désir

de rendre à un malade les mouvements d'une articulation absolument ankylosée, on est en droit de réfléchir et de faire réfléchir le patient aux conséquences de l'opération que l'on va
tenter et surtout de se demander si le résultat auquel on aspire
sera compensé par les dangers que le malade court. Dans les
cas où l'on ne se décidera pas à le soumettre à cette épreuve,
on pourra encore lui rendre la marche facile au moyen de
l'appareil à sellette dont notre figure 98 vous offre un type
aussi élégant que solide.

VINGT-SIXIÈME LEÇON

PARALYSIE ATROPHIQUE DE L'ENFANCE AU POINT DE VUE ORTHOPÉDIQUE

Début souvent insidieux de la paralysie atrophique de l'enfance. — Ses formes
principales (Paraplégique, monoplégique, limitée à un segment du membre
inférieur). — Paralysie des extenseurs. — Contracture des fléchisseurs. — Pied
bot paralytique. — Paralysie atrophique du deltoïde, du grand dentelé, du
rhomboïde, du grand dorsal. — Revue clinique d'un certain nombre de cas
et déductions thérapeutiques. — Retour sur la pathologie de la paralysie atrophique. — Histoire critique de cette affection. — Valeur de l'électrothérapie
appliquée au début. — Traitement d'Onimus.

Messieurs,

S'il est une affection variable dans sa forme, irrégulière dans
son évolution, inconstante dans sa terminaison, c'est, à coup
sûr, la paralysie atrophique de l'enfance.

Vous avez pu observer ces jours-ci à notre consultation un
certain nombre de types de cette maladie relativement commune et ce sont ces types que je vais faire repasser sous vos
yeux.

Le premier malade que je vous rappellerai est un grand
garçon de 14 ans environ, à la figure intelligente, au buste
bien développé et chez lequel assurément, quand il est assis,
vous seriez loin de diagnostiquer l'affection qu'il présente.

Son histoire est bien simple ; elle concorde exactement avec
celle qui nous a été racontée par un certain nombre de parents

qui sont venus ces jours derniers nous présenter leurs enfants.

La santé du malade a été bonne jusqu'à l'âge de sept ans. A ce moment, une certaine fatigue dans la marche s'est manifestée; des douleurs lombaires se sont fait sentir et une constipation opiniâtre est survenue. Le malade fut condamné au repos; malgré cette précaution, les mêmes symptômes persistèrent; bien plus, des douleurs en ceinture se manifestèrent, accompagnées de crises nocturnes de plus en plus fréquentes. Le médecin appelé constata l'existence d'une myélite et prescrivit des révulsifs sous la forme de pointes de feu et de cautères. Aucun résultat ne fut obtenu par cette médication. L'état général s'altéra. De l'amaigrissement se produisit, qu'on attribua à l'immobilité prolongée et on permit au malade de se lever. On l'envoya même à la campagne, et bientôt sa constitution parut se modifier quelque peu. L'appétit revint, la constipation cessa et fut même remplacée par une diarrhée presque continuelle que le malade était impuissent à retenir; mais l'état des membres inférieurs resta le même. Vous avez pu voir le cachet tout particulier que présente l'attitude de ce jeune homme. Pour emprunter une expression pittoresque, employée par un enfant pour dépeindres on aspect : il marche assis. Le tronc est légèrement penché en avant; par contre la tête se porte un peu en arrière. L'ensellure est énorme : le bassin s'est porté en arrière; les cuisses sont à demi-fléchies sur le bassin : les genoux assez fortement déviés en dedans ne dépassent pas la demi-flexion. L'équilibre dans la station debout s'obtient assez bien, grâce à un écartement considérable des talons; mais, dans la marche, appuyé sur une canne à béquille, il jette en avant un de ses membres inférieures, comme il le ferait d'un corps étranger. Le membre obéissant à l'impulsion donnée se porte en avant à la façon d'une masse, sans que le moindre mouvement d'extension active se manifeste. Le pied, dans l'extension absolue, rase le tapis et ce n'est qu'arrivé au contact du sol que sa pointe s'abaisse. Quand le point d'appui est suffisant le malade s'occupe de l'autre membre et le projette de la même façon. Déshabillez maintenant ce jeune homme ; faites-le coucher et examinez l'état de ses muscles. Les extenseurs des jambes sont absolument absents ; les fléchisseurs, pour être un peu moins atrophiés, n'en valent guère mieux ; le pied amaigri paraît beaucoup plus long qu'à l'état normal ; en revanche, si vous remontez du côté du bassin, vous trouvez les cuisses dans un état presque normal ; les fesses ne participent pas à cette immunité et sont singulièrement aplaties. Mais, si nous revenons à l'examen des cuisses, nous trouvons le triceps à peu près normal et nous constatons une tension (contracture ou rétraction) bien nette du couturier et du moyen adducteur. Nous endormons le malade et nous constatons que malgré la résolution musculaire la plus complète, la tension des muscles affectés n'a pas diminué.

Que diagnostiquer en pareil cas et que proposer comme traitement ? Le diagnostic n'est pas douteux : il s'agit d'une paralysie des extenseurs, consécutive à une affection médullaire, à une sclérose en plaques. Il est extrêmement probable que, quel que soit le traitement adopté, nous ne gagnerons rien ou presque rien, il y a lieu cependant, pensons-nous, de faire cesser la rétraction du couturier et du moyen adducteur à l'aide de la ténotomie sous-cutanée.

C'est du reste ce que nous avons fait chez une jeune fille que vous pouvez encore voir couchée à la salle Sainte-Pauline et à laquelle, en deux séances séparées par deux semaines environ, nous avons sectionné d'un côté le couturier, de l'autre le moyen adducteur.

Bien que la malade n'ait pas depuis quitté sa gouttière, nous pouvons jusqu'ici constater que son attitude couchée est beaucoup meilleure et que la marche sera probablement avantageusement modifiée, chez elle. L'électricité aurait pu également nous rendre ici quelques services. Des courants continus appliqués aux muscles rétractés auraient peut-être pu combattre leur disposition fâcheuse, pendant qu'une faradisation faite sagement et doucement sur les extenseurs les aurait peut-être réveillés et tirés de leur torpeur.

Je dois dire en passant, pour vous faire comprendre à quel point la paralysie atrophique est localisée dans le cas qui nous occupe, que le jeune homme dont je vous citais l'histoire au commencement de cette leçon a les muscles cruraux assez développés pour monter à cheval et pour s'y tenir d'une manière passable.

Quelle différence entre cette forme d'atrophie et celle que nous voyons le plus souvent, et pour laquelle a été imaginé le brodequin à talons !

L'histoire de cette autre forme ne varie guère. Les parents de l'enfant malade ont été frappés par ce fait qu'il tombait souvent. Au lieu de lever les pieds en courant, il les laissait pour ainsi dire traîner sur le sol et, pour peu que l'obstacle rencontré par le pied fût un peu dur, il butait et tombait par terre.

Examinons, si vous le voulez bien, quelques-uns de ces malades. Nous trouvons chez eux comme caractère constant une conservation complète des fesses et des cuisses, rien du côté des genoux, tout au plus un peu de valgus. En revanche, un amaigrissement de la jambe pouvant aller jusqu'à l'extrême et réduisant cette portion du membre inférieur à l'état squelettique. Une sorte de gouttière apparaît à la place des extenseurs; une surface à peu près plane remplace l'harmonieuse voussure du mollet. L'articulation tibio-tarsienne participe à ces désordres. D'une extrême laxité, elle permet au pied des mouvements de va-et-vient; on est tenté d'abord d'attribuer ce mouvement à l'articulation médio-tarsienne, mais cette erreur est de courte durée et ne peut tenir devant un examen un peu attentif. La marche du malade est caractéristique; il lance en avant, non plus tout le membre inférieur, mais seulement la jambe; mais l'effet apparent est le même, la jambe ne peut s'enlever et le pied rase le sol, comme chez le sujet précédent. Le malade étant couché, faisons les deux expériences suivantes.

Engageons-le d'abord à relever la pointe du pied en l'air; ses efforts dans ce sens arrivent à produire tout au plus un angle obtus, et si vous appuyez légèrement sur un des orteils, le pied retombe complètement sans qu'il soit possible au malade épuisé de recommencer l'expérience. Saisissons maintenant le pied dans la demi-extension et cherchons à le ramener dans la flexion; au début, rien de plus facile; mais à un certain moment nous sommes arrêtés et l'angle droit n'est plus obtenu, et même, si nous laissons les choses aller de la sorte, nous aurons bientôt, en raison même de l'avantage de plus en plus grand que prendront les extenseurs, un pied équin paralytique. Il est donc essentiel d'arrêter ce travail de rétraction, c'est-à-dire de sectionner le tendon d'Achille et de mettre le pied à angle droit dans un appareil à tuteurs. Ce moyen n'aura d'efficacité que s'il est suivi, durant de longs mois, de frictions stimulantes et de faradisation pratiquée sur les extenseurs; encore n'arrivera-t-on peut-être jamais à un résultat tout à fait satisfaisant. On aura pour le moins enrayé la difformité toujours croissante qui aurait amené un équinisme absolu incompatible avec une marche quelque peu régulière.

Un exemple un peu différent du précédent, qui est un cas type, m'a été fourni par un petit malade de la rue Grange-Batelière dont la guérison merveilleuse à Bourbonne est restée pour ainsi dire légendaire dans cette station thermale.

Un enfant, vigoureux d'ailleurs, se mit tout d'un coup à boiter et me fut amené dès le début de cette boiterie. Je l'examinai avec soin : ce n'était pas le fauchement de la coxalgie; ce n'était pas le déhanchement de la luxation spontanée; c'était un véritable clochement, comme si une des jambes eût été notablement plus courte que l'autre. A la mensuration totale je trouvai une diminution de 2 centimètres et demi; lorsque, décomposant cette mensuration, je comparai les longueurs réciproques des deux fémurs et des deux tibias, je trouvai que le raccourcissement ne portait pas seulement sur un os en particulier, mais intéressait au contraire chacun des segments en particulier; bien plus le pied du côté malade était devenu un peu plus court que celui du côté sain. Rien du côté des fessiers : rien du côté des adducteurs.

Je traitai cet enfant aussi énergiquement que possible à l'aide du massage, des douches, de l'électricité. Rien n'y faisait, lorsque de guerre las je pensai à l'envoyer à Bourbonne où il passa deux saisons. A mon grand étonnement, après ce traitement, le raccourcissement était réduit à un petit centimètre et le malade ne boîtait plus. Évidemment les faits rapportés dans cette observation ne peuvent être attribués qu'à la paralysie infantile dont la cause est souvent si vague et dont la marche est si irrégulière.

Je ne veux point quitter le membre inférieur sans rappeler pour mémoire les atrophies si rapides et si longues à guérir du triceps crural. Il est inconcevable (et on serait tenté de nier le fait si on n'assistait pas aussi souvent à ce phénomène) de voir avec quelle rapidité s'atrophie ce muscle volumineux. Il suffit en effet d'une inaction, d'une impotence un peu prolongée pour que le triceps crural s'aplatisse et devienne pour ainsi dire lamellaire, comme j'ai observé le fait à la suite des fractures de la rotule; la réparation ne peut être obtenue qu'après de longs mois de traitement, et c'est dans ce cas que la faradisation unie aux onctions stimulantes, quelques exercices gymnastiques bien choisis et suivis de massage avec douche sulfureuse, une ou deux saisons à Bourbonne peuvent donner d'excellents résultats.

Il est messieurs au membre supérieur, une atrophie paralytique dont l'importance domine celle de toutes les autres ; je veux parler de la paralysie du deltoïde. Vous n'aurez pas grand peine à la reconnaître. L'épaule malade prend dans cette affection un caractère tout spécial ; au lieu du renflement deltoïdien que l'on voit se détacher plus ou moins vigoureusement suivant les individus, vous ne trouvez plus qu'une saillie angulaire. En appuyant fortement le doigt sur le moignon de l'épaule, ainsi qu'on le fait pour la recherche des luxations, on rencontre facilement la cavité glenoïde ; on constate également une sorte de disjonction des surfaces articulaires. D'autant plus que le bras, dont le poids est ordinairement considérable, entraîne la tête humérale qui n'est plus retenue par la tonicité du deltoïde. Je possède, pour ma part, dans mes salles, un enfant atteint de ce genre d'atrophie et il est possible en faisant une légère traction sur le bras de passer le doigt entre la tête et la cavité glenoïde en l'enfonçant à une certaine profondeur.

Ce cas qui s'est présenté souvent dans ma pratique m'a beaucoup frappé à mes débuts dans l'orthopédie et je me souviens encore d'un petit malade de Versailles qui, rebelle à tous les moyens stimulants employés, tels que la faradisation, les frictions à la noix vomique, les vésicatoires, etc., vit son affection s'amender sensiblement à la suite de bains de sang. Ses parents, suivant un conseil absolument étranger à la médecine et à la chirurgie, le plongèrent deux fois la semaine dans une petite baignoire remplie de sang de bœuf chaud et le résultat fut aussi satisfaisant que possible.

J'ai déjà eu l'occasion de m'expliquer au sujet de l'application de ce moyen aux roideurs articulaires ; je conviens que mon expérience n'est pas faite au sujet de son emploi dans l'atrophie paralytique ; il y aurait cependant lieu d'expérimenter cette médication qui, dans tous les cas, ne pourrait nuire. Je me suis toujours repenti, du reste, de ne pas m'en être

servi pour un petit malade que m'avait adressé mon excellent
ami le Dr Debove et chez lequel, à la suite d'une névrite ascendante, survenue consécutivement à une forte contusion de l'a-
vant-bras, une paralysie atrophique complète non seulement
du deltoïde mais encore du brachial antérieur et du biceps
avait résisté à tous nos efforts de faradisation.

Nous devons aborder un sujet qui me paraît important ;
je veux parler des paralysies du muscle grand dentelé.

Je me souviendrai toujours de l'impression que produisit
sur moi la première paralysie du grand dentelé que j'observai
et dont le diagnostic fut porté par Duchenne (de Boulogne) à
la clinique de Trousseau[1] : ce décollement complet du scapulum,
qui paraît devoir quitter absolument le tronc, cette énorme
saillie en forme d'aile se détachant du tronc et exécutant les
mouvements les plus bizarres, dès qu'une impulsion si légère
qu'elle fût lui était communiquée par le bras, me firent aussitôt comprendre pourquoi Duchenne (de Boulogne) affirmait
qu'on pouvait diagnostiquer ce genre d'affection à distance
et que l'aspect du malade est aussi caractéristique que celui
qu'affecte la luxation spontanée ou congénitale de la hanche.

Quand la paralysie atrophique s'est attaquée non plus au
grand dentelé mais au rhomboïde, le diagnostic est plus délicat à faire ; les parents et même souvent des médecins, sont
portés à considérer la saillie scapulaire qu'on rencontre dans ce
cas comme le résultat d'une déviation spinale. Aussi est-il très
important, avant de se prononcer, d'examiner aussitôt le rachis
et de constater que la déviation n'existe pas ; si, par contre,
on examine les deux omoplates, on voit que l'une reste plaquée
sur les côtes, alors que l'autre s'en écartant très sensiblement,
rappelle tout à fait l'implantation de l'aile chez l'oiseau. Pour
combattre cette paralysie, en dehors des moyens dont j'ai déjà
décrit la nature et en tête desquels nous placerons la faradi-

1. Duchenne (de Boulogne). *De l'électrisation* localisée, 1855.

sation, je me suis souvent servi avec succès d'un corset d'attitude bien fait et de certains exercices gymnastiques tels que la natation en eau douce ou même à sec et l'exercice de l'attelage. Je ne me rappelle pas avoir vu cette sorte de paralysie atrophique résister à l'emploi de ce double moyen.

Si maintenant nous nous attachons à concentrer, à réunir les éléments quelque peu épars de cette leçon, voici les conséquences les plus nettes qu'on en peut tirer, par rapport à la chirurgie orthopédique.

La paralysie des membres inférieurs consécutive à la sclérose en plaques résiste à la plupart des traitements employés; tout au plus peut-on améliorer l'état du malade par quelques ténotomies discrètes.

La paralysie des extenseurs bien limitée, dite essentielle, guérit dans une certaine mesure par les stimulants, l'électricité faradique, le massage, les douches chaudes, et notamment par la faradisation qui, en neutralisant par l'excitation des extenseurs l'action opposée des fléchisseurs, assure la marche régulière, surtout si l'on vient à l'aider d'un brodequin à tuteurs.

Je conseillerais outre ces moyens la section du moyen adducteur dans la paralysie des fessiers combinée avec la contracture des moyens adducteurs.

Enfin, pour ce qui regarde l'épaule, le bain de sang trouvera une heureuse application dans l'atrophie du deltoïde, et le corset de maintien ne sera certes pas inutile pour parfaire la guérison de la paralysie du rhomboïde et du grand dentelé.

La plupart des faits que je viens de vous exposer cliniquement et au fur et à mesure qu'ils se sont présentés à l'examen de l'observateur se rattachent à une affection unique dont les signes et la marche sont connus depuis longtemps; mais dont l'histoire anatomique est de date récente; je veux parler de la paralysie atrophique de l'enfance. Depuis l'année 1863, époque à laquelle Cornil et Laborde découvrirent la lésion de la moelle dans un cas de paralysie infantile, cette affection a été l'objet de nombreux travaux, mais divers points d'étiologie et surtout de thérapeutique qui s'y rapportent sont encore obscurs.

Considérée longtemps comme une entité morbide sans lésions appréciables d'où le nom de paralysie essentielle de Rilliet et Barthez, elle fut pour ainsi dire créée anatomiquement par Duchenne (de Boulogne) qui soupçonna la lésion médullaire sans pouvoir la démontrer. Aussi, ne considérant que la lésion musculaire, lui donna-t-il le nom de *paralysie atrophique graisseuse*[1]. Bouchut, fort de plusieurs autopsies négatives et de l'autorité de Robin, lui donna le nom de paralysie myogénique[2]. C'est, comme nous l'avons dit plus haut, en 1863, que Cornil et Laborde découvrirent l'altération des cordons antérolatéraux sur une femme de quarante-neuf ans, paralysée depuis l'enfance[3]. Une fois l'essor donné, les travaux se multiplient; Vulpian trouve l'atrophie des cellules motrices de la substance grise. Charcot et Joffroy[4], puis Parrot et Joffroy[5] confirment la découverte de Vulpian. Roger et Damaschino démontrent par trois autopsies que la lésion est constituée par des foyers de myélite et par l'atrophie des cellules nerveuses.

Si les auteurs sont tous d'accord sur l'atrophie des cellules motrices, ils ne s'entendent plus aussi bien sur le mode de cette atrophie. Est-ce une sclérose qui atrophie par compression les éléments nerveux; est-ce une atrophie primitive des cel-

---

1. Duchenne (de Boulogne), *De l'électrisation localisée et de son application à la pathologie et à la thérapeutique.*

2. E. Bouchut, *Traité pratique des maladies des nouveau-nés, des enfants à la mamelle et de la seconde enfance.* 7e édition, Paris, 1878, p. 125.

3. Laborde, *De la paralysie essentielle de l'enfance.* Thèse inaugurale, Paris, 1864.

4. Charcot et Joffroy, *Archives de physiologie normale et pathologique.* Paris, 1870, t. III, p. 134.

5. Parrot et Joffroy, *Archives de physiologie normale et pathologique,* Paris, 1870, t. III, p. 310.

lules motrices? Ball tranche la difficulté ou mieux met la conci
liation entre les parties en admettant deux formes, l'une avec
atrophie primitive des cellules motrices (tephromyélite antérieure acquise de Charcot), l'autre avec myélite centrale, foyer
de ramollissement et sclérose des cordons antéro-latéraux
(polymyélite antérieure de Kussmaul).

C'est par l'extension de l'inflammation à laquelle la moelle ne
peut pas plus se soustraire que les autres organes, que la
phlegmasie parenchymateuse ou interstitielle frappe d'abord
les éléments propres de l'organe, puis le tissu conjonctif qui
les unit, pour les atrophier ensuite en les comprimant ou en
apportant des obstacles à leur nutrition.

C'est encore par un mécanisme pareil, que l'on peut expliquer, en accusant le processus inflammatoire de passer des cordons antéro-latéraux aux cordons postérieurs, d'une part, les
troubles de la sensibilité signalés par Vulpian, d'autre part, les
altérations cutanées observées par Nepveu, la sécrétion sudorale
exagérée par l'abaissement de la température dans le membre
malade. En effet, l'œdème et l'abaissement de la température ne peuvent s'expliquer que par l'action produite par la
moelle en modifiant l'influence des fibres nerveuses vaso-mo-
trices sur les vaisseaux.

La contracture nous tiendra quelque temps. Nous distinguerons, en effet, la contracture du raccourcissement permanent
des muscles résultant de la paralysie des muscles antagonistes.
Ce phénomène, d'après la définition de M. Straus[1], est une contraction tonique, persistante et involontaire d'un ou de plusieurs muscles de la vie animale. Ainsi les déformations, les
pieds bots que laisse après elle la paralysie spinale, ne sont
que des raccourcissements par adaptation tenant à la tonicité

---

1. Straus, *Des contractures*. Thèse de concours pour l'agrégation, Paris, 1875.
— *Nouveau dictionn. de méd. et de chir. prat.*, t. XXIII, p. 307, art. MUSCLE.

des muscles sains qui n'est plus contre-balancée par celle de ses antagonistes.

L'entente n'est pas encore faite au sujet de l'étiologie de la paralysie atrophique. Les uns invoquent l'insuffisance du lait de la nourrice. Les autres la dentition, la diarrhée, les vers intestinaux. D'autres enfin, prenant, avec Duchenne (de Boulogne), l'effet pour la cause, incriminent les convulsions, les vomissements.

Rilliet et Barthez déclarent les premiers que, dans la plupart des cas, la cause initiale serait le refroidissement. Rosenthal[1], Hammond, Bouchut, Oninius abondent dans le même sens. Cette opinion nous paraît la plus vraie : car alors même qu'il serait impossible de rapporter à un refroidissement bien observé, une paralysie infantile, n'y a-t-il pas une foule d'affections contractées à frigore (bronchites, angines), dont on ne peut se rappeler le point de départ; et pour lesquelles, pourtant, il n'y a point de doute au point de vue de la cause productrice.

A ce propos, quelle digression n'y aurait-il pas à faire sur les modes ridicules et dangereuses, comme celles qui obligent de malheureux enfants à sortir jambes nues en toute saison, et cette autre, non moins funeste illusion des parents qui, convaincus que le trempage dans l'eau de mer est une chose excellente, laissent leurs enfants barboter dans l'eau salée durant des heures et s'exposer ensuite à une brise souvent glaciale. L'influence du froid ne se fait-elle pas sentir aussi d'une manière des plus efficaces, quand, au milieu d'une nuit d'hiver froide et humide, on sort de ses langes un enfant trempé d'urine, et que, sous prétexte d'une propreté ridicule on le place, sans feu, dans des langes froids. Si d'ailleurs la maladie débute le

---

1. Rosenthal, *Traité clinique des maladies du système nerveux*, traduit de l'allemand par Lubanski, Paris, 1878.

plus souvent au printemps ou en automne, c'est que ces deux saisons favorisent le refroidissement, en permettant à la peau de transpirer d'abord pour se réfrigérer ensuite. Or, rien de plus aisé que d'expliquer le mécanisme de la production de la -myélite des cordons antérieurs par le froid.

En effet, les terminaisons nerveuses intra-musculaires reçoivent et transmettent l'action nocive du froid par l'inter-médiaire des troncs nerveux aux cellules d'où ces nerfs tirent leur origine. Ce phénomène est démontré par l'expérience de Brown-Sequard et Tholozan. L'immersion d'un pied ou d'une main dans l'eau glacée amène immédiatement un abaissement de température dans le membre correspondant non immergé. Le froid nous paraît donc être la cause principale de la para-lysie infantile, surtout s'il est secondé par les prédispositions individuelles, les susceptibilités spéciales qui jouent, ici comme partout, un grand rôle.

Le sexe n'est pour rien dans l'étiologie de l'affection. Il n'en est pas de même de l'âge, et c'est de un à quatre ans que la paralysie sera de beaucoup la plus fréquente. L'hérédité, l'al-coolisme ont sur sa production une influence au moins très dis-cutable.

Voici, au point de vue du diagnostic, les signes pathognomo-niques de la paralysie atrophique de l'enfant :

1° Début brusque après une courte fièvre en général, et peu de temps après un refroidissement. Hâtons-nous de dire que le véritable début est rarement noté ; ce qui explique la difficulté qu'on éprouve à constater la date précise du refroidissement. Lorsque, comme il arrive souvent, un enfant en pleine santé apparente, après une nuit un peu fiévreuse, s'affaisse ou tré-buche dès ses premiers pas le matin (c'est là le début qu'on décrit dans les livres), il est assez facile de remonter à la cause ou du moins aux circonstances du cas. Mais quand l'enfant ne marche pas encore, ou quand, s'il marche, la paralysie, au lieu de se révéler par une chute immédiate, ne s'accuse que peu à peu par l'incertitude de la démarche, il est bien difficile de retrouver le refroidissement dont la cause ne peut être souvent démêlée sans une perspicacité particulière. J'ai, pour ma part, constaté une paralysie faciale chez une petite fille, qui avait pour cause le refroidissement causé par le courant d'air produit dans l'orbite des chevaux de bois sur lesquels elle était montée à Vincennes, étant mouillée. Supposez qu'au lieu d'une paralysie faciale très fugace, une lésion des cordons antérieurs de la moelle se fût produite et révélée quelques mois après, les chevaux de Vincennes avaient aussi peu de chance d'être incriminés que le cheval de Troie.

2° Conservation de la sensibilité, abolition des réflexes.

3° Localisation de la paralysie tendant à s'établir dans les membres inférieurs, même quand tous les membres seraient pris au début et dans le segment inférieur du membre inférieur, si c'est le membre inférieur qui est attaqué.

4° Disparition de l'excitabilité faradique. Exagération de la contracture galvano-musculaire.

5° Atrophie rapide des muscles paralysés et arrêt de développement des os. Ce phénomène très important, qu'on appelle vulgairement *décroît*, porte aussi sur le segment le plus inférieur du membre inférieur, et conséquemment sur le pied. Rappelez-vous donc qu'un pied un peu plus court est la marque indélébile d'une paralysie de l'enfance, localisée dans le membre inférieur.

Nous arrivons, d'une part, à constater l'énorme influence qu'aura cette affection sur tant d'atrophies, de raccourcissements innominés et qui n'ont pas d'autre origine; et, d'autre part, à ne plus confondre l'affection qui nous occupe avec l'hématomyélie qui s'accompagne d'anesthésie, de paralysie des sphincters et d'escharres; avec l'atrophie musculaire progressive, qui est rare dans l'enfance, n'a jamais un début brusque, et commence toujours par les muscles de la main ou de la face; avec la paralysie pseudo-hypertrophique qui n'a jamais de fièvre, qui s'accompagne toujours d'une exagération de volume, et dans laquelle la contractilité électro-musculaire persiste très longtemps; avec la paralysie d'origine cérébrale qui s'accompagne de convulsions, de perte de la parole et d'hémiplégie. Les paralysies produites par les opérations obstétricales, dont la plus commune est la paralysie faciale, surviennent aussitôt après un accouchement laborieux, et sont accompagnées d'anesthésie.

Bien que la paralysie infantile ne soit pas une maladie mortelle, il faut faire des réserves pour le cas où la période fébrile, par sa durée et son intensité, enlèverait le malade avant l'apparition des phénomènes de paraplégie. Sa gravité relative dépend du département plus ou moins étendu des cellules envahies. Aussi comprend on facilement que sa durée soit extrêmement variable. On peut dire, toutefois, que si l'amélioration se manifeste au bout de peu de jours sans traitement, la guérison sera complète.

L'électrisation nous fournit au point de vue du pronostic des renseignements du plus haut intérêt. On peut établir que tout muscle qui, peu après le début, a perdu son excitabilité faradique est voué à l'atrophie et ne pourra que très tardivement reprendre son état normal. Tout muscle qui longtemps après le début a cessé de réagir au courant galvanique est perdu pour la vie.

Ces règles, qui ne souffrent que peu d'exceptions, montrent cependant d'une manière très nette la supériorité d'influence, sur la fibre musculaire, du courant galvanique sur le courant faradique.

Ce n'est pas ordinairement le chirurgien des enfants, l'orthopédiste qui sont appelés pour porter remède aux premiers phénomènes morbides, fébriles ou autres, qui attirent l'attention sur le début de la paralysie atrophique de l'enfance lorsque ce début est noté. Ce sont plus tard les paralysies, les contractures musculaires, le décroît, la claudication qui amènent ces intéressants petits malades à la consultation d'orthopédie. J'ai pourvu sommairement, dès le début de cette leçon, aux principales indications qui sont de notre domaine, sans vouloir empiéter sur celui de la médecine, mais je crois utile d'insister sur les traitements qui sont applicables à l'évolution, orthopédique en quelque sorte, de l'affection, bien qu'en fait, les commémoratifs nous montrent le plus souvent, qu'ils n'ont pas été appliqués dans les débuts si généralement obscurs de la paralysie atrophique de l'enfance.

En vous donnant ce résumé, je ne cède pas au vain désir d'être complet, mais je crois pouvoir vous fournir quelques données pratiques, applicables au traitement chirurgical ou orthopédique de la paralysie atrophique de l'enfance, notamment en ce qui concerne quelques *ingesta* et de quelques *applicata*. Les périodes bien délimitées qu'embrassent les indications thérapeutiques de cette affection si réelle et dont vous aurez à manier les résultats si palpables, vous intéresseront d'autant plus qu'à de rares exceptions près, vous ne les aurez jamais sous les yeux. Pour ma part, j'en suis encore à attendre des nouvelles d'un premier temps ou première période marquée par une paralysie générale de huit jours qui va former la première étape de l'affection. Ce début essentiellement phlegmoneux relève, bien entendu, de la médication antiphlogistique. Je suis loin d'en nier l'existence et je souhaite que l'assistance de nos excellents confrères les médecins soit aussi souvent requise que possible pour y appliquer une médication appropriée qui consiste en ventouses, sangsues ou révulsifs, c'est-à-dire vésicatoires, sinapismes, bains d'air chaud de trois à cinq minutes, préconisés par mon ami, le docteur J. Simon. On donne aussi le calomel à dose purgative.

Dès que la maladie est reconnue, l'ergot de seigle est recommandé par Hammond, Althaus, Onimus ; son action sur les fibres lisses diminue le calibre des vaisseaux et empêche la stase dans les capillaires. Le meilleur mode d'administration de ce médicament consiste dans les injections sous-cutanées d'ergotine Bonjean, à la dose de 30 centigrammes par jour.

Dès que la fièvre est tombée, Onimus recommande d'appliquer sur la colonne vertébrale un courant continu descendant, très faible, mais constant.

A cette période également l'iodure de potassium rendra de grands services d'après Althaus (10 à 15 centigrammes par jour suivant l'âge), en faisant resorber l'exsudat et en arrêtant la prolifération du tissu conjonctif qui empêcherait le retour à l'état normal des cellules nerveuses. Si l'efficacité de l'iodure n'est pas absolument démontrée, il n'en est pas de même de la strychnine (un demi-milligramme par jour). Son emploi continué pendant huit jours, puis suspendu, pour être repris après une semaine de repos, a pu rendre de grands services.

Nous accordons cependant une bien plus grande confiance aux moyens externes, qui sont les frictions avec le mélange composé de teinture de noix vomique et de baume de Fiora-venti (ââ. 75 gram.), le massage ou mieux le pétrissage des à muscles, la condition qu'il n'y ait pas trace de douleur, les douches excitantes sulfureuses ou salées, mais surtout et avant tout, l'électrothérapie.

Disons également que la gymnastique médicale et surtout la gymnastique passive sera un puissant adjuvant au point de vue du rétablissement des forces musculaires. Quant aux appareils orthopédiques, ils ne servent qu'à combattre les déviations acquises.

Je reviens au maniement de l'électricité, qui nous paraît devoir constituer la base essentielle du traitement. Nous puiserons dans l'état des nerfs et des muscles, déterminé par l'électricité, dans les diverses phases de la paralysie infantile, des indications capitales pour le traitement de cette affection, car les modifications de la contractilité subies par ces organes sont le reflet des lésions anatomiques de la moelle.

La moelle, d'après les recherches récentes, est douée d'une très grande puissance de réparation. Flourens [1], Brown-Sequard et Robin ont vu le rétablissement de toutes les fonctions après la section complète de la moelle chez les animaux. Masius et Van Lair ont observé le même résultat sur la grenouille après une excision de plusieurs millimètres de moelle. Dentan, Rosenthal [2] ont vu le même effet sur les lapins et les chiens. On n'a pas encore observé de résultats aussi surprenants chez l'homme; cependant le retour complet des fonctions après une paralysie infantile de date ancienne vient souvent confirmer la puissance de régénération de la moelle.

C'est en modifiant les troubles périphériques que l'on pourra espérer la réparation des cellules motrices et c'est dans ce sens qu'agira l'électricité. D'ailleurs, à mesure que la réparation se fait, elle est indiquée par des modifications très importantes dans la réaction électro-musculaire. Ainsi la contractilité électro-musculaire augmente au début; elle diminue ensuite progressivement et puis tend à revenir à l'état normal, et cette dernière phase coïncide avec des douleurs musculaires qui sont des signes favorables, car elles indiquent que les filets nerveux intra-musculaires subissent un commencement de régénération. Aussi peut-on espérer, malgré l'affaiblissement de l'excitabilité galvanique et l'abolition de l'excitabilité faradique, que le muscle reprendra tout ou partie de ses fonctions.

C'est sur ces observations qu'a été basé le traitement pro-

1. Flourens, *Recherches expérimentales sur les fonctions et les propriétes du système nerveux.*

2. Rosenthal, *Traité clinique des maladies du système nerveux*, traduit de l'allemand par Lubanski, Paris, 1878.

posé par Onimus. Pratiqué dès le début, c'est-à-dire le plus tôt possible, bien qu'on ait rarement l'occasion d'appliquer le traitement électro-thérapeutique avant un mois de maladie, le galvanisme est supporté, alors que le faradisme serait dangereux ; il produit les meilleurs effets et empêche l'atrophie d'un grand nombre d'éléments nerveux et musculaires. Un peu plus tard, quand la réparation se fait, on a recours aux deux courants, suivant la réaction électro-musculaire obtenue.

A ce propos, disons que les courants induits employés à titre de gymnastique musculaire devront être employés directement sur chaque muscle atrophié. Les interruptions devront être rares et espacées, de façon à ne point provoquer de douleurs qui rendraient les séances impossibles. Aussi les appareils magnéto-électriques sont-ils préférables aux appareils volta-faradiques ou voltaïques.

L'emploi des courants continus sera chose facile si l'on choisit des piles à action chimique faible. La pile de Daniell est celle qui est la plus apte à former des batteries, remplissant les conditions du programme.

Onimus[1] commence par appliquer un courant continu descendant sur la moelle, le pôle positif étant appliqué sur le rachis, un peu au-dessus de la lésion probable des cordons antérieurs et le pôle négatif sur le trajet des nerfs qui se rendent aux muscles paralysés. Les électrodes sont maintenus en place trois ou quatre minutes, puis on fait glisser très lentement le pôle positif le long du rachis, jusqu'à la jonction avec le pôle négatif. Voilà le procédé des premières semaines. Plus tard, Onimus électrise au commencement de la séance les muscles malades à l'aide des courants induits. Il électrise ensuite ces mêmes muscles avec les courants continus sans produire de sensation douloureuse.

1. Onimus et Legros, *Traité d'électricité médicale* (Recherches physiologiques et cliniques), 1 vol. in-8°.

Passant ensuite aux centres nerveux, il place le pôle positif sur la colonne vertébrale au-dessus du point médullaire lésé et le pôle négatif sur le trajet des nerfs périphériques. Enfin, pour terminer la séance, il traverse directement la moelle par un courant descendant, les deux pôles sur le rachis, de façon à comprendre entre eux toute la région médullaire atteinte. Les séances doivent avoir lieu tous les deux jours et ne guère dépasser dix minutes. Ce traitement, efficace entre tous, n'est pas, hâtons-nous de le dire, une question d'heures ni de jours, mais bien de mois et d'années.

Je ne veux pas terminer cette leçon sans revenir sur un point que j'ai à peine effleuré, je veux parler de l'influence de la ténotomie, combinée à l'action des appareils orthopédiques, non pas pour atteindre le mal dans son essence, cela serait impossible d'après ce que j'ai essayé de vous démontrer ; mais pour pallier la marche vicieuse et l'attitude défectueuse que laisse après elle la paralysie infantile. Étant donnée en effet la rétraction des muscles tels que le couturier, les adducteurs, le biceps crural, les muscles de la patte d'oie qui forcent le malade à marcher dans une demi-flexion, il y a un intérêt majeur à pratiquer la section sous-cutanée de ces différents muscles, à placer ensuite le malade dans une gouttière de Bonnet, et dès que l'allongement du tendon sera un fait acquis, à appliquer ces appareils qui, partant de la ceinture, descendent le long des cuisses et s'articulent ou ne s'articulent pas au niveau du genou, suivant qu'il y aura intérêt à faire marcher la jambe raide ou à lui conserver la flexion. Ces appareils dits appareils à tuteurs, se continueront à l'aide de tuteurs jambières qui se termineront par deux pédales introduites dans la chaussure ou par un étrier fixé à la semelle ; ils nous ont permis dans certains cas, relativement heureux d'ailleurs, d'obtenir une marche un peu moins défectueuse.

VINGT-SEPTIÈME LEÇON

COXALGIE

Indications du traitement chirurgical et orthopédique, selon les degrés de la
maladie. — 1ᵉʳ degré. Physionomie de la marche, sa signification. — Repos.
— Vésicatoires. — Retour gradué à l'action. — Chariot flamand. — 2ᵉ degré.
Le malade ne marche pas comme dans le premier. — Cris nocturnes. — Contractures réflexes. — Immobilisation de l'articulation. — Gouttière de Bonnet.
— Claie d'osier. — Appareils silicatés et autres. — Ceinture de Bouvier. —
3ᵉ degré. Abcès péri-articulaires et leur traitement. — Traitement orthopédique
du raccourcissement, des déviations de la taille, de l'ensellure. — Carie et
résection de hanche. — Opération d'une valeur douteuse.

Je crois nécessaire de vous faire une courte leçon pour résumer les idées que je vous ai exposées à différents moments,
sur la coxalgie et sur son traitement.

Je me bornerai à la qualifier de tumeur blanche ou d'arthrite
fongueuse coxo-fémorale, définition dont l'éloquente simplicité est une conquête sur l'obscurité et la confusion des
anciennes descriptions. Je laisserai aux ouvrages spéciaux de
pathologie chirurgicale le soin de la commenter et de la
compléter. Je ne m'occuperai pas non plus des nombreux pro-
blèmes, qu'a soulevés l'étiologie de cette affection; je ne vous
rappellerai son anatomie pathologique qu'en passant suivant
les besoins de l'exposition, je n'entrerai pas même dans le détail
des symptômes et du diagnostic; mon but est de vous présenter
les cas types auxquels vous serez appelé à remédier et les principaux moyens auxquels vous devrez avoir recours, soit pour

enrayer l'évolution des phénomènes morbides soit, et c'est là
le côté vraiment orthopédique de la leçon, pour remédier aux
difformités qui en résultent. Nous admettrons divers degrés
dans la maladie, sans croire pour cela que la maladie soit destinée fatalement à évoluer d'un extrême à l'autre. Ces degrés ne
font pas autre chose que les aspects les plus fréquents sous
lesquels vous verrez des coxalgies classées par ordre de gravité croissante. Le premier degré se présentera rarement à
vous, parce qu'il suppose, pour être observé, une clairvoyance
très grande de la part des parents, disons-même du médecin.
Il y en a pour lesquels le premier degré n'existera jamais, pour
cette simple raison, qu'ils ne savent pas le reconnaître.

Les parents vous disent : mon enfant boite un peu ou plutôt tire un peu la jambe; c'est dans le genou que cela le tient.
Si vous regardez l'enfant, vous voyez qu'il marche d'une façon
très remarquable, les jarrets tendus, les fesses en arrière, en
déplaçant alternativement chacun des membres inférieurs,
tout d'une pièce, comme s'il était monté sur des talons trop
hauts. Or, vous pouvez vous convaincre par expérience que
cette manière de marcher est justement celle qui limite le plus
l'étendue des mouvements de l'articulation coxo-fémorale, et
si le malade l'adopte d'instinct, c'est qu'il sent obscurément
une certaine faiblesse, une certaine gêne dans cette articulation. Examinez par derrière votre petit malade, vous ne trouverez pas d'autres signes que vous attendez : le pli des fesses
est symétrique; l'extension et la flexion de la cuisse se font
bien et provoquent tout au plus une légère douleur; mais si
vous faites coucher le malade sur le ventre et si vous exercez
sur le pied une légère traction, il se plaint et même pousse des
cris, qui se renouvellent surtout si vous cherchez à mettre son
membre dans l'abduction. Ce sont là des phénomènes très
difficiles à préciser, car si vous exercez les mêmes manœuvres
sur un individu sain, lui aussi pourra se plaindre. Il est vrai

que les points douloureux sont fixes dans le cas qui nous occupe : il y en a deux, l'un au niveau de l'arcade de Fallope,
l'autre au niveau du pli fessier. Quand les manœuvres que nous
venons d'énumérer ont amené de la douleur à ces points d'élection, il ne faut pas hésiter à prescrire au malade le repos absolu.
Ne croyez pas que ce soit là une méthode d'expectation. Il n'y a
pas de traitement plus héroïque que le repos scrupuleusement
pratiqué, il n'y a pas de prescription qui effraye davantage
l'entourage du malade, qui soulève plus d'objections de la
part des parents. J'aurai l'occasion de revenir sur ces objections et de leur opposer les résultats vraiment surprenants de
l'expérience, qu'il me suffise de vous dire que l'enfant soumis
au repos absolu, au lieu de pâtir et de s'étioler, comme ses parents le craignent, grandit, se fortifie et se régularise, s'il était
sujet à des troubles de l'appareil digestif ou cérébro-spinal.

Insistez donc pour obtenir un repos absolu lorsque ce
traitement vous paraîtra bien justifié. Songez qu'au moment
même où une coxalgie commençante ne se révèle pas par
d'autres signes que ceux énumérés plus haut, il peut survenir, et il survient en effet, souvent, une inflammation au
niveau de la jonction de l'épiphyse et de la diaphyse et que,
si vous laissez l'enfant courir, la maladie peut devenir
très difficile à guérir. Si vous soupçonnez que cet état inflammatoire existe, prescrivez en même temps que le repos
l'application d'un vésicatoire d'au moins la largeur de la main.
J'ai eu l'occasion de vous montrer des enfants soumis à ce
traitement, car nous avons la satisfaction d'enrayer tous les
ans de huit à dix coxalgies commençantes, par la combinaison
de ces deux moyens. Au bout de quinze à vingt jours, quand
le vésicatoire est sec, vous examinez de nouveau l'enfant et si
vous parvenez à exécuter l'extension et l'abduction forcées
sans douleurs vous pouvez permettre un peu de marche. Tout
dépendra alors de la sagesse et de la discrétion avec laquelle

l'enfant que vous avez traité fera de nouveau ses premiers pas.
Le chariot flamand peut rendre de grands services pour atténuer le poids du corps, cet appareil sera d'autant plus efficace
qu'il se rapprochera davantage du type de la fig. 99. On voit

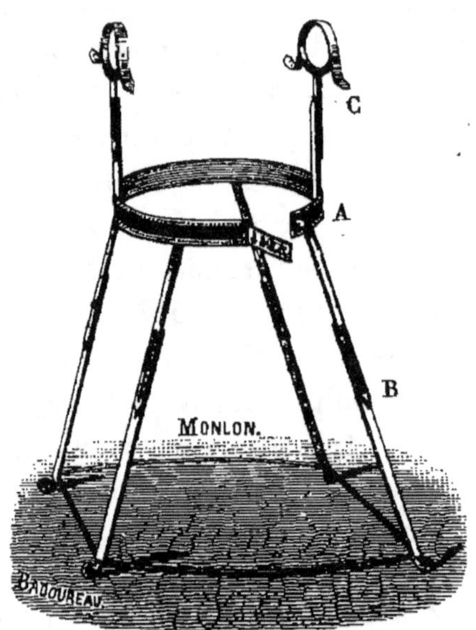

Fig. 99. — Chariot flamand.

sur cette figure que la partie supérieure du chariot n'est pas
munie d'une plate-forme sur laquelle le petit malade pourrait
s'habituer à se tenir affaissé et prendre une mauvaise attitude. Les béquilles peuvent être aussi employées temporaire-
ment dans cette période, et enfin le malade peut être soutenu
dans sa marche au moyen d'un lac passé dans un anneau fixé
à une ceinture.

La guérison radicale d'une coxalgie au premier degré est
au prix de ces précautions qui semblent minutieuses à ceux
qui n'ont pas vu des mouvements intempestifs transformer
une articulation guérie en une articulation enflammée, situation périlleuse au premier chef. J'arrive maintenant aux coxal-

gies confirmées. Vous trouverez ici d'autres signes que je vais vous rappeler. D'abord les malades au lieu de marcher en tendant les fesses, marchent en fauchant, c'est-à-dire qu'ils mettent leur membre dans l'abduction pour le projeter en avant et lui font décrire un demi-cercle qui rappele tout à fait l'action de faucher. Dès lors, la douleur est vive, non seulement lorsqu'il y a mouvement, mais même au repos, pendant la nuit. Ces douleurs nocturnes arrachent aux enfants des cris qui effrayent leur entourage. Voici ce qui se passe. Vous savez que la nuit il y a des soubresauts tendineux que vous avez tous constatés sur vous-mêmes lorsque, dans le premier sommeil et couché sur l'un des côtés, il vous a semblé tout à coup que vous glissiez dans un précipice. On fait alors un soubresaut : c'est à ce moment-là que la douleur se réveille chez les coxalgiques et qu'ils crient. On peut admettre aussi que les mouvements ordinaires, affrontés avec la plus grande précaution par l'enfant pendant la veille, pour éviter de souffrir, le surprenant pour ainsi dire hors de garde lorsqu'il dort, prennent une amplitude, une énergie qui réveillent des douleurs subites. Quoi qu'il en soit, ces cris nocturnes qui se trouvent aussi dans le mal de Pott, sont un excellent signe de la coxalgie confirmée. L'examen de l'enfant, nous fournit plusieurs autres signes également précieux. Si, l'ayant couché sur le dos, vous élevez sa cuisse et cherchez à la fléchir sur le bassin, vous sentez que le bassin suit exactement les mouvements que vous imprimez au membre ; en un mot, le tronc et la cuisse se soulèvent comme d'une seule pièce. On prend trop facilement cette première raideur pour de l'ankylose. Il ne faut pas croire que l'ankylose soit déjà acquise : la raideur résulte de la contraction réflexe des muscles situés autour de la hanche, et en particulier des pelvi-trochantériens. S'il y avait intérêt pour vous à savoir à quoi est due la raideur, et s'il y a oui ou non ankylose, le chloroforme donné jusqu'à la résolution musculaire tranche-

rait la question. Lorsque vous faites mettre l'enfant debout
devant vous, vous vous apercevez aussi de l'abaissement du
pli fessier du côté malade. A partir de ce moment, il n'est
plus douteux que la coxalgie est confirmée. Dans cet état de
choses, il ne faut plus se borner aux vésicatoires, il faut dire
aux parents qu'il est indispensable d'immobiliser l'articulation.

Comment opérerez-vous cette immobilisation?

De tous les appareils, c'est la grande gouttière de Bonnet,
celle qui est destinée à recevoir les deux membres et le tronc
qui est préférable (Voir la gouttière de Bonnet accommodée
à cet usage, fig. 100) : elle ne détermine pas une compression

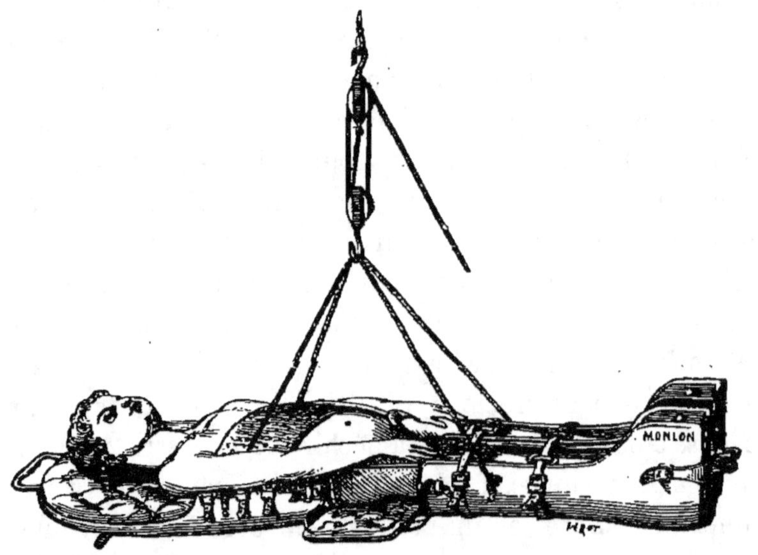

Fig. 100. — Gouttière de Bonnet contenant tout le membre inférieur
et le tronc.

trop forte, elle permet à l'enfant de faire ses besoins, sans
qu'on soit obligé de le lever. Malheureusement elle coûte extrêmement cher, 100, 120, 150 francs au moins. Il a donc fallu
chercher à la remplacer, pour ceux auxquels leurs moyens ne

permettent pas de se la procurer. M. Bastien, qui a l'esprit
très inventif, a imaginé la claie que je vous ai montrée et qui
peut rendre aussi des services dans le mal de Pott. Vous con-
seillez aux parents de faire faire une claie d'osier (voir fig. 101;

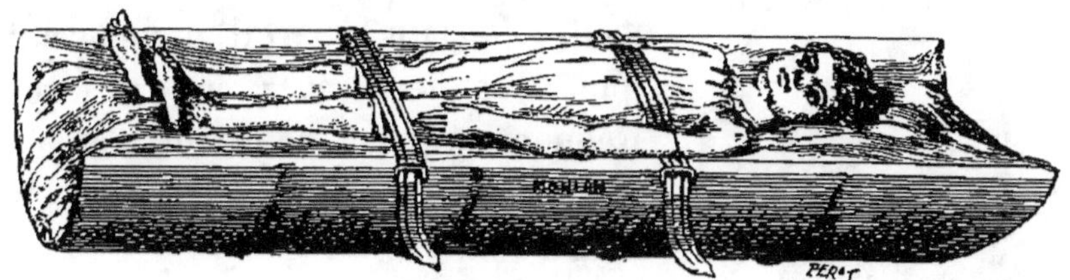

Fig. 101. — Claie d'osier.

un modèle de cette claie construit par Monlon qui doit être de
cinquante centimètres à peu près plus longue que l'enfant, et
large de façon à laisser, lorsqu'elle est repliée et que l'enfant
est couché, la largeur de l'enfant entre ses deux bords).
Cela fait, vous faites carder un petit matelas de la même grandeur que la claie et qui doit y être fixé. Vous placez ensuite
l'enfant sur le dos, vous glissez sous sa tête un oreiller, puis
vous rapprochez les deux bords de la claie, soit au moyen de
cerceaux, un grand, un moyen et un petit, le grand pour
la tête, le petit pour les pieds, et l'autre pour le milieu du
corps, soit avec des courroies à attacher des livres. De cette
façon l'enfant est relativement immobile, et on peut le faire
voyager à volonté. On a perfectionné, en pratiquant une ouverture au niveau de l'anus, cet appareil, qui est excellent et qui
m'a rendu de très grands services.

Chez certains enfants très difficiles à tenir, la claie d'osier
est aussi inapplicable que la gouttière de Bonnet elle-même.
En effet, il y a des enfants qui ont la manie d'ôter tout ce qu'on
leur met, quelquefois au prix de grands efforts et avec beaucoup d'astuce; si vous mettez cette sorte d'enfants dans la
gouttière de Bonnet ou sur la claie que je viens de décrire,

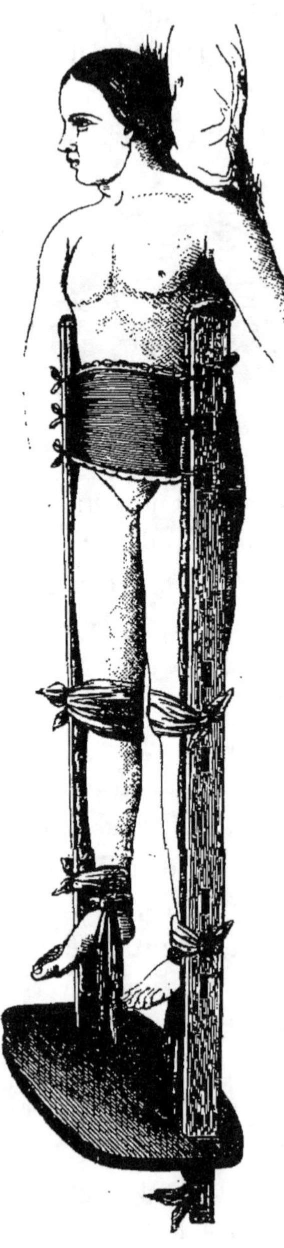

Fig. 102. — Appareil de
Guersant.

vous êtes bien sûrs de les trouver
le matin sur le ventre, lorsque la
veille vous les avez mis sur le dos.
Pour mater convenablement ces
remuants personnages, il faut les
mettre dans un appareil comme celui
que vous nous avez vu employer
fréquemment et dont une bonne
application est représentée dans la
figure 102.

Vous prenez une longue attelle
qui, dépassant le talon, doit remonter
jusqu'aux fausses côtes. Ce sera
l'âme de l'appareil. Vous chlorofor-
mez ensuite l'enfant (précaution
absolument indispensable, à l'égard
duquel vous aurez souvent à vaincre
la répugnance des parents). L'enfant endormi, vous vous assurez de
la rectitude du membre ; si vous ne
pouvez pas l'amener dans l'extension
complète, c'est qu'il existe des fongosités articulaires, et vous devrez
alors pratiquer l'extension forcée ;
souvenez-vous qu'il ne faut jamais
immobiliser le membre dans la demi-
flexion. Cette manœuvre peut vous
causer de graves inquiétudes, mais
il faut vous rappeler que l'extension
est obligatoire et ne pas prendre
peur pour peu de chose. Il m'est
arrivé, chez M. Duval, de chercher
à obtenir l'extension forcée chez une

jeune coxalgique de dix-sept à dix-huit ans et pendant que je procédais aux manœuvres nécessaires pour obtenir le résultat, d'entendre un craquement tel que nous crûmes avoir cassé le col du fémur. Un tel accident n'eut pas été sans compensation, car mieux vaut un membre dans l'extension avec une fracture guérie du col du fémur, qu'un col du fémur intact avec un membre fléchi ne pouvant servir à rien. Mais enfin, le lendemain, nous fûmes agréablement surpris de trouver que c'était une fausse alerte; c'était une stalactyte osseuse qui avait cédé, produisant le bruit que nous avions entendu.

L'extension obtenue, on place l'enfant sur le pelvi-support, sorte d'anneau monté sur pivot, et imaginé par M. Cusco pour pouvoir facilement passer les tours de bande autour du bassin et de la cuisse. L'on n'a pas toujours cet appareil sous la main, surtout en ville, il faut donc chercher à le remplacer. Le meilleur moyen est de se servir d'un gros dictionnaire ou d'un almanach Bottin que l'on place sous les fesses de l'enfant, qui se trouve ainsi assez élevé pour que l'on puisse passer les bandes assez facilement. Le sujet étant endormi, placé dans une position élevée, vous entourez d'ouate la jambe et le bassin, en tachant de ne pas faire d'inégalités; il suffit pour y arriver d'employer des bandes d'ouate d'une longueur assez grande. Vous fixez l'ouate avec une bande et mettez votre attelle que vous maintenez en contournant la bande en haut et en bas, de façon à l'empêcher de tourner. Vous terminez en appliquant du silicate sur les bandes, à moins que vous ne vous soyez servis préalablement de bandes silicatées, ce qui est plus solide. Tel est cet appareil dans toute sa simplicité. Eh bien! les enfants trouvent encore moyen d'en sortir. Ils travaillent deux ou trois jours à s'asseoir sur leur séant, le bassin commence à jouer, et votre but est complètement manqué; aussi, depuis quelque temps, nous avons renforcé cet appareil en lui ajoutant une attelle antérieure qui s'étend du genou au bassin. On obtient ainsi un très bon résultat, surtout si l'on a eu soin de silicater les bandes avant de les mettre, et il est impossible aux enfants d'en sortir. Voilà donc un excellent appareil, qui rappelle celui de M. Verneuil et beaucoup d'autres appareils, mais qui est le plus facile de tous à exécuter.

Quand vous avez laissé l'enfant ainsi immobilisé pendant six ou sept semaines, que faut-il faire? Vous enlevez l'appareil après un bain, et vous examinez l'état de l'articulation; si vous ne trouvez pas de douleur, vous pouvez laisser l'enfant sans appareil. Au bout de huit jours on vient vous dire que l'enfant crie et se plaint encore; n'hésitez pas, il faut remettre un autre appareil. Après en avoir mis un certain nombre, vous arrivez à obtenir l'ankylose du bassin sur la cuisse.

N'oubliez pas, messieurs, que cette ankylose est un succès. Ne tombez pas dans une erreur funeste, vers laquelle vous entraînent les sollicitations des parents, et qui consisterait à opérer la mobilisation forcée de l'article. Des coxalgies guéries ont été remises dans une voie funeste par cette mobilisation malencontreuse. Il faut pourtant arriver à faire marcher l'enfant, et pour cela on a construit une série d'appareils, qui tendent tous à immobiliser complètement l'articulation coxo-fémorale, en laissant le genou en liberté. Le plus connu est celui de M. Bouvier, qui se compose de deux plaques, une antérieure et une postérieure, disposées de telle sorte qu'elles empêchent tout mouvement dans l'articulation coxo-fémorale, en laissant intacte la mobilité du genou. Cet appareil est assez cher; je le remplace souvent pour ma part par un appareil en carton. On fait ce dernier avec des attelles en carton mouillé, qui, après s'être desséchées sur place, gardent l'empreinte des parties et forment un moyen de contention solide, pourvu d'une certaine élasticité. M. Monlon a construit, sur mes indications, un appareil en cuir bouilli, qui m'a rendu de grands services et qui

n'a pas les inconvénients de l'appareil en feutre plastique.
L'appareil en feutre plastique a l'immense avantage d'être
tout d'une pièce. Mais, outre qu'il coûte assez cher, il a l'inconvénient de s'altérer; il faut le réappliquer, ce que l'on ne peut
faire que deux ou trois fois, car il finit par perdre la propriété
de devenir rigide. En faisant construire un appareil en cuir
bouilli, j'ai fourni au malade un moyen de contention qui peut
servir un an ou dix-huit mois. L'appareil est en cuir de vache,
moulé sur un plâtre qu'a fourni préalablement le moulage du
malade; il est aussi léger qu'un appareil de feutre et présente
une résistance suffisante pour maintenir l'articulation immobile
pendant la marche. Il est bien entendu que cet appareil est
garni, matelassé, est muni d'œillets.

Une fois en possession d'un bon appareil de contention,
n'allez pas tomber dans l'erreur trop commune de croire que
l'immobilité locale donnée à l'article lésé par votre appareil
est suffisante pour parer à tous les dangers, et qu'elle suffirait
pour le traitement d'une coxalgie.

On voit trop souvent des enfants atteints de coxalgie encore
douloureuse, pourvus d'un appareil inamovible, ou amovo-
inamovible, puis abandonnés à leur humeur vagabonde sur des
béquilles ou même sans béquilles. On les voit assis autant
qu'ils le peuvent sur des sièges ordinaires, c'est-à-dire, en
réalité, posés sur le bord d'un siège et s'appuyant sur leurs
talons par lesquels la fatigue du poids du corps est transmise
à l'articulation coxo-fémorale. Ne vous servez de ces appareils que quand la marche est permise au malade, et prescri-
vez-lui encore de prendre son repos plutôt étendu qu'assis.
Ces appareils ne sont bons dans la seconde période de la
coxalgie que quand la marche n'est pas douloureuse; c'est une
précaution contre un faux pas, c'est un moyen de transition,
un adjuvant de la convalescence : jamais on ne devra s'en servir pour remplacer la gouttière de Bonnet, la claie, l'appareil

à attelles, combinés avec le décubitus dorsal, tant qu'il y aura
de la douleur.

Je vous suppose maintenant en présence d'une coxalgie au
3e degré; l'articulation est entourée de nombreux abcès, et
vous vous demandez s'il faut les ouvrir, oui ou non? En général
les auteurs qui se sont occupés de ce sujet conseillent d'attendre six, sept et huit mois, jusqu'à ce que la peau commence à
rougir, et que le pus menace de s'évacuer tout seul. Comment
alors faut-il procéder? On a proposé la ponction pure et
simple, mais elle donne de mauvais résultats, parce qu'au bout
de peu de temps, il se manifeste des phénomènes d'étranglement qui vous forcent à agrandir votre ouverture. La meilleure
méthode consiste à ouvrir, au moyen d'une large incision, car,
comme je vous l'ai déjà dit, il est très rare de constater chez les
enfants, soit de la fièvre hectique, soit des phénomènes d'infection purulente. On peut donc ouvrir les abcès et faire des
lavages à volonté. La méthode de Lister nous permet maintenant
de faire ces larges incisions sans aucun risque. Je préfère de
beaucoup cette manière de procéder à celles qui nous viennent
de la médecine, et qui empruntent à cette origine, très honorable d'ailleurs, des allures timorées, plus redoutables pour
les malades que la section du tégument externe par une main
chirurgicale, sûre d'elle-même. Les ponctions sous-cutanées,
que l'instrument fort ingénieux de Dieulafoy ont rendues pra-
ticables pour tout le monde, sont dans ce cas. Pour ouvrir les
abcès péri-articulaires de la coxalgie au 3e degré, vous em-
ploierez, soit le bistouri, soit la pâte de Vienne et, dans ce
dernier cas, vous fendrez avec le bistouri la longue escharre
linéaire que vous aurez produite.

Nous allons étudier maintenant ce que deviennent les
coxalgiques de la troisième période une fois guéris. Lorsque
vous assistez à une consultation d'orthopédie un peu nom-
breuse, vous voyez des individus qui s'y présentent pour

demander des souliers à hauts talons, parce qu'ils ont eu une coxalgie. C'est qu'en effet, une des lésions irréparables que laisse la coxalgie, arrivée à la troisième période, après l'ankylose de l'article, c'est le raccourcissement du membre inférieur. Ce raccourcissement peut être de 4, 5, 6 centimètres et c'est pour cela que les malades viennent chercher des chaussures à talons de liège fort élevé. Ces talons sont loin d'être aussi apparents qu'on le croirait. L'ouvrier peut tricher et obtenir une différence de 4 centimètres par exemple, en élevant de 2 centimètres le talon du côté lésé et en abaissant celui du côté sain de 2 centimètres. Il peut aussi introduire dans la chaussure un plan incliné en liège qui rehausse le talon du membre affecté de 2 autres centimètres. Vous voyez qu'à ce compte, nous arrivons facilement à 6 centimètres, sans donner une élévation disgracieuse au talon du côté lésé.

Ces détails ne sont pas inutiles, parce que vous rencontrerez des malades qui aimeront mieux marcher sans hauts talons pour éviter le ridicule d'une chaussure faite d'une façon exceptionnelle. Je n'ai pas besoin de vous dire que cette catégorie se rencontrera dans le sexe faible, c'est-à-dire dans celui qu'il importe le plus de prémunir contre cette manière de procéder. En effet, il n'y a pas de raccourcissement sans hanchement et pas de hanchement sans déviation latérale de la taille, déviation dont Holmes a donné un exemple remarquable dans un cas de guérison spontanée d'une coxalgie et qui viendrait s'ajouter à l'ensellure coxalgique (fig. 103). L'ensellure peut être redressée et la déviation prévenue par l'usage d'une chaussure à haussoir.

Puisque nous parlons du sexe faible, une question se pose qui vous sera adressée anxieusement toutes les fois que le bassin d'une jeune fille aura été atteint d'une façon quelconque et surtout par une coxalgie. Y a-t-il à redouter pour elle des difficultés dans l'accouchement ? Si cette question vous était posée avant le mariage, il y aurait lieu pour vous, avant de donner une réponse rassurante, d'examiner, dans le cas particulier, les chances de dystocie qui pourraient résulter de la conformation de la jeune fille après sa coxalgie. Mais les choses ne se passent pas ainsi. Le plus souvent cette question est posée au moment où le mariage, accompli et consommé, a produit ses conséquences naturelles. Des maîtres comme

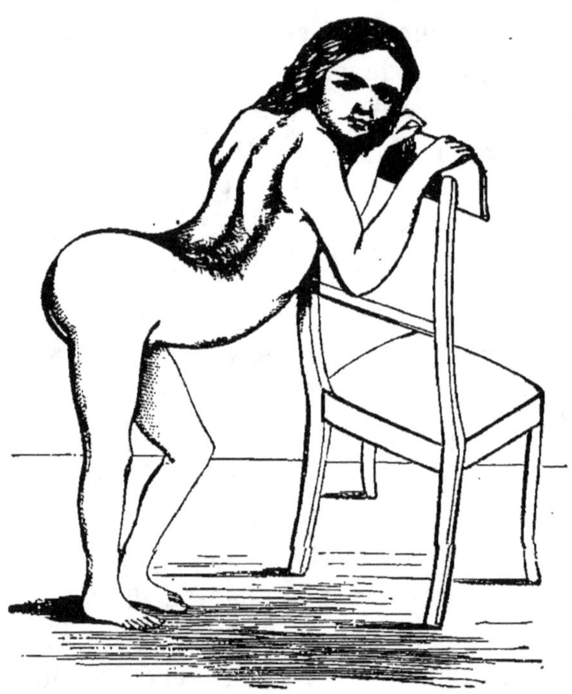

Fig. 103. — Lordose considérable, observée chez une malade qui guérit spontanément d'une coxalgie du côté droit (Hopital des Sick Children, année 1866).

MM. Depaul et Tarnier, dont j'ai mis à contribution l'expérience et les bons avis à ce sujet, m'ont avoué que les antécédents coxalgiques d'une primipare, avant son accouchement, les avaient quelquefois rendus très perplexes, mais que la plupart du temps ils avaient été agréablement surpris de ne ren-

contrer aucune des difficultés qu'il semblait si naturel de
prévoir ; après mûre réflexion, ils en avaient été moins étonnés,
parce que les déformations coxalgiques du bassin ne sont pas
de celles qui diminuent ses diamètres et augmentent même
quelquefois certains d'entre eux, dans le sens le plus favorable
à l'accouchement. Quand donc vous serez interrogés sur les
chances d'un bon accouchement que possède une coxalgique
guérie et enceinte, n'hésitez pas à promettre un bon résultat
qui ne fera pas défaut dans l'immense majorité des cas.

Enfin, il y a des coxalgiques chez lesquels le redressement
du membre, condition que l'on doit toujours chercher à remplir, ne saurait être opéré, même d'une manière relative. Vous
m'avez vu dernièrement faire des tentatives pour redresser
la cuisse d'une petite fille et y renoncer, parce que si nous
avions employé plus de force, nous serions arrivés à casser
le fémur à sa partie moyenne. Il est des cas de ce genre
où il faut savoir se résigner à dire au malade : « Vous ne
pourrez marcher qu'avec des béquilles ou un appareil à
sellette. »

Dans les cas d'accidents articulaires très graves à la troisième
période de la coxalgie, les chirurgiens anglais ont pratiqué la
résection de la hanche un nombre assez considérable de fois
et leurs succès sont nombreux. En France, on n'a pas eu jusqu'ici le même succès. A quoi tient cette différence qui n'est
pas une affaire climatérique. Nous ne nous arrêterons pas à
discuter cette thèse singulière, qui a pourtant été sérieusement émise, d'après laquelle l'organisme anglo-saxon est plus
propre à supporter les opérations chirurgicales, à se réparer,
en un mot, plus plastique que le nôtre. Nous n'irons pas non
plus jusqu'à prêter à nos excellents confrères, les chirurgiens
anglais, un respect moins grand de la vie de leurs malades que
celui des chirurgiens français, à l'égard des leurs. Ce n'est pas
parce qu'ils opèrent dans les cas où le malade aurait pu se

passer de l'opération qu'ils guérissent leurs opérés, mais peut-être est-ce, parce que, plus convaincus que nous de l'utilité de l'opération, ils en acceptent comme indication péremptoire des faits morbides qui sembleraient insuffisants à la plupart d'entre nous et qu'en opérant tôt, avant que ces faits aient amené une cachexie funeste, ils obtiennent une réparation qui nous a échappé jusqu'ici. Ainsi, pour bon nombre de chirurgiens anglais, il faut pratiquer l'opération, aussitôt que l'existence de la carie osseuse est hors de doute, mais on ne doit plus la pratiquer, même dans ce cas, si la carie osseuse, faute d'avoir été arrêtée à temps par l'intervention chirurgicale, a amené les malades à un état d'émaciation tel qu'on n'en peut plus espérer un heureux résultat. En France, où on n'a pas encore élucidé ce point si important de l'indication, on n'opère pas assez tôt et, ensuite, faut-il le dire, dans certains cas, on a le tort d'opérer comme pour démontrer que l'opération ne vaut rien, quand il n'y a plus rien à attendre du malade. Mais y a-t-il une indication péremptoire de l'opération? Peut-on dire quel est le phénomème morbide qui annonce que le malade ne guérira plus par les moyens que je vous ai énumérés. C'est une question qui n'est pas encore résolue pour moi. Néanmoins, je vous citerai un fait personnel, pour vous prouver combien une sage réserve a encore de bonnes raisons à alléguer en sa faveur.

Je fus appelé un jour auprès d'un petit enfant que je trouvai sur son lit à quatre pattes ou plutôt porté sur un genou et sur ses deux poignets; sa cuisse présentait un vaste abcès et sa fesse portait une ouverture au fond de laquelle on apercevait la tête du fémur qui se trouvait complètement luxée. Ma première impression fut de dire aux parents, avec ménagement, qu'il n'y avait rien à faire et qu'il était inutile de torturer un pauvre enfant, sans espoir d'un bon résultat. Ils m'obsédèrent tellement que je finis à tout risque par tenter de répondre à l'in-

dication la plus apparente. Je réduisis la luxation, c'est-à-dire
que je mis la jambe dans l'extension, en faisant rentrer la tête
du fémur; je fis un pansement inamovible avec du baume de
Commandeur, et mis l'enfant dans une gouttière de Bonnet.
Maintenant, cet enfant marche avec une canne, ayant son
membre dans l'extension forcée. Je serais curieux de savoir
ce qu'un de mes confrères anglais eût fait à ma place. Eût-il
pratiqué la résection ? Eût-il obtenu un succès à la suite de
cette opération ? Vous voyez qu'on obtient quelquefois des
résultats miraculeux par le traitement ordinaire. L'important,
c'est qu'il y ait encore un peu de fond à faire sur la vitalité
du malade. Et peut-être que, quand on est un peu secondé de
ce côté, on réussit aussi bien, même sans la résection, qu'avec
la résection, qui augmente, à n'en pas douter, le risque de
mort pour le malade. Je ne suis donc pas partisan de la résection, ou plutôt, je n'en suis pas partisan pour le moment.
Pour moi, les indications de cette opération ne sont pas encore
suffisamment établies. Dernièrement encore, j'ai reçu, à la salle
Saint-Côme, un petit malade qui avait une luxation incomplète
de la tête du fémur et la fesse pleine de pus. Je lui ai fait
un grande incision au niveau de l'articulation, dans laquelle
j'ai pu promener mon doigt. L'enfaut va mieux, si bien que,
quoique j'en aie eu l'intention, je ne lui ferai pas de résection;
et j'espère qu'à un moment donné il sera peut-être possible
de le mettre dans une extension relative.

Voilà ce que j'avais à vous dire de la coxalgie, en la considérant surtout au point de vue de la chirurgie orthopédique.
Je n'ai point parlé de son traitement général, qui est l'affaire
du médecin. Ce traitement est fort important. Donnez de
l'huile de foie de morue, du sirop d'iodure de fer à l'enfant;
acceptez le séjour sur le bord de la mer, que la famille ne manquera pas de suggérer, en ayant soin toutefois de défendre au
malade de marcher si la plage est formée de galets ou même

de sable mêlé de quelques galets. Les secousses funestes im-
primées au membre inférieur par le choc subit du pied contre
les obstacles du sol feraient plus de mal à vos coxalgiques que
le climat maritime, si sujet à caution d'ailleurs, sous beaucoup
de rapports, à l'égard des enfants, ne leur ferait de bien. N'oubliez pas d'ailleurs que leur place n'est pas là, leur coxalgie ne
fût-elle qu'au second degré, si la poussée douloureuse n'est
pas complètement éteinte et qu'un appareil inamovible, semblable à ceux que le docteur Cazin construit si bien à Berck,
très utile pour rendre la marche possible à un coxalgique guéri,
n'est pas suffisant pour le traitement d'un coxalgique sous le
coup d'une poussée ; qu'enfin même dans les cas favorables,
la marche, la station debout ne doivent être pendant longtemps
que momentanément permises à vos jeunes malades. Si la
réunion d'un grand nombre d'enfants dans un même groupe
rendait leur surveillance difficile et si ces enfants étaient obligés
de se tenir assis sur des bancs incommodes, de monter des esca-
liers, de fouler un sol inégal, même lorsque ces inconvénients
leur sont rendus plus particulièrement nuisibles par le réveil
des douleurs, on comprendrait comment, malgré la valeur, le
talent, le zèle incontestables de son guide et les dépenses de
l'administration, la station de Berck-sur-Mer n'a pas encore
rapporté aux coxalgiques tout le bien que l'opinion des gens du
monde et même de beaucoup de médecins, un peu trop prévenus en faveur du climat maritime et des bains de mer, si à la
mode aujourd'hui, se croyait en droit d'en attendre.

VINGT-HUITIÈME LEÇON

Forme iliaque de beaucoup la plus fréquente. — Luxations intra. Juxta. Ultra-
cotyloïdiennes de Bouvier. — Anatomie pathologique et étiologie. — Les pseudarthroses coxo-fémorales résultent-elles des coxalgies pendant la vie intra-
utérine? — Opinion d'une valeur très sérieuse. — Malformations osseuses
très importantes aussi. — Conséquences au point de vue de l'accouchement.
— Symptomatologie. — Diagnostic. — Faut-il réduire la luxation? Traite
ment palliatif. — Ses moyens. — Traitement curatif. — Ses illusions.

MESSIEURS,

Il est assez ordinaire, dans la littérature orthopédique, d'allonger l'histoire un peu courte de l'affection qui va nousoc cuper aujourd'hui par des généralités plus ou moins opportunes
sur les fausses articulations et les luxations de toute provenance, et de dépenser beaucoup de temps à dire ce que la luxation congénitale de la hanche n'est pas, puis ensuite un peu de
temps à dire ce qu'elle est. Nous ne suivrons pas cette tradition;
en effet, il ne sera pas bien long de dire ce que cette luxation
n'est pas. Il est évident qu'elle n'est pas une pseudarthrose
comme celle qui s'établit entre les deux fragments d'une fracture mal consolidée ; pourtant c'est une fausse articulation,
si l'on veut prendre ce terme comme une appellation générale
convenant à toutes les articulations vraies ou fausses qui s'écartent du type normal. En tant que luxation, ce n'est pas certai-

nement une luxation traumatique, comme celle qui pourrait être la conséquence d'une chute ou d'une violence quelconque, quoique les chutes et les violences puissent influer sur la marche de la luxation congénitale ; ce n'est pas une luxation spontanée comme celles qui se produisent dans les coxalgies, encore qu'elle se rapproche des luxations spontanées, avec lesquelles bon nombre d'observateurs veulent encore la confondre, surtout lorsque, peu nette dès le début, elle s'accentue et paraît soumise à une certaine évolution. La luxation congénitale est celle qui se révèle dès le premier jour que l'enfant marche, mais qui aurait pu être diagnostiquée plus tôt par des yeux exercés ; c'est celle qui paraît résulter d'une malformation antérieure à la naissance et qui est due probablement à un arrêt du développement ; c'est celle des enfants dont le tronc, en marchant, s'incline latéralement d'un côté, ou des deux côtés, par un mouvement rapidement alternatif et par une sorte de roulement. Unilatérale, elle rappelle tout à fait l'oscillation de la cloche et c'est probablement pour cela que ceux qui en sont affectés reçoivent du peuple le surnom caractéristique de *banbans*. Lorsque quelque chose dans la tenue d'un enfant qu'on amène à votre consultation, vous fait pressentir un *banban*, vous pouvez émerveiller la famille par votre perspicacité, en disant, sous forme d'affirmation plutôt que de question : « Cet enfant n'a jamais dû marcher comme tout le monde ». « Eu effet, répond-on, nous avons remarqué qu'il faisait un peu la cane, puis l'inquiétude nous est venue et cela n'a fait qu'empirer depuis. » Il est bien évident qu'un enfant qui n'a jamais marché est soumis à d'autres causes de boiterie de la hanche, et que ce diagnostic hâtif demande à être complété par une enquête minutieuse, mais quatre-vingt dix-neuf fois sur cent, en plantant hardiment ce jalon vous êtes sur le bon terrain.

Est-ce bien la peine, après cela, de suivre Bouvier dans l'énu-

mération des luxations telles qu'une luxation congénitale ne
saurait être confondue avec elles comme une luxation centrale
qui suppose le passage de la tête articulaire à travers le fond
détruit de la cavité cotyloïde (déplacement qui se voit surtout
dans les coxalgies) ou d'énumérer les directions dans lesquelles
une luxation coxo-fémorale peut se produire : en haut, sus-
cotyloïdienne; en bas, sous-cotyloïdienne; en avant et en haut,
suspubienne, ou ovalaire; en arrière, iliaque ou postéro-supé-
rieure; en arrière et en bas, ischiatique? Ce qu'il faut retenir
c'est que la luxation iliaque, si fréquente en tout état de cause,
est aussi une des formes favorites de la luxation coxo-fémorale
congénitale; c'est que cette dernière affecte rarement la forme
ovalaire, mais ce qui importe surtout, c'est de se rendre
compte des nuances, quelquefois fugaces, quelquefois permanentes que subit la luxation coxo-fémorale congénitale,
nuances qui simulent un processus assez irrégulier dans sa
marche et qui ont pu faire nier des désordres très positifs,
affecter des rapports variables, faire croire à une guérison
affirmée de bonne foi par ses auteurs et contestée de même
par d'autres observateurs, depuis la simple faiblesse articulaire,
la sub-luxation, jusqu'à des déplacements considérables dans
diverses directions.

D'abord la tête articulaire luxée reste contenue dans la cavité cotyloïde, mais elle y joue et se fraye un chemin vers une
luxation complète, en empiétant sur le bord de cette cavité
qu'elle déprime dans certains mouvements et où elle vient
reprendre sa place dans certains autres. C'est ce qui donne
naissance à une sorte de crépitation caractéristique que vous
percevrez en plaçant votre main au niveau de l'articulation, en
même temps que vous ferez parcourir au membre inférieur le
cycle de ses déplacements possibles dans l'article suspect. Cette
crépitation a plus de valeur encore pour le diagnostic que les
commémoratifs dont nous parlions tout à l'heure : elle se pro-

duit; par le contact de la tête fémorale avec le sourcil cotyloïdien, Bouvier a créé deux dénominations, fort ingénieuses du reste, pour caractériser ces rapports. Il appelle luxations *intra-cotyloïdiennes* celles dans lesquelles la tête fémorale ne se déplace que très faiblement et *juxta-cotyloïdiennes* celles dans lesquelles elle occupe à peu près constamment le bord de cette cavité[1]. Il réserve le nom d'*ultra-cotyloïdiennes* pour les luxations à déplacement considérable. Cette expression dans son vague, un peu trop grand peut-être chez Bouvier, qui la propose pour l'appliquer aux luxations de toute nature et de toute cause, convient parfaitement aux déplacements quelquefois considérables dans leur rayon, très variés dans leur détermination précise, que présente la luxation fémorale congénitale ; depuis ces déplacements évidents qui se suivent parfaitement avec la main dans la fosse iliaque externe, jusqu'à des changements de rapport, tantôt en avant, tantôt en arrière, très obscurs, très difficiles à délimiter qui m'ont permis de reconnaître une luxation fémorale congénitale aux névrites alternatives du sciatique et du crural qu'elle provoque. Ces particularités ne peuvent être éclairées que par l'anatomie pathologique de l'affection.

Toutes les fois qu'un maître en l'art de guérir, médecin ou chirurgien, s'est adonné à l'œuvre assez difficile de retirer les cas orthopédiques des mains des empiriques, il a imprimé son cachet à ce qu'il a touché : l'empreinte chirurgicale d'un Dupuytren se trouve sur la luxation congénitale coxo-fémorale ; c'est lui qui l'a comme découverte après et sans Palletta[2]. Bouvier y a apporté la contribution d'une anatomie et d'une physiologie pathologiques, d'une minutie, d'une précision, d'une ingéniosité qu'on ne surpassera pas. Avec cela, on est

1. Bouvier, *Leçons sur les maladies chroniques de l'appareil locomoteur*, Paris, 1858, p. 94.
2. Palletta, *Exercitationes pathologicæ.* Mediolani, 1820, t. I.

toujours étonné du peu que le clinicien trouve le moyen d'é-
difier sur ces fortes assises. Il faut dire, dans le cas particulier
qui nous occupe, que Bouvier a réuni dans une description
commune toutes les lésions des pseudarthroses coxo-fémorales
parmi lesquelles prennent place les luxations spontanées et
jusqu'à un certain point les luxations traumatiques, et que,
dans les rares autopsies qui ont été faites de luxations congénitales bien démontrées, les lésions propres à cette affection
ne se détachent pas avec un caractère spécifique, et univoque.
Ainsi, il y a dans toutes les pseudarthroses des modifications
de la capsule, qui est allongée, étranglée en forme de bouton de
chemise ou de sablier, éraillée, perforée quelquefois, le ligament rond devient rubané, aplati, bifide dans certains cas ;
quelquefois il manque ; la cavité cotyloïde est déformée, ef-
facée ; quelquefois elle est doublée en amplitude par la fusion
qui s'est opérée entre le cotyle et une cavité surnuméraire
très voisine que la tête articulaire s'est creusée dans la fosse
iliaque ; mais, je le répète, ces diverses lésions aussi bien que
les syndesmoses si bien décrites par Bouvier, c'est-à-dire
les rapports assez stables qui s'établissent entre certains
points de l'os des îles et la tête fémorale, par le concours de
trousseaux fibreux supplémentaires, tout cela est du domaine des pseudarthroses en général, et convient surtout à
celles qui s'établissent dans les luxations spontanées des
coxalgies.

Le caractère assez banal des lésions que nous venons de
passer en revue, explique parfaitement les écarts que l'on signale entre les diverses théories très ingénieuses, très plausibles, que l'on invoque pour expliquer la luxation congénitale
coxo-fémorale. Je ne mentionnerai que pour mémoire les hypothèses que vous retrouvez à propos de toutes les affections qui
paraissent avoir été contractées pendant la vie utérine, l'action des pressions extérieures, des vêtements, etc. (admise

par Cruveilhier[1]), l'action musculaire se manifestant par des convulsions fœtales, et amenant des luxations (Chaussier et Jules Guérin). Il n'en est pas de même de l'explication très sérieuse que MM. Parise, Broca, Verneuil, Morel-Lavallée ont donné des luxations congénitales en les rapportant à une coxalgie qui, comme les observations de M. Morel-Lavallée l'ont péremptoirement établi[2], peut très bien avoir eu lieu pendant la vie intra utérine. Rien ne contredit cette opinion au moins dans ce que nous avons vu de l'anatomie pathologique de l'affection, quoique pour le clinicien la pseudarthrose congénitale et la coxalgie, même accompagnées de luxation spontanée et de pseudarthrose ne puissent en aucune façon se confondre. L'hydropisie capsulaire qui se rencontre dans d'autres affections et qui, dans certains cas de goutte atonique par exemple, simule parfaitement la coxalgie et la luxation de la hanche (Malgaigne et Parise), a été invoquée d'une manière fort plausible. Il n'y a pas une des causes de luxations spontanées qui ne puisse faire bonne figure devant les lésions que nous avons passées en revue; les luxations traumatiques, résultant des manœuvres de l'accouchement, ont aussi été appelées à la rescousse, mais cette prétendue cause ne tient pas devant un examen sérieux. Verneuil, avec sa fine analyse jointe à un jugement si sûr, a mis en lumière la cause de certaines luxations spontanées qui ressemblent de tous points à des luxations congénitales, mais qu'il ne confond pas avec elles, c'est l'atrophie résultant de la paralysie des muscles fessiers. J'ai eu l'occasion récemment de diagnostiquer cette boiterie tout à fait semblable au banban caractéristique des luxations congénitales,

---

1. Cruveilhier, *Anatomie pathologique du corps humain*, in-folio. — *Traité d'anatomie pathologique*, Paris, 1849, t. I, p. 494.

2. Morel-Lavallée, *De la coxalgie chez le fœtus et de son rôle dans la luxation congénitale du fémur* (*Bulletin de l'Académie de médecine*, 25 avril 1854, t. XIX, p. 578). — *Gazette hebdomadaire de médecine*, tome I.

chez un enfant qui, avant d'avoir marché, a été atteint d'un phlegmon profond de la cuisse avec atrophie des muscles pelvi-trochantériens; le diagnostic est d'autant plus délicat qu'il y a de l'atrophie des fessiers dans la luxation congénitale et que cette atrophie contre laquelle les moyens palliatifs (douches, massage, électricité) nous laissent suffisamment armés augmente beaucoup l'amplitude du déplacement de la tête articulaire privée de l'un de ses plus puissants moyens de contention normale.

Nous n'avons pas assez parlé du squelette, de la conformation du bassin, de la cavité, de la tête articulaires dont l'examen prend un si grand intérêt quand on se reporte à Dupuytren qui rapportait la luxation congénitale à un défaut du germe, à Breschet qui assigne un arrêt de développement comme cause à tous les accidents. Cette théorie, à laquelle nous nous ralliions complètement, part de ce principe, qu'il n'y a jamais eu d'articulation normale, qu'il n'y a jamais eu de contact vrai entre la tête articulaire et la cavité cotyloïde, d'où la laxité de la capsule qui devient un effet, non plus une cause, parce qu'un arrêt de développement a porté sur les surfaces articulaires. Mais en quoi consiste cet arrêt de développement? C'est justement le point le plus important et qui a été le plus souvent passé sous silence. Tout le monde a remarqué la déformation quelquefois triangulaire du cotyle, l'usure de ses bords, l'effacement de sa cavité par des productions cartilagineuses comme on en trouve quelquefois sur les points de la fosse iliaque, ou des rapports permanents avec la tête articulaire s'établissent, et l'on a rarement donné une attention suffisante à la forme de la tête souvent diminuée de volume, raccourcie, aplatie, à l'état du col, plus court qu'à l'état normal, et formant, ce qui est plus important encore, un angle droit avec le corps de l'os. Cette disposition, pour moi, explique bien des choses. Je n'ai pas l'intention d'improviser une théorie mécanique qui dépasse le niveau de mes connaissances dans cette branche, mais il est évident, pour le simple bon sens, que cette déviation du col entraîne un déplacement du point d'application et que l'équilibre ne pourra être obtenu sans des évolutions en dehors du cycle habituel qui érailleront la capsule, étireront le ligament rond, et déformeront le cotyle. Un des premiers effets de cette pression au-dessous du point d'application ordinaire est de rapprocher les crêtes iliaques l'une de l'autre ou la crête iliaque du côté lésé dans le cas de luxation simple, en écartant les tubérosités sciatiques du même côté.

Quand il s'agira d'une petite fille, ce sera le plus souvent le cas, les parents vous demanderont si plus tard son infirmité sera un obstacle à la parturition. Ce que nous venons de dire a dû déjà vous fixer. Dans la luxation double, le diamètre transverse du bassin est augmenté et l'accouchement est normal. Le bassin dans la luxation simple appartient à la variété ovalaire de Naegele [1], avec cette particularité que le côté sain est le plus étroit, ce qui pourrait être une cause de dystocie. Il paraît en effet que des accouchements accomplis dans ces conditions ont réclamé l'intervention de l'art, mais, en somme, la luxation congénitale coxo-fémorale double ou simple ne doit pas être un obstacle au mariage, quoique souvent vous apprendrez par les confidences de consultantes, plus qu'adultes, qu'elles ont gardé le célibat par crainte des conséquences funestes de leur difformité.

La théorie de Dupuytren a un avantage, c'est qu'en prenant pour point de départ un défaut du germe, elle se met d'accord avec un des points de l'étiologie des luxations fémorales les mieux établis, je veux parler de l'héré-

1. Naegele, *Des principaux vices de conformation du bassin*, traduction de Danyau. Paris.

Naegele et Grenser, *Traité pratique de l'art des accouchements*, 2e édition française, par Aubenas. Paris, 1880.

dité. L'influence de l'hérédité est flagrante dans l'espèce, quoique, comme j'ai déjà eu l'occasion de vous le faire observer à propos de la scoliose, elle ne soit pas toujours avouée par ceux-là même des auteurs dont la difformité très visible la proclame : souvent une mère affectée de luxation congénitale simple de la hanche donne naissance à un enfant affecté de luxation double. Que de fois ne m'est-il pas arrivé d'avoir à me retenir au milieu de mon interrogatoire pour ne pas demander à cette mère : « Hé bien! et vous, à quelle époque avez-vous commencé à boiter? » Une autre chose à remarquer c'est que des parents ainsi affectés qui devraient être aussi bien et mieux fixés que vous-même sur les tenants et les aboutisants d'une malformation à laquelle ils ont part, sont les plus portés à poursuivre le médecin de leurs questions sur la curabilité de l'affection. — Marchera-t-il ou marchera-t-elle jamais comme tout le monde? Telle est la question qui revient sans cesse. Quelquefois on se demande si cet aveuglement qui semble volontaire n'est pas réel et si ces malheureux parents n'ignorent pas complètement leur propre boiterie et son retentissement sur leur lignée.

J'ai tâché de vous donner une idée nette et autant saisissante, de la physionomie propre à l'affection de laquelle je traite. Il n'y a plus qu'à reprendre et à compléter cette ébauche pour compléter le diagnostic de la luxation coxo-fémorale congénitale.

Premier symptôme, la boiterie. L'enfant aurait boité dès sa naissance, s'il était né susceptible de marcher; elle s'est révélée dès qu'il a marché; quelquefois elle a été mise sur le compte de la gaucherie des premiers pas, mais à moins qu'elle ne soit très légère, ce qui arrive encore assez fréquemment, il faut bien qu'on arrive à la constater. La boiterie est plus marquée dans la luxation simple, c'est un véritable plongeon du côté affecté avec protrusion du ventre en avant et courbure du tronc en arrière. Avez-vous remarqué la marche d'un impresario

portant sur l'une de ses cuisses un lourd orgue de Barbarie ?
La hanche du côté libre décrit une courbe qui rappelle la forme
de la marche dans la luxation congénitale. Le pied est tantôt
allongé en équin pour parer au raccourcissement ou posé de toute
sa plante, en verrou, sur le sol, dans l'abduction ; vous pressentez que cette attitude se rencontre dans les cas où l'évolution de la
tête fémorale est considérable, pour chercher une solidité dans
la station que notre sujet sent lui échapper. Vous retrouvez la
même position du pied dans les cas de faiblesse du genou,
après les tumeurs blanches, lorsque l'articulation trop mobile
a besoin en quelque sorte d'être tordue sur son axe pour retrouver la force de porter le poids du corps. Les luxations
doubles jouissent du singulier privilège de provoquer une oscillation moins marquée et cela se comprend. Le boiteux qui
marche sur la pointe de ses pieds et comme en dansant porte
rapidement le second membre inférieur en avant, avant que le
plongeon commencé sur le premier soit terminé ; il commence
ainsi un second plongeon en sens inverse qui amoindrit le
premier, et la marche est soumise à un roulis d'une amplitude quelquefois assez modérée. Cette particularité ainsi expliquée nous met sur la voie d'une autre explication bien simple.
Pourquoi nos boiteux des deux hanches, boitent-ils moins
quand ils courent que quand ils marchent ? C'est qu'ils ne laissent pas un pied à la même place assez de temps pour accentuer leur oscillation. Notons en passant que, quand la luxation
congénitale porte sur les deux hanches, elle est rarement aussi
marquée d'un côté que de l'autre. Un autre symptôme important est le raccourcissement qu'il est facile de constater, par les
moyens ordinaires de mensuration, sur l'enfant couché, quand
la luxation est unilatérale. On constate par exemple que les
deux épines iliaques antérieures et supérieures ne sont pas
sur la même ligne, que les saillies rotuliennes, les chevilles
ne correspondent pas. Quand le raccourcissement, qui peut aller

de 1 à 5 ou 6 centimètres, est assez faible et que l'épreuve reste douteuse on peut avoir recours à la mensuration comparative des mêmes segments des deux membres inférieurs avec le mètre ruban fortement appliqué sur les tissus. Quand la luxation est double, il est parfois difficile de constater le raccourcissement. On pourrait à la rigueur comparer la longueur du membre inférieur chez le sujet avec celui d'un enfant de la même taille. Bouvier fait remarquer que le rapport de la longueur de la jambe avec celle de la cuisse est toujours altéré dans ce cas. Ainsi dans l'état sain, ordinairement, la cuisse a un centimètre en longueur de plus que la jambe. Au contraire, il peut y avoir une différence allant jusqu'à 10 centimètres, mais rarement aussi importante, en faveur de la jambe dans les luxations congénitales de la hanche. Il est à remarquer que cette différence ne tient pas entièrement au déplacement de la tête fémorale, elle est due à la brièveté du fémur par l'arrêt de développement ou à l'atrophie ultérieure et peut-être à tous les deux. L'examen comparatif des saillies du membre inférieur conduit à constater le déplacement du grand trochanter qui est porté plus en haut et en arrière, celui de l'épine ou des épines iliaques qui sont plus rapprochées de la ligne médiane du corps. Le bassin est incliné en avant d'où résulte une lordose lombaire, compliquée d'une déviation latérale vers le côté luxé, déviation qui s'atténue ou s'efface quand le malade soulève son talon du côté luxé ou fléchit le jarret du côté sain. La tête articulaire n'est pas toujours facilement perçue sous les parties molles. N'oubliez pas qu'elle est elle-même atrophiée mais quand on prend la précaution, le malade étant couché, d'embrasser largement avec la main le niveau de l'articulation pendant qu'on imprime des mouvements variés de flexion au membre inférieur luxé, on sent le plus souvent cette tête articulaire évoluer sous la main dans la fosse iliaque externe. Nous n'avons plus qu'un mot à dire par rapport à l'état des muscles. Les parties molles refoulées en haut et en arrière par la situation de la tête articulaire et du grand trochanter donnent une saillie exagérée au côté externe des hanches que les artistes appellent le galbe. La région fessière, les cuisses et tout le membre inférieur sont grêles, dépourvus de saillies musculaires ; ils ont l'aspect de ceux des poupées en peau bourrées de son. Les cuisses chez les petites filles à luxation double sont si minces qu'elles paraissent écartées et laissent entre elles un espace considérable dans lequel vient se placer la vulve, que le mouvement en avant du bassin ramène dans un plan horizontal. N'oublions pas de mentionner un certain degré de contracture des adducteurs, ce qui rend l'abduction faible ; tous les autres mouvements sont aussi étendus et même plus étendus qu'à l'état normal.

J'insiste jusqu'à satiété, messieurs, sur les traits de la physionomie propre à la luxation coxo-fémorale congénitale, car pour moi c'est une affection qu'on méconnaît souvent, comme des erreurs éclatantes de diagnostic faites par des praticiens d'ailleurs distingués, le prouvent chaque jour, mais qu'on n'a plus le droit de méconnaître une fois qu'elle vous a été convenablement mise sous les yeux. Une des erreurs qu'on commet fréquemment, c'est de la confondre avec la coxalgie ; mais le caractère seul de la claudication devrait empêcher cette erreur. Le coxalgique fauche du côté lésé, tandis que le sujet atteint de luxation congénitale de la hanche, plonge. Les commémoratifs vous empêcheront toujours de confondre une luxation traumatique de l'articulation coxo-fémorale avec une luxation congénitale. N'oubliez pas que cette dernière se révèle toujours la première fois que l'enfant commence à marcher. Vous ne vous laisserez pas non plus donner le change par ces prétendus accidents que des réminiscences ingénieuses évoquent toujours dans le passé pour mettre en sûreté l'amour-propre des familles et éviter un diagnostic d'où résulte pour eux une sorte de tare. L'hérédité constatée souvent par vous sur place et *de visu* vous servira de guide. Il y a un diagnostic plus difficile à faire, c'est celui de la luxation congénitale avec certaines affections paralytiques, avec celles surtout qui sont accompagnées d'atrophie des fessiers, de contracture des adducteurs. L'examen, la palpation des parties osseuses et l'ensemble des caractères propres aux deux affections, plus que cela, le sens clinique formé par l'observation de ces types vous préserveront d'une erreur dans ce genre de diagnostic, erreur qui d'ailleurs n'aurait pas de conséquences regrettables pour votre malade, puisque les traitements employés dans les deux affections pourraient être appliqués utilement à l'une ou à l'autre.

Nous voici arrivés à la question du traitement et c'est là, il faut l'avouer, le côté faible de notre sujet. Comment faut-il traiter les luxations coxo-fémorales congénitales?

Que peut-on attendre d'un traitement bien conduit de cette affection? Comment instituer ce traitement? Au premier abord, rien ne paraît plus simple. Puisqu'il s'agit d'une luxation, il faut la réduire, c'est-à-dire pratiquer l'extension, la contre-extension, la coaptation, la contention de l'article lésé, mais il ne vous échappe pas que rien ne se passe ici comme dans une luxation ordinaire. Rappelez-vous que, quelle que soit la cause qui soit définitivement invoquée, c'est cette cause et l'état des parties qu'elle a amené qui sont tout, la luxation n'est en quelque sorte qu'un épiphénomène. Il s'agit de replacer une tête articulaire originairement atrophiée, dans une cavité qui ne l'a jamais positivement contenue et qui est devenue chaque jour moins propre à le recevoir, soit qu'elle se soit déformée, encroûtée de cartilage, ou déplacée. Il s'agit d'opérer cette réduction avec l'obstacle d'une capsule étirée, tordue, faisant opposition au retour de la tête en arrière, le ligament rond fût-il intact, tandis qu'il l'est rarement. Enfin, par des efforts intempestifs de réduction, on risque de troubler des rapports accidentellement établis entre la tête articulaire et quelque dépression salutaire qu'elle s'est creusée par attrition et contre laquelle elle est maintenue par des liens fibreux de nouvelle formation. Arrivât-on à rétablir des rapports simulant l'articulation normale, comment les fixerait-on ? Comment réparerait-on d'un seul coup les déformations diverses qui sont les syndromes de la malformation initiale, l'attitude du bassin, l'état des muscles. Suivant qu'on a cru ce tour de force impossible ou susceptible d'être tenté, on a eu recours au traitement palliatif ou au traitement curatif que nous allons successivement examiner :

La première indication du traitement palliatif est de raffermir l'articulation par l'application d'une force extérieure pour consolider les rapports établis, empêcher des déplacements ou destructions plus considérables, sans tenter la réduction et la réparation de l'article lésé. Le rôle que jouent naturellement les muscles pelvi-trochantériens, pour la contention de l'articulation coxo-fémorale, trace en quelque sorte la voie à ces applications de force. Le prototype des appareils de ce genre est la ceinture de Dupuytren : c'est une ceinture de cuir appliquée sur le bassin et maintenue en place par des souscuisses reliés à son bord inférieur. Je fais ordinairement façonner par Monlon sur un moulage en plâtre du bassin une ceinture en cuir bouilli, le plus souvent articulée avec un cuissart ou des cuissarts, suivant que la luxation est simple ou double; des béquillons, reposant sur des tiges adaptées à cette même ceinture et des ressorts, disposés suivant les indications particulières du cas, ont pour but de remédier aux flexions diverses de la colonne vertébrale qui se rencontrent comme conséquence des luxations congénitales de la hanche. Le Dr Mercier a pensé qu'on pourrait obtenir des effets de contention aussi efficaces à moins de frais en opérant la prothèse des muscles atrophiés à l'aide d'un caleçon en

tissu élastique de Bourjeaurd, à la fois souple, léger, résistant. Les effets de la compression exercée par le caleçon sont
tout spécialement concentrés sur la saillie formée par le
grand trochanter et les parties molles refoulées en haut et en
arrière, au moyen de pelotes à air, appliquées à ce niveau et
maintenues par l'appareil. La principale difficulté du caleçon
en question consiste justement dans l'application de ces pelotes
qu'il est difficile de maintenir au point où elles sont utiles.
Pour moi, l'appareil ne tient pas tout ce que le D\u02b3 Mercier en
attendait et néanmoins j'ai vu de très bons résultats obtenus par
ce moyen seul sur un petit garçon affecté de luxation double.

Au lieu de tenter la prothèse des muscles pelvi-trochantériens
ou plutôt concurremment avec les moyens employés pour
opérer cette prothèse, il est indiqué de les stimuler, d'en combattre l'atrophie avec les douches, les frictions, le massage
musculaire, l'électricité. Les eaux thermales chlorurées sodiques
de Bourbonne-les-Bains m'ont rendu de véritables services,
tant pour combattre l'atrophie des fessiers que celle des autres
groupes musculaires, et en particulier des extenseurs. Cette
médication est excellente pour favoriser la croissance de l'enfant et empêcher l'atrophie progressive des fémurs qui, comme
Bouvier l'a montré, est souvent un facteur du raccourcissement. Dans certains cas où la contracture des adducteurs était
poussée à un tel point qu'elle constituait à elle seule une complication grave, j'ai opéré la section sous-cutanée des tendons
de ces muscles et j'ai obtenu une amélioration sensible de la
marche par cette opération. Voilà les moyens sur l'emploi desquels repose le traitement palliatif. Ils ont un résultat certain,
c'est d'empêcher l'aggravation de la claudication qui se produit
quelquefois spontanément, quelquefois à la suite d'un effort
ou d'une violence. Peut-on tenter davantage ou espérer une
guérison ?

Il a été reconnu, comme Bouvier le rapporte, que les guérisons proclamées par Humbert[1] n'avaient rien de réel, mais Pravaz a publié, dans un ouvrage remarquable[2] dix-neuf observations presque toutes de guérison qui ont très fortement impressionné ses contemporains et qui méritent l'examen le plus attentif. La faculté de Lyon, l'Académie même de médecine et l'Académie des sciences ont contrôlé les résultats de Pravaz et constaté des guérisons. La bonne foi, la capacité de Pravaz, l'impartialité des corps savants ne sauraient être mis en doute. Voyons en quoi consiste sa méthode. Elle comprend trois temps : l'extension préparatoire, la réduction, la consolidation. Ces trois temps, par parenthèse, ne font que traduire les diverses phases de la réduction des luxations, mais ils s'en distinguent par leur durée et par le *modus faciendi*. Pravaz pratiquait, à l'aide de moyens mécaniques, l'extension, la contre-

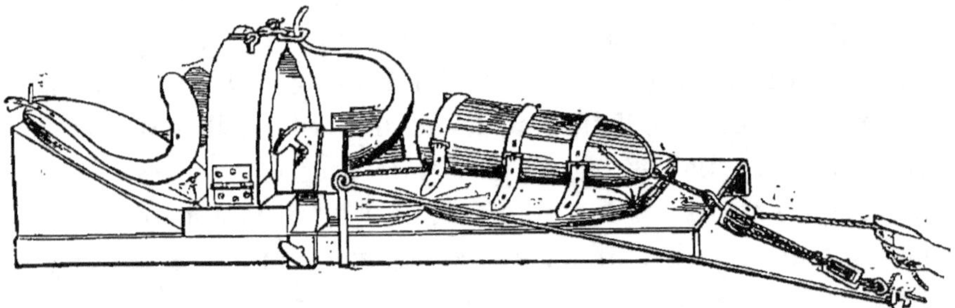

Fig. 104. — Appareil de Pravaz pour la réduction graduelle de la luxation congénitale du fémur.

extension, la réduction, sur un plan incliné, où son malade, restait couché pendant des mois. La figure 104 représente un des appareils les plus simples de Pravaz.

Six mois étaient nécessaires pour opérer la consolidation

1. Humbert et Jacquier, *Essai et observations sur la manière de réduire les luxations spontanées ou symptomatiques de l'articulation ilio-fémorale*. Paris, 1835.

2. Pravaz, *Traité théorique et pratique des luxations congénitales du fémur*. Lyon, 1847.

au moyen des plaques concaves adaptées à l'appareil. Enfin, un temps très long était consacré à des exercices que le malade exécutait, couché sur un chariot, placé sur des rails. Les mouvements des jambes du malade, suivant l'horizontale, faisaient progresser ce chariot et constituaient une gymnastique musculaire très salutaire, parce que le poids du corps ne pesait pas sur le membre inférieur. Bouvier dit que Pravaz a eu le droit de croire à ses guérisons parce que la marche de ses malades a été améliorée ou même restaurée et qu'il n'a jamais eu l'occasion de faire leur autopsie. En 1841, Bouvier fit partie d'une commission nommée par l'Académie de médecine pour l'examen d'un sujet considéré comme étant guéri d'une double luxation congénitale[1]. Il trouva la tête fémorale dans la fosse iliaque externe, ainsi qu'il l'avait constaté avant tout traitement. Aussi, pour Bouvier, les guérisons de Pravaz ne sont que des trompe-l'œil. Les malades paraissent guéris et ne le sont pas, pour la raison très simple qu'aucune coaptation fût-elle prolongée pendant des années ne peut amener un article malformé et déformé, des surfaces osseuses originellement atrophiées à réintégrer le type normal. Les guérisons de Pravaz sont encore des pseudarthroses, par conséquent, il n'y a pas lieu d'en tenir compte. Ici je cesse de suivre Bouvier. Mettons-nous, messieurs, pour un moment à la place des pauvres malades. Si nous étions affectés de luxation congénitale de la hanche simple ou double et qu'on nous assurât les avantages d'une autre espèce de pseudarthrose plus propre à la marche que celle dont nous aurait dotés l'évolution naturelle de nos articles, nous laisserions-nous détourner de la recherche de ces avantages par celui qui nous dirait : du jour où on fera votre autopsie, on verra bien que vous n'êtes pas guéris? Eh bien, qu'on ne fasse pas notre autopsie, dirions-nous. Nous ne

---

1. *Bulletin de l'Académie de médecine*, Paris, 1841.

demandons pas mieux que de vivre le plus longtemps possible
pour retarder cette échéance, de nous croire guéris et d'agir
comme tels.

Je trouve donc que Bouvier s'est placé sur un mauvais terrain et qu'il a eu tort d'opposer la question préalable aux guérisons de Pravaz. Il y aurait eu intérêt au contraire, en admettant avec Pravaz que des pseudarthroses mieux conditionnées,
équivalent à des guérisons, à discuter les circonstances de chaque
cas et à voir si cette amélioration immense avait été obtenue
sur des sujets gravement déformés ; c'est là un point sur lequel
mon expérience des difficultés de la cure me laisse quelque
doute. L'anatomie pathologique a constaté la formation de
nouvelles cavités ou d'empreintes équivalentes par le contact prolongé de la tête fémorale avec l'os des îles. On a vu
des tractus fibreux recouvrir la tête fémorale et la maintenir
dans cette position, on ne peut donc objecter à Pravaz qu'il a
annoncé des résultats impossibles à produire. Mais a-t-il réellement obtenu ces réparations et dans des cas sérieux? J'ai,
pour ma part, vu des différences si grandes d'importance entre
des luxations coxo-fémorales congénitales bien constatées ;
les unes amenant peu de claudication et les autres presque
incompatibles avec la marche, que je voudrais passer au crible
les observations de guérison, c'est-à-dire voir de mes yeux les
malades avant et après pour perdre toute défiance à l'égard
de résultats que je déclare d'ailleurs plausibles et qui, j'en
suis convaincu, sont loyalement présentés.

Un des inconvénients du traitement de Pravaz, c'est l'énorme
dépense de temps, de patience et de résignation qu'il réclame.
Nous nous en tiendrons, pour nous, à la médication palliative,
qui s'inspire d'ailleurs des mêmes indications et qui tâche de les
remplir par des moyens analogues. La contention des parties
joue un grand rôle dans notre traitement, mais nous n'y joi-
gnons pas des tentatives de réduction toujours inutiles et quel-

quefois dangereuses; nous proscrivons l'exercice, surtout l'exercice forcé, la gymnastique banale, l'escrime, sans renoncer toutefois à provoquer la nutrition des muscles par une gymnastique passive, consistant dans les manipulations, les douches d'eau minérale saline ou sulfureuse, l'électricité. Nous persistons à croire qu'une pareille méthode, si elle ne substitue pas une pseudarthrose formée de toutes pièces par le traitement, à l'ancien état de choses, peut singulièrement consolider cet état quand il tend à s'établir et rendre stables les rapports favorables qui se sont naturellement établis.

Pour obtenir cette contention, aussi bien que pour diminuer ou effacer la lordose qui caractérise les sujets atteints de luxation congénitale de la hanche, vous prescrirez la ceinture de cuir moulé, combinée ou non, suivant les cas, avec des cuissards. Dans la luxation double, quand l'appareil n'est pas muni de cuissards, il importe qu'il emboîte parfaitement les hanches comme celui de la figure 105. Dans la luxation simple, vous

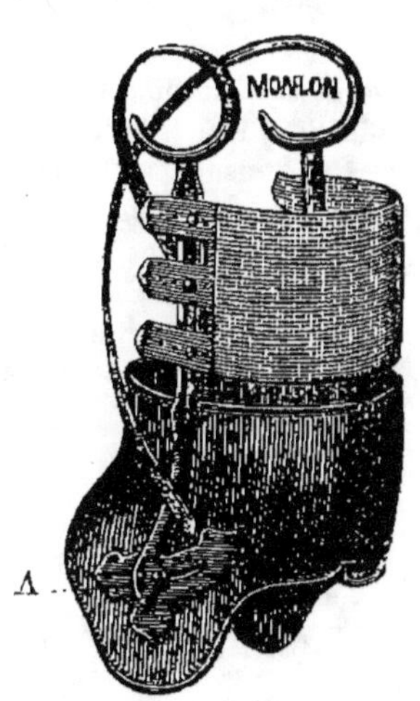

Fig. 105. — Ceinture moulée pour luxation congénitale de la hanche.

vous rappellerez que la lordose, le plus souvent compliquée de déviation latérale, est le résultat d'un raccourcissement du membre inférieur et vous prescrirez l'usage d'un haut talon qui, en rétablissant l'équilibre de la station, fera disparaître la difformité.

VINGT-NEUVIÈME LEÇON

PIED BOT

Terminologie du pied bot. — Apparente simplicité de sa classification. — Classification d'après la fréquence, beaucoup plus conforme aux faits cliniques. — 1er, 2e, 3e degré. — Valeur exacte de ces catégories. — Varus, et varus équin de beaucoup les plus fréquents, puis équin, et équin varus. Valgus et talus extrêmement rares. — Description anatomo-pathologique, étiologique, symptomatique de ces diverses formes. — Traitement. — Manipulations. — Machines. — Le principal traitement est la ténotomie. — Les autres moyens ne sont que des adjuvants. — Appareil à plaquette. — Importance extrême du massage après l'opération.

MESSIEURS,

Le nom de pied bot a été donné, comme Duval l'a fait très bien remarquer, à des difformités fort distinctes les unes des autres, qui ont pour caractère commun une déviation permanente du pied.

L'appellation de pied bot (pied botté, *bot* de l'ancien français, c'est-à-dire, paraît-il, obtus, tronqué, analogue à *bot*, hollandais, *butt* allemand, *boto*, espagnol, dérivant tous du sanscrit *badh*, frapper, blesser), cette appellation, dis-je, en usage, dès avant Ambroise Paré, a prévalu malgré les essais très rationnels de nomenclature que Duval et Bonnet (de Lyon) ont essayé de lui substituer.

L'analogie si évidente du pied bot avec le strabisme devait conduire tout naturellement à considérer le pied bot comme un strabisme du pied et à emprunter au verbe grec στρέφω qui veut dire tourner, dévier (lequel a une racine commune avec strabisme) les éléments d'une désignation méthodique des diverses directions du pied bot. Duval appelle *stréphopodie* la déviation du pied en général, *stréphendopodie* la déviation du pied en dedans, *stréphexopodie* la déviation du pied en dehors, *stréphanopodie* la déviation du pied en haut, enfin *stréphocatopodie* la déviation du pied en bas. En créant ces termes, bien faits d'ailleurs, mais dont l'usage n'a pas prévalu, Duval voulait simplement éviter les longues périphrases dont on est obligé de se servir pour désigner les mêmes caractères. Bonnet avait procédé, lui, d'une manière plus scientifique : partant de la croyance que les pieds bots dépendent constamment d'une lésion des nerfs poplité interne et poplité externe, il avait créé deux classes de pied bot, la première partant de l'élévation du talon (poplité interne) et la seconde de l'abaissement du talon ou plutôt de l'élévation de la pointe du pied (poplité externe). L'opinion sur laquelle est établie cette classification a soulevé des objections dans l'examen desquelles nous n'avons pas le temps d'entrer. Nous nous en tiendrons donc à la vieille appellation de pied bot, dont nous allons caractériser les diverses formes d'après les données traditionnelles[1].

Rien de plus simple que cette tradition. Le pied, dit-on, a des mouvements d'extension, de flexion, d'adduction et d'abduction. A ces quatre mouvements correspondent quatre formes du pied bot. Il est *équin* dans l'extension, *talus*, dans la flexion, *varus* dans l'adduction, *valgus* dans l'abduction ; *varus-équin* dans l'adduction et l'extension ; *valgus équin* dans l'abduction et l'extension. Nous avons tous appris cela. Compa-

---

1. On a aussi appelé le pied bot *kyllopodie* et, bien que ce terme s'appuie sur l'autorité d'Hippocrate et de Galien, qui ont appelé *Kullosis* la courbure des membres et le pied bot, l'expression n'a pas cours.

rons ces dénominations avec les principales formes cliniques du pied bot.

Rappelons d'abord certaines considérations de physiologie musculaire dont plusieurs points ont été élucidés par Duchenne (de Boulogne)[1]. L'extension est produite par l'action simultanée du triceps sural (jumeaux et soléaire) et du long péronier latéral; la flexion, par l'action combinée du jambier antérieur et du long extenseur des orteils; le jambier postérieur produit l'adduction et le court péronier l'abduction simple; l'adduction combinée avec l'extension résulte aussi de l'action du triceps sural; l'abduction combinée avec l'extension, de celle du long péronier latéral; le jambier antérieur est fléchisseur adducteur et le long extenseur commun des orteils, fléchisseur abducteur. Le long péronier latéral a en outre une action toute particulière indiquée par Sœmmering et définitivement établie par Duchenne (de Boulogne); il abaisse fortement l'extrémité antérieure du premier métatarsien et concourt ainsi, en augmentant la concavité plantaire, à produire cette sorte d'enroulement, d'involution du pied qui complique singulièrement les difformités du pied bot.

Si les choses se passaient avec la simplicité que fait prévoir l'exposé ci-dessus, l'histoire du pied bot ne serait difficile ni à exposer ni à comprendre. Nous aurions le pied bot *équin,* la pointe du pied portée directement en bas, le talon relevé; le pied bot *talus,* la pointe en l'air et le talon sur le sol, le pied bot *varus,* la pointe dirigée en dedans et le *valgus,* la pointe tournée en dehors. Le *varus* et le *valgus* seraient tout simplement l'exagération de l'attitude vicieuse qu'on appelle pied en dedans, ou pied en dehors. Si vous abordiez, avec ces notions d'une simplicité aussi commode, l'examen d'une forme de pied

---

1. Duchenne (de Boulogne). *De l'électrisation localisée et de son application à la pathologie et à la thérapeutique,* 3e édition. Paris, 1872.

très commune, celle qu'on appelle le *varus équin* ou tout simplement le *valgus*, il est probable que vous ne sauriez comment vous y retrouver. Je dirai même que cet embarras est généralement la règle chez les jeunes praticiens. Il y a bien d'autres choses à considérer que la direction de la pointe du pied en dedans ou en dehors dans un pied bot et la donnée simple de la nomenclature classique ne se réalise, pour bien dire, presque jamais. Au lieu de vous décrire ces formes idéales et de les compliquer comme à plaisir en supposant des formes intermédiaires dont plusieurs n'ont jamais existé, je préfère vous présenter par ordre de fréquence les divers types cliniques de l'affection.

Mais auparavant, il faut que nous nous expliquions sur deux points relatifs, l'un à l'étiologie, l'autre à la marche de l'affection. Le pied bot est acquis ou congénital. Dans quelle proportion de fréquence êtes-vous exposé à rencontrer l'un ou l'autre? On a signalé, à l'hôpital orthopédique de Londres, 1780 pieds bots sur 10217 difformités diverses ; 764, c'est-à-dire un peu plus du tiers étaient congénitaux. Le pied bot congénital est donc d'une fréquence assez grande par rapport aux autres malformations et d'une fréquence notable quoique inférieure par rapport au pied bot acquis. Mais ici encore il y a une distinction à faire et deux grandes catégories à établir. Un certain nombre, la moitié environ des pieds bots acquis, sont dus à des causes diverses dont la liste ne saurait être épuisée parce que l'esprit conçoit toujours, après cette liste, la possibilité pour d'autres causes d'amener le même effet. Le pied bot accidentel peut être le résultat d'affections diverses des os, des ligaments, le siège en fût-il même éloigné du pied. Une carie, une maladie articulaire, comme la goutte, le rhumatisme, des brides cicatricielles peuvent amener des déviations permanentes du pied. Il est même à noter que les formes simples du pied bot, sont signalées dans ces cas et dans ces cas seulement.

Mais il y a un groupe très important de pieds bots accidentels qui se rapproche beaucoup du congénital par sa fréquence sensiblement égale, par la richesse de ses déformations diverses (ne parlons pas de sa cause qui a souvent été considérée comme la même), ce sont ceux qui ont une origine musculaire suivant la loi que Bouvier a très bien formulée de la manière suivante : Toute cause susceptible de rompre l'équilibre musculaire et d'amener l'inclinaison du tarse, est capable aussi de produire le pied bot le plus compliqué.

Depuis les simples attitudes vicieuses, résultant du séjour d'un membre dans un appareil, de certaines habitudes prises dans la marche et dans la station avec des béquilles, avec des souliers à talons trop élevés, jusqu'aux affections idiopathiques des muscles ou symptomatiques des lésions des centres nerveux, on voit combien d'applications trouve cette loi. Il y a pourtant encore une sélection à faire en faveur de la paralysie atrophique de l'enfance, une autre, quoique moins importante, en faveur de l'atrophie graisseuse progressive (Broca). Ces affections, en effet, fournissent un pied bot qui se prête à toutes les variations connues de la difformité et qui réclame le même traitement que le pied bot congénital.

Un mot encore par rapport à la marche de l'affection. Vous m'entendrez plusieurs fois mentionner dans la description des formes cliniques du pied bot un premier, un second et un troisième degré. Ces qualifications sont-elles en rapport avec une évolution réelle ? Jusqu'à un certain point, oui, surtout pour le pied bot accidentel. Il est certain qu'une des formes les plus fréquentes de ce pied bot, le varus par exemple, commence souvent par être pur, c'est-à-dire par consister uniquement dans la déviation de la pointe du pied en dedans (que nous allons bientôt décrire avec ses caractères accessoires), avant de s'équiniser, c'est-à-dire de se compliquer, comme elle n'y manquera pas, soyez-en sûrs, de l'élévation du talon qui

la transformera en varus équin. Un côté intéressant de
ce premier degré, c'est que la main suffit quelquefois, parfaitement pour opérer le redressement. Ce premier degré et
le second ont encore une autre valeur réelle, c'est de marquer
les étapes vers la guérison. Un effet par exemple de la ténotomie,
pourra être de transformer un varus du troisième degré en un
autre varus du premier degré et, quelquefois, cette étape ne
pourra être dépassée à cause des déformations irréparables
qu'ont subies les parties profondes. Enfin les formes congé-

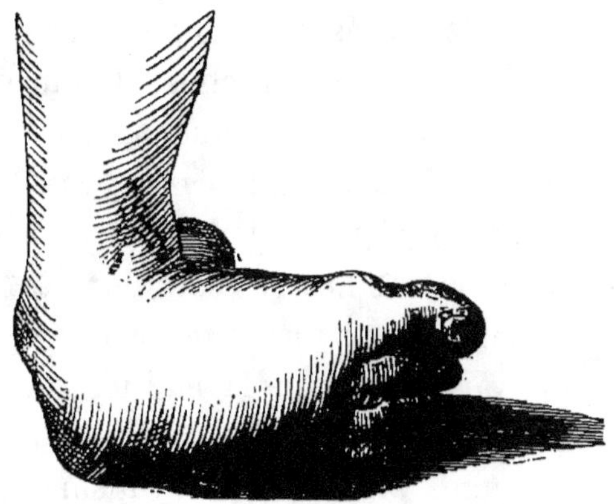

Fig. 106. — Pied varus équin avec augmentation de la courbure transversale
du pied.

nitales elles-mêmes, quoique leur évolution après la naissance
ne soit pas bien prouvée, pour la raison bien simple qu'elles se
présentent généralement adultes et pourvues de leur troisième
degré, ont pourtant quelquefois l'innocuité du premier degré
et c'est là, disons-le en passant, le secret de quelques guérisons
opérées par des manipulations très simples des parents sur
leurs enfants. Hier encore, un père de famille m'a spontanément promis de me faire voir pour mon instruction un pied bot
qu'il avait guéri par des moyens à lui. S'il réalise sa promesse,
j'ai grande chance de trouver qu'il a tout simplement guéri

un pied bot du premier degré en supposant qu'il ait guéri quelque chose.

Passons maintenant à la description des principales formes cliniques. Au lieu de nous borner à mentionner la direction de la déviation de la pointe du pied, nous examinerons successivement : cette pointe du pied, la situation du bord du pied, le sens de la direction de sa plante, la forme du dos du pied, et l'état de l'articulation médio-tarsienne, la situation du talon et du cou de pied. Tous ces éléments sont nécessaires pour la description analytique d'un pied bot accompli qu'on serait tenté d'abord de représenter comme une ébauche d'appendice, une nageoire ou quelque chose d'i nforme·

La forme la plus fréquente de beaucoup est le *varus* qu'on pourrait appeler tout de suite *varus équin*, vu sa promptitude à s'équiniser, quand il n'a pas d'emblée ce caractère. Dans la statistique de Duval[1], sur 1000 pieds bots, dont 574 congénitaux (notez en passant cette légère inégalité de fréquence), il n'y a pas moins de 532 varus, plus de la moitié, sans compter les équin varus (ne pas confondre ces derniers avec les varus équins; dans les équins varus c'est l'équinisme qui est la déformation initiale et principale). Les équins varus et équins purs sont au nombre de 117; il n'y a que 22 valgus, 9 talus et 20 cas d'équinisme exagéré que Duval appelle stréphydopodie et dont j'aurai tout à l'heure quelques mots à vous dire. Les 1000 cas de Duval se répartissent en 550 pour les garçons et 450 pour les filles.

Il y a des différences tellement importantes dans l'aspect des déformations du varus, quoique se rapportant toutes au même type, suivant le degré auquel il appartient, que nous sommes obligés de tenir compte de ce degré dans notre description.

---

1. Vincent Duval, *Traité pratique du pied bot, de la fausse ankylose du genou et du torticolis*, 3e édition. Paris, 1859.

Le premier degré admet déjà l'équinisme combiné avec le varus direct. Commençons d'abord par le schéma du varus direct qui se montre bien rarement dans la réalité, mais qui sert de point de départ aux déformations plus accentuées des degrés divers du varus. Dans le varus direct la pointe du pied est tournée en dedans, le pied repose sur son bord externe arrondi, son bord interne étant concave, la plante et le talon regardent en dedans; la tête de l'astragale et l'extrémité antérieure du calcanéum font saillie sur le dos du pied devié en dehors, le scaphoïde et le cuboïde se portent en dedans; il y a dissociation de l'articulation médio-tarsienne, de l'avant et de l'arrière-pied, effacement de la malléole interne. Aussitôt que l'arrière-pied quitte le sol, le varus équin ou varus vulgaire est constitué et la description que nous venons de donner convient à peu de chose-près à son premier degré. Il est d'usage de mesurer les divers degrés de la déformation à l'ouverture de l'angle formé par l'avant-pied avec l'axe de la jambe. Pour moi cet angle ne donne ni la mesure ni l'idée des formes graves du varus; c'est le mouvement de rotation de l'avant-pied abandonnant de plus en plus l'arrière-pied et basculant en même temps, en avant de manière à remplacer le bord externe du pied sur le sol qui est la véritable clef de la déformation dans les deuxième et troisième degré du varus (fig. 106).

La dissociation médio-tarsienne se transforme en subluxation et en luxation véritable; la plus grande partie de la tête de l'astragale fait saillie sous la peau. Le poids du corps, en portant sur l'angle formé par l'avant-pied et l'arrière-pied ainsi luxés, tiraille les ligaments de l'articulation tibio-astragalienne de sorte que l'arrière-pied lui-même s'incline en avant et que le talon et la plante du pied regardent en arrière, presque en haut. Ces explications donnent une interprétation satisfaisante du varus que je mets ici sous vos yeux et d'autres pièces

anatomiques déjà représentées, comme celle d'un enfant nouveau-né déposée au musée de Saint George's Hospital (fig. 107),
et comme une autre pièce provenant d'un adulte (fig. 108);
mais elles ne représentent pas encore exactement la difformité

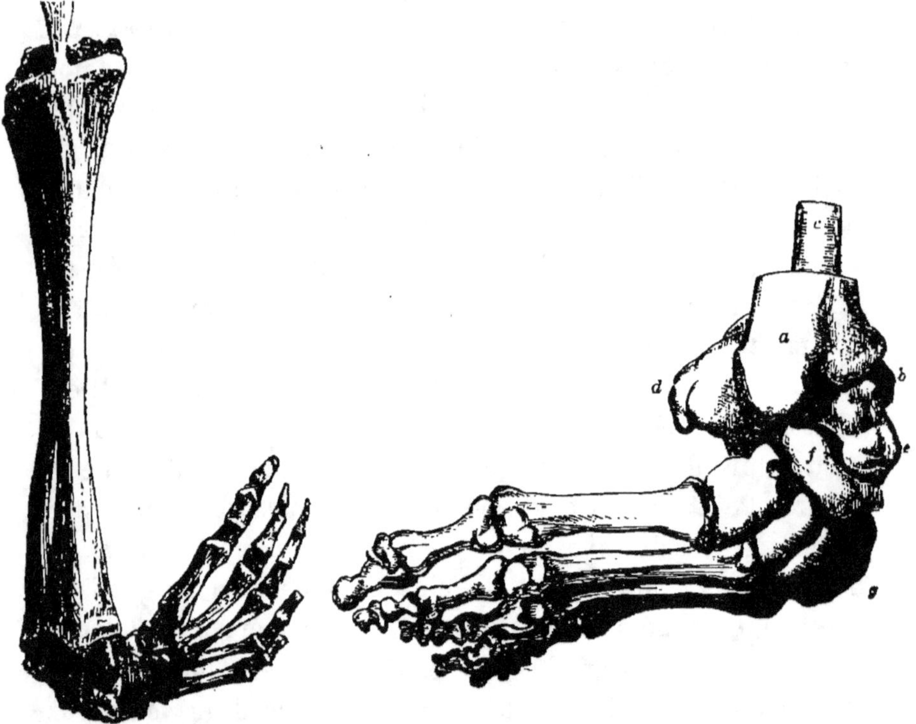

<table>
<tr><td>Fig. 107. — Pied bot varus con-
génital.</td><td>Fig. 108. — Varus congénital grave, observé chez un
adulte.</td></tr>
</table>

Dessin fait d'après une pièce qui est
déposée au musée de Saint George's
Hospital et qui provient d'un enfant
nouveau-né.

a, section du tibia destinée à faire voir la position relativement
postérieure du péroné; *b*, la malléole externe; *c*, le péroné;
d, l'extrémité postérieure du calcanéum, déviée en dedans;
e l'astragale formant une saillie irrégulière sur le dos du
pied; *f*, l'os scaphoïde en contact avec la malléole interne;
g, le cuboïde, dont la surface supérieure renversée repose
sur le sol.

et, laissez-le moi dire, la hideur de certains pieds bots. C'est par
une sorte d'analyse, en effet, que l'on arrive à retrouver dans
ces appendices difformes les traces d'une plante, d'un dos,
d'un bord externe et même d'un talon. Lorsque des déviations

des orteils renversés, chevauchant les uns sur les autres, viennent s'ajouter aux autres déformations, le tableau est complet. C'est justement ce maximum de difformité qu'on vous présentera

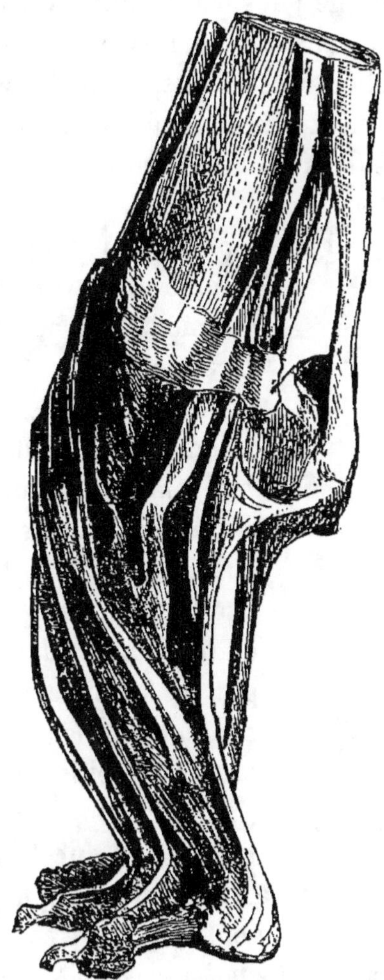

Fig. 109. — Pied bot équin.
Dessin fait d'après une pièce anatomique recueillie à l'amphithéâtre de dissection et déposée au musée de Saint George's Hospital.

le plus souvent à redresser; mais vous prévoyez que les moyens les plus puissants n'auront qu'une action limitée pour y arriver. Il y a certaines déformations des os, certain état des ligaments

qui persisteront même après une cure héroïque. L'atrophie générale du membre, la gracilité des mollets, qu'on a comparés
souvent à des mollets de coq, ne se répareront pas facilement, je
dois dire pourtant que j'ai sous ce rapport obtenu de bons résultats de certaines cures thermales fortifiantes, en particulier
de celles de Bourbonne-les-Bains, mais des lésions profondes
musculaires, ligamenteuses, tendineuses (comme celles qui
sont représentées dans un pied équin (fig. 109) ne sont pas si
aisément réparables.

L'équin est le pied bot le plus fréquent après le varus. C'est,
comme on l'a dit, le plus commun
des pieds bots accidentels et le plus
rare des pieds bots congénitaux.
Toutes les causes que nous avons
assignées aux pieds bots acquis peuvent amener l'équin, surtout celles
qui entraînent avec elles la rétraction
du triceps crural, et du long péronier
latéral ; les abcès profonds, les ulcères
du mollet sont dans ce cas. L'équin
pur est fort rare. Il est constitué tout
simplement par l'extension du pied,
la pointe basse et le talon haut
(fig. 110). On en distingue trois degrés, selon que le pied peut encore

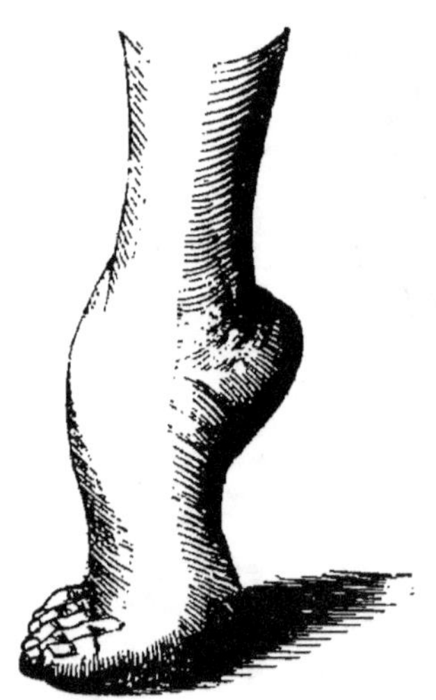
Fig. 110. — Pied équin simple.

être fléchi sur la jambe à angle droit, ou qu'il forme avec la
jambe un angle obtus, ou enfin, qu'il se continue sans former
d'angle avec la jambe. Dans les cas où l'équinisme est dû au
défaut d'action ou à l'atrophie du jambier antérieur, on voit
se manifester l'involution du pied sur lui-même que Duchenne
(de Boulogne) qualifie de *pied creux* (fig. 111 et 112).

Nous savons déjà que l'équin est la complication la
plus ordinaire du varus, mais il se complique lui-même

de varus, ce qui n'est pas la même chose. Dans l'équin
varus (fig. 111), l'extension du pied l'emporte beaucoup sur la déviation de la pointe en dedans. Une observation très intéressante et très singulière a été faite par Duchenne

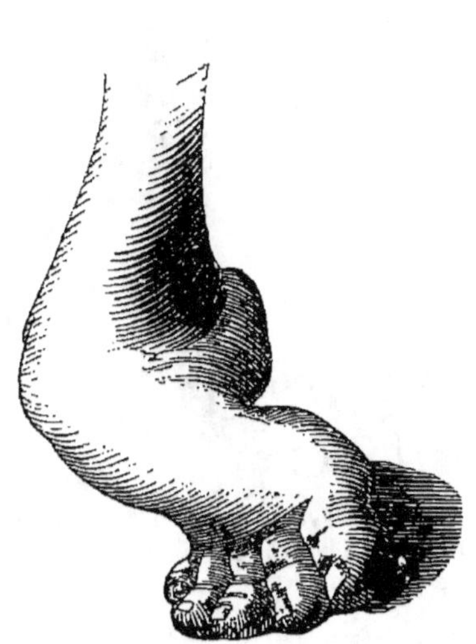

Fig. 111. — Pied varus équin.

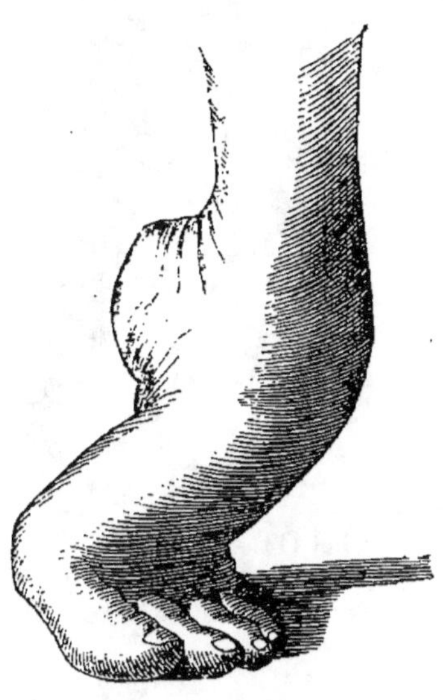

Fig. 112. — Pied équin direct, datant de huit ans, survenu chez un enfant alors âgé de deux ans, consécutivement à l'atrophie du jambier intérieur. On voit sur la figure la griffe pied creux, qui caractérise ce degré de l'équinisme (Duchenne de Boulogne).

(de Boulogne). C'est que le même pied qui au repos est un équin un peu varus, dans la flexion devient un équin valgus (fig. 113, 114, 115 et 116). Chaussier appelle *stréphydopodie*, pied bot en dessous, l'équin avec enroulement complet du pied, dans lequel les orteils sont repliés en dessous, et le dos du pied porte sur le sol.

Le valgus beaucoup moins fréquent que le varus et l'équin (22 sur 1 000, seulement, Duval) n'est pas la seule forme des pieds bots congénitaux, puisque nous avons vu que la moitié

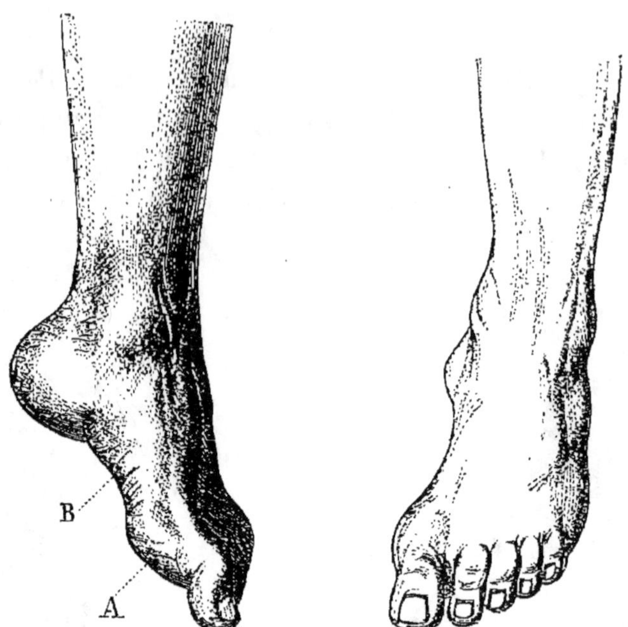

Fig. 113 et 114. — Pied équin, au deuxième degré, survenu chez un garçon alors âgé de deux ans, consécutivement à l'atrophie du jambier antérieur, et datant actuellement de trois ans. Attitude dans le repos musculaire.

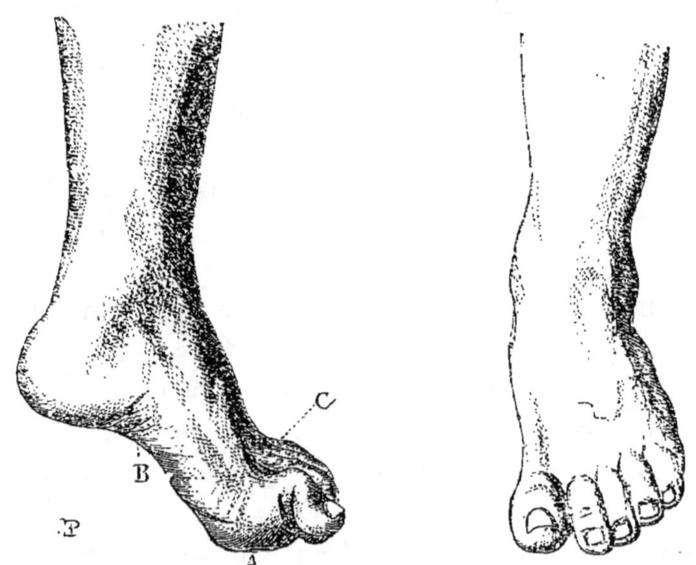

Fig. 115 et 116. — Le même pied que dans les fig. 113 et 114, mais vu pendant la flexion du pied sur la jambe. Au repos, son attitude était celle d'un équin un peu varus; pendant la flexion, elle est celle de l'équin valgus (Duchenne, de Boulogne).

des varus est congénitale, mais il faut dire que presque tous les valgus sont congénitaux. La description d'une autre difformité le plus souvent congénitale, le pied plat, semble mettre sur la voie du processus par lequel se forme le valgus. On sait que le long péronier latéral a été assimilé à un ligament actif maintenant en place la voûte du pied; l'affaiblissement de ce muscle amène l'affaissement de cette voûte; le bord interne du pied porte alors sur le sol dans sa longueur. Cette difformité, quand elle ne s'aggrave pas, peut être compatible avec une marche assez correcte, quoique plus fatigante, c'est à la fois le pied plat et, quand elle se complique d'un peu d'abduction, le premier degré du valgus. Cette difformité qui s'établit par la contracture des muscles antagonistes de ceux qui produisent le varus en est pour ainsi dire l'inverse; ainsi, pointe du pied tournée en dedans, dans le varus, en dehors dans le valgus; bord externe du pied portant sur le sol dans le varus, bord interne dans le valgus; complication d'équinisme dans le varus, complication de flexion du pied dans le valgus; saillie externe de la tête astragalienne dans le varus, interne dans le valgus; rotation de l'avant-pied sur l'arrière-pied en dedans dans le varus, en dehors et en haut dans le valgus; bascule de la face dorsale externe du pied dans le varus, interne dans le valgus; le côté saillant est en dedans, le côté rentrant est en dehors, la station se fait sur la face dorsale interne du pied, la face plantaire est aplatie. Cette difformité est très souvent accompagnée d'absence congénitale d'un ou de deux orteils et même du péroné.

Le valgus nous a tenus presque exclusivement dans le domaine du pied bot congénital. Je pense, à ce propos, que je ne vous ai rien dit des causes qui sont supposées amener cette malformation. On la rencontre très souvent avec le spina bifida, coïncidence qui s'explique deux fois par un rapport de cause à effet et par la loi si souvent vérifiée de l'association des malformations. Dans des cas où aucune étiologie rationnelle ne se présente, Rudolphi a invoqué les convulsions intra-utérines. Cruveilhier a admis l'influence des pressions exercées par l'utérus sur le fœtus ou par le fœtus sur lui-même. On a parlé aussi de l'enroulement du cordon ombilical autour du membre inférieur du fœtus, de l'absence congénitale de certains muscles ou de certains os. L'hérédité manifeste du pied bot milite en faveur d'un vice du germe. Peut-être que cette cause n'est pas la seule; peut-être que les affections qui amènent le pied bot après la naissance agissent de la même façon dans l'utérus; respectons une obscurité qu'il ne nous sera pas donné de percer.

Il ne nous reste plus qu'un mot à dire, avant de passer au traitement, sur une forme de pied bot, la plus rare de toutes, le talus. Le talus ne se rencontre quelquefois que sous la forme de talus valgus, dans le valgus congénital. Nous avons vu d'ailleurs qu'il y a dans le valgus la même tendance pour la pointe à quitter le sol que pour le talon dans le varus. Dans le degré extrême, le talon pose sur le sol par sa partie inférieure, à son union avec le tendon d'Achille. C'est le pied *calcanien* de Scoutetten. Duchenne (de Boulogne) a donné une explication ingénieuse d'une forme très rare et très remarquable, le talus pied creux dans laquelle il y a talus en arrière, et en même temps involution de l'avant-pied qui ramène les orteils sur le sol[1]. Cette disposition résulte de la prédominance des fléchisseurs du pied et des orteils sur le triceps crural.

Il ne me semble pas nécessaire de consacrer du temps à établir le diagnostic différentiel du pied bot. Un seul point importe, c'est de ne pas prendre pour un pied bot une déviation simulée, ou une déviation réelle, tenant à une contracture passagère de certains muscles, contracture hystérique, contracture aiguë des enfants, des nourrices, contracture rhumatismale. Il pourrait y avoir un grave inconvénient à pratiquer la téno-

tomie dans un de ces cas. Je compte sur votre sagacité pour
éviter cette erreur.

Nous avons maintenant à parler du traitement du pied bot.
Je voudrais le faire d'une manière qui vous fût réellement
utile. Ce ne sont pas les moyens d'action qui manquent, ni
même les bons moyens. L'écueil même est dans cette richesse
qui tourne quelquefois un peu à la confusion. L'important,
c'est de savoir faire son choix, de savoir ce qu'on peut attendre
d'une méthode, si elle peut suffire ou si elle a besoin du concours d'autres méthodes; si l'on doit s'attendre à des succès
complets, ou à des succès limités, à quel âge il faut traiter le
pied bot, et à quel âge cesser de le traiter. La solution de ces
questions importe bien plus au clinicien que l'énumération
plus ou moins complète d'appareils perfectionnés ou prétendus
tels.

Laissons de côté le traitement médical qui évidemment
n'a rien à faire ici. Ce sont des moyens mécaniques et des opérations qu'il faut appliquer à la cure du pied bot, qui est un cas
d'orthopédie purement chirurgicale. Le premier et le plus ancien de tous, réglé déjà par Hippocrate et plus tard par Brück-
ner, par Mellet[2], consiste dans l'emploi de la main, c'est-à-dire
dans les manipulations. Étant données les déviations du pied
bot, leur complexité, les subluxations dont elles se compliquent,
il semble presque puéril de décrire les manœuvres manuelles
qui doivent être employées. Cela serait bon si ces manipulations devaient être faites par des empiriques, comme cela arrive trop souvent. L'homme de l'art tire sa règle de conduite
du cas qu'il a sous les yeux; tout au plus certaines règles pour-

1. Duchenne (de Boulogne). *De l'électrisation localisée et de son application
à la pathologie et à la thérapeutique.*
2. Mellet, *Manuel pratique d'orthopédie* ou *Traité élémentaire sur les moyens
de prévenir et de guérir toutes les difformités du corps humain.* Paris, 1844.

ront-elles être posées. Il saura que dans les déviations compliquées de rotation médio-tarsienne de l'avant-pied sur l'arrière-pied, qui se produisent aussi dans d'autres lignes articulaires, il faut rectifier l'axe antéro-postérieur du pied avant de redresser sa direction. Dans un cas de varus équin, par exemple, il y aura d'abord à corriger là courbure à concavité supérieure du bord interne du pied, à convexité inférieure du bord externe, puis à rectifier la direction de la plante du pied déviée en dedans et même en arrière ; enfin, à repousser d'avant en arrière le pied sur lui-même, pour réduire peu à peu et l'une après l'autre, les subluxations médio-tarsiennes. Il est superflu de dire que ces manœuvres n'auront chance de succès que sur des formes légères ou au moins moyennes, et surtout après la ténotomie. Une chose dont il faut bien vous pénétrer, c'est que les séances doivent être suffisamment longues et fréquentes, qu'elles doivent être répétées pendant un long temps. Dans ces conditions, on peut espérer un succès comme dans le cas cité par Bouvier [1], d'un jeune homme qui se guérit d'un pied bot par des manipulations exercées sur lui-même. Il est certain que la main du chirurgien vaut mieux que toutes les machines, parce qu'elle modifie à chaque instant ses applications suivant les indications spéciales du cas. On voit assez aussi, ce qui manque, à cet admirable instrument ; ce n'est pas la force. Cette force peut dépasser la limite que conseille la prudence et je ne suis pas partisan du massage forcé de Delore ; le massage le plus efficace est pour moi le massage modéré. Ce qui lui manque c'est la continuité d'action, si bien que les résultats obtenus s'évanouissent et qu'il faut y revenir assez souvent pour lasser l'opérateur et le malade. De là vient l'idée qui n'est pas jeune de remplacer l'action des mains, par des pièces fixes.

---

1. Bouvier, *Leçons cliniques sur les maladies chroniques de l'appareil locomoteur*. Paris, 1856.

C'est là l'origine des bandages appliqués déjà et fort ingénieusement par Hippocrate, au traitement du pied bot. Ne négligez pas l'art des bandages, messieurs. C'est le secret de l'indépendance des chirurgiens. Avec des bandes, du plâtre de Paris, et des attelles, l'homme de l'art peut se passer des machinistes et même leur indiquer la voie à suivre, car les bandages sont les pères des appareils.

Nous voici arrivés à ces appareils. Désespérant d'en épuiser la liste, Bouvier, avec son talent habituel, a fait la synthèse de l'appareil à pied bot. Tout appareil à pied bot se compose essentiellement d'une partie podale, c'est-à-dire, comme dans l'appareil ou sabot de Venel, d'une semelle de bois ou de fer, cette semelle est destinée à recevoir la plante du pied qui y est fixée et maintenue, par des courroies, par une talonnière. Cette semelle peut être simple et sans rebord ou munie de quartiers en fer et de bourrelets. Elle peut être articulée pour combattre les fortes courbures médio-tarsiennes. La partie jambière se compose d'un levier simple ou double appliqué sur l'un des deux côtés de la semelle, ce levier est destiné à ramener dans l'axe voulu le pied fixé au préalable sur la semelle. Il prend ensuite lui-même son point d'attache par des moyens variés sur le membre inférieur. On l'a fait brisé, on l'a rattaché à la semelle par des articulations savantes, qui ont permis d'opérer des modifications dans la direction du pied de trois façons différentes (Voy. fig. 117, un bon type d'un de ces appareils applicable au pied bot varus).

Je vais me borner à nommer quelques-uns de ces appareils : celui de Duval, celui de Ferdinand Martin, celui de J. Martin, appelé improprement appareil de Bouvier, parce que c'est celui dont Bouvier se servait le plus ordinairement, l'appareil de J. Guérin, excellent comme appareil de contention, une fois le premier résultat obtenu par d'autres moyens, les appareils de **Nélaton** et de **Guillot**, l'appareil très léger et très simple d'Adams pour les enfants du premier âge (infantile varus splint) [1]. Nos habiles constructeurs d'instruments ont rivalisé de zèle pour rendre ces appareils plus utiles, plus élégants [2]. Je m'arrête dans cette énumération, messieurs, parce que j'ai hâte de dissiper un malentendu. Tous les appareils sont bons depuis

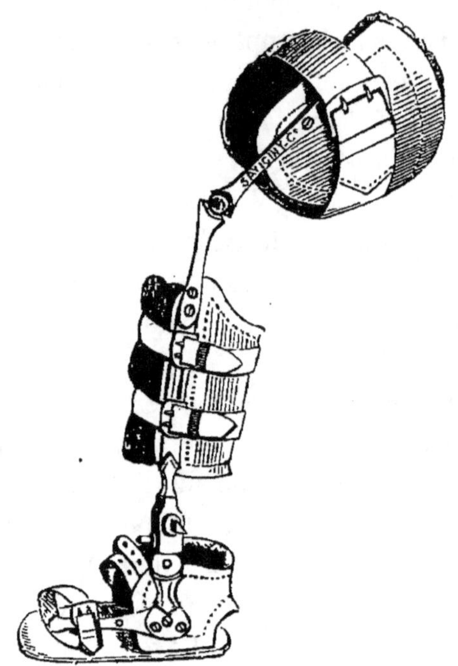

Fig. 112. — Appareil pour le pied bot varus.

que nous avons la ténotomie et puisque tous sont bons, les plus simples sont les meilleurs. Il n'y a donc pas une cure possible du pied bot par les appareils, me direz-vous? mais Bouvier croit à cette cure, mais Bouvier a prononcé cette pa-

1. W. Adams, *Club Foot*, its causes, pathology and treatment, London, 1866.
2. Voy. Gaujot, *Arsenal de la chirurgie contemporaine*, description, mode d'emploi et appréciation des appareils et instruments en usage pour le diagnostic et le traitement des maladies chirurgicales. Paris, 1867, . I.

role énorme: « Quand on pratique la ténotomie, *l'opération n'est qu'un adjuvant* des appareils ». Hélas! tel est le rêve des médecins, surtout quand ils font œuvre de chirurgie: réduire l'intervention chirurgicale au minimum. Je suis prêt à reconnaître que, sans le concours des manipulations et des appareils, l'opération serait inutile, peut-être nuisible, mais depuis que l'opération de Delpech, retrouvée par Dieffenbach est réglée comme elle l'est maintenant, il n'est plus permis de demander à un autre moyen la cure des pieds bots confirmés, surtout des congénitaux, car je reconnais que le pied bot accidentel, dans certaines circonstances, cède mieux que le congénital à l'emploi des appareils, sans le secours d'une opération.

Je vous ai dit qu'avec la ténotomie, tous les appareils sont bons. Je vais vous donner en quelques mots une idée de ma pratique en ce genre. Vous n'attendez pas de moi que je vous parle encore une fois de la ténotomie en général, dont je vous ai déjà entretenu à propos du torticolis. Je vous dirai seulement comment je procède, et je vous décrirai avec quelques détails un appareil que j'ai choisi, parce que c'est un chef-d'œuvre de simplicité, parce que c'est une sorte de schéma de l'appareil redresseur des pieds bots et le spécimen le plus propre à faire comprendre la description que je vous en ai donnée. C'est l'appareil à plaquettes, auprès duquel le sabot de Venel lui-même paraît compliqué.

D'abord, un mot des indications de l'opération. Dans tous les cas de varus (et vous savez comme ils sont nombreux) où les manipulations ne remettent pas, au moins momentanément, le pied dans sa direction normale et lorsque, dans un cas douteux, le chloroforme qui *solvit spasmos* vous aura fait voir que vous n'avez pas affaire à une contracture passagère, opérez et le plus tôt possible, le plus près de la naissance possible si c'est dans un cas congénital. Toutefois il faut attendre l'âge de trois mois au moins à cause des difficultés de pansement que l'on rencontre chez des enfants au dessous de cet âge. Il ne faut pas attendre les déformations osseuses, ligamenteuses qui surviendront certainement si l'on ne prend pas les devants; cela est si vrai qu'après dix-huit ou vingt ans, il ne faut plus opérer le pied bot congénital, pour ne pas s'exposer à un échec certain. Au-dessous de cet âge, il y a un point à vérifier. Si le malade ne se sert plus du tout de son membre qui est complètement atrophié, il ne faut pas opérer. Si le malade peut s'en servir, ne fût-ce qu'un peu, il faut opérer pour élargir sa base de sustentation. Dans les cas accidentels, il faut se guider, moins par l'âge du malade que par l'âge de son affection, car il

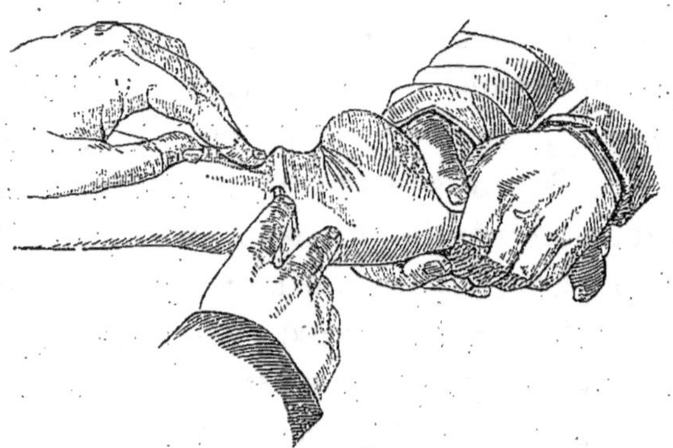

Fig. 118. — Attitude à donner au pied pour la section sous-cutanée du tendon d'Achille.

est évident que dans ces conditions, on peut opérer au delà de vingt ans quand l'affection remonte à quelques années seulement.

Il faut donc opérer le plus vite possible et faire peu de manipulations préparatoires. Avant l'opération on pourra cependant se servir de l'électricité faradique à faibles courants pour rendre aux muscles atrophiés un peu de vigueur.

La ténotomie étant décidée, comment la fait-on? L'enfant étant couché sur le ventre, les jambes solidement maintenues par un aide, l'opérateur saisit avec sa main gauche le pied à opérer, ce qui vaut mieux que de le confier à un aide (fig. 118),

qui pourrait exercer trop de force au moment où la section
du tendon se produit et amener la perforation de la peau.
La corde du tendon d'Achille qui est toujours un peu
déviée en dedans étant bien reconnue, l'opérateur pratiquera du côté interne la ponction de la peau, en usant

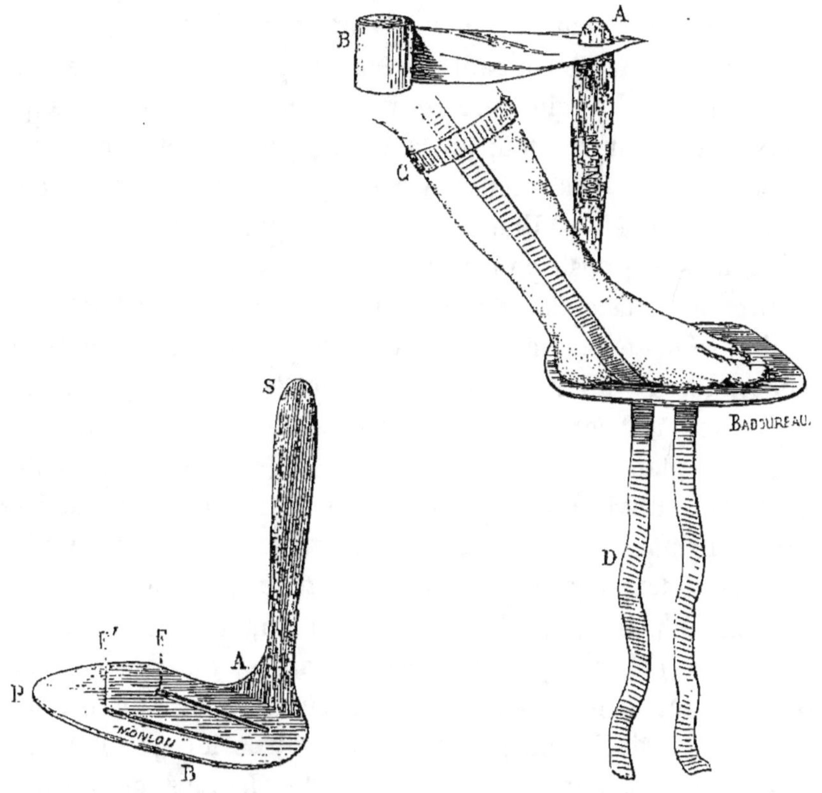

Fig. 119. — Appareil à plaquette.   Fig. 120. — Appareil à plaquette en place.

du petit artifice que je vous ai déjà indiqué à propos du
torticolis, de piquer le tendon, pour engainer son ténotome
et éviter les vaisseaux et nerfs sous-jacents. Introduisant
ensuite à plat par la petite plaie le ténotome boutonné
ou simplement mousse entre la peau et le tendon, il retour-
nera la lame vers le tendon et le sciera, mais en soute-

nant la lame pour ne pas aller jusqu'aux vaisseaux. Cette crainte suggère l'idée toute naturelle de charger le tendon par dessous. J'ai essayé deux fois ce procédé, mais deux fois j'ai piqué la peau du côté opposé, sans fâcheuse conséquence du reste. On entend le craquement caractéristique du tissu fibreux divisé et l'on perçoit à la main un ressaut suivi d'une sensation de détente qui indique que le tendon est coupé. Il faut alors, en fléchissant fortement le pied, déchirer les dernières fibres celluleuses qui tiennent encore, c'est ce que Duval appelait le coup du malin. Après, l'on peut sentir avec le doigt l'écartement qui s'est produit et qui peut être de 1 ou 2 centimètres. Une fois le tendon coupé, il faut placer le pied dans une position favorable pour que les deux extrémités sectionnées du tendon ne se rapprochent pas et que la régénération se fasse par une sorte de rallonge, qu'on a appelée le col tendineux. Pour cela je me sers de l'appareil à plaquette.

Cet appareil consiste en une planchette ou semelle dans la surface plantaire de laquelle sont ménagées deux fentes (voy. fig. 119 et 120) pour laisser passer les bandelettes fixatrices de diachylon. Au côté externe de la plaquette est fixée un levier ascendant formant avec elle un angle obtus. Après l'opération, la plaie étant fermée avec un tampon d'ouate collodionnée, on applique autour de la jambe, du coton et une bande roulée, puis le pied est fixé sur la planchette par des bandes de diachylon, puis au moyen du levier que l'on tire pour le fixer à la jambe avec d'autres bandelettes, on porte le pied en valgus talus, position diamétralement opposée au varus équin. Je n'ai vu qu'une seule fois l'appareil à plaquette produire une petite eschare malléolaire, tandis que l'appareil à levier brisé que j'ai aussi employé, en produit très souvent.

Ce n'est qu'au bout de huit jours qu'il faut enlever le premier pansement. On commencera alors le massage qui consiste à saisir le pied avec la main et à le porter de dedans en dehors, en le fléchissant de plus en plus sur la jambe. Chaque jour, pendant six semaines au moins, il faudra ôter l'appareil, faire le massage et remettre l'appareil. Il est essentiel de faire le massage ainsi, pas plus tôt et aussi longtemps, sans quoi l'opération est inutile. Après cela on fera mettre, comme moyen de contention, l'appareil à tuteurs que vous connaissez.

Les accidents de la ténotomie sont très rares. Je n'en ai pas vu un seul grave. Le roman fameux de Flaubert nous en montre une suivie de gangrène et d'amputation chez un adulte et

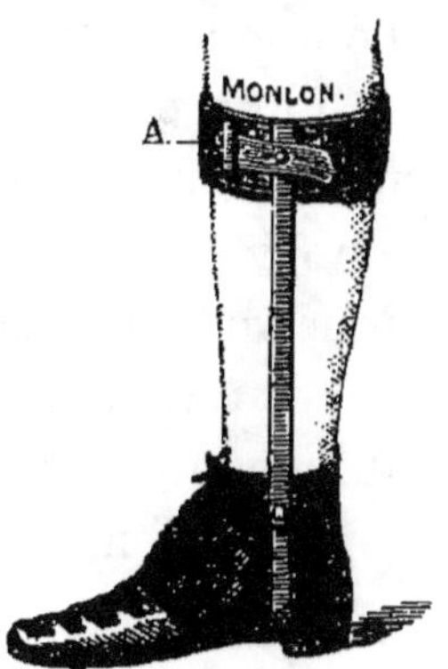

Fig. 121. — Brodequin à tuteurs.

après l'application d'un lourd appareil. Pour moi, même dans ces conditions, un accident aussi grave n'est à sa place que dans un roman. Deux fois, j'ai vu de la suppuration de la plaie et une fois de l'exfoliation du tendon, dans les cas où l'état général était mauvais, mais cela s'est toujours bien terminé.

Jamais je n'ai vu le thrombus que l'on attribue à la blessure des veines plantaires quand on fait la ténotomie en dedans; une seule fois, j'ai eu un thrombus, mais dans une section de l'aponévrose plantaire que l'on fait quelquefois pour amener le déroulement du pied et qui est une mauvaise opération.

L'entrée de l'air que l'on a paru vouloir conjurer en prenant la précaution dérisoire de mettre son doigt sur la petite plaie en attendant l'application du tampon d'ouate n'est pas un accident à redouter. Cet air se résorbe très facilement sans amener d'inconvénients sérieux.

Je termine, messieurs, par une appréciation que je vous recommande des prétendues récidives du pied bot qui nécessitent une opération nouvelle. Stromeyer croyait à ces récidives et à un spasme nouveau des muscles gastro-cnémiens. Nous savons maintenant que l'opération ne guérit pas le pied bot en allongeant ces muscles qui restent sensiblement les mêmes avant et après l'opération. On sait maintenant que l'allongement se produit par l'interposition d'un cal tendineux entre les deux bouts sectionnés du tendon. Quand vous aurez une récidive, c'est que vous n'aurez pas suffisamment opéré votre section ou mal pratiqué votre massage.

Lorsque l'enfant sera en état de marcher, on substituera à l'appareil à plaquette le brodequin à tuteurs qui combattra avec succès la tendance à l'enroulement du pied en dedans (voy. fig. 121).

TRENTIÈME LEÇON

POLYDACTYLIE

Développement normal des doigts. — De ses anomalies. — Classification générale de M. Fort. — Polydactylie dans la série animale. — Polydactylie symétrique. Polydactylie unique. — Sa rareté. — Étiologie, hérédité. — Théories en présence. — Examen de ces théories devant l'autopsie type de Broca. — Variétés de doigts surnuméraires et leur fréquence relative. — Traitement. — Indications de l'intervention. — Mode opératoire. — Cas très singuliers de récidive.

MESSIEURS,

Les malformations des doigts appartiennent, par plus d'un point, au cadre que nous avons donné à ces leçons d'orthopédie. Ce sont des vices de conformation, des imperfections de développement qui portent quelquefois en même temps sur les viscères et entraînent des monstruosités incompatibles avec la vie, quelquefois aussi se rencontrent chez des sujets d'ailleurs bien constitués. Une remarque curieuse a été faite, c'est que les anomalies qui réduisent le nombre des doigts, très rares, se rencontrent le plus ordinairement avec l'absence de la tête ou d'autres organes de cette importance, tandis que l'anomalie en plus, la polydactylie est un fait fréquent et se trouve chez des individus parfaitement conformés. C'est là un titre à notre attention toute spéciale, d'autant plus que cette malformation, dans beaucoup de cas, se prête à une réparation qui est entièrement du domaine de la chirurgie orthopédique. Nous préférerons de beaucoup cette étude féconde en conclusions pratiques aux considérations très intéressantes du reste, de tératologie, d'embryogénie auxquelles l'étude de monstruosités plus caractérisées pourrait donner lieu.

Les malformations des doigts étant une curiosité, de celles qui peuvent être constatées *de visu* par les personnes les plus étrangères à l'anatomie, ont été souvent notées par toute espèce d'auteurs; ce serait une tâche difficile et ingrate que celle de réunir les éléments épars de l'expérience des siècles sur cette question. Il est beaucoup plus simple de se placer sur un terrain scientifique et d'étudier les anomalies du développement des doigts dans ce développement lui-même.

Il commence vers la quatrième ou cinquième semaine de la vie intra-utérine, sous la forme de bourgeons, de tubercules réunis au fœtus par un pédicule mince et étroit, dans lequel se forment plus tard le bras et l'avant-bras. Sur le bord libre de ces bourgeons se dessine une sorte de bandelette, de bourrelet digital, partagé en cinq divisions par quatre échancrures incomplètes. Ces échancrures ne se voient qu'à la face dorsale : jusqu'au troisième mois, elles sont limitées à la face palmaire par une membrane mince, comparable à celle des oiseaux palmipèdes. Si ce phénomène persiste au delà du troisième mois, il y a syndactylie, réunion vicieuse des doigts, malformation de la main de laquelle nous aurons à parler en temps et lieu. Après cette première période, dite de formation, le développement commence et il a lieu, suivant la belle loi de l'évolution centripète, qui a été énoncée par Serres, de la circonférence au centre. Or c'est justement pendant cette période que s'établit la correspondance et que s'établissent aussi les anomalies des organes, comme l'a très bien démontré Hunter[1]. Les doigts constitués d'abord par des masses courtes et épaisses de cel-

---

1. J. Hunter, *Œuvres complètes*, traduites de l'anglais par G. Richelot, Paris, 1843.

lules sont ensuite parcourus par des vaisseaux; les cartilages, les tendons apparaissent vers le troisième mois. C'est aussi vers la fin de ce troisième mois que l'ossification commence, dans la première phalange, selon les uns, dans la deuxième, suivant les autres, à raison de deux points d'ossification pour chaque phalange. Vers la fin du quatrième mois, se développe une hypertrophie du sommet des bourgeons qui constituera la matrice de l'ongle. Le bord libre de l'ongle n'apparaît que vers le sixième mois. On comprend quelle importance cette constatation peut avoir en obstétrique et en médecine légale.

Le développement normal tel que nous venons de le décrire peut présenter de nombreuses anomalies, dans le nombre, la forme, les dimensions, la direction, les rapports des doigts. Parmi ces anomalies, il en est un certain nombre qui correspondent à des monstruosités véritables. Vous pressentez que nous passerons légèrement sur cette espèce de malformations. Les monstruosités ne sont pas notre fait, quoique M. Coste ait tenté de les rattacher à la série normale des êtres quand il soutient qu'une monstruosité n'est qu'un temps d'arrêt dans l'échelle animale et qu'un enfant mal conformé correspond à un animal inférieur bien constitué. Cette théorie si séduisante ne paraît confirmée, jusqu'à présent, ni par l'expérience, ni par les examens nécroscopiques.

Nous empruntons à une thèse remarquable du docteur Fort la classification suivante des difformités des doigts :

> Doigts surnuméraires (polydactylie).
> Doigts absents.
> — courts (par diminution du nombre des phalanges).
> — longs (par augmentation du nombre des phalanges).
> — déviés.
> — adhérents (syndactylie).
> — hypertrophiés.

Parmi ces difformités, celle qui nous importe la plus est la polydactylie et un peu aussi la syndactylie, c'est-à-dire : le doigt surnuméraire et le doigt adhérent, à cause du traitement. Les doigts courts ou longs, les doigts hypertrophiés sont d'un médiocre intérêt. Malgaigne, dans ses remarquables leçons d'orthopédie recueillies et publiées par Guyon et Panas a étudié les déviations des doigts. Quant aux malformations des ongles qui ne font pas partie de la classification citée plus haut, elles en ont été exclues à bon droit. Rien n'autorise à assimiler aux diformités congénitales ou acquises dont nous nous occupons, certains aspects des ongles que l'on rencontre chez des vieillards de tenue négligée et dont les exemples ne sont pas rares à Bicêtre. Ces ongles ont tout simplement poussé sans être coupés; ils sont longs, épais, cylindriques, contournés en griffes. C'est, si l'on veut, de l'hypertrophie des ongles, mais ce n'est pas une difformité véritable, et la chirurgie orthopédique n'a aucun besoin de s'en occuper. C'est une affaire d'hygiène.

Arrivons maintenant à la polydactylie. C'est une malformation caractérisée par l'augmentation du nombre des doigts. On sait que l'homme est de tous les animaux celui qui a normalement le plus de doigts. Aucun animal n'a plus de cinq doigts, sans malformation. En revanche, beaucoup de mammifères, de reptiles en ont quatre, plus rarement trois ou deux, et plus rarement encore un seul; dans ce dernier cas, le doigt unique est constitué par la soudure des autres doigts. Mais la polydactylie existe aussi dans la série animale, dans les limites que nous venons d'indiquer. Ainsi les poules et les coqs de la race de Houdan ont le double ergot. Chose curieuse, ce double ergot, qui d'ailleurs ne sert absolument à rien, se retrouve dans une race de chiens, très intelligents, très énergiques, la race des chiens de berger.

La polydactylie peut être unique; elle peut être symétrique, c'est-à-dire affecter simultanément les deux mains, les deux pieds correspondants et même les quatre membres; quelquefois la main et le pied correspondants sont affectés ensemble.

Cette variété est très rare. Quant à la polydactylie croisée qui affecterait par exemple une main d'un côté et un pied de l'autre, on n'en cite pas d'exemple. La polydactylie unique, très fréquente chez l'homme, est extrêmement rare chez les animaux. Dans certains cas exceptionnels, un membre semble avoir en plus ce que l'autre membre a en moins, comme chez le fœtus exomphale de Neumann (1740), qui n'avait qu'un orteil au pied gauche, et huit ou plutôt neuf orteils au pied droit, le dernier étant bifide. Geoffroy de Saint-Hilaire a cité le cas d'une jeune fille qui avait à une main cinq doigts dont un bifide à l'extrémité, soit six doigts; et à l'autre main deux doigts doubles réunis par la peau, soit quatre doigts [1].

La polydactylie a non seulement toujours existé, ce qu'on pourrait très bien supposer *à priori*, mais elle a toujours été remarquée, comme l'atteste le surnom de *Sedigitus* (le sexdigité) porté glorieusement par le poète Volcatius. Aulu-Gelle, cité par Pline, a rapporté le cas de ce Volcatius, et aussi celui de deux jeunes patriciennes de la grande famille des Horatius, douées chacune de six doigts à chaque main. Pline, en son nom personnel, mentionne l'existence d'une nation d'hommes près de la mer Caspienne qui avaient huit doigts à chaque pied. Enfin, on peut voir dans la Bible, au livre des Rois, qu'un Philistin pourvu de six doigts aux deux mains et aux deux pieds succomba sous les armes des Juifs. Anne de Boleyn, qui paya de sa vie l'ignorance où elle avait laissé son farouche époux de l'existence chez elle d'une mamelle supplémentaire, avait également six doigts.

Les résultats les plus connus de la statistique tendraient à présenter la polydactylie comme un fait excessivement rare. Danyau n'en a vu que dix cas, dans sa pratique de vingt-quatre ans à la Maternité; Blot n'a trouvé qu'un seul polydactyle sur

---

1. Geoffroy Saint-Hilaire, *Histoire générale et particulière des anomalies de l'organisation chez l'homme et les animaux*, Paris 1831, t. I, p. 675.

dix mille enfants observés à l'hôpital des Cliniques. Un seul cas
a été relevé, en sept mois, par Béchet, aux Enfants-Trouvés, sur
2500 entrées, du 1ᵉʳ janvier au 1ᵉʳ août 1851. Au *Guy's Hospital* de Londres et au *Gebär und Kinderhaus* de Vienne on
n'en a pas trouvé un seul cas sur quatorze mille enfants en
1862. Au xviiiᵉ siècle, l'heureux rival de Voltaire dans la faveur de Frédéric, roi de Prusse, Maupertuis, n'avait trouvé que
trois polydactyles sur 100 000 Berlinois. En revanche, Giraldès, Guersant citent de nombreux cas de polydactylie. Il n'est
pas d'année où je n'en voie se présenter à moi au moins une
dizaine. Je suis donc porté à conclure que les faits de
polydactylie sont beaucoup plus fréquents que les statistiques
précédentes ne le feraient supposer. L'hôpital des Enfants où
nous sommes, étant un centre d'attraction où des jeunes sujets
qui présentent des vices de conformation sont apportés de tous
les points de la France, nous pourrions cependant être portés
à exagérer le nombre absolu des polydactyles.

L'hérédité joue un rôle prépondérant dans l'étiologie de la
polydactylie. Renou raconte, dans le *Journal de physique*, en
1774, qu'il y a dans le Bas-Anjou des familles sexdigitaires dont
la malformation se transmet de génération en génération, depuis un temps immémorial, malgré des alliances fréquentes
avec des membres de familles indemnes de ce chef[1]. Maupertuis
nous a transmis l'histoire de la famille Hartmann (de Rostock)
dans laquelle le singulier privilège d'avoir vingt-quatre doigts,
se transmettait par les femmes.

Réaumur a relaté l'histoire non moins curieuse de la famille
Kalleïa dans laquelle la malformation procédait des mâles[2].
Nous avons vu que dans le Bas-Anjou le caractère anormal n'é-
tait pas effacé par l'alliance d'un sujet malformé avec un sujet

1. *Journal de physique*, 1774. — Geoffroy Saint-Hilaire, p. 700.
2. *Hist. de l'Acad. des sciences* pour 1771, p. 77. — Réaumur, *Art de faire
éclore les oiseaux domestiques*, t. II, p. 377.

indemne, mais il n'en est pas ordinairement ainsi. Les alliances de sujets malformés avec d'autres régulièrement conformés tendent à affaiblir la difformité initiale. Si l'on pratiquait une sélection en sens contraire, c'est-à-dire si l'on formait des unions de sexdigitaires des deux côtés, on créerait certainement une nouvelle variété d'hommes. C'est ce qui est arrivé pour les chiens de berger pourvus du double ergot. Aussi ces animaux semblent avoir conscience de leur caste, et conservent dans les relations sexuelles une réserve par laquelle brille rarement la race canine, si supérieurement douée sous certains rapports, mais si banale dans ses amours : ils ne se mésallient pas et ne s'accouplent que dans le mystère.

L'hérédité est donc une condition fréquente de la polydactylie. Mais l'hérédité n'en est pas la cause. Invoquer l'hérédité n'est pas expliquer de quelle façon la même malformation se transmet des auteurs à leurs descendants et surtout comment elle s'est produite chez le premier auteur. Deux théories sont ici en présence : celle de la fusion des germes et celle des germes primitivement anormaux. Dans la première de ces théories, soutenue avec talent par M. Pigné devant la Société anatomique[1], il y aurait inclusion de deux fœtus fusionnés dans le sein maternel, si bien que la seule trace persistante de leur dualité serait justement la partie qui paraît double. Cette théorie qui serait à la rigueur acceptable pour expliquer la sexdigitation, s'anéantit devant les cas de deux, trois, quatre doigts surnuméraires. Voyez de combien de fœtus il faudrait supposer l'inclusion limitée pour expliquer l'existence d'un aussi grand nombre de doigts surnuméraires. La seconde théorie, celle des germes primitivement monstrueux est une fin de non recevoir. On relègue la cause le plus loin possible pour se dispenser d'avoir à l'expliquer. M. Serres a plus récemment émis une théorie

---

1. Pigné, *Bulletins de la Société anatomique*, 1re série.

nouvelle vers laquelle je me sens personnellement porté, pour des raisons que je vous expliquerai tout à l'heure, c'est celle de la dualité primitive de tous les organes. D'après cette théorie un pouce bifide ne serait pas l'adjonction d'un pouce surnuméraire au pouce normal, mais le défaut de coalescence des deux portions du même pouce. Tous les organes seraient ainsi formés de deux moitiés qui se confondraient plus tard en une seule, à moins qu'un arrêt de développement n'empêchât cette réunion. Parmi toutes les causes qui peuvent produire cet effet, il n'y en a pas de plus efficaces que les violences, les chocs et quand je songe aux merveilleux effets que les Chinois tirent de la succussion de l'œuf pour obtenir les poulets ou les poissons monstrueux dont ils sont si amateurs, je ne puis m'empêcher d'attribuer une grande importance à la théorie de M. Serres. Pour moi ce serait la succussion qui, dans un grand nombre de cas empêcherait la coalescence du composé binaire qu'on appelle un organe et qui expliquerait beaucoup de cas de polydactylie. Vous entendez bien que le temps me manque pour entreprendre et pour mener à bonne fin les recherches qui seraient nécessaires pour donner quelque autorité scientifique à cette vue de l'esprit, mais à défaut d'une étiologie positive, on est bien obligé de se contenter d'un à peu près. Je ne serais pas étonné d'ailleurs que la dualité primordiale des organes combinée avec la succussion ne vînt à être généralement admise comme cause de la production des organes surnuméraires et en particulier de la polydactylie. Souvent j'y songe, quand on m'apporte ici l'enfant sexdigitaire d'une bonne maraîchère qui a été vigoureusement secouée par sa charrette dans les premiers temps de sa grossesse. L'équitation joue des tours analogues aux grandes dames qui s'y livrent dans les mêmes circonstances.

Voyons ce que l'on peut tirer de l'expérience pour contredire ou corroborer les théories que nous venons d'effleurer en passant.

Broca trouva sur une table de l'École pratique le cadavre d'un enfant de quelques jours qui avait six orteils à chaque pied et six doigts à la main droite, le quatrième et le cinquième doigts étant adhérents. Il fit la dissection des muscles et des tendons et les résultats de cette dissection communiqués à la Société anatomique en 1849 montrèrent combien la théorie de Pigné était peu fondée. Pigné avait émis une loi d'après laquelle un organe surnuméraire, fût-ce un seul doigt, était la preuve de la fusion de deux germes, le dernier vestige d'une dualité dissimulée par l'inclusion.

Broca montre dans son autopsie que les organes céphaliques, thoraciques, abdominaux n'offrent aucune trace de duplicature. Les deux gros orteils, l'un externe, l'autre interne viennent aboutir à un métatarsien unique, l'externe par énarthrose, l'interne par arthrodie. Quant aux parties molles, le pied reçoit les mêmes vaisseaux; les mêmes nerfs y animent les mêmes muscles qu'à l'état normal et les deux gros orteils se partagent les mêmes muscles qui reviendraient à un seul gros orteil. En effet, un gros orteil à l'état normal reçoit sept muscles, et ces sept muscles se retrouvent dans l'autopsie de Broca: deux internes, l'adducteur et le court fléchisseur pour l'orteil interne; trois médians, l'extenseur propre, le fléchisseur propre, un faisceau du pédieux; ils vont au gros orteil externe, de même que les deux externes, l'abducteur oblique et l'abducteur transverse. Par rapport aux artères, un gros orteil normal reçoit trois collatérales; dans l'autopsie de Broca, la collatérale interne se rend à l'orteil interne, tandis que l'externe dorsale et l'externe plantaire vont à l'externe. Un gros orteil normal à cinq nerfs collatéraux, deux internes qui vont ici, l'interne dorsal et l'interne plantaire à l'orteil interne et trois externes, le dorsal superficiel, le dorsal profond et l'externe plantaire. Les deux derniers vont au gros orteil externe. Le superficiel a été perdu. Par conséquent la distribution est égale. La prétendue duplicature n'existe pas. Le gros orteil double n'est pas autrement pourvu d'organes qu'un gros orteil normal qui serait fendu longitudinalement par un trait de scie. L'anomalie de la main droite, quoique moins simple, est pourtant régie par la même loi. Elle a six doigts, un annulaire interne et un annulaire externe. L'annulaire interne, à peu près de grosseur normale, se joint par énarthrose à un métacarpien correct articulé avec le carpe, tandis que l'annulaire interne, moins gros, aboutit à un petit os qui finit en pointe et n'a aucune connexion avec le carpe. Quant aux parties molles, c'est la même chose qu'au pied : les muscles, les artères, les nerfs se répartissent entre les deux annulaires. L'anomalie consiste plutôt en un annulaire bifide qu'en un doigt surajouté. En un mot la formation des parties molles a été normale; c'est la réunion des points latéraux par lesquels se forme le squelette qui ne s'est pas opérée.

Le Dr Fort a réuni dans sa thèse un grand nombre d'observations anciennes ou récentes; aucune ne contredit les résultats de l'autopsie relatée ci-dessus. Nous empruntons à ce dernier auteur sa nomenclature des variétés de la polydactylie.

1° Doigts surnuméraires qui prolongent la série normale, placés aux extrémités de la série, dans laquelle ils sont rarement intercalés. C'est un des cas les moins choquants de polydactylie.

2° Pouces bifides, bifurqués.

3° Doigts surnuméraires situés au bord cubital de la main.

4° Doigts surnuméraires séparés par une bifurcation profonde de la main.

Le premier groupe pourrait le plus souvent passer inaperçu. Il faut certainement compter avec attention pour constater la présence de six doigts sur le squelette d'une main conservé au musée Dupuytren. Souvent cette variété de doigts s'articule avec un métacarpien particulier qui va en s'effilant et s'articule lui-même avec les os du carpe. Quelquefois le doigt surnuméraire s'articule avec le même métacarpien que son voisin. Les doigts en plus ont souvent une musculature régulière, mais dans certains cas, ils en sont totalement dépourvus et reçoivent seulement quelques expansions tendineuses, empruntées aux muscles voisins. Souvent les doigts surnuméraires sont atrophiés ou dépourvus d'une phalange ou adhérents avec leurs voisins. Nous avons déjà noté la fréquence de cette malformation portant à la fois sur les quatre membres, comme aussi la compensation qui s'établit souvent entre la polydactylie d'un membre et l'ectrodactylie du côté opposé.

Le pouce bifurqué est une des formes les plus fréquentes de la polydactylie. Sur 71 cas réunis par le Dr Fort [1], il ne compte pas moins de 29 cas de pouce supplémentaire. Dans certains cas la bifidité du pouce est manifeste, dans d'autres, le pouce surnuméraire se distingue nettement de celui qui paraît être le pouce normal et paraît s'implanter sur le bord externe, de la main comme dans la figure 122. Les figures 123 et 124 représentent le résultat de la dissection du pouce surnuméraire de la main après l'opération. En somme, vous ferez bien de considérer le pouce nettement bifide comme le type de la malformation qui nous occupe. C'est celle dans laquelle l'hérédité paraît jouer le moindre rôle : quoique souvent mentionnée, elle n'a jusqu'à présent été bien établie qu'une fois. Le pouce bifurqué a aussi cette particularité d'être rarement associé avec une autre malformation. Quand il siège sur le bord radial de la main, il a deux phalanges ; quand il est essentiellement bifide, il a deux phalangettes articulées avec une seule phalange. M. Guyon a trouvé chez le nouveau-né une variété de pouce surnuméraire assez singulière et qui a dû souvent être considérée comme

---

1. Fort, *Des difformités congénitales et acquises des doigts, des moyens d'y remédier*, Thèse de concours, Paris, 1869.

une tumeur par des praticiens inattentifs, c'est un pouce flottant, adhérent aux tissus par un étroit pédicule.

La troisième variété, comprenant les doigts greffés sur le bord cubital de la main se présente assez fréquemment et comporte de nombreuses différences. Le doigt en plus est quelquefois unique ; quelquefois il se répète sur la main du côté

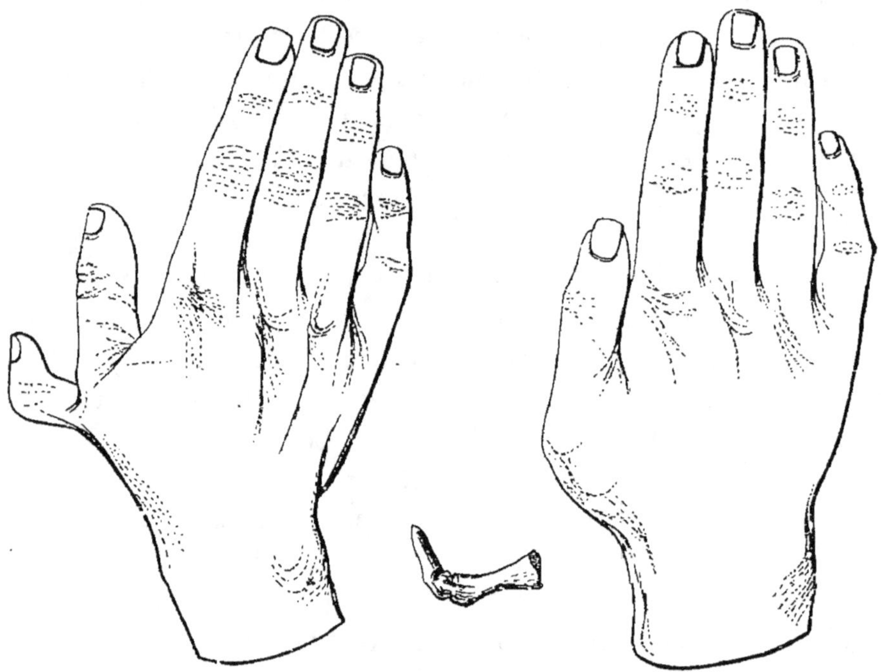

Fig. 122. — Main avec le pouce surnuméraire.

Fig. 123. — Pouce surnuméraire après la dissection.

Fig. 124. — Main après l'opération[1].

opposé et même sur les deux pieds. Ce doigt est le plus souvent articulé sur le cinquième métacarpien, mais rien n'est plus variable que le siège de cette articulation qui peut porter sur tous les points de l'os, du haut en bas ; on voit même des cas ou le cinquième métacarpien se bifurque et alors l'articu-

1. Gaillard (de Poitiers), *Société de biologie*, 1er juin, t. V.

lation se fait non sur la branche principale de cette bifurcation mais sur la branche secondaire à environ deux centimètres de l'os. Le doigt du bord cubital de la main offre
encore des différences considérables de forme, de grandeur,
de consistance. C'est quelquefois une petite tumeur arrondie, à
peine pédiculée, qu'on est tenté de confondre avec une tumeur
érectile; quelquefois aussi c'est un doigt véritable, souvent
enfin c'est un doigt embryonnaire dépourvu de squelette et
aussi de nerfs, comme l'a très bien fait observer M. Robin, ce
qui explique comment l'ablation de cet appendice peut être
opérée par ligature sans causer la moindre douleur.

La main bifurquée qui constitue le quatrième groupe nous
présente une division complète de la main, au-dessous de la
mortaise radio-cubitale. Ce groupe, fort intéressant au point
de vue purement scientifique n'est pas aussi digne d'attirer
l'attention du praticien que les précédents, vu l'extrême rareté
des observations par lesquelles il est constitué : M. Giraldès a
présenté, en 1865, à la Société de chirurgie le plâtre d'une
main bifide, formée par deux séries de quatre doigts, sans
pouce. Ces doigts régulièrement conformés et disposés normalement semblaient former deux mains séparées l'une de
l'autre au niveau du carpe et pourvues de muscles qui leur
permettaient de se mouvoir, au besoin même de se replier
l'une sur l'autre : Murray (de Brighton) avait publié une observation de ce genre[1]. Il y a d'autres exemples dans lesquels la
bifidité de la main, n'ayant jamais été signalée auparavant,
n'a pas été explicitement constatée par l'observateur. Tel est
le cas de Rueff, chirurgien de Zurich, qui a mentionné la
polydactylie d'un enfant pourvu de douze doigts à chaque
main et à chaque pied[2]. D'après la figure que Rueff a ajoutée

---

1. *Medico-chirurgical Transactions*, 1863.
2. Rueff, *De conceptu et generatione hominis*, lib. V, chap. III.

à son récit, il paraît évident que ce nombre considérable de doigts était dû à la bifidité du pied et de la main.

Il ne faut pas confondre avec la polydactylie de la main ou du pied bifide, ni même avec la polydactylie en général, la malformation qui est présentée dans la classification de Fort sous le nom de doigts longs, difformité consistant dans l'augmentation non pas du nombre des doigts, mais du nombre des phalanges, et que nous mentionnerons seulement en passant parce qu'elle est très rare. Columbus dit avoir vu quatre phalanges au doigt d'un sujet[1] et Paul Dubois a présenté à l'Académie de médecine un enfant dont le pouce avait trois phalanges[2]. Ajoutons que l'enfant en question était en même temps sexdigitaire aux pieds et aux mains avec les doigts unis les uns aux autres; ces complications, qui ne sont pas prévues par les classifications, arrivent très fréquemment. Il y a très peu de cas qui en soient totalement dépourvus.

Reste une question importante, celle des mouvements qui sont permis avec les doigts surnuméraires. Jusqu'à quel point ces doigts sont-ils susceptibles d'un mouvement propre? Jusqu'à quel point peuvent-ils s'associer au mouvement des autres doigts de la main? Jusqu'à quel point peuvent-ils entraver ces mouvements? Dans la polydactylie par prolongement de la série normale ou par intercalation dans cette série, quand le doigt surnuméraire est articulé avec un métacarpien qui lui est propre, ou partage sans l'entraver l'articulation métacarpo-phalangienne d'un autre doigt, il n'y a qu'un organe de plus et, s'il est vrai de dire que *quod abundat non vitiat*, une quasi-perfection chez le sujet ainsi conformé. Néanmoins, lorsqu'il n'y a pas de métacarpien propre au doigt surnuméraire, une certaine gêne, une certaine faiblesse se fait sentir

1. Columbus, *De re anatomicâ*, p. 485.
2. Paul Dubois; *Académie de médecine*, avril 1826.

dans ce doigt et dans celui dont il partage l'articulation méta-carpo-phalangienne. Dans la polydactylie du bord radial de la main, c'est-à-dire dans le cas si fréquent de deux pouces, quand il y a bifidité vraie, les deux pouces peuvent avoir des mouvements indépendants; ces deux pouces quelquefois peuvent même se rapprocher à la manière d'une pince. Quand un des pouces est enté sur le bord radial de la main, de deux choses l'une, ou bien il est pourvu d'un squelette ou bien il est charnu, flottant, ce qui arrive beaucoup plus rarement que pour l'auriculaire. Dans les deux cas, il est inutile et présente rarement des mouvements volontaires. Dans la polydactylie du bord cubital, c'est-à-dire dans celle de l'auriculaire, le doigt surnuméraire est souvent représenté par un appendice flottant qui naturellement n'est pas animé de mouvements volontaires mais qui est aussi peu gênant. Quand, au contraire, il y a un doigt véritable articulé sur l'axe du cinquième méta-carpien, ce doigt muni de muscles et de tendons obéit à la vo-lonté, mais son insertion oblique, quelquefois perpendiculaire à la main, en fait un obstacle pour la préhension. Quant à la main bifide, la mobilité des doigts tous pourvus de mouve-ments volontaires, l'opposition possible de ses deux segments en fait une malformation beaucoup moins gênante, qu'elle ne semblerait devoir l'être, en raison de son étendue et de la disgrâce qu'elle apporte au sujet qui en est frappé.

Que faire maintenant pour le traitement des doigts surnu-méraires? Faut-il s'abstenir? Faut-il intervenir? Il faut s'abs-tenir quand l'intervention n'est pas imposée par une gêne considérable, et quand elle n'a aucune chance de réussir. Il faut intervenir, quand une opération est indispensable et quand elle promet de bons résultats. Pour le premier groupe de la syndactylie, celle qui consiste dans l'adjonction ou l'inter-calation des doigts surnuméraires parfaitement conformés, susceptibles de mouvements propres et de mouvements associés, je vous le dis très positivement : n'opérez pas. Cela vous semble tout naturel de ne pas le faire, mais vous ne savez pas encore de quelle obsession vous serez l'objet de la part des parents. Même dans des familles appartenant aux classes éclairées de la société, la malformation d'un enfant, si légère qu'elle soit, est un véritable cauchemar pour les parents. Ils ne sont pas éloignés de croire que cette malformation les déshonore, aussi voudraient-ils la voir disparaître à tout prix. Je dis à tout prix car, sans s'en rendre bien compte, il y en a que l'idée même de la mort de l'enfant n'arrêterait pas. Or, c'est le cas ou jamais de suivre cette règle qui est le salut du chirurgien dans les conjonctures quelquefois si perplexes de sa carrière, ne jamais faire d'opération de complaisance.

Dans la polydactylie du pouce, il y a comme, vous le savez, deux cas à considérer, le pouce que j'appellerai adjacent et le pouce bifide. Le pouce adjacent, enté sur le bord radial de la main pourra être charnu, pédiculisé ou pourvu d'un squelette et articulé sur le premier métacarpien. Dans les deux cas, il est extrêmemement gênant et le chirurgien à une raison suf-fisante pour l'enlever (voy. fig. 122). Quand il s'agit d'un appen-dice flottant, l'opération est extrêmement simple. Cette opéra-tion est également applicable aux appendices du même genre mais beaucoup plus fréquents du bord cubital de la main. Boyer, Bérard, Velpeau, Guersant conseillent de couper avec les ciseaux le pédicule. Mais ce coup de ciseaux pourrait être suivi d'une hémorrhagie, car si les doigts surnuméraires charnus sont dépourvus de nerfs et par conséquent insensibles, ils ont des vaisseaux; et l'on sait combien une hémorrhagie, si légère qu'elle soit, peut être funeste à un petit enfant. C'est ce qui a conduit Guyon à faire une ligature sur le pédicule et à opérer la section au-dessus de cette ligature. On obtient le même ré-sultat avec le fil ciré tout seul, graduellement serré et, au be-soin, avec l'écraseur; c'est là un excellent moyen, sans aucun danger, mais qui ne pourrait suffire dans le cas d'un doigt surnuméraire pourvu d'un squelette et articulé, sur le bord radial ou sur le bord cubital de la main.

Il s'agit ici d'une désarticulation véritable et cette désarticulation se présente sous de fâcheux auspices, en vertu d'une considération anatomique, c'est que souvent la synoviale de l'articulation du pouce surnuméraire communique avec celle du pouce normal, comme on l'a vu dans un cas de M. Richet, dans lequel l'inflammation se produisit, mais n'eut pas de suites fâcheuses. Toutes les désarticulations à lambeau ou par la méthode ovalaire suivies de la réunion par première intention, telles que les ont pratiquées Boyer, Nélaton, Velpeau, Richet et Guyon ont donné de bons résultats sans écarter entièrement la crainte que fait toujours naître l'ouverture d'une articulation, surtout quand cette articulation communique avec une autre par sa synoviale. C'est cette crainte qui a donné naissance au procédé de Sédillot. Ce dernier, au lieu d'ouvrir l'articulation, pratique la résection de la phalange immédiatement au-dessous de l'article. Ce procédé a l'inconvénient de laisser en place une petite tumeur qui fait le désespoir des parents et qui les incite à venir dans la suite tourmenter le chirurgien comme de plus belle pour en obtenir une opération radicale. Ne craignons donc pas quand il y a indication véritable d'opérer la désarticulation que Velpeau, Richet, Nélaton ont déclarée sans danger, surtout si l'on opère de très bonne heure, car l'opération est plus facile chez les jeunes enfants dont les tissus se laissent facilement diviser sans qu'on soit obligé de recourir à de grandes violences.

Il y a donc lieu d'opérer le pouce que j'ai appelé adjacent, comme aussi l'auriculaire articulé d'une façon gênante sur le bord cubital de la main. En est-il de même du pouce bifide proprement dit? Vous savez qu'ordinairement les deux branches de ce pouce sont pourvues de certains mouvements, qu'elles sont constituées par deux phalangettes articulées sur une même phalange. Quelle que soit la branche qu'on choisisse de conserver, il faut absolument ouvrir l'articulation commune. C'est surtout en vue de cette difficulté que Sédillot avait inventé son procédé de résection de la phalangette qui laisse en place une portion de la difformité [1], mais Nélaton, Richet, Guyon ont fait l'amputation dans l'articulation même et n'ont pas observé d'accidents. Pour ma part je ne trouve pas qu'il y ait lieu de courir le risque inhérent à cette opération par la bonne raison qu'elle est inutile. Dans des cas où les deux branches du pouce bifide formeraient un angle trop ouvert on pourrait peut-être se servir d'un procédé inventé par Jules Cloquet et utilisé par Guersant; ce procédé qui m'a réussi à moi-même pour remédier à la fente en pied de biche laissée sur un doigt par l'incision d'un panaris, consiste à provoquer la réunion des deux segments par la rétraction cicatricielle consécutive à une cautérisation.

Quant au dernier groupe, constitué par la main bifide, la conduite à tenir est bien simple, il n'y faut pas toucher. Je sais bien que c'est justement par la relation d'une opération que Giraldès a fait connaître la main bifide à la Société de chirurgie, mais Giraldès a fait bon marché de son opération et n'a pas hésité à reconnaître qu'elle n'avait rien de bon à donner. Un coup d'œil jeté sur la main normale et sur la main bifide pourra vous convaincre de la fin de non-recevoir contre laquelle se heurte ici l'intervention chirurgicale. Lisez le chapitre des pouces dans Montaigne et vous verrez que sans pouce une main d'homme ne vaut guère mieux qu'une patte d'animal. Pourquoi? Parce que le pouce est l'agent de l'opposition de deux parties de la main l'une à l'autre pour arriver à la préhension, au maniement, au façonnement. Or, ce rôle de

---

1. Sédillot et Legouest, *Médecine opératoire.*

pouce est joué par une des deux mains de quatre doigts qui font la main bifide, et qui, vous le savez, peuvent se rabattre l'une sur l'autre. Si vous retranchez tout ou partie de l'une de ces deux séries de quatre doigts, vous ôtez quelque chose au pouce virtuel que votre sujet doit à la nature spéciale de sa malformation ou vous le supprimez complètement, et vous ne lui donnez pas un pouce véritable en place, car cela est hors de votre pouvoir.

Je ne vous parle pas des complications qui peuvent succéder à l'opération. Elles sont toutes comprises dans l'hémorrhagie et l'inflammation de la synoviale que nous avons appris à conjurer ou à affronter sans une trop grande crainte, toutes les fois que l'opération est suffisamment indiquée. Il me reste à vous parler d'une suite plutôt que d'une complication de l'opération à laquelle vous ne vous attendez pas certainement; c'est la récidive. Le Dr White, cité par M. Annandale (d'Édimbourg) dans son livre sur les malformations, affections et traumatismes des doigts et des orteils[1], parle d'un petit garçon de trois ans dont le pouce surnuméraire deux fois opéré, récidiva deux fois.

1. Annandale, *Malformations, Diseases, etc., of Fingers and Toes*, London, 1865, Hamilton.

TRENTE ET UNIÈME LEÇON

MESSIEURS,

Avant d'aborder l'étude de la syndactylie, que l'on aurait
pu très bien considérer comme une complication fréquente
d'autres malformations de la main, de la polydactylie par
exemple, mais à laquelle l'importance de son traitement donne
droit à une attention toute particulière, je vous entretiendrai
aujourd'hui d'une difformité congénitale très rare, je veux
parler de la main bote.

La main bote est une déviation permanente de la main et du
poignet par rapport à l'avant-bras. La désignation de main
bote n'a été appliquée à cette malformation que depuis notre
siècle, et l'analogie avec le pied bot, ainsi dénommé depuis un
bien plus long temps, devait conduire à distinguer une main
bote équine, varus, valgus, avec les variétés intermédiaires.
Je trouve que cette analogie est un peu forcée et que la termi-

nologie qui en résulte est un peu barbare, aussi je préfère de
beaucoup la classification de Nélaton. Il y a d'après cet auteur des mains botes en haut, en bas, en avant, en arrière,
en dedans et en dehors. On appellera la main bote palmaire,
dorsale, radiale, cubitale ou, dans les positions intermédiaires,
radio-palmaire, cubito-palmaire, dorso-radiale, dorso-cubitale,
suivant que la main se présentera dans l'extension, la flexion,
l'abduction ou l'adduction.

Au point de vue anatomique, nous distinguerons dans la main
bote congénitale trois groupes. Dans le premier, le squelette de
la main et de l'avant-bras est complet et bien conformé. Dans
le second le squelette est complet mais malformé, dans le troisième le squelette est à la fois incomplet et vicié. Ce dernier
groupe comprend les cas qui se présentent le plus ordinairement. Le fait dominant est la disparition complète ou presque
complète du radius. De trois pièces du musée Dupuytren
citées par Malgaigne[1], la première est un exemple de main bote
avec absence du radius et du pouce; la deuxième une main
bote avec absence presque complète du radius; le pouce existe
quoique privé de son métacarpien; dans la troisième, qui est
une main bote peu marquée, il y a persistance, du radius.
Quand le radius ne manque pas complètement, c'est son épiphyse inférieure et même sa partie moyenne qui manquent.
D'autres fois, ce sont les os du carpe, ou le premier métacarpien et le pouce même qui sont absents. Le cubitus est beaucoup plus fort, plus gros, plus trapu, ressemblant un peu à un
radius pour s'articuler avec les os du carpe, si l'on peut donner
le nom d'articulation à sa juxtaposition avec ces os. Les
muscles sont plutôt annulés qu'altérés de manière à influer sur
la forme de la déviation; les fléchisseurs sont soudés dans une

1. Malgaigne, *Leçons d'orthopédie*, recueillies par F. Guyon et Panas. Paris,
1862.

vaste aponévrose, les extenseurs sont comme palmés; les systèmes
artériel et nerveux sont atteints par la malformation, il y a
absence de l'artère radiale et hypertrophie de la cubitale; la
fusion du nerf médian et du cubital est à peu près complète.
La forme de beaucoup la plus commune est la radio-palmaire,
dans laquelle la main souvent dépourvue de pouce, forme
avec l'avant-bras un angle à ouverture tournée en dehors, ou
en avant et en dehors; quelquefois le bord externe de la
main repose sur l'avant-bras.

Pour bien se pénétrer de la forme de cette déviation, il faut
la décomposer en ses éléments et supposer une marche progressive qui n'a certainement pas eu lieu. Prenons d'abord la
main bote radiale. Elle est constituée par la déviation de la
main en abduction sur le côté externe de l'avant-bras et, si
l'abduction est portée à son maximum, le bord radial de la
main viendra s'appliquer sur ce côté externe. L'absence du
radius ou de son épiphyse inférieure qui s'oppose à l'abduction
exagérée de la main favorisera singulièrement la déviation.
Voilà pour la forme radiale pure, mais les choses ne se passent
pas ainsi, la flexion de la main sur l'avant-bras se combine de
façons variées avec son abduction; de là l'angle à sinus tourné
en avant et en dehors que forme la main avec l'avant-bras
et la forme radio-palmaire de la main bote prise dans son
ensemble. La forme cubito-palmaire est exactement l'inverse.
Elle est beaucoup plus rare. Résumons-nous donc : formes
simples, rares; radiale, déviation dans l'abduction, le bord
radial de la main tourné vers le côté externe de l'avant-bras;
cubitale, déviation dans l'adduction, le bord cubital de la main
tourné vers le côté interne de l'avant-bras; palmaire, la main
fléchie, la paume tournée vers la face antérieure de l'avant-bras;
dorsale, la main étendue jusqu'au renversement du dos de
cette main sur la face postérieure de l'avant-bras, cette dernière rarissime. Forme complexe très fréquente radio-pal-

maire, main dans l'abduction et la flexion, avec laquelle peut
se combiner la torsion. Forme complexe plus rare, la cubito-
palmaire, la main dans l'adduction et la flexion. Les formes
complexes inverses (dorso-radiales et dorso-cubitales, extension-
abduction, extension-adduction) sont presque introuvables.

On retrouve pour la main bote les deux mêmes théories
nerveuse et osseuse que l'on rencontre à propos d'autres déviations. Il est certain que le plus souvent, il y a de la paralysie
du membre affecté de main bote. Est-ce à dire que l'origine
nerveuse de la malformation soit probable? L'examen des
muscles n'autorise pas à le penser. Les muscles ne sont ni
tendus, ni raccourcis. La théorie osseuse est plus probable à
cause de l'atrophie ou même de l'absence du radius, du premier métacarpien et du pouce, Mais ces théories perdent le
seul intérêt que peuvent avoir des théories pour un praticien,
si on les met à l'épreuve en essayant d'en tirer une indication
thérapeutique. Si en effet, partant de la théorie nerveuse, on
fait la ténotomie des fléchisseurs on n'obtient aucune réaction
des extenseurs et l'on transforme en une main inerte, une
main de polichinelle, le crochet, dont la nature avait pourvu le
sujet et qui, comme Velpeau l'a fait remarquer, comme l'analogie avec l'appareil prothétique du bras le fait supposer, devait lui rendre des services. Les tentatives de redressement
par les appareils n'ont pas jusqu'à présent beaucoup mieux
réussi. Mellet avait imaginé pour redresser une main bote
radio-palmaire un appareil formé : 1° d'une plaque portant
sur la face postérieure du bras et sur le dos de la main ; 2° d'une
palette palmaire reliée à la plaque par des courroies, la dite
plaque portant des leviers[1]. Cet appareil, analogue à celui dont
on se sert pour le redressement du pied bot a fait naître des

1. Mellet, *Manuel pratique d'orthopédie ou Traité pratique sur les moyens de
prévenir et de guérir toutes les difformités du corps humain.* Paris, 1844.

eschares. On a obtenu des résultats sans courir les mêmes risques avec des bandes en caoutchouc comme celles qu'on emploie dans la méthode d'Esmarch. Les manipulations ont suffi dans quelques cas appartenant au premier et même au second groupe.

Arrivons maintenant aux déviations des doigts. Malgaigne a compris sous ce titre les flexions et extensions déterminées par la section, la paralysie, la rétraction des tendons et des muscles ou par des brides. Il y a compris aussi les roideurs articulaires des doigts. Parmi ces déviations les plus intéressantes de beaucoup sont celles qui transforment la main en une griffe, c'est-à-dire les rétractions des doigts. Quelques considérations anatomo-physiologiques sont nécessaires pour mettre en lumière la nature de ces déformations, les indications du traitement et aussi les limites de l'efficacité de ce traitement.

A la face antérieure des doigts se trouvent les tendons du fléchisseur superficiel et du fléchisseur profond des doigts. Le tendon du fléchisseur profond traverse celui du fléchisseur superficiel pour aller s'insérer à l'extrémité supérieure de la troisième phalange. Le tendon du fléchisseur superficiel après avoir donné passage au tendon du fléchisseur profond, envoie deux expansions, deux languettes au bord de la deuxième phalange. Malgaigne et M. Jules Guérin ont en outre insisté beaucoup sur l'existence de deux plis celluleux qui se dirigent vers les tendons en partant de la face profonde de leur gaîne. Ces replis empêchent le retrait des tendons des fléchisseurs profond ou superficiel dans leur gaine. Ils expliquent les résultats souvent négatifs de la ténotomie appliquée à la rétraction des doigts.

Les faces postérieures et latérales des doigts sont revêtues d'un surtout ligamenteux presque tout d'une venue, formé par l'aplatissement du tendon de l'extenseur commun. Duchenne (de Boulogne) a démontré que ce tendon donne insertion sur ses bords aux tendons des inter-osseux et des lombricaux et fait voir le rôle important jusque-là méconnu que jouent ces derniers muscles dans l'extension et la flexion des doigts. En effet l'extension n'est pas due seulement à l'action de l'extenseur commun des doigts ni la flexion à celle du fléchisseur profond des doigts pour la troisième phalange, du fléchisseur superficiel pour la seconde, comme la description des rapports des tendons de ces deux muscles nous l'a fait pressentir. L'aspect particulier de la main en forme de griffe d'animal dans la paralysie des intérosseux et des lombricaux a mis Duchenne (de Boulogne) sur la piste de l'action exercée par les tendons de ces muscles dans l'extension et la flexion des doigts. L'extension de la première phalange est faite par l'extenseur commun, celle de la deuxième et de la troisième par les inter-osseux et les lombricaux. Ces muscles sont en même temps extenseurs et fléchisseurs. Ils étendent la deuxième et la troisième phalange mais ils fléchissent la première; la deuxième et la troisième sont fléchies par les fléchisseurs superficiel et profond.

Je n'insiste pas davantage sur ces détails anatomo-physiologiques que vous trouverez très bien exposés dans le travail de Fort, déjà cité. Je ne veux retenir de cette description que la notion d'une complication extrême, d'un chassé-croisé, passez-moi l'expression, qui rend bien aléatoires les résultats de la ténotomie.

Les causes de la rétraction des doigts sont nombreuses et variées. Laissant de côté les contractures hystériques, dont une erreur de diagnostic pourrait seule faire une rétraction, il nous reste les maladies générales, le rhumatisme, la goutte, la syphilis, les affections qui épaississent le tissu cellulaire comme l'éléphantiasis; la cicatrisation vicieuse après les traumatismes, plaies, blessures, contusions profondes

brûlures, congélations; la rétraction des tissus fibreux et tendineux, primitive et analogue à celle de l'aponévrose palmaire
ou consécutive à des attitudes vicieuses prolongées; toutes
les maladies de l'article depuis l'arthrite jusqu'à la luxation
non réduite; les blessures des nerfs du membre supérieur.
Le D' Viaud (de Nantes) a signalé une cause curieuse de rétraction des doigts, c'est la blessure faite par la vipère, soit comme
traumatisme, soit par l'action du venin sur les tissus. La morsure du crotale a produit le même résultat.

Le traitement dépend beaucoup de la cause qui a déterminé
la flexion permanente des doigts. Si c'est une lésion profonde
du système osseux, de deux choses l'une, ou la déformation
n'est pas très incommode et alors il ne faut rien faire; ou
elle est incompatible avec les usages ordinaires de la main,
alors Velpeau ne craint pas de dire qu'il faut amputer. Il
a pratiqué dix-sept fois cette amputation et quinze de ses malades ont guéri. Est-ce à dire que deux des malades ont succombé à l'opération, car en supposant le contraire, il paraît
bien difficile que l'amputation ne guérisse pas la déformation.
S'il en est ainsi le chiffre de deux issues fatales, sur dix-sept
opérations de ce genre, devra être mis sous les yeux de ceux
qui demanderont à être débarrassés à *tout prix*, d'un organe
inutile et incommode.

Dans la flexion par suite de cicatrices vicieuses, on a conseillé trois méthodes de traitement, l'incision, l'excision,
l'autoplastie et la ligature extemporanée. L'incision consiste
tout simplement dans la division des brides cicatricielles
et dans l'extension consécutive du doigt lésé ; l'excision ne
tend à rien à moins qu'à enlever le tissu inodulaire par lequel la déviation a été produite; l'autoplastie a pour but de
remédier à la perte considérable de substance qui résulte de
l'excision ou même de la simple incision, car la difficulté de ces
diverses méthodes est là. Ce n'est pas le tout de couper ou d'éxci-

ser un tissu cicatriciel, il faut empêcher qu'il ne se produise un autre tissu cicatriciel à la place du premier, et avec les mêmes inconvénients, c'est-à-dire avec un doigt courbe, comme le faisait déjà observer Fabrice (d'Acquapendente). Pour conjurer ce danger M. Décés a essayé un système d'incisions, imbriquées en forme de V qui sont destinées à permettre la distension du tissu cicatriciel sur lequel porte l'opération, sans faire la section transversale. L'auteur du procédé, appelé par lui procédé des coupes ondulées, et qui n'a pas eu une très longue fortune, comptait beaucoup, à tort, sur l'obliquité des coupes pour empêcher une rétraction nouvelle ; je crois que ce qu'il y a de mieux dans cette manière d'opérer, c'est qu'elle remplace la section par une sorte de tiraillement, de mâchonnement qui permet la dilatation sans division transversale des tissus. L'attrition vaut mieux dans l'espèce que la section, c'est pourquoi je préfère de beaucoup attaquer le tissu cicatriciel par la ligature extemporanée avec l'écraseur de Chassaignac, ou le serre-nœud de Maisonneuve. Ces procédés de diérèse donnent une cicatrice lamellaire de formation très lente qui n'est pas sujette à la rétraction comme celle que produit l'instrument tranchant. J'ai opéré de cette façon des brides cicatricielles de la face dorsale de la main, consécutives à une brûlure, chez une petite fille, et la nouvelle cicatrice qui a mis cinq mois à se former n'a nui en rien à la restauration de la forme normale de la main. Ce procédé pourrait, avec les précautions nécessitées par le siège de la lésion, être appliqué à la destruction des brides cicatricielles des doigts rétractés On réservera l'autoplastie, qui est en somme le remède héroïque des rétractions cicatricielles des doigts pour les cas où il y aurait à opérer sur une cicatrice d'une certaine étendue.

La rétraction des doigts, par suite d'affections musculaires, offre des indications particulières. Elle répond aux causes si multiples, si variées qui affectent le système musculaire, depuis le traumatisme et l'inflammation, jusqu'aux lésions et aux troubles fonctionnels qui ont le système cérébro-spinal pour origine et parmi lesquels la paralysie et la contracture jouent le principal rôle. Ici comme dans toutes les déviations dues aux affections du système musculaire, les manipulations, le massage, la gymnastique spéciale, l'électricité, les eaux thermales (chlorurées sodiques ou sulfureuses), les appareils à extension sont des palliatifs très utiles qui triomphent des cas légers et même de certains cas moyens. L'appareil de Bigg (représenté fig. 125), est un des bons appareils à utiliser en pareil cas. Mais on ne peut aller plus loin sans que se pose la question inévitable qui domine toutes les rétractions musculaires, faut-il ou ne faut-il pas faire la ténotomie ?

Cette question a été l'objet d'un grand débat et Bouvier s'est prononcé fortement pour la négative au sein de l'Académie de médecine, en 1842[1]. Bonnet (de Lyon), dans son traité des sec-

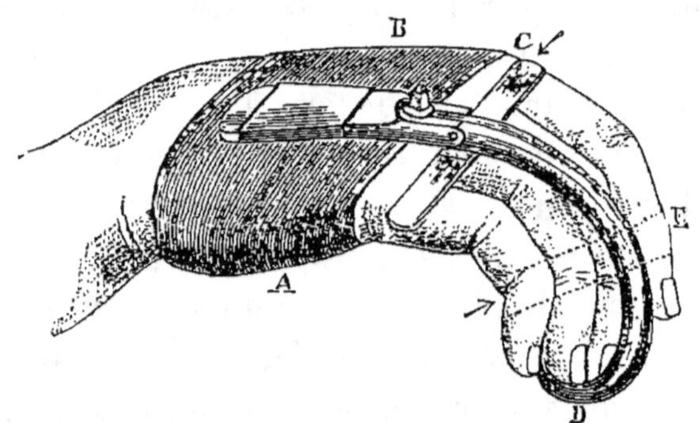

Fig. 125. — Appareil à traction continue de Bigg, pour l'extension des doigts rétrécis.

tions tendineuses, condamne également cette opération appliquée aux fléchisseurs des doigts ; ce n'est pas, selon lui, qu'il soit difficile de redresser les doigts, ce qui est difficile, c'est de

1. *Bulletin de l'Académie de médecine.* Paris, 1842, t. VIII.

leur conserver le mouvement après les avoir redressés. Dieffenbach, Stromeyer et M. Jules Guérin ont essayé, mais ils ont en somme échoué. C'est que, quoiqu'en dise Bonnet (de Lyon), la difficulté est double. Il ne s'agit pas seulement, après une opération facile, de conserver le mouvement aux doigts redressés; il s'agit d'abord, et ce n'est pas peu de chose, de choisir une place pour sectionner le tendon d'un des muscles fléchisseurs des doigts isolément de son congénère, car si on les sectionne tous les deux en même temps, les doigts redressés ne peuvent plus se fléchir. Quelle que soit la place que l'on choisisse, l'avant-bras, le canal radio-carpien (Malgaigne ne croyait pas qu'on pût opérer avec succès dans la région du doigt) on a la même difficulté à isoler l'un des deux tendons et on risque de blesser des organes importants.

Fort conseille de sectionner le tendon du fléchisseur profond, à quatre millimètres au-dessus du pli articulaire qui sépare la seconde de la troisième phalange. Il utilise, pour son opération, le repli qui maintient la phalange en contact avec le tendon du fléchisseur profond. L'existence de ce repli et des autres de même nature, qui ont été si bien décrits par Malgaigne, est peut-être ce qui a détourné ce dernier de la ténotomie au niveau des phalanges, peut-être craignait-il que ces replis n'empêchassent l'écartement des deux portions du tendon divisé. C'est justement à cause de cela que Fort utilise sa connaissance de ce rapport, craignant bien davantage que les deux bouts du tendon ne s'écartent pas assez pour que la régénérescence tendineuse ne puisse plus les accoler de nouveau. C'est dans la même crainte, fort avisée du reste, que le même auteur recommande instamment l'immobilité de la main et du bras après l'opération. Il fait la section du tendon du fléchisseur superficiel dans la paume de la main, sur le pli inférieur.

Ainsi donc tout en reconnaissant les difficultés de la ténotomie des fléchisseurs des doigts, je suis loin de souscrire au veto prononcé par Bouvier et par Bonnet (de Lyon) contre cette opération. J'ai fait pour ma part plusieurs sections de ce genre avec de bons résultats, sans pourtant obtenir ensuite la flexion volontaire complète. Une fois j'ai obtenu le redressement brusque, par éclatement, avec bruit, probablement par rupture de quelques adhérences cicatricielles, dans la gaine du tendon. La malade, qui était une petite fille, a guéri plus vite que les autres. J'attribue comme Fort, beaucoup des insuccès qui ont suivi la ténotomie des doigts à ce qu'on a laissé après les malades faire des mouvements qui ont écarté les segments du tendon au point de rendre leur réunion impossible; aussi je m'abstiens de manipulations pendant les premières semaines qui suivent l'opération.

La rétraction de l'aponévrose palmaire, en attirant vers la peau de la main la première phalange des doigts, produit aussi une flexion permanente de ces organes. Que cette affection dérive de l'inflammation de l'aponévrose elle-même, si l'on admet l'inflammation du tissu fibreux ou qu'elle ait son siège dans les muscles profonds du derme, elle donne à coup sûr naissance à la flexion des doigts par formation de brides analogues au tissu inodulaire. Pour vaincre ces brides, le massage et les machines sont des moyens insuffisants : il faut les couper, comme ont fait Dupuytren, Astley Cooper et Goyrand.

Malgaigne a rangé aussi dans les déviations des doigts les roideurs articulaires de ces organes consécutives aux fractures de l'avant-bras et causées surtout par le séjour dans les appareils. Aussi conseille-t-il, pendant le traitement de ces fractures, d'imprimer de temps en temps des mouvements aux doigts. Cette déformation très réelle, quoique d'un pronostic assez rassurant, affecte ordinairement l'aspect d'une griffe. Elle est beaucoup plus rare chez l'enfant que chez l'adulte. Denonvilliers conseillait contre ces roideurs articulaires les bains de sang et de tripes ainsi que les eaux de Bourbonne-les-Bains et de Luchon. J'ai vu des résultats admirables de l'emploi de ces moyens.

Terminons maintenant par l'étude de la syndactylie ce que nous avons à dire sur les malformations et les déformations des doigts. La syndactylie est l'adhérence latérale des doigts entre eux, souvent très superficielle, quand les doigts sont unis par un repli de la peau formant un triangle dont le sommet répond à l'espace interdigital et dont le bord libre est concave, véritable palmature de la main, comme vous voyez, avec ailerons transparents et souples à feuillets mobiles l'un sur l'autre ; elle peut être aussi constituée par des adhérences charnues et même osseuses. Quelquefois c'est une patte d'oie complète, souvent aussi le repli ne s'avance que jusqu'à la première phalange et semble un prolongement de la commissure interdigitale. Le plus souvent symétrique, elle réunit l'auriculaire et l'annulaire mais dans certains cas très rares, elle englobe tous les doigts dans une masse commune et réunit plusieurs ongles en un seul, de manière à simuler le sabot d'un animal.

La syndactylie semble facile à comprendre en se reportant au bourrelet digital de l'embryon divisé en cinq tubercules par quatre sillons, mais ce rapport n'est pas aussi net qu'on le croirait d'abord : en effet, chez l'embyron les doigts tendent à se grouper deux à deux, le petit doigt très souvent avec l'annulaire ; dans la syndactylie du nouveau-né, l'annulaire contracte des rapports de voisinage avec le médius. Cette différence ne se trouve que dans la syndactylie charnue ou osseuse, la syndactylie membraneuse ou palmée répond parfaitement bien au type embryonnaire. Verneuil a fait sur la syndactylie congénitale ou acquise un mémoire très important [1]

---

1. Verneuil, *Syndactylie et cicatrices vicieuses des doigts* (*Revue de thérapeutique médico-chirurgicale*. Paris, 1856).

auquel vous pourrez vous reporter pour l'étude anatomique et symptomatique d'une difformité qui, en tant que congénitale, a été déjà décrite par Celse : j'ai hâte d'arriver pour ma part aux indications du traitement ainsi qu'aux méthodes opératoires. C'est là le point véritablement intéressant du sujet pour notre enseignement, car il est évident que l'adhérence des doigts appelle une opération.

A quelle époque faut-il opérer ? Le plus tôt possible, répondent Chassaignac, Maisonneuve, Nélaton, pour avoir une plaie moins étendue, parce que le développement des doigts d'abord entravé, reprendra son essor après l'opération. Chelius (d'Heidelberg) dit au contraire qu'il faut attendre que la croissance soit terminée, sans quoi l'on verra la cohésion interdigitale se reproduire, même sans adhérences cicatricielles et par la peau qui s'avancera entre les deux doigts. Pour moi j'opère vers l'âge de quatre ans, alors que la main est assez développée pour permettre un pansement isolant. Je me conforme sur ce point à l'avis de Verneuil, mais je ne vois aucune utilité à faire précéder l'opération d'une sorte de massage destiné à rendre les doigts plus souples et leurs attaches plus lâches et même de mouvements prescrits par le médecin et exécutés par le malade, si ce n'est, cependant, dans le cas où il s'agit d'opérer un adulte d'une adhérence accidentelle des doigts.

Pour ce qui est du manuel opératoire, il doit répondre à deux indications dont la seconde est de beaucoup la plus sérieuse et la plus difficile à remplir : séparer les doigts adhérents; empêcher que la cicatrisation rapprochant les surfaces cruentes ne reproduise les adhérences en les aggravant. Il faut pourtant que cette cicatrisation se fasse, mais en isolant les surfaces en question, surtout au niveau des commissures.

Le procédé le plus simple, le plus ancien et aussi le plus mauvais est celui de l'incision pure et simple par l'instrument tranchant, bistouri ou rasoir, plutôt qu'avec les ciseaux qui produisent des plaies contuses. Les chirurgiens du temps passé n'ont pas ignoré qu'ils fallait empêcher un accolement nouveau des doigts par voie des cicatrices, mais ils n'ont pas trouvé de moyen sérieux pour arriver à ce résultat. Je n'insiste pas sur le mode opératoire de cette incision qui a été faite sensiblement de la même façon par Fabrice d'Acquapendente, Guy de Chauliac, Ambroise Paré, Jacques de Marque, Heister.

Les uns ont opéré d'avant en arrière, les autres d'arrière en avant et par transfixion. Les premiers perfectionnements ont porté sur la manière de guider l'instrument. On peut, en tenant le bistouri comme une plume à écrire, faire une première incision sur la face dorsale de la palmature, puis une seconde sur la face palmaire. M. Decès a employé, comme guide, une pince à disséquer, et il a suivi, avec son bistouri, le bord de l'instrument, embrassant la palmature entre ses mors. Philippe Boyer s'est servi pour le même but d'une pince dont les branches, munies d'une pointe, s'implantaient dans la palmature qu'il s'agissait de diviser. En somme le trait général qui caractérise les procédés des anciens chirurgiens dans l'opération relative à la syndactylie, c'est leur imprévoyance à l'égard de la réunion vicieuse consécutive des surfaces divisées. Boyer, dans son *Traité des Maladies chirurgicales*, recommande tout simplement d'entourer séparément chaque doigt avec une bandelette enduite de cérat saturné.

On peut à peine considérer comme un progrès, par rapport à l'incision simple, la cautérisation, préconisée par Marc-Antoine Séverin. Ce chirurgien fixait au poignet du malade un anneau de bois auquel venaient se rattacher les extrémités d'un fil qu'on avait au préalable imbibé d'un liquide caustique; ce fil passant dans l'entre-doigts, sur le bord de la palmature, était serré de plus en plus sur l'anneau de manière à unir les effets de la compression à ceux du caustique. Marc-Antoine Séverin réservait d'ailleurs la cautérisation potentielle pour les hommes pusillanimes, les femmes et les enfants; sa préférence avouée était pour l'instrument tranchant et pour le fer rouge, c'est-à-dire pour l'incision simple ou son équivalent. Le véritable progrès devait consister dans l'invention de procédés propres à mettre la division de la palmature à l'abri d'une cicatrisation vicieuse.

Les premiers en date sont ceux de Rudtorfer et de Beck. Rudtorfer introduit, au moyen d'une aiguille ad hoc, un fil de plomb dans la palmature près de la commissure interdigitale, et ne rejoint la boutonnière ainsi pratiquée avec le bord libre de la palmature, que quand cette boutonnière, parfaitement guérie, donne un libre jeu au fil de plomb. Il a ainsi un angle de plaie qui n'a pas de tendance à se rapprocher. Beck emploie une bandelette de plomb au lieu d'un fil. C'est là un procédé ingénieux, mais le plus souvent insuffisant, car l'orifice ainsi créé a une grande tendance à se refermer et ne suffit pas pour empêcher un rapprochement cicatriciel vicieux.

L'emploi de la compression par Dupuytren marque une véritable époque dans l'histoire de l'opération qui nous occupe. Dupuytren exerçait cette compression au moyen d'une bandelette longue et étroite dont il appliquait la partie moyenne sur l'angle que forment les doigts en se séparant et dont il ramenait les deux chefs de bas en haut, pour être fixés sur l'avant-bras, l'un devant, l'autre derrière. Les adhérences avaient été auparavant incisées et disséquées avec le bistouri.

Le procédé de Dupuytren a été interprété diversement par Bérard, Robert, Velpeau, Vidal, Huguier, Maisonneuve, Nélaton, qui ont employé des mèches de charpie, des lames de plomb, des bandages, des compresses, des lanières de cuir. Avec Maisonneuve, l'incision qui joue encore le principal rôle dans le procédé de Dupuytren, est remplacée par l'action prolongée de deux petits prismes d'argent, entre les arêtes saillantes desquels la palmature est comprimée par des vis de rappel. L'appareil de Maisonneuve agit comme l'entérotome de Dupuytren, en amenant le sphacèle de la partie sur laquelle on l'applique. Dans une observation qui a été rapportée par M. Verneuil, la division n'a été complète que du dixième au douzième jour et la guérison fut constatée deux années après. Le seul reproche que l'on pourrait faire à ce procédé serait de ne convenir qu'à un petit nombre de cas, son application nécessitant un espace qui manque quelquefois entre les doigts complètement accolés.

Il serait difficile de ne pas rattacher à la méthode de compression celle de la ligature qui a été préconisée quelque temps par Krimer, chirurgien allemand. Elle rappelle la cautérisation de Marc-Antoine Séverin par un bracelet identique; mais, au lieu d'un fil imbibé de liquide caustique, c'est un fil de plomb qui est passé dans la palmature et tiré vers l'anneau pour diviser graduellement cette membrane. Quelquefois ce fil de plomb, introduit le plus près possible de l'angle interdigital, a été disposé de façon à embrasser la palmature dans une anse qui vient passer sur le bord de la membrane. La compression s'opère ainsi de l'extrémité du doigt vers sa racine; quelquefois elle a été dirigée en sens contraire. Deux balles de plomb attachées aux extrémités d'un fil passé dans l'angle de la commissure ont été abandonnées à leur propre poids, la main pendante, et sont arrivées à diviser les tissus. L'inconvénient de ces divers procédés qui peuvent donner des résultats, c'est d'amener souvent une inflammation qui oblige à ôter l'appareil. Quelquefois, les divers moyens que nous avons passés en revue produisent un inconvénient opposé à celui de l'incision pure et simple. Au lieu de surfaces cruentes, tendant d'une manière fâcheuse à se rapprocher, ils créent de véritables plaies dépourvues d'épithélium et qui se guérissent difficilement.

L'excision de la cicatrice a été pratiquée sur les réparations vicieuses qui reproduisent la difformité après l'opération. Cette innovation devait suggérer l'idée très ingénieuse de détruire la cicatrice tous les jours au moment même où elle se forme. Tel fut le procédé d'Amussat qui fendait chaque jour l'angle d'union des deux surfaces. On a quelquefois remplacé l'incision de cet angle par la cautérisation. Enfin, Velpeau et Follin ont réalisé un progrès considérable par la méthode de la suture qui a été l'origine entre leurs mains de nombreux succès. La suture a porté sur la commissure ou sur les parties latérales des doigts. Elle tend à isoler les trois plaies formées à ce triple niveau, dont la tendance continuelle à la coalescence rend si difficile l'isolement des parties. Quand c'est sur la commissure que porte la ligature, trois fils sont passés à travers la membrane, près de l'angle interdigital ; la membrane est insérée d'avant en arrière et les fils servent à former trois points de suture qui réunissent les deux lèvres de la plaie interdigitale au point où se développent ordinairement les bourgeons charnus et se forme le tissu cicatriciel. Follin a obtenu un succès en faisant la suture de la plaie des doigts, au lieu de celle de la commissure.

Le procédé de Follin se tient à une grande distance des procédés anciens, mais l'autoplastie le laisse bien loin derrière elle. Cette dernière méthode, en effet, peut être considérée comme l'application la plus heureuse de l'art chirurgical au traitement de la syndactylie. Elle a conjuré le danger caché dans l'angle commissural en faisant une commissure artificielle ; quant aux plaies des doigts, comme on l'a dit très heureusement, elle les a empêchées de se réunir en les empêchant de se regarder.

Passons en revue les principaux procédés autoplastiques. Celui de Zeller consiste à tailler dans la palmature un lambeau en V, la pointe en haut se terminant au niveau de l'articulation de la première phalange avec la seconde. Ce lambeau disséqué est renversé sur le dos de la main ; une incision médiane faite d'avant en arrière, sépare les doigts ; le lambeau est alors rabattu sur l'espace interdigital et fixé en avant sur la face palmaire de la main au moyen d'une bandelette de diachylum. Morel Lavallée taille deux lambeaux triangulaires, l'un sur la face dorsale, l'autre sur la face palmaire de la membrane, tronque ces deux lambeaux et les suture par leur sommet, par-dessus l'intervalle digital. M. Decès (de Reims) a imaginé de saisir la palmature avec une pince à disséquer tenue fortement par un aide, il fait des deux côtés de la pince une incision et obtient ainsi le dégagement d'une languette charnue comprise entre les deux branches. On laisse suppurer les plaies des doigts, et cette languette vient naturellement s'appliquer sur l'espace commissural. Ce qu'on pourrait craindre dans l'usage de ce moyen, c'est la sphacèle de la languette qui a été fortement comprimée. Cet accident ne s'est pas produit dans le cas de M. Decès qui a obtenu un plein succès. Dieffenbach a complété, par une sorte d'autoplastie le procédé de la suture de Velpeau ; c'est-à-dire qu'au lieu de se borner à faire la suture de la plaie digitale, il décolle la peau dans une certaine étendue pour faire glisser les bords de la plaie. Cette autoplastie par glissement est précisément une méthode française. Il importe, dans cette opération, comme dans plusieurs autres, de chercher la réunion de la plaie des doigts par première intention. C'est toujours dans l'espace interdigital que le bourgeonnement se produit, et il est utile d'opposer le plus tôt possible à l'envahissement de ce bourgeonnement le voisinage d'une surface recouverte d'épiderme : il est en effet de règle constante en chirurgie, pour éviter l'accollement, d'opposer toujours l'une à l'autre des surfaces hétérogènes, comme par exemple une surface muqueuse à une surface cutanée.

Le procédé le plus savant d'autoplastie qui ait été employé est dû à Didot (de Liège). J'en ai fait usage pour la séparation des doigts palmés, et j'ai obtenu un bon résultat (Voy. fig. 126 et 127).

L'opération comprend trois phases. S'il s'agit par exemple de séparer l'index du médius, on fait une incision dorsale de toute la longueur de la palmature sur la ligne médiane d'un des doigts, puis deux incisions perpendiculaires à la première à ses deux extrémités. On dissèque le lambeau rectangulaire compris entre les incisions, et on le rabat comme un couver-

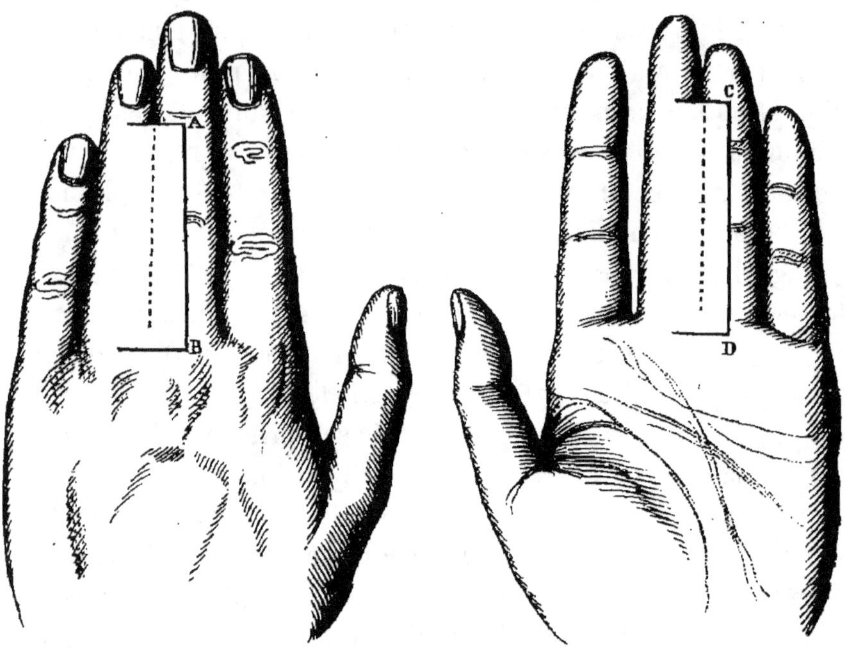

Fig. 126 et 127. — Opération de la syndactylie. Procédé autoplastique de Didot, de Liège.

cle. Un lambeau palmaire de la même forme est taillé de la même façon sur l'index, dans le cas où c'est le médius qui a fourni le lambeau dorsal. On écarte les doigts, puis le lambeau palmaire de l'index est enroulé sur la face dorsale du médius, tandis que le lambeau dorsal du médius est enroulé sur la face palmaire de l'index, de sorte que les doigts peuvent être rapprochés impunément, leurs surfaces cruentes protégées par

l'épiderme du lambeau de peau ne se soudent pas. Après cela
on procède aux sutures et tout va pour le mieux, quand il n'y
a ni gangrène des lambeaux, ni phlegmon consécutif à l'ouverture des articulations phalangiennes; cet accident arrive quelquefois aussi par suite de l'étranglement des tissus, quand les
sutures sont trop serrées. Quoi qu'il en soit, c'est à l'opération
de Zeller ou à celle de Didot (de Liège) que je vous conseille de
recourir [1].

---

1. A. Didot, *Note sur la séparation des doigts palmés et sur un nouveau procédé anaplastique destiné à prévenir la reproduction de la difformité* (*Bulletin de l'Académie royale de médecine de Belgique*, 1850, t. IX p. 351).

TRENTE-DEUXIÈME LEÇON

CONSULTATION D'ORTHOPÉDIE DU BUREAU CENTRAL.

APPAREILS USITÉS :

I. Appareil redresseur de la cloison du nez (Monlon). — II. Obturateur contre
la division congénitale du voile du palais. — III. OEil artificiel et canule à
trachéotomie pour l'usage permanent. Canule à pavillon mobile, système Luer.
— IV. Gouttière de Bonnet appliquée au traitement du mal de Pott et de la
coxalgie. — V. Claie matelassée succédanée de la gouttière Bonnet. — VI. Colliers
et minerves. Appareil à triple effet. — VII. Corsets d'attitude ou à barrettes,
à tuteurs postérieurs. Ceinture à inclinaison. Corset de maintien. — Appareil
de soutien (Lebelleguic). — VIII. Chariot flamand. Ceinture en cuir moulé.
— IX. Appareils prothétiques des membres supérieurs et inférieurs. Main à
crochet. Pilon. Jambe de Beaufort. Souliers de Rhein. Jambe à sellette. —
X. Appareils redresseurs des membres.

MESSIEURS,

Je vous ai conviés aujourd'hui à la consultation d'orthopédie
du bureau central, et j'ai l'intention de faire passer devant vos
yeux, dans une dernière leçon, les différents appareils orthopédiques ou prothétiques, que nous avons décrits dans le cours
de notre enseignement, mais que je tiens à vous montrer en
place. J'ai fait ranger les malades, porteurs de ces appareils,
suivant les régions anatomiques auxquelles correspondent
leurs difformités; nous commençons par la tête et la face.

Examinez ce petit malade que vous nous avez vu traiter plusieurs fois à l'Hôpital des Enfants pour une déviation de la cloison
du nez (Voy. fig. 1). Il vient se faire appliquer cette double plaque d'ivoire qui, cernant la cloison, se rapproche à l'aide d'un

pas de vis, et permet au chirurgien d'aplatir d'abord la partie
qui fait saillie et même, à l'aide d'un mouvement d'inclinaison,
de produire la déviation de la cloison en sens inverse. Cet
instrument, construit sur mes indications par M. Monlon, nous
a déjà rendu les plus grands services, et nous a permis de
guérir ainsi de prétendus polypes du nez, qui, après mûr
examen, n'étaient autre chose que des cloisons déviées. Grâce
à ses deux branches étroites, l'introduction de la pince est
facile, et donne lieu tout au plus à un léger écoulement sanguin.

Cette malade dont la voix est nasonnée vient nous demander
de lui fournir un obturateur pour remédier à une division congénitale du voile du palais. Elle a déjà été l'objet de deux opérations de staphyloraphie qui toutes deux ont échoué. Aussi est-
elle décidée à s'en tenir à l'obturateur à succion qui, disons-le
en passant, remédie autant que faire se peut à la difformité
choquante que je vous signale. Je dirai même plus. Convaincu
par expérience que fort peu de staphyloraphies dispensent du
nasonnement désagréable pour lequel les malades viennent
surtout se faire opérer, je conseille volontiers l'essai préalable
de l'obturateur qui présente l'avantage immédiat de s'opposer
au reflux des aliments par le nez. Dans le cas où l'obturateur
supprime le nasonnement dans une mesure appréciable, je
conseille alors et pratique l'opération. Dans le cas contraire,
je m'en tiens à l'application de l'appareil.

Passons rapidement devant ces deux malades dont le premier
vient réclamer un œil artificiel en remplacement de celui qu'il
porte, et qui est absolument dépoli, ce qui détermine une blé-
pharite assez intense; alors que le second sollicite l'obtention
d'une canule à trachéotomie, dont l'usage permanent lui est indispensable, après l'opération qui a été pratiquée sur lui pour
un écrasement des cartilages laryngés. Nous lui donnons d'urgence la canule à pavillon mobile, système Luer, que je vous

recommande dans ce cas particulier, et dans tous les cas de traumatisme en général (fig. 126).

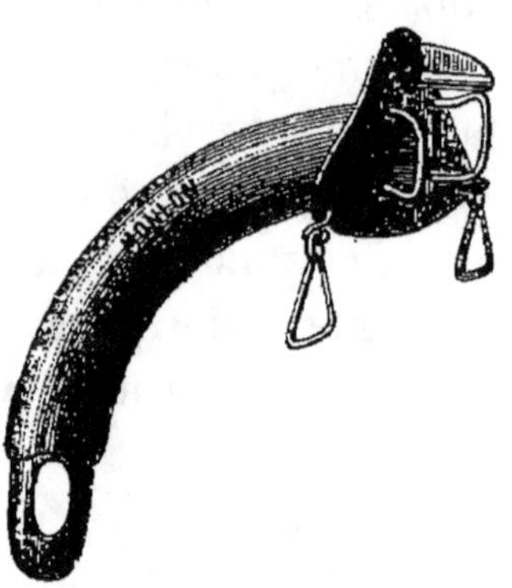

Fig. 128. — Canule à pavillon mobile. Système Luer.

Quel est l'appareil en apparence incommode dans lequel deux infirmiers vigoureux nous apportent un enfant atteint du mal de Pott. Ai-je besoin de vous le nommer, c'est la gouttière de Bonnet, appareil parfait dont nous faisons le plus grand usage. D'une utilité considérable dans le traitement du mal de Pott, elle est, comme vous le savez, indispensable dans le traitement de la coxalgie, et présente dans ces deux affections un phénomène bizarre : après avoir épouvanté les parents qui frémissent à l'idée de voir leurs enfants emprisonnés dans ce cercueil, elle devient bientôt pour eux une garantie, une ressource telle qu'ils hésitent, ainsi que les enfants eux-mêmes, à s'en séparer quand le moment est venu ; car l'expérience nous a pleinement démontré que loin de s'émacier dans la gouttière, les enfants y engraissent, s'y développent, par cela seul qu'elle les empêche de souffrir (Voy. fig. 56, p. 272).

Un mauvais point à donner en passant à ce faux perfectionnement qui consiste à articuler la gouttière de Bonnet, et à permettre de la sorte la station assise. Comme cette position est précisément celle que nous voulons éviter à tout prix, vous devez comprendre le peu d'enthousiasme avec lequel nous accueillons cette innovation. Un encouragement en revanche à donner à cette gouttière de Bonnet destinée à recevoir un mal de Pott compliqué d'abcès par congestion, et présentant à une de ses faces latérales une valve facile à abaisser comme à relever, et facilitant les pansements de la plaie fistuleuse sans déplacement pour le malade. Ce merveilleux appareil a mille autres indications; je ne veux vous en citer que deux principales : les fractures de la colonne vertébrale, et les fractures du femur. Les premières ne peuvent guère être soignées que de la sorte, et j'ai, pour ce qui regarde les fractures, obtenu un des plus magnifiques résultats qu'il soit donné à un chirurgien de constater. A la suite d'une chute grave, une petite fille de cinq ans se casse la cuisse gauche à Nice. On la soigne avec si peu de bonheur à l'aide des appareils inamovibles qu'elle guérit avec 5 centimètres de raccourcissement. Désespoir de la mère qui amène sa fille à Paris. En présence d'une horrible claudication, je n'hésite pas. Je fais construire une gouttière de Bonnet, munie d'un treuil pour pratiquer l'extension. Je chloroforme l'enfant, je romps le cal par le milieu, et je pratique une traction violente de façon à écarter autant que possible les deux fragments. L'enfant étant placée dans la gouttière, le membre est, durant soixante jours, soumis à une traction continue, et nous avons au bout de ce temps la grande satisfaction de constater une égalité parfaite des deux membres. Pour remédier à l'atrophie musculaire, nous envoyons l'enfant à Bourbonne-les-Bains et après une saison dans cette station, elle revient à Paris dans un état si brillant qu'il est absolument impossible de distinguer aujourd'hui la cuisse qui a été fracturée de la cuisse indemne. Je le répète, aucun appareil autre que la gouttière de Bonnet, n'aurait pu nous donner un pareil concours. Avec elle je fais voyager les enfants; je les fais naviguer; je leur donne des bains d'air sans la moindre appréhension et, chose plus importante encore, je les fais sortir par tous les temps. Je fais pour cela construire une voiture à bras qui reçoit la gouttière, et, pour que l'enfant ne souffre ni du froid ni de la pluie, je fais fabriquer par un fourreur un de ces sacs de peau de mouton utilisés dans les campements, et auxquels on donne le nom de sac d'officier. L'enfant dans sa gouttière est introduit dans ce sac qui est fermé en haut exactement par une coulisse. La fourrure qu'on a tournée en dedans maintient par son contact une température uniforme, et grâce à cette chaude toison, le petit malade peut braver sans danger les froids les plus rigoureux.

La gouttière de Bonnet n'a qu'un défaut. Elle est chère, et comme telle inaccessible aux petites bourses. Aussi, me suis-je efforcé de faire construire un succédané de cet appareil en commandant et en faisant exécuter à un vannier de Vaugirard des claies d'osier munies de matelas et de sangles, qui remplacent, jusqu'à un certain point, l'appareil qu'on n'a pu se procurer. Vous le voyez, cette claie matelassée est disposée de telle façon qu'elle ne peut se ployer que latéralement. L'enfant est inclus comme dans une bourriche, et s'il veut faire des mouvements de côté, il se déplace à la façon d'un escargot, c'est-à-dire avec tout son appareil, sans qu'il lui soit possible de se coucher en rond comme il le ferait s'il était libre, ou de faire travailler ses articulations coxo-fémorales. C'est du moins ce que l'on obtient chez les enfants d'une docilité ordinaire. Les autres trouvent moyen de se déplacer dans l'appareil et nécessitent l'emploi d'autres moyens de contention dont j'ai parlé à propos de la coxalgie. Un coup d'œil, s'il vous plaît, à la gouttière de Bonnet du pauvre (voy. fig. 101).

Je vous vois, messieurs, jeter un regard curieux sur cette série d'appareils qui rappellent jusqu'à un certain point les gorgerins et les cuirasses du musée d'artillerie. Ce sont des colliers et des minerves (voy. fig. 49 et 50).

Les premiers, ainsi que vous pouvez le constater, ont subi entre nos mains une modification importante. Ils ne consistent pas purement et simplement en un col raide de crin semblable jusqu'à un certain point au col militaire ou au col civil de 1830, lequel presque constamment, en raison même de son exiguïté, manquait but. L'immobilisation du col si nécessaire à obtenir cependant dans le traitement du mal de Pott cervical et de l'arthrite cervicale, est bien mieux obtenue par nos colliers modernes qui sont beaucoup plus longs en arrière et en avant et présentent ce que j'appelle des appendices, le scapulaire et le pectoral, de manière que d'une part le point d'appui sur le thorax soit solidement acquis et que d'autre part la machine bien emboîtée par le godet supérieur ne se dérobe pas à la pression qu'il faut exercer. Nous avons également modifié heureusement, je crois, la minerve, en lui substituant l'appareil construit sur mes indications et portant le nom d'appareil à triple effet; en ce sens, qu'au lieu de saisir, comme avec la minerve le cou, préalablement redressé, ce qui n'est pas toujours facile, et de visser à la hâte l'écrou pour le maintenir dans cette position, je saisis, à l'aide de mon appareil, le cou dans la position la plus vicieuse que vous puissiez imaginer et dès que l'appareil est appliqué dans cette situation, trois roues d'engrenage établies dans une seule noix qui correspond à la nuque du patient me permettent d'obtenir à volonté la flexion, l'extension, l'inclinaison soit à droite soit à gauche, la rotation, et par suite de réaliser doucement, sans secousse, le redressement complet du col. Cet appareil que nous avons dernièrement complété par l'addition d'une calotte moulée dont l'idée première nous avait été suggérée par notre regretté collègue Maurice Raynaud, nous a rendu les plus grands services à la suite des sections cléidiennes ou sternales des muscles sterno-cléido-mastoïdiens (voy. fig. 51).

Après les colliers viennent les corsets. Vous voyez qu'ils se réduisent à quatre types bien nets que je vais vous montrer successivement. Le corset d'attitude ou à barrettes (fig. 65), le corset à tuteurs postérieurs (fig. 57), la ceinture à inclinaison (fig. 66) et le corset dit de maintien (fig. 67).

Signalons pourtant comme intermédiaire entre les corsets proprement dits et des appareils plus légers un instrument récemment imaginé par M. Lebelleguic, répondant à une indication réelle, je veux parler de l'appareil de soutien (fig. 68). Vous voyez en soupesant cette tige terminée par un Y avec quelle légèreté et quelle simplicité cette pièce est disposée. Une ceinture élastique fixe l'appareil à la taille. La tige dorsale, trempée en ressort, suit l'incurvation rachidienne sur la courbure de laquelle elle se modèle ; un peu au-dessous des épaules, partent deux tiges obliques en haut et en dehors qui vont forcer les omoplates à se plaquer, pour ainsi dire, sur les arcs costaux, surtout lorsque leur extrémité libre aura été se relier à une épaulette convenablement serrée. Cet appareil de soutien, précieux contre la cyphose au début, nous a rendu dans les établissements d'éducation des services d'autant plus signalés que son prix est des plus modiques, qu'il s'applique et se défait en un clin d'œil, qu'il peut être appliqué par l'enfant sans l'assistance de personne et qu'il peut, à volonté, se porter sous les vêtements ou par-dessus.

J'arrive maintenant au corset d'attitude ; son origine est assez curieuse et mérite d'être mentionnée. Villemain, affligé, comme on le sait, d'une gibbosité scoliotique assez choquante, voulait bien convenir qu'il était bossu mais se refusait à l'idée de paraître contrefait. Aussi avait-il confié à son tailleur, le fameux Ducresson, le soin d'égaliser, d'équilibrer les deux parties latérales de sa cage thoracique. Ducresson, après de nombreux essais infructueux, imagina le corset à barrettes. C'est ce même corset débarrassé du capitonnage qu'il y avait ajouté que je vous présente. Cet appareil, le meilleur qu'on ait imaginé pour là scoliose, a l'immense avantage d'exercer sur le rachis et sur la saillie costo-vertébrale une compression constante obtenue par des barrettes placées les unes au niveau de l'omoplate saillante, les autres au niveau des fausses côtes du côté rentrant; il soustrait de plus la partie incurvée du rachis à l'influence de la pesanteur, au moyen de deux tuteurs dont le plus faible suit, pour ainsi dire, les contours de la partie en saillie, alors que le plus fort s'écarte notablement de la partie rentrante, et, faisant ressort, tend par la pression exercée par la laçure à s'en rapprocher insensiblement. Ces deux tuteurs latéraux sont terminés à leur extrémité par deux béquillons dont la hauteur est calculée de façon à ne pouvoir surélever les épaules, mais au contraire à se tenir écartés des aisselles d'un centimètre environ : il faut, en un mot, que le malade trouve ses béquillons pour s'y appuyer, quand la fatigue vient, mais ne se sente pas soulevé par eux. Pour le dire en passant, le contact de ces béquillons est la seule chose qui soit difficile à tolérer au début de l'usage du corset d'attitude par le fait même de l'irritation que ce contact produit sur une surface tapissée d'une peau très fine et constamment humide. Aussi avons-nous l'habitude, pour conjurer cette incommodité gênante, de tanner la peau de la région à l'aide de frictions faites matin et soir avec une poudre dite de Gauley composée de tannin et de camphre à parties à peu près égales.

Une variété du corset d'attitude que je vous présente ici est le corset que nous destinons au mal de Pott avec gibbosité très considérable, c'est le corset d'attitude muni de sangles croisées en forme de buffleteries. Ces sangles, sorte de larges épaulettes, se dirigent, comme vous pouvez le voir, d'une épaule à la hanche du côté opposé.

On peut affirmer que le corset d'attitude est ce qui a été fait de plus efficace pour le maintien de la scoliose, à la condition toutefois qu'on l'applique dans son type primitif, qu'on ne lui fasse pas surtout subir la transformation qui consiste à l'ouvrir par devant et à le munir de pattes ou de courroies permettant au malade de le mettre lui-même. Le corset d'attitude doit être lacé avec soin chaque matin, de façon à ce que la constriction la plus grande soit exercée au niveau de la taille et diminue à la partie supérieure pour être à peu près nulle à la partie inférieure. Le seul fait de supprimer cette laçure quotidienne et de la remplacer par des agrafes, dénature absolument l'action et par suite l'efficacité du corset à barrettes. N'écoutez donc pas les réclamations que suggérera aux malades la paresse ou la négligence et appliquez aux corsets à barrettes la fameuse maxime : « Qu'ils soient ce qu'ils sont ou qu'ils ne soient pas. *Sint ut sunt aut non sint.* »

Je mets sous vos yeux maintenant, messieurs, une modification heureuse qui a été, sur nos indications, apportée au corset, dit corset américain ou de Taylor, dont les tuteurs postérieurs présentaient une articulation au niveau de la région dorsale moyenne. Cette articulation dont la construction délicate augmentait considérablement le prix de revient du corset ne nous a pas paru d'une utilité si grande qu'il fût nécessaire de la conserver. Aussi, avons-nous fait construire pour le mal de Pott à petite courbure, le corset à tuteurs postérieurs dont les pièces principales consistent en une ceinture métallique avec point d'appui très solide sur les hanches, deux tuteurs latéraux terminés par des béquillons, deux tuteurs postérieurs parallèles à la colonne vertébrale et cernant pour ainsi dire la gibbosité ou mieux la nodosité vertébrale. Ces deux derniers se relient à une traverse horizontale et sont du reste maintenus solidement appliqués sur le dos à l'aide de deux épaulettes qui, passant sous l'aisselle, viennent s'attacher à un bouton ménagé à la partie antérieure. Ce corset, fort simple et d'un prix très abordable, a son application pour le mal de Pott, dès que la gouttière est devenue inutile. Il est d'une très grande solidité et a de plus l'immense avantage d'obvier, au moyen de la large ventrière élastique que vous pouvez observer en avant, à la saillie énorme du ventre si fréquente dans le mal de Pott.

Écartez-vous un instant, messieurs, pour laisser passer ce petit malade qui a été retiré de sa gouttière et qui s'avance vers nous dans son chariot flamand. L'application que j'ai faite de cet instrument employé dans nos campagnes à soutenir les premiers pas de l'enfant qui commence à marcher, au soutien de la colonne vertébrale ou à la marche hésitante du coxalgique à qui on permet une ambulation modérée, n'est pas encore très connue et mérite d'attirer un moment votre attention. Cet appareil est un succédané heureux des béquilles. L'usage de ces dernières exige, sous peine de chutes graves, une éducation assez longue, incompatible surtout avec la pétulance et la fougue du jeune âge. Aussi voyons-nous souvent des fractures et souvent des rechutes de coxalgie être la conséquence de leur emploi, surtout dans les premiers jours. Avec le chariot flamand, rien à craindre, chute impossible, maintien solide sous les aisselles, possibilité grâce aux grosses roulettes que j'y ai fait adapter, de permettre la promenade au dehors sur des routes bitumées ou macadamisées (fig. 99).

Après cette digression en faveur du chariot flamand, revenons aux corsets et jetons un coup d'œil sur cet appareil élégant, léger, à peine compressif, qui a nom corset de maintien. C'est pour ainsi dire la dernière étape de la voie douloureuse que suivent les scoliotiques et le signe que la guérison est proche. C'est, vous pouvez le constater, un corset fortement baleiné sans barrettes, muni de deux tuteurs sans béquillons et ressemblant beaucoup pour la forme extérieure aux corsets usuels. Heureux les scoliotiques qui arrivent au corset de maintien. Le temps de leurs misères est fini. Malheureux au contraire ceux que le corset d'attitude n'a pu maintenir et qui sont arrivés à une déviation, à une torsion telles que la ceinture à inclinaison est devenue nécessaire.

Vous voyez, messieurs, cet appareil dans toute sa rigide sévérité (fig. 66). Décomposons sa structure qui n'est guère compliquée. Point d'appui très solide, massif même, sur le bassin au niveau des crêtes iliaques. Au niveau de la région sacrée une tige très résistante représentant la verticale se dirigeant perpendiculairement jusqu'à la partie supérieure du dos. A cette tige, une large courroie ou mieux une sorte de tablier de cuir emboîtant étroitement la gibbosité, la contournant, et venant, en s'amincissant passer à la partie antérieure du tronc et se fixer à un bouton situé au niveau de l'épine iliaque du côté opposé à la déviation. Joignez à cela deux tuteurs munis de béquillons solides et vous aurez la clef de la construction d'un appareil qu'il faut réserver pour les déviations énormes sur la guérison desquelles on a cessé de concevoir la plus légère espérance, mais qu'il faut néanmoins s'attacher à contenir.

Vous souvient-il, messieurs, à propos d'une leçon que je vous fis sur la luxation congénitale simple ou double des hanches, de la description que je vous ai donnée de la ceinture moulée. Je vous en montre ici cet appareil en place. Les hanches sont, comme vous pouvez le voir, bien emboîtées par les pièces latérales, les têtes fémorales convenablement calées par les deux pelotes intérieures et un petit corset mobile assure le maintien de tout l'appareil (fig. 105). Je vous ai dit à l'occasion, messieurs, la confiance, que j'avais dans cet appareil ; cette confiance, un moment ébranlée par l'idée qui m'avait été suggérée qu'on pourrait remplacer cette ceinture massive par une sorte de caleçon élastique muni à l'intérieur de deux pelotes à air, est devenue chez moi plus grande que jamais, en raison même de l'insuccès presque constant de l'appareil élastique auquel je fais allusion.

Avant de faire passer sous vos yeux les appareils destinés aux membres supérieurs et inférieurs, examinons s'il vous plaît les appareils prothétiques que nous accordons aux malades qui ont subi des amputations. Quelque limités que nous soyons à notre consultation qui n'accorde jamais des appareils dits de luxe, tels que les jambes ou les bras artificiels, il nous est cependant possible de délivrer des appareils prothétiques utiles. Voici par exemple deux malades amputés, le premier du bras, le second de l'avant-bras droit. Si le moignon du premier ne laisse absolument rien à désirer, le second au contraire a une tendance à la conicité qui nous inspire des inquiétudes. Le premier bénéficie de la méthode à lambeaux interne et externe; le second a été opéré par la méthode circulaire. Que pouvons-nous faire pour ces deux malheureux dont l'un, l'amputé du bras, est camionneur et dont le second a la promesse d'une place dans laquelle il devra présenter au public des prospectus. Nous donnerons au premier le bras à crochet dont je vous présente ici le type (fig. 127) et au second la main de

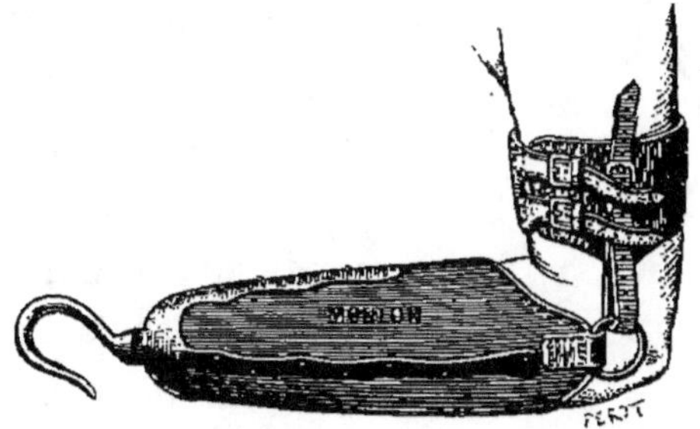

Fig. 127. — Appareil prothétique du membre supérieur (Main à crochet).

Beaufort dont le pouce, s'écartant et se fermant au moyen d'un ressort, permet de saisir et de retenir, à l'aide d'une sorte de griffe, des objets aussi minces que des feuilles de papier.

Constatons toutefois, qu'en dehors des appareils compliqués, et par suite très dispendieux, analogues à celui que nous avons pu voir il y a peu d'années, porté par un de nos ténors les plus célèbres, à la suite d'une désarticulation du coude, appareil qui lui permettait de prendre en scène une lettre et de la retenir avec une certaine grâce ; on est très limité au point de vue des appareils prothétiques qui sont affectés aux amputations du membre supérieur.

Il n'en est pas de même du membre inférieur et l'on peut dire, qu'à la suite de l'amputation de la cuisse et de la jambe, la marche se trouve assurée d'une manière fort correcte par la jambe dite cuissard et par la jambe à genou. Vous connaissez tous le pilon classique des jambes de bois (fig. 128) ; aussi ne m'y arrêterais-je pas si je n'avais à vous montrer une modification des plus ingénieuses de cet appareil. Cette modification s'applique aux cas où l'on a dû pratiquer l'amputation très haut et où, par conséquent, le moignon obtenu ne peut, en raison même de sa brièveté, que s'introduire très peu dans le manchon destiné à le recevoir. En un mot, pour me servir d'une expression vulgaire, cela manque de prise. Un de nos fabricants d'appareils a eu l'heureuse idée de compléter le moignon ou mieux de l'allonger, à l'aide d'une culotte complète de peau de daim qui se termine en bourse au-dessous du moignon. A cette bourse en forme

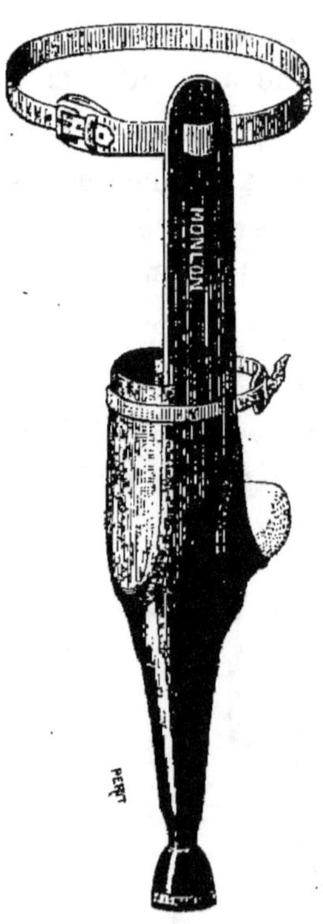

Fig. 128. — Appareil prothétique du membre inférieur. Pilon.

d'entonnoir, est fixée une forte courroie laquelle plongeant au centre du manchon, vient se fixer à cinquante centimètres environ du pilon. De cette façon, le levier, impuissant par sa brièveté que nous avions tout à l'heure est converti en une longue tige qui permet au malade, malgré l'exiguïté de son moignon les mouvements les plus étendus et lui épargne surtout l'horrible fatigue résultant d'une part de l'effort considérable qu'il lui fallait exécuter pour mettre en branle son pilon et d'autre part de l'inquiétude constante dans laquelle il était de voir le moignon s'échapper du manchon destiné à le maintenir. C'est, je le répète, une très heureuse modification, un progrès auquel il faut applaudir.

Voyez, messieurs, avec quelle sûreté, avec quelle confiance marche cet amputé muni de la jambe dite à genou. Cet homme a été amputé au lieu d'élection par le procédé à lambeau externe. Examinez avec soin l'heureux résultat qu'il présente. Son moignon large et bien nourri ne permet de sentir en aucun point les surfaces osseuses. La cicatrice légèrement rentrée ne porte absolument sur rien. Le point d'appui constitué par la partie antérieure du genou est des plus solides; et comme le chirurgien prévoyant a eu soin de faire l'amputation assez haut, il s'ensuit que le tronçon de jambe qui persiste n'est pas assez long pour s'accrocher à tous les obstacles, et peut être au contraire assez facile à loger, pour qu'il soit facile de le dissimuler dans un pantalon large. Excellent résultat! Excellent appareil! Voyez au contraire et par comparaison la mine fatiguée, la figure anxieuse de cet homme qui vient nous demander la réparation d'une jambe dite de Beaufort. Ici le chirurgien a voulu ménager l'étoffe. Au lieu d'amputer au lieu d'élection il a cru rendre service au malade en lui pratiquant l'amputation sus-malléolaire et en lui donnant ensuite la jambe économique sus-mentionnée. Or, quelque soin que le chirurgien ait apporté à son amputation, le moignon n'est pas nourri, la peau de la région est rouge, tendue, prête à se rompre; des croûtes eczémateuses la recouvrent, les os font saillie et menacent de la perforer. De là, douleur constante, impossibilité fréquente de marcher, et parfois même nécessité d'une amputation secondaire. Si vous ajoutez à cela la fragilité très grande de la jambe Beaufort et le peu de sûreté que donne à la marche le soulier de bois qui la termine, vous arriverez, avec nous, à conclure que cet appareil laisse beaucoup à désirer et ne peut entrer en ligne de compte avec la jambe à genou dont je faisais plus haut l'éloge.

Les amputations du pied nécessitent comme appareils prothéiques des brodequins dits brodequins de Rhein du nom du constructeur qui les fabrique. Rien de particulier à noter si ce n'est la légèreté extrême de ces appareils. Leur utilité très limitée pour ce qui a trait aux amputations en somme assez rares du pied, se fait au contraire sentir bien souvent dans le traitement de la coxalgie guérie avec raccourcissement. Ainsi que vous pouvez le constater sur la malade que je vous présente, chez un certain nombre d'entre eux, la différence de niveau entre les deux jambes est énorme et dans le cas que nous avons sous les yeux il a fallu un hausse pied de 16 centimètres pour la compenser. Voyez cependant avec quelle facilité marche cette femme. Ses jupes dissimulent tout ce que ce hausse-pied a de choquant; elle n'a pour ainsi dire pas de claudication; tout au plus un léger balancement; comparez à cette légère irrégularité le clochement horrible qui résulterait d'un raccourcissement de seize centimètres et jugez. Ces brodequins, dont l'exécution remarquable m'a toujours pleinement satisfait, présentent de plus cet avantage que, grâce à un artifice tout spécial, le constructeur peut introduire dans l'intérieur de la bottine une partie de l'épaisseur du hausse pied, de façon à rendre moins choquante l'élévation extérieure de la semelle. Jetons un coup d'œil en passant sur d'autres chaussures, véritables pieds d'éléphant, qui ont été construites pour ces malades, aujourd'hui fort rares, que l'incurie des parents a laissés livrés à eux-mêmes sans les faire opérer; je veux parler des pieds bots, varus équin, au deuxième et au troisième degré et examinons avec plus de soin ces bottines construites dans le but de remédier au pied plat et au pied creux.

A ce propos voici deux malades que je recommande à toute votre attention. La première, jeune fille de seize ans environ, est blanchisseuse. Son pied était naturellement mal conformé, en ce sens que la voûte manquait de la hauteur nécessaire et cette malformation s'est accentuée encore par la nécessité de rester constamment debout; il en résulté de la tarsalgie et impossibilité une presque absolue de se maintenir dans la station. C'est là ce qu'on appelle le pied plat accidentel, que je vous conseille de combattre par le repos d'abord, puis par l'usage de bottines à semelles en dos d'âne creusant pour ainsi dire la plante du pied et constituant, au bout d'un certain temps, une sorte de voûte artificielle ou au moins fournissant au pied un excellent point d'appui. Hâtons-nous pourtant d'ajouter que bon nombre de pieds plats congénitaux marchent admirablement : il m'est arrivé de voir bon nombre de garçons de salle, de garçons marchands de vins soumis à un travail écrasant, se présenter à l'hôpital pour des ampoules dues au pied plat congénital et constituant des blessures véritables. Ces sujets, véritables plantigrades, n'étaient jamais atteints de tarsalgie et sortaient au bout de peu de jours en parfait état. Ainsi le pied plat, surtout lorsqu'il est muni de la bottine à semelle convexe est donc compatible avec une marche normale et on a sagement fait de ne point classer cette malformation dans les cas d'exemption absolue du service militaire actif et armé il n'en est pas de même du pied creux dont le second malade que je vous présente nous offre un type des mieux caractérisés. Celui-là a le pied trop bien fait, trop cambré. C'est un pied parfait pour aller en voiture; mais demandez à ce pauvre garçon une marche un peu prolongée et vous verrez bientôt se dessiner au niveau de la tête du premier métatarsien une bourse muqueuse très développée. Pour peu que la marche se répète, cette bourse s'enflammera, s'ulcèrera et vous aurez à soigner une des variétés de cette affection dont on a voulu faire une maladie spéciale sous le nom de mal perforant. Le seul remède à cette malformation consiste dans l'usage de souliers larges, à talons presque nuls, et à semelles présentant une certaine concavité interne; encore ces moyens sont-ils bien infidèles et pouvons-nous constater que le pied creux constitue une malformation bien plus incompatible avec la marche que le pied plat.

Je vous ai présentés tout à l'heure des résultats relativement heureux de cette affreuse affection qu'on appelle la coxalgie, c'est-à-dire une ankylose avec racourcissement parfois énorme, mais enfin, avec l'application facile de la plante du pied sur le sol et par suite, avec une base de sustentation qui permet au malade de marcher d'une manière presque satisfaisante avec un hausse-pied de hauteur suffisante. Il n'en est pas malheureusement toujours ainsi; et nous allons vous faire voir un membre inférieur qui, par suite d'une flexion exagérée compliquée d'adduction forcée, résultant d'une atrophie musculaire consécutive ne peut fournir au corps une base de soutien. C'est un membre inutile et même gênant. L'atrophie consécutive à la coxalgie est parfois congénitale et, dans le courant de l'année, nous avons pu observer un certain nombre de ces cas. Qu'y a-t-il à faire dans cette occurrence. Doit-on condamner ces malades à marcher toute leur vie sur leurs aisselles, c'est-à-dire à l'aide des béquilles dont je me suis attaché plus haut à vous montrer les inconvénients. Une ressource nous est restée dans l'appareil excellent que je vous présente : c'est la jambe à sellette. Cet appareil, constitué par une pelote emboîtant exactement l'ischion, fixée au bassin par une ceinture de cuir et supportée par un pilon renforcé lui-même par un fort levier coudé, permet au malade de marcher sur son ischion ; il est applicable aux cas assez fréquents d'ankylose du genou dans la flexion. La jambe à sellette (fig. 98) dont le poids est malheureusement excessif, est cependant bien supportée par les malades. Je ne me rappelle que bien rarement les avoir vus renoncer à ce système pour redemander des béquilles, et j'ai bien rarement trouvé au niveau de l'ischion, des ulcérations ou simplement des attritions que l'on serait cependant en droit de redouter, en raison de la pression énorme exercée sur une surface aussi exiguë.

Il me reste, messieurs, pour terminer cette revue sommaire, à vous montrer les appareils que nous employons pour remédier à certaines malformations, telles que le genu valgum et la déviation rachitique latérale et antéro-postérieure des jambes, ainsi que la déviation des pieds soit en dedans soit en dehors.

L'étude de ces derniers appareils dits appareils à tuteurs, nous amènera à une petite diversion sur les appareils temporaires et définitifs employés pour le pied bot après la ténotomie, et notre étude sera à peu près complète quand nous aurons fait passer sous vos yeux les appareils dits à extension, soit que nous les appliquions aux ankyloses du coude ou que nous ayons l'occasion de les adapter aux roideurs et aux déformations du genou consécutives à diverses causes mais surtout à l'arthrite fongueuse.

Je veux cependant attirer un instant votre attention sur un appareil que j'ai omis et qui me revient à la mémoire, je veux parler, pour en finir définitivement cette fois avec la coxalgie, du cuissard de Bouvier. Quand après un long séjour dans la gouttière on se décide, et ce moment est plein d'anxiété, à permettre au malade une marche très limitée, on se trouve très bien d'un appareil imaginé par Bouvier, qui consiste dans une pièce unique de cuir moulé emboîtant d'une part le bassin

et de l'autre la cuisse malade. Ce cuissard qui ne permet la
marche qu'à la condition que l'articulation de la hanche reste
immobile est une garantie puissante contre les mouvements
trop étendus qu'il faut craindre à cette période du traitement
et qui seraient de nature à ramener l'inflammation fongueuse
qu'on a eu tant de peine à enrayer. Le seul inconvénient de cet
excellent appareil est qu'il empêche absolument le malade de
s'asseoir, à moins qu'on n'ait soin de préparer, ad hoc,
un siège dont la moitié correspondante au cuissard a été
sciée, disposition qui permet au malade de reposer sur la
fesse saine.

Vous devez vous en souvenir, messieurs, j'ai consacré un
temps assez long à étudier avec soin la question du genu
valgum, j'ai discuté la question de l'ostéoclasie, de l'ostéotomie,
et, si vous vous le rappelez, je vous ai démontré que, dans la
grande majorité des cas, le genu valgum est curable à l'aide
des appareils orthopédiques (voy. fig. 95 et 96, p. 463). Le plus
simple de tous et je me hâte de le reconnaître, un des meilleurs,
est l'appareil en cuir moulé. Basé sur ce fait que la déviation
du genou ne s'accroît qu'en raison de la fatigue toujours croissante déterminée sur le ligament latéral interne par la pression
de plus en plus énergique du condyle interne du fémur, cet
appareil consiste en un moulage exact de tout le membre inférieur. Sur ce moule est modelée une botte de cuir très fort,
entourant absolument le membre et lacée sur le côté externe.
J'avoue qu'avant de l'avoir expérimenté, je n'avais qu'une médiocre confiance dans cet appareil; mais depuis que, sur un
jeune homme de dix-huit ans, j'ai vu cette appareil construit
sur les indications de M. Verneuil, déterminer une amélioration
que l'on pouvait presque considérer comme une guérison,
puisque la flèche de 5 c. 1/4 s'était, au bout d'une année, réduite à 3 centimètres, j'ai fait amende honorable et j'ai eu depuis quelques résultats qui m'ont confirmé la valeur théra-

peutique du cuissard. Cependant, la difficulté de l'exécution parfaite de l'appareil, son prix très élevé, le soin qui doit présider à la laçure font que ce n'est pas au cuissard que nous avons habituellement recours pour les malades qui se présentent à notre consultation. C'est l'appareil dit à tuteurs que nous leur appliquons. Disons-le tout d'abord, l'indication principale est la même et on peut la formuler ainsi : Faire à tout prix marcher le malade le genou roide, c'est-à-dire la jambe dans l'extension constante.

A ce résultat obtenu doit s'ajouter une pression continue sur la face interne du genou. Voici comment ce double effet est obtenu. Une ceinture pelvienne maintient l'appareil fixe. Un long tuteur parcourt toute la partie externe du membre inférieur et se termine à une pédale qui entre elle-même dans la bottine ; un tuteur interne relié à cette même pédale, remonte jusqu'au pli génito-crural, on a eu soin de ne point ménager d'articulation au niveau du genou, mais en revanche, une large et forte courroie embrassant toute la face interne du genou, vient se rattacher à plusieurs boutons que l'on a rivés sur le tuteur externe. Cette pression peut et doit être augmentée en raison directe des progrès obtenus et, pour le dire en passant, cette courroie, par ses dimensions mêmes, a l'avantage de remédier au genu valgum, à quelque variété qu'il appartienne, soit au genre crural, soit à la variété tibiale.

Vous pouvez, maintenant que je vous ai montré l'appareil à tuteurs destiné au genu valgum, constater par vous-mêmes la grande analogie qui existe entre cet appareil et celui que je vous présente, employé par nous à la cure de la déviation rachitique latérale et antéro-postérieure des jambes. L'appareil est exactement le même ; la courroie seule a changé de place. Fixée à la face externe, pour les déviations latérales ; à la face antérieure, pour les déviations antéro-postérieures, elle vient se relier, en exerçant une compression continue, sur le tuteur interne dans le premier cas, au bord postérieur des deux tuteurs latéraux dans le second.

Enfin, l'appareil destiné à combattre la déviation du pied en dedans ou en dehors, de même que l'appareil définitif appliqué au pied bot opéré, ne sont en somme que le segment inférieur ou jambier du grand appareil décrit plus haut, avec cette addition, cependant, qu'une petite guêtre destinée à fixer le pied sur la pédale au niveau du talon, a été annexée aux deux tuteurs (Voy. fig. 121).

Je n'ai plus à vous montrer, messieurs, que deux appareils

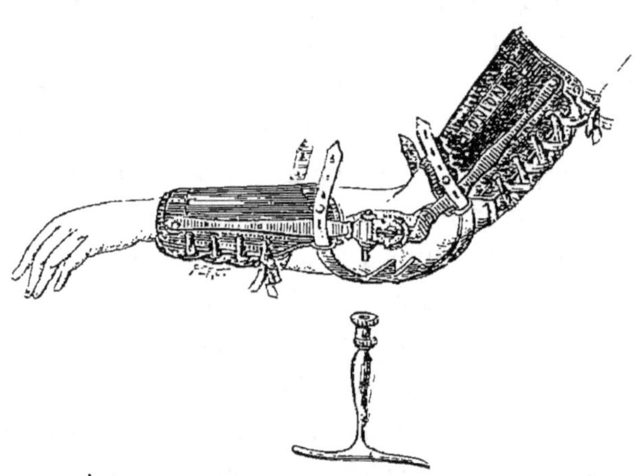

Fig. 129. — Appareil à double brassard pour l'extension du coude.

que nous donnons rarement à la consultation d'orthopédie du bureau central et qui sont plutôt usités à l'Hôpital des Enfants ; je veux parler des appareils à extension destinés à redresser les coudes et les genoux. La subluxation du genou et la production d'eschares au bras et l'avant-bras ne sont pas en effet des accidents absolument rares à la suite de leur application aussi bon nombre de chirurgiens ont été tentés d'y renoncer. Doit-on les imiter? Je ne le crois pas, et j'estime qu'on peut tirer des appareils à extension leur maximum d'utilité,

sans faire courir aucun risque au malade en élargissant d'une
manière considérable la surface de pression, au lieu de la
limiter, comme on a toujours une tendance à le faire. C'est
ainsi qu'à l'aide de deux brassards presque rigides, exerçant
une pression sur toute l'étendue des deux segments du membre
supérieur, j'ai pu, dans un cas des plus rebelles, consécutif à
une fracture intra-articulaire du coude, obtenir, après beaucoup de tâtonnements, un redressement complet de cet article
sur un enfant de douze ans (Voy. fig. 129). Je ne doute pas
qu'un système analogue ne soit applicable pour le genou
(Voy. fig. 97), et les succès que l'on obtient tous les jours et
cela sans accidents à la suite des appareils plâtrés, nous démontrent jusqu'à l'évidence, que le secret de l'extension continue
consiste dans l'association d'une force progressivement croissante sur un point limité, à une résistance répartie sur de
très grandes surfaces.

FIN

TABLE DES MATIÈRES

TABLE DES MATIÈRES

TRENTE-DEUXIÈME LEÇON

CONSULTATION D'ORTHOPÉDIE DU BUREAU CENTRAL

APPAREILS USITÉS :

FIN DE LA TABLE DES MATIÈRES

MOTTEROZ. Adm.-Direct. des Imprimeries réunies, B, Puteaux

www.ingramcontent.com/pod-product-compliance
Lightning Source LLC
LaVergne TN
LVHW020232060726
842525LV00001B/41